PRAKTISCHE GEBURTSHILFE

Ein Lehrbuch für Studierende und Ärzte

von

DR. MED. DR. PHIL. W. PSCHYREMBEL

Dirigierender Arzt der Frauenklinik des
Städtischen Krankenhauses Berlin-Friedrichshain

Mit 241 Abbildungen

1 · 9 4 7

WALTER DE GRUYTER & CO., BERLIN W 35

vormals G. J. Göschen'sche Verlagshandlung / J. Guttentag, Verlagsbuchhandlung / Georg Reimer / Karl J. Trübner / Veit & Comp.

Archiv-Nr. 514647. Printed in Germany.
Gedruckt im Druckhaus Tempelhof, Berlin

„Die schlechteste und falscheste Indikation zur künstlichen Geburtsbeendigung ist die Unfähigkeit des Geburtshelfers, warten zu können!"

WALTER STOECKEL

„Vous avez à lutter contre vous-même."

„Tout ce que j'ai de volonté et d'énergie, tout ce que je possède en un mot, je le mettrai avec bonheur au service de cette belle science que j'aime tant et de tous ceux qui veulent l'apprendre."

ADOLPHE PINARD, 1844—1934

Die höchste Tugend des Geburtshelfers ist die Geduld.

Vorwort

Das vorliegende Buch enthält die Regeln der Geburtsleitung bei der normalen, regelwidrigen und pathologischen Geburt und ist gedacht als eine

Geburtshilfe am Kreißbett

in besonders eindringlicher Form. Es ging hervor aus der im gleichen Verlag seit Jahren von mir herausgegebenen Geburtshilfe (in Kartenform), die vergriffen ist. Bei der Korrektur unterstützten mich meine Oberärztin Frl. Dr. H. Fabritius und mein Assistent Dr. K. Geipel, denen ich auch eine ganze Reihe wertvoller Anregungen verdanke. Mein Assistent Dr. H. J. Hoffmann richtete das Inhaltsverzeichnis ein. Allen möchte ich hiermit meinen herzlichsten Dank für ihre Mitwirkung aussprechen.

Berlin, 6. Oktober 1947

W. PSCHYREMBEL

Inhalt

Abkürzungen

AP = Austreibungsperiode
BA = Beckenausgang
BB = Beckenboden
BE = Beckeneingang
BEL = Beckenendlage
BM = Beckenmitte
DR = Dammriß
Dm = Durchmesser
EP = Eröffnungsperiode
FL = Fußlage
GL = Gesichtslage,
HHL = normale, regelrechte Hinterhauptslage
HHL-Präparat = Hypophysenhinterlappenpräparat
HiHHL = Hintere Hinterhauptslage
HT = kindliche Herztöne
I-Ebene = Interspinalebene
I-Linie = Interspinallinie
Mm = Muttermund
NGP = Nachgeburtsperiode
Pl = Planum = Umfang der größten Durchtrittsebene
Pl pr = Placenta praevia
QuL = Querlage
SL = Stirnlage
StFL = Steißfußlage
StL = einfache Steißlage
VL = Vorzeitige Lösung
VoHL = Vorderhauptslage

Untersuchung der Kreißenden

Allgemeine Grundsätze für die geburtshilfliche Untersuchung

Die Untersuchung darf niemals weh tun!

> **Wer weh tut, untersucht schlecht!**
> **(Qui fait mal touche mal!)**
> (Adolphe Pinard)

Alle Bewegungen sind so zart und so vorsichtig wie nur irgend möglich auszuführen! Das gilt für jede Art von Untersuchung, für die äußere sowohl wie für die innere. Beim Eingehen in den Mastdarm oder in die Scheide stets gegenpressen lassen, d. h. wie beim Stuhlgang pressen lassen! **Niemals ruckartig** untersuchen!

Stets **langsam, mit Bedacht und in größter Ruhe untersuchen!** Man nehme sich zu jeder Untersuchung genügend Zeit! **Keine übereilten Diagnosen!**

Niemals eher eine Diagnose oder eine Indikation aussprechen, bevor **alle** Untersuchungsmöglichkeiten zur Klarstellung einer geburtshilflichen Situation erschöpft sind. Die meisten Mißerfolge in der Geburtshilfe sind verursacht durch verfrühte, unangebrachte (falsch indizierte) Eingriffe oder durch falsche Diagnosen. Verfrühtes Eingreifen bedeutet Mangel an Erfahrung, die falsche Diagnose ist das Ergebnis einer schlechten Untersuchung.

Bei der Untersuchung darf man sich von niemandem beeinflussen lassen (Kollege, Hebamme). Allein der eigene Untersuchungsbefund kann maßgebend für die eigene Entscheidung sein. **Immer möglichst wahrheitsgetreu und genau das beschreiben, was man wirklich sieht und fühlt!** Niemals mit einer vorgefaßten Diagnose an eine Kreißende herangehen.

Wenn einem vorgesetzten Kollegen eine Kreißende vorzustellen ist, so muß man sich in Ruhe vorher überlegen, was man sagen will. Der erfahrene Geburtshelfer wägt jedes seiner Worte ab, ehe er es ausspricht. Es zeugt von geburtshilflicher Disziplin, wenn man nach genauer Befragung und Untersuchung das Ergebnis in einer bestimmten Reihenfolge vorträgt. Stets mit dem Namen, dem Alter und der Angabe der Geburtenzahl beginnen und dann entsprechend den hier folgenden Richtlinien (S. 2—28) fortfahren.

Man versäume nie, sich vor Herantreten an das Gebärbett gründlich und betont die Hände und Unterarme mit Wasser und Seife zu waschen.

Danach stürzt man sich nicht sogleich mit behandschuhtem Finger auf die Kreißende, um ihr ins Rektum (oder gar in die Scheide!!) zu fahren! Das ist selbst in eiligen Fällen falsch! Zuerst kommt die **äußere** Betrachtung und Untersuchung, mit der man in sehr vielen Fällen allein auskommt. So dringend auch eine geburtshilfliche Situation sein mag, für zwei, drei kurze anamnestische Fragen, vor allem aber für die Ausführung der wichtigsten äußeren Handgriffe ist immer Zeit. **Die innere Untersuchung steht niemals an erster, sondern stets an letzter Stelle!**

Vor allem: in jeder Lage

Ruhe bewahren — und
Ruhe ausströmen!!

Niemals lasse man sich davon abbringen, in folgender Reihenfolge vorzugehen:

A. Erhebung einer kurzen Anamnese,

B. Äußere Betrachtung und Untersuchung und wenn nötig,

C. Innere Untersuchung.

A. Anamnese

Alle Fragen **kurz** und **klar** stellen!

Keine langatmigen Erhebungen nach internistischem Muster! Während die Frau oder die Hebamme antwortet, beginnt man schon mit der äußeren Untersuchung! Als allererste Handlung muß aber vorher das Thermometer eingelegt werden!

Die **Temperaturmessung** muß stets die **allererste Handlung** des Geburtshelfers sein!!

Danach sind die Temperaturen von der Hebamme alle 2 Stunden zu messen.

1. Hauptfrage: Name, Alter, -para?

Gar nicht selten, besonders wenn man von jungen Kollegen als Konsiliarius zu einer Geburt gerufen wird, wissen diese über alles Mögliche Bescheid, nur nicht über diese allererste Frage. Wie kann man eine Geburt richtig beurteilen und leiten wollen, wenn man nicht einmal weiß, wie **alt** die Kreißende ist und besonders **Wievielt-Gebärende sie ist!**

Bei **Mehrgebärenden** ist anschließend sofort zu fragen:
Zahl der Kinder? Alter? Lebend- oder Totgeburt(en)? Frühgeburten? Fehlgeburten?
Art der Entbindung(en): spontan oder **operativ?** Wenn operativ, wie? (Zange? Kaiserschnitt? Wendung? Zerstückelung?)
Dauer der früheren Geburten?
Erhielten Sie „Wehenspritzen"?
Gewicht der Kinder?

Der Verlauf früherer Geburten ist bei Beurteilung der laufenden Geburt von größter Wichtigkeit!

2. Hauptfrage: Bisheriger Geburtsverlauf?

1. Blase!

Steht die Blase noch?
Bei gesprungener Blase: Wann (genau) war der Blasensprung? Somit sind   Stunden seit Blasensprung vergangen.

In bezug auf den Geburtsverlauf gilt als
GOLDENE REGEL (Pinard)
des Geburtshelfers:
Die erste aller Fragen am Kreißbett muß stets die nach dem Stehen oder Fehlen der Fruchtblase sein!

Solange die Blase steht, kann es Mutter und Kind nicht schlecht gehen. Alle Gefahren — geburtsmechanisch betrachtet — beginnen erst mit und nach dem Blasensprung, insbesondere die

Hauptgefahr = Gefahr der Infektion!

Je länger der Uterus offen ist, um so größer ist die Gefahr der Infektion! **Mit dem Blasensprung ist die Barriere zwischen dem keimhaltigen Scheidenteil und der keimfreien Eihöhle aufgehoben!**

2. Ist die Kreißende am Termin?

a) **Letzte Regel!** Vom 1. Tag der letzten Regel drei Monate abziehen und 7—10 Tage hinzurechnen (Naegelesche Regel). Genauer: 1. Tag der letzten Regel — drei Monate + 7 Tage ± x Tage, wobei ± x die Anzahl der Tage bedeutet, um die die Regel vom 28-Tage-Zyklus abweicht.

b) **Erstes Auftreten der Kindsbewegungen?** Die Geburt tritt bei **Erst**gebärenden etwa 4½ Kalendermonate, bei **Mehr**gebärenden 5 Kalendermonate später ein.

c) **Senkung des Leibes?** Etwa 3—4 Wochen vor der zu erwartenden Geburt senkt sich der Fundus der Gebärmutter von seinem Höchststand am Ende des neunten Monats nach unten und vorn. (Ausnahmen: enges Becken, Placenta praevia [totalis], Tumoren u. a.)

3. Wehen!

Beginn der regelrechten Wehen?. Also bisherige Geburtsdauer: Stunden.

Waren die Wehen vorübergehend schlecht?

Wie oft kommen jetzt die Wehen? Sind sie genügend kräftig? Halten sie genügend lange an? Länge der Wehenpausen?

3. Hauptfrage: Verlauf der Schwangerschaft in den letzten Wochen vor der Entbindung?

Blutungen? Kopfschmerzen? Sehstörungen? (Flimmern vor den Augen, schlechtes Sehen?) Dicke Beine? Wurde der Blutdruck gemessen? Wurde untersucht? Von wem? Wie? Wurde auch von der Scheide aus untersucht?

4. Hauptfrage: Frühere Krankheiten?

Rachitis? (Wann Laufen gelernt? Laufenlernen jenseits der Grenze des 1. bis 2. Lebensjahres spricht für Rachitis! Ebenso das Verlernen des Laufens, wenn man es schon einmal gekonnt hat).

Sonst ernstlich krank gewesen? Herz-, Nieren- und Lungenkrankheiten? Leber- und Gallenkrankheiten?

B. Äußere Betrachtung und Untersuchung

I. Allgemeine Betrachtung.
II. Äußere Beckenmessung.
III. Palpation: Vier Leopoldsche Handgriffe und Zangemeisterscher Handgriff.
IV. Auskultation: Die Herztöne.

I. Allgemeine Betrachtung

Man unterlasse es nie, die entkleidete Schwangere im ganzen zu betrachten. Für den Erfahrenen genügt oft ein Blick. Kurze Arme und Beine, kleine Körpergestalt (unter 155 cm) weisen auf ein allgemein verengtes Becken hin. („Wenn ich diese Arme sehe", sagte Bumm.) Hühnerbrust (= Kielbrust), O- und X-Beine, rachitischer Rosenkranz, Anfransungen der Zahnränder lassen ein plattrachitisches Becken, ein Gibbus im Lendenabschnitt ein kyphotisches Becken annehmen.

An ein enges Becken ist ferner zu denken bei Erstgebärenden mit Spitzbauch (Abb. 1) und bei Mehrgebärenden mit Hängebauch (Abb. 2).

Auf Ödeme der Beine, des Gesichts usw. achten! (Blutdruck messen: oberste Grenze 140 mm Hg, Harn auf Eiweiß untersuchen). Auffallende Anämie des Gesichts und kleiner, frequenter Puls weisen auf innere Blutung (= vorzeitige Lösung, s. d.) hin! Hb-Kontrolle!

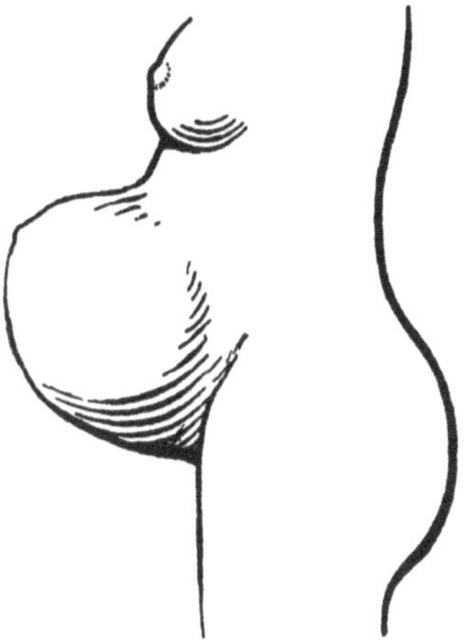

Abb. 1. Spitzbauch einer Erstgebärenden (enges Becken!)

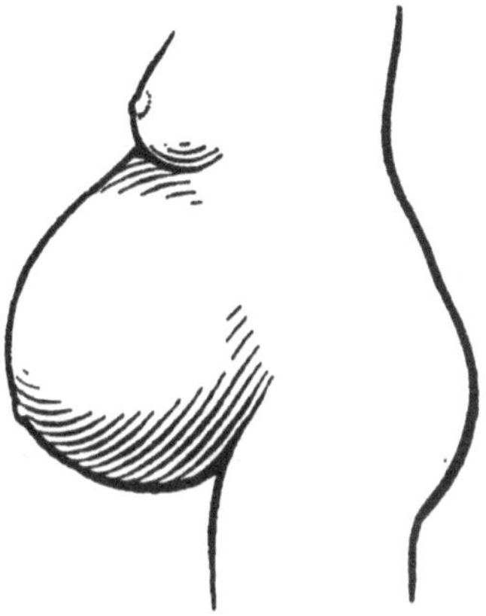

Abb. 2. Hängebauch einer Mehrgebärenden (enges Becken!)

Nicht nur bei Verdacht auf enges Becken, sondern in jedem Fall die Schwangere auf die Seite drehen lassen und die

Michaelissche Raute

bei seitlich auffallendem Licht betrachten!

Michaelissche Raute = auf die Spitze gestelltes rautenförmiges Viereck an der hinteren Fläche des Kreuzbeins (Abb. 3). Oberer Winkel: Dornfortsatz des untersten Lendenwirbels. Unterer Winkel: oberster Punkt der Analfurche. Seitlicher Winkel: Die Spinae iliacae posteriores superiores (erscheinen als zwei meist gut zu sehende Grübchen).

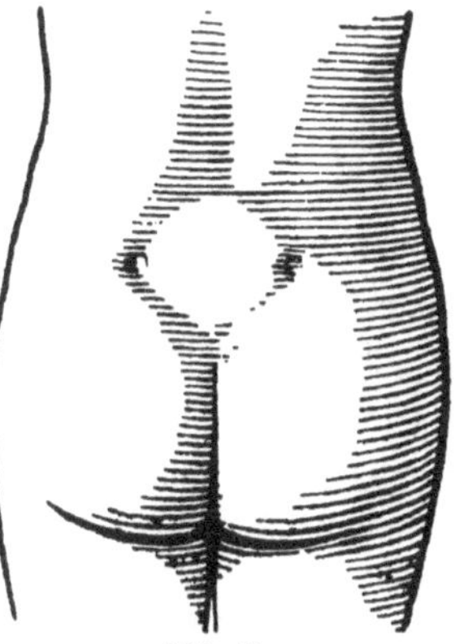

Abb. 3. Michaelissche Raute

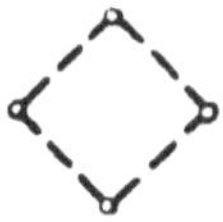

Abb. 4. Normale Raute

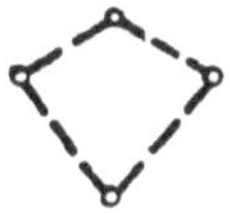

Abb. 5. Raute bei plattrachitischem Becken

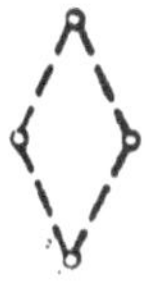

Abb. 6. Raute bei allgemein verengtem Becken

Normales Becken: die Raute ist fast quadratisch (Abb. 3 und Abb. 4).

Platt-rachitisches Becken: die Raute hat Papierdrachenform (Abb. 5), sie ist fast dreieckig, in schweren Fällen vollkommen dreieckig! Verkürzung der Längsachse! Stumpfer oberer Winkel!

Allgemein verengtes Becken: schmale Raute, oben und unten spitz zulaufend (Abb. 6).

> **Regelrecht gestaltetes Becken = Quadratische Raute!**
> **Bei jeder Abweichung von der Quadratform ist ein enges Becken anzunehmen! Einweisung in die Klinik!**

II. Äußere Beckenmessung

Die Beckenmaße müssen im Verlauf der Schwangerschaft genommen werden. Unter der Geburt ist die Messung des Beckens mindestens dann unerläßlich, wenn der Kopf noch nicht ins Becken eingetreten ist.

Folgende Maße sind zu nehmen:

1. **Distantia spinarum**	**= 25—26 cm**
2. **Distantia cristarum**	**= 28—29 cm**
3. Distantia trochanterica	= 31—32 cm
4. **Conjugata externa** (Diameter **Baudelocqui**)	**= 20 cm**

Zu 1. **Distantia spinarum** (Abb. 7): Entfernung der beiden Spinae iliacae anteriores superiores. Gemessen werden sämtliche Beckenmaße mit dem Beckenzirkel (Abb. 11) von E. Martin. Die Knöpfe des Beckenzirkels werden auf den äußeren Rand jeder Spina aufgesetzt.

Zu 2. **Distantia cristarum** (Abb. 8): Man tastet mit den Knöpfen des Beckenmessers die Cristae ossis ilei ab, bis man die am weitesten voneinander entfernt liegenden Ansatzpunkte gefunden hat.

Zu 3. **Distantia trochanterica** (Abb. 9): Weniger wichtig. Abtastung der am weitesten voneinander entfernten Stellen der Trochanteren.

Zu 4. **Conjugata externa** (Abb. 10): Wird in Seitenlage gemessen. Den einen Knopf des Beckenzirkels setzt man in die gut tastbare Grube zwischen dem Dornfortsatz des letzten Lendenwirbels (= oberster Punkt der Michaelisschen Raute) und dem des ersten Kreuzbeinwirbels, die andere an den oberen äußeren Rand der Symphyse.

Schon hier ist zu vermerken:

Bei den beiden wichtigsten queren Maßen, der Dist. spin. und der Dist. crist., kommt es weniger auf die absoluten Zahlenwerte als auf ihre **Differenz** an. Beträgt die Differenz ungefähr 3 cm, also z. B.

	Dist. spin. = 25 cm u.	**Dist. crist.** = 28 cm	**Differenz**
oder	= 26 cm u.	= 29 cm	**also = 3 cm!**

so ist **keine Verengerung** des Beckens anzunehmen.

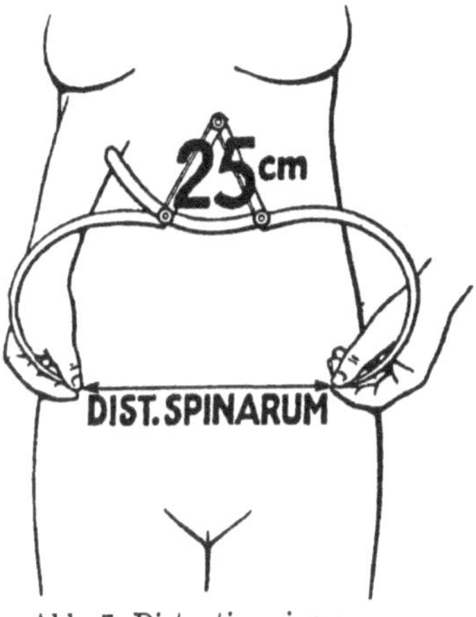

Abb. 7. Distantia spinarum

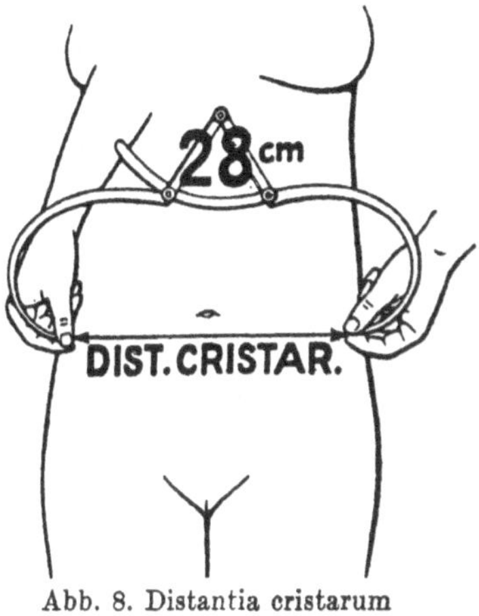

Abb. 8. Distantia cristarum

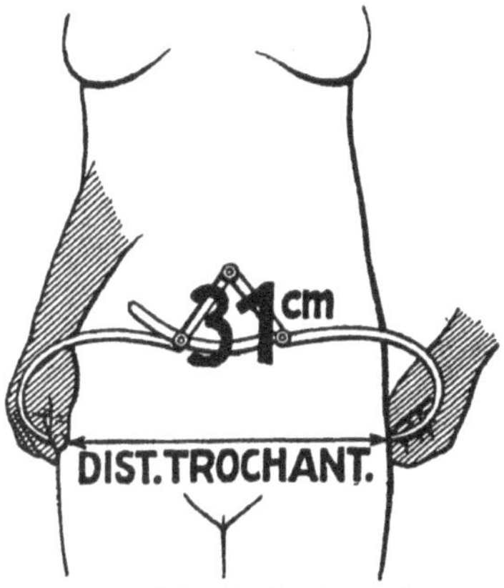

Abb. 9. Distantia trochanterica

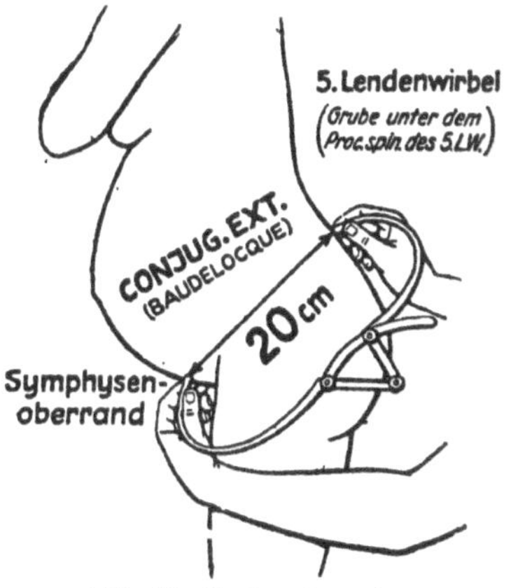

Abb. 10. Conjugata externa

Dagegen:

Beträgt die **Differenz etwa** **1—1 ½ cm** oder sind die **Werte gleich** oder ist die Dist. crist. sogar kleiner als die Dist. spin.,	dann muß eine **rachitische Beckenverengerung** angenommen werden = Becken verengt im **geraden** Durchmesser des Beckeneingangs.

Bei der anderen ebenso wichtigen Form des engen Beckens, dem **allgemein verengten Becken** sind alle äußeren (und auch inneren) Maße kleiner als die

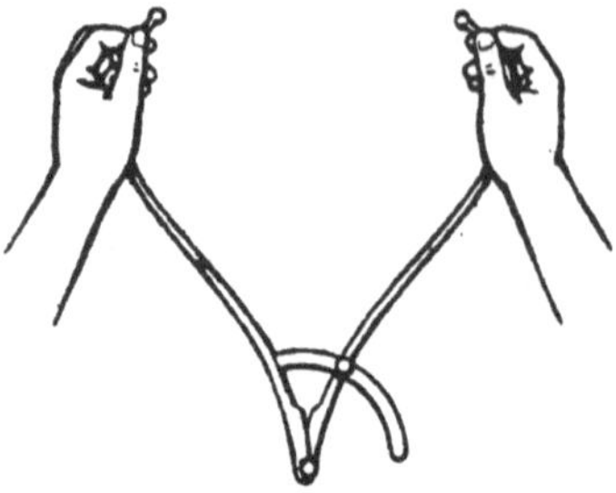

Abb. 11. Beckenzirkel nach E. Martin

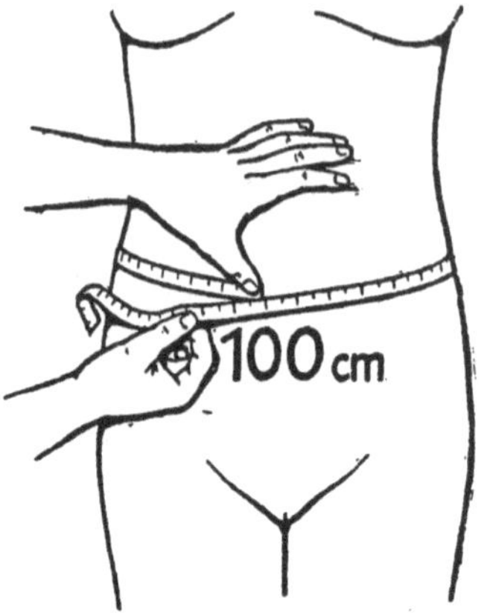

Abb. 12. Messung des Leibesumfangs am Ende der Schwangerschaft

normalen Maße; es ist einfach eine verkleinerte Form des normalen Beckens, ein Miniaturbecken (Bumm).

Aus der Conj. externa läßt sich die wichtige Conj. vera, der gerade Durchmesser des Beckeneingangs, durch Abzug von 8 bis 9 cm annähernd bestimmen. Man kann erfahrungsgemäß mit einer gewissen Wahrscheinlichkeit annehmen:

Conj. externa	**Conj. vera**
über 20 cm	= normal lang,
20—18 cm	= normal lang bis mäßig verkürzt,
unter 18 cm	**= sichere Verkürzung.**

Alle Schwangeren mit einer Conjugata externa von 18 cm und unter 18 cm müssen unbedingt in die Klinik eingewiesen werden!

Zum Abschluß der äußeren Untersuchung empfehle ich noch sehr, den Umfang des Leibes zu messen. Am Ende der Schwangerschaft ergibt die

Messung des Leibesumfanges

in Nabelhöhe bei normal großem Kind und normalen Bauchdecken einen Umfang von rund **100** cm (Abb. 12).

Jetzt erst folgt die

III. Palpation

Vier Leopoldsche Handgriffe

1. Handgriff (Abb. 13): **Feststellung des Fundusstandes** (zu Beginn der Geburt und m. VIII etwa 2 Querfinger unter dem rechten Rippenbogen) und der im Fundus liegenden Kindsteile (gewöhnlich der Steiß und seitlich davon die Füße).

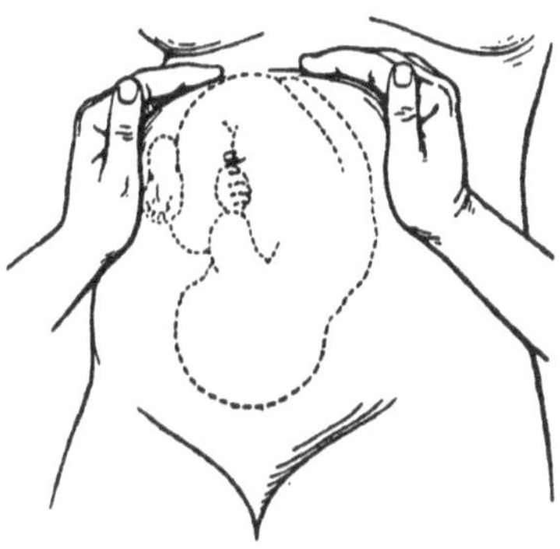

Abb. 13. 1. Leopoldscher Handgriff

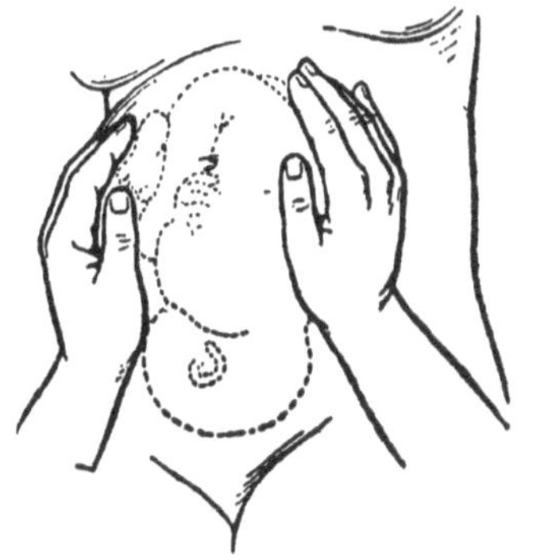

Abb. 14. 2. Leopoldscher Handgriff

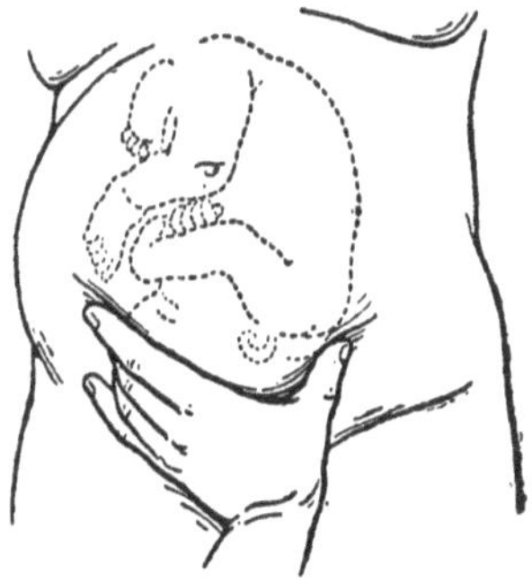

Abb. 15. 3. Leopoldscher Handgriff

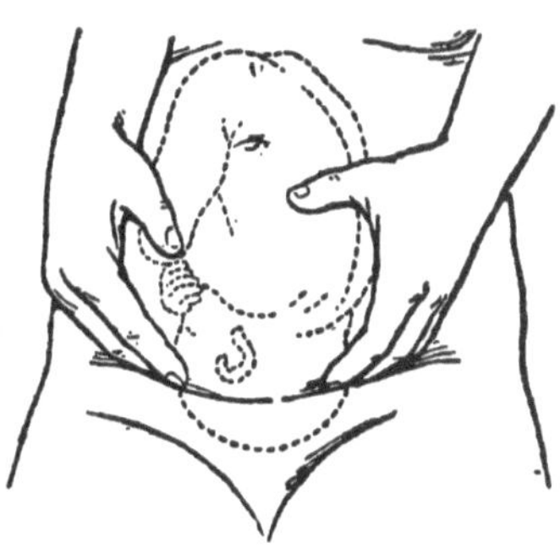

Abb. 16. 4. Leopoldscher Handgriff

2. Handgriff (Abb. 14): Feststellung des Rückens und der kleinen Teile.

3. Handgriff (Abb. 15): Palpation des vorangehenden Teils.

4. Handgriff (Abb. 16): dient zur Ergänzung des 3. Handgriffs. Mit den beckenwärts gerichteten Spitzen der ausgestreckten Finger kommt man aber viel tiefer in das Becken hinein, als mit der Handhaltung beim 3. Handgriff.

Mit den beiden letzten Handgriffen sind stets

3 Fragen

zu beantworten:

1. Fühlt man überhaupt einen vorangehenden Teil?

Fühlt man keinen vorangehenden Teil, so gibt es zwei Möglichkeiten:

a) Kopf steht schon so tief im Becken, daß man ihn von oben her nicht mehr tasten kann (rektale Untersuchung!).

b) Es liegt eine Quer- oder Schräglage vor.

2. Welches ist der vorangehende Teil?

Kennzeichen des **Kopfes:** Größe, Härte, runde Form. Ist er noch beweglich über dem Beckeneingang, so kann man ihn **ballotieren** lassen: „Gefühl einer hin- und herschwingenden Kugel" (Seitz).

Kennzeichen des **Steißes:** Der vorangehende Teil

ist nicht so umfangreich, ist nicht so hart, hat nicht die gleichmäßige Rundung wie der Kopf	**Das richtige Kopfgefühl fehlt!**

Beim Umgreifen des vorangehenden Teils fühlt man vielmehr

einen kleineren großen Teil,
eine geringere Härte,
wechselnd härtere und weichere Partien,
eine unregelmäßige Form,
Fehlen des Ballotements.

3. Höhenstand des Kopfes (Steißes) von außen:

Wieviel ist vom Kopf noch zu fühlen?
Wie steht der Kopf zum Beckeneingang?

Diese Fragen sind zunächst unter Anwendung des 3. Handgriffes zu beantworten. Danach führt man den 4. Handgriff aus, mit dem man den Kopf viel weiter in die Tiefe verfolgen kann.

Der 4. Handgriff ist unter der Geburt von allen äußeren Handgriffen der allerwichtigste, weil man mit ihm das Eintreten und Tiefertreten des vorangehenden Teils am besten verfolgen kann.

Bei **Erstgebärenden** steht der Kopf zu Beginn der Geburt normalerweise schon tief im Becken. Ist das nicht der Fall, so muß man an ein enges Becken denken.

Erstgebärende, bei denen der Kopf zu Geburtsbeginn noch beweglich im oder über dem Beckeneingang steht, gehören sofort und ausnahmslos in die Klinik!

Bei Mehrgebärenden ist zu Beginn der Geburt der größte Teil des Kopfes beweglich über dem Beckeneingang zu tasten. Man kann den Kopf ballotieren lassen.

Mit dem Fortschreiten der Geburt fühlt man den Kopf immer weniger beweglich und schließlich steht er fest auf dem Beckeneingang, das heißt der Kopf ist mit seinem größten Umfang dem Beckeneingang aufgepreßt, ein Segment des Kopfes ist schon ins Becken eingetreten. Äußerlich tastet man auf der einen Seite das breite kugelige Hinterhaupt, auf der anderen die flachere Stirn. Nach und nach verschwindet — bei regelrechter Hinterhauptslage mit stark gebeugtem Kopf — das Hinterhaupt immer mehr in der Tiefe des Beckens, an seiner Stelle fühlt man jetzt das Subokziput, den Übergang zum flachen Nacken. Man fühlt also jetzt auf dieser Seite viel weniger vom Kopf als auf der anderen Seite, auf der man noch deutlich die Stirn abtasten kann. Etwas später ist vom Hinterhaupt gar nichts mehr zu fühlen, auch die Stirn verschwindet in der Tiefe, an ihrer Stelle tastet man undeutlich Gesichtsknochen. Schließlich ist der Kopf von außen her überhaupt nicht mehr zu tasten: er steht jetzt tief und fest im Beckeneingang (s. S. 22).

Hilfsmittel bei der Palpation

Wenn man nun darangeht, Kreißende zu palpieren, so wird man sehr bald feststellen müssen, daß es zwar sehr einfach ist, zu beschreiben, wie man z. B. den Rücken feststellt, daß es aber wesentlich schwieriger ist, ihn in Wirklichkeit durchzutasten. Es zeigt sich, daß man gerade mit dem zweiten Leopoldschen Handgriff leider sehr häufig nicht zum Ziel kommt.

Folgende Hilfsmittel stehen zur Verfügung:

1. **Abhören der Herztöne:** Die Herztöne finden sich normalerweise am deutlichsten auf der Seite des Rückens, und zwar bei normalen Schädellagen links bzw. rechts unterhalb des Nabels.

   Zwei wichtige Ausnahmen: Bei Gesichts- und Stirnlagen (s. d.) hört man die Herztöne am lautesten auf der Seite der kleinen Teile.

2. **Die Stirn abtasten!** Ein sehr wichtiges diagnostisches Hilfsmittel! Die **Stirn** fühlt man bei schon ins Becken eingetretenem Hinterhaupt auf einer Seite, und zwar

   bei der **I.** Lage auf der **rechten** Seite,
   bei der **II.** Lage auf der **linken** Seite.

   Auch wenn das Hinterhaupt auf der anderen Seite schon fast ganz oder ganz in der Tiefe verschwunden ist, kann man noch deutlich die Stirn abtasten. Bei einiger Übung ist das Abtasten der Stirn das einfachste und sicherste Mittel, die Kindslage bei Kopflage festzustellen.

3. **Kräftig mit einer Hand auf den im Fundus liegenden Steiß drücken!** Dadurch wird die Rückenwölbung stärker und der Rücken ist mit der anderen Hand deutlicher zu tasten.

4. **Abwechselndes Palpieren mit zwei Händen** auf den seitlichen Uterusflächen zur Bestimmung der größeren Resistenz, die dann die Lage des Rückens anzeigt (Abb. 17 u. 18).

5. **Hochenbichlerscher Handgriff:** Die linke Hand umfaßt den Kopf wie beim 3. Leopoldschen Handgriff. Mit dem Mittelfinger der rechten Hand erteilt man der Gebärmutter seitlich unterhalb des Fundus eine Reihe leichter, kurzer Stöße. Wird der Rücken oder der Steiß getroffen, so übertragen sich die Stöße sehr deutlich auf die am Kopf liegende Hand. Werden kleine Teile bzw. Fruchtwasser getroffen, so ist die Übertragung viel weniger deutlich.

Nicht nur die Feststellung des Rückens ist bei der äußeren Untersuchung schwierig. Die wesentlich wichtigere Frage, **ob der Kopf in das Becken hineingeht**

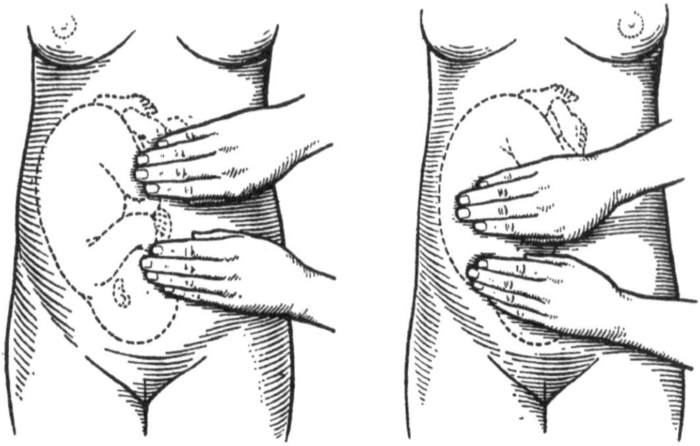

Abb. 17 und 18. Abwechselndes Palpieren mit beiden Händen zur Bestimmung des Rückens

oder nicht, macht dem Anfänger meist noch weitaus größere Schwierigkeiten. Gerade diese Frage ist es aber, auf die bei der äußeren Untersuchung letzten Endes alles ankommt.

In der Geburtshilfe kommt es immer an auf das Verhältnis zwischen Kopfgröße und Beckenweite.

Die Mittel zur Feststellung sind zunächst der 3. und 4. Leopoldsche Handgriff. Als besondere Ergänzung möchte ich noch einen weiteren Handgriff **sehr empfehlen**, der zu den allerwichtigsten der ganzen Geburtshilfe gehört: Das ist der **Zangemeistersche Handgriff,** der Handgriff zur Untersuchung, **ob der Kopf übersteht,** d. h. die Schambeinfläche überragt. Man stellt sich links neben die horizontal gelagerte Frau und legt die linke Hand flach auf die Symphyse, die rechte Hand flach auf den oberhalb der Symphyse stehenden Kopf (Abb. 19). Dann ergeben sich drei Möglichkeiten:

1. **Die rechte Hand liegt etwa fingerbreit tiefer als die linke Hand = kein Mißverhältnis, kein enges Becken.**

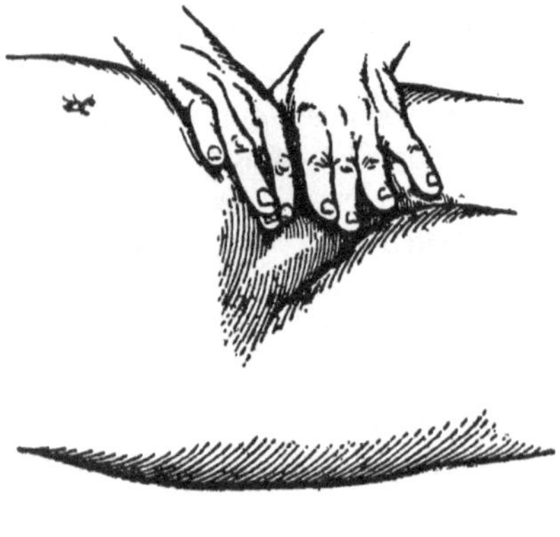

Abb. 19. Zangemeisterscher Handgriff: In dem gezeigten Fall liegen beide Hände gleich hoch, es ist also ein deutliches Mißverhältnis zwischen Kopf und Becken vorhanden (s. o.)

2. **Beide Hände liegen gleich hoch** (Abb. 19) = **Mißverhältnis, mäßig verengtes Becken,** bei guter Wehenkraft und günstiger Kopfeinstellung ist Spontangeburt wahrscheinlich. Entscheidung ist erst nach Blasensprung möglich. **Mit einer Spontangeburt ist jedoch nicht zu rechnen, wenn sich der Befund bei guten Wehen nach Blasensprung nicht ändert.**
3. **Die linke Hand überragt die rechte = hochgradiges Mißverhältnis.** Mit dem Eintritt des Kopfes in das Becken ist nicht zu rechnen. Das gilt auch schon, wenn der Kopf nur in geringem Grade überragt.

Ich kann nicht dringend genug empfehlen, vor jeder inneren Untersuchung stets diesen Handgriff auszuführen. Er gründet sich auf die jedem Geburtshelfer in Fleisch und Blut übergegangene Erkenntnis, daß es bei dem sogenannten engen Becken ja ganz und gar nicht nur auf das Becken ankommt, sondern ebensosehr auf den Kopf!

Enges Becken = jedes Mißverhältnis zwischen Kopf und Becken.

Man darf aber das Mißverhältnis auch nicht überschätzen. Martius empfiehlt daher, beim Zangemeisterschen Handgriff den Kopf nach hinten und unten zu drücken. G. H. Schneider weist darauf hin, daß man das Mißverhältnis manchmal auch unterschätzen kann, nämlich dadurch, daß der vorn gelegene Teil des Kopfes durch die Ausbildung einer ausgesprochenen Vorder- oder Hinterscheitelbeineinstellung im Laufe der Wehentätigkeit immer mehr hinter der Schambeinfläche verschwindet, ohne daß der Kopf dabei tiefer tritt.

Ganz besonders unterstützen muß ich den Hinweis von Martius, der sehr empfiehlt, die äußere Abtastung des Kopfes durch die **rektale Untersuchung** zu ergänzen um den Kopf mit Bezug auf seine Größe und Einstellung im Becken gleichzeitig von innen und von außen abzutasten.

IV. Auskultation: das Abhören der kindlichen Herztöne

Es ist zunächst wichtig, genau zu wissen, wie groß die normale Frequenz der kindlichen Herztöne ist:

Normale Herztöne = 120—160/Min.

Am häufigsten zählt man etwa 140 Schläge/Minute.

Die normalen kindlichen Herztöne sind regelmäßige, kräftige **Doppelschläge** mit dem Akzent auf dem 1. Ton. Der Doppelschlag wird beim Auszählen als ein Schlag gezählt.

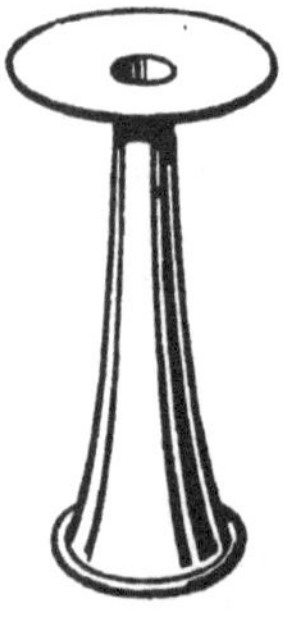

Abb. 20. Herztönerohr nach Pinard

Abb. 21. Das Wandern der kindlichen Herztöne bei I. HHL

= HT im Verlauf der Eröffnungsperiode

= HT im Beginn der Austrittsperiode

= HT kurz vor der Geburt

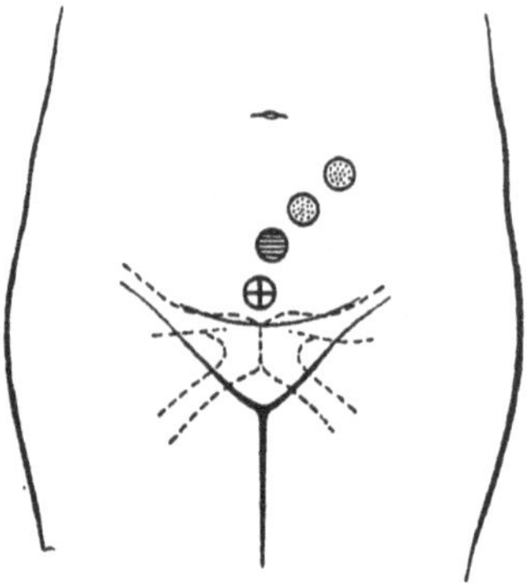

Instrument: am besten benutzt man das Herztönerohr aus Metall nach Pinard (Abb. 20).

Ort der Auskultation: Bei der gewöhnlichen **Kopflage** hört man die Herztöne

im Beginn der Eröffnungsperiode: auf der Seite des Rückens, bei I. Lage links, bei II. Lage rechts seitlich und unterhalb des Nabels;

im Verlauf der Eröffnungsperiode: bogenförmiges Wandern in Richtung auf die Symphyse (Abb. 21);

kurz vor der Geburt: dicht oberhalb der Symphyse.

An dem Wandern der Herztöne kann man das Fortschreiten der Geburt verfolgen (Abb. 21).

Merke die folgenden

Besonderheiten der Herztöne bei einzelnen Lagen

Hintere Hinterhauptslagen und Vorderhauptslagen: Liegt der Rücken nicht seitlich oder seitlich vorn, sondern seitlich hinten (= dorsoposteriore Lagen), so hört man die Herztöne auch hier, das heißt über den Flanken am deutlichsten. Das gilt für die Hintere Hinterhauptslage und die Vorderhauptslage (S. 120 und S. 132).

Hört man die Herztöne nicht oder nur leise, links oder rechts unterhalb des Nabels, so sind sie vielleicht über einer Flanke besser zu hören!

Merke: Herztöne über einer Flanke = Dorsoposteriore Lage (HiHHL, VoHL)!

Gesichtslage: auf der Seite der **kleinen** Teile stets viel deutlicher zu hören als auf der Seite des Rückens, also

bei **I.** Lage: **rechts** unterhalb des Nabels,
bei **II.** Lage: **links** unterhalb des Nabels.

Stirnlage: im allgemeinen schwer zu hören; meist auf der Seite der kleinen Teile deutlicher zu hören.

Beckenendlage: auf der Seite des Rückens **oberhalb** des Nabels; im Verlauf der Geburt wandern die Herztöne entsprechend der Lageänderung des Rückens nach unten und nabelwärts.

Querlage: in der Umgebung des Nabels über dem ganzen Leib.

Genaueres siehe bei den einzelnen Lagen.

Grundregel für die Kontrolle der Herztöne

Die Herztöne müssen abgehört werden:

1. in der **Eröffnungsperiode** (bei stehender Blase): mindestens alle **10 bis 15 Minuten!**
2. bei **starken und häufigen Wehen: nach jeder Wehe!**
3. **nach dem Blasensprung: sofort** eine Reihe von Malen abhören!
4. in der **Austreibungsperiode: nach jeder Wehe!**

Abhören der Herztöne: Die Kontrolle der Herztöne ist im allgemeinen Sache der Hebamme. Der Arzt, der die Geburt leitet, muß aber unter allen Umständen die Herztöne von Zeit zu Zeit selbst abhören. Man muß sich die Zeit nehmen, die Herztöne längere Zeit aufmerksam zu beobachten und mit der Uhr in der Hand genau auszuzählen. Sonst kann man zu keiner zuverlässigen Beurteilung kommen. Das gilt ganz besonders für **schlechte Herztöne** (s. S. 56). Besonders wichtig ist es auch, zu beachten, daß die Herztöne kurz vor und kurz nach der Wehe auskultiert werden müssen, wenn man Verdacht auf Verschlechterung der Herztöne hat.

Niemals Herztöne abhören, ohne gleichzeitig den Radialispuls der Mutter zu fühlen!

Nur auf diese Weise unterscheidet man sicher die kindlichen Herztöne vom Pulsschlag der Mutter, dessen Frequenz etwa halb so groß ist wie die der kindlichen Herztöne.

Andere Schallerscheinungen beim Abhören des Bauches:

vom Kinde:	von der Mutter:
(1. die Herztöne),	**1. das Uteringeräusch,**
2. das Nabelschnurgeräusch,	**2. der Pulsschlag (Aorta),**
3. die Kindsbewegungen.	**3. Darmgeräusche.**

Nabelschnurgeräusch: ein blasendes oder schabendes Geräusch, das synchron mit den kindlichen Herztönen zu hören ist. Wenn auch Entstehung und Bedeutung heute noch nicht völlig geklärt sind, so gilt für die Praxis, daß ein über längere Zeit bestehendes Nabelschnurgeräusch eine Verengerung der Nabelschnur (Druck, Zug u. dgl.), also eine Zirkulationsstörung des Kindes zur Ursache hat. **Das Hören des Nabelschnurgeräusches ist wichtig!** Man lasse keine Gelegenheit vorübergehen, es hören zu lernen! Besonders deutlich hört man das Nabelschnurgeräusch bei Nabelschnurumschlingungen. Nach neueren Untersuchungen soll das

Geräusch nicht in der Nabelschnur, sondern im Foramen ovale oder im Ductus Botalli, also im Herzen des Kindes entstehen.

Uteringeräusch: in den weiten Uterusgefäßen entstehendes sausendes Geräusch in der Frequenz des mütterlichen Pulses. Am deutlichsten über den Seitenkanten des Uterus zu hören.

C. Innere Untersuchung

Zunächst das Allerwichtigste, was man über die innere Untersuchung wissen muß:

Die übliche Art der inneren Untersuchung ist die rektale.
Vaginal wird nur bei besonderen Indikationen untersucht!

Indikationen zur vaginalen Untersuchung (Desinfektion wie zu einem operativen Eingriff) liegen vor:

1. vor jedem **operativen** Eingriff;
2. bei jeder **Blutung** unter der Geburt;
3. wenn in einer dringlichen Situation die **rektale** Untersuchung **nicht genügend Klarheit** gibt, insbesondere bei Verdacht auf **Nabelschnurvorfall!**
4. wenn bei bisher hoch und beweglich stehendem Kopf und schon einigermaßen erweitertem Muttermund die Blase springt (R. Schröder).
5. wenn die Geburt des zweiten Zwillings nicht bald der ersten folgt (R. Schröder).

In diesen Fällen **muß vaginal** untersucht werden! Über die richtige Vorbereitung zur vaginalen Untersuchung s. S. 80.

Merke ein für allemal:

Die Vermeidung der vaginalen Untersuchung
ist die
beste Prophylaxe des Puerperalfiebers!

Die **rektale Untersuchung** kann zwar auch bei größter Übung und Erfahrung die vaginale niemals ganz ersetzen, ist aber ein hervorragendes Mittel zur Erlangung richtiger Befunde über den vorangehenden Teil, den Muttermund und die Blase.

Die **großen Vorteile der rektalen Untersuchung** sind: Ungefährlichkeit für die Kreißende (so gut wie keine Infektionsgefahr), Fortfall zeitraubender Eigendesinfektion (großer Vorteil in der Außenpraxis), sofort zu erlangendes Untersuchungsergebnis, Möglichkeit durch eine Reihe von inneren Untersuchungen den Geburtsablauf kontrollieren zu können.

Ausführung der rektalen Untersuchung: Man zieht am besten einen ganzen Gummihandschuh an. **Handschuhe vorher prüfen:** Handschuhe, deren Finger geflickt sind oder ein Loch enthalten, dürfen selbstverständlich auf keinen Fall verwandt werden!! Der Zeigefinger wird gut eingefettet und ganz **langsam** (Ellenbogen gesenkt!) in den After eingeführt, wobei man die Frau wie beim Stuhlgang **gegenpressen** läßt. Das Gesäß der Frau muß etwas erhöht sein: auf Stechbecken oder auf die geballten Fäuste setzen lassen. Steht der vorangehende Teil noch hoch, so drängt man ihn mit der äußeren Hand nach unten. Überhaupt muß ich sehr empfehlen, mit der äußeren Hand den Kopf stets von oben her zu umfassen. Der Befund wird sofort viel klarer:

Niemals rektal untersuchen, ohne den vorangehenden Teil zugleich von den Bauchdecken her zu umfassen!

An Stelle der Gummihandschuhe kann man auch einen Fingerling oder besser den Fäustling nach Döderlein benutzen. Beim Fingerling, den man nur im Notfall nehmen sollte, muß die übrige Hand durch ein durchlochtes Tuch (Billroth-Batist) oder Zellstoff gut abgedeckt werden.

Bei jeder rektalen oder vaginalen Untersuchung, die stets in der Wehenpause begonnen wird, ist immer in bestimmter Reihenfolge vorzugehen:

Schema zur inneren Untersuchung:

Es wird der Reihe nach getastet:

1. **Muttermund:** Größe? Beschaffenheit? (dick- oder dünnsaumig, scharfrandig), Portio noch ganz oder z. T. erhalten?
2. **Blase:** Steht? Ist gesprungen? Wehe abwarten! Innerhalb der Wehe fühlt man viel besser, ob die Blase noch steht!
3. **Vorangehender Teil:** 3 Fragen: **Was? Wo? Wie?**
   a) **Was geht voran?** (Kopf, Steiß, Fuß, Schulter, Arm, Hand?)
   b) **Wo steht der vorangehende Teil?**
   (fest im Beckeneingang, in Beckenmitte, auf Beckenboden usw., s. S. 23)
   c) **Wie steht er?** (Pfeilnaht, kleine und große Fontanelle, Einstellung, Haltung)
4. **Becken:** Etwaige Besonderheiten des Beckens: Kann man das Promontorium erreichen? Vorspringendes Steißbein? Auffallend derber Bandapparat? Unnachgiebige Weichteile? Einspringende Spinae? Exostosen?

Niemals den Finger aus dem Mastdarm oder der Scheide herausnehmen, bevor nicht alle diese Punkte sorgfältigst durchuntersucht und geklärt sind!!

Tastbefunde der Portio:

Portio noch (fast) vollständig erhalten,
Portio schon zu einem Teil aufgebraucht,
Portio völlig aufgebraucht (= völlig verstrichen).

Tastbefunde des Muttermundes:

Muttermund geschlossen,
Muttermund nimmt Fingerkuppe auf, Muttermundsaum dickwulstig,
Muttermund für 1 (2 oder 3) Finger durchgängig,
Muttermund kleinhandtellergroß (= 6 cm Durchmesser),
Muttermund handtellergroß (= 8 cm Durchmesser),
Muttermund vollständig erweitert (= 10—12 cm Durchmesser).

In dieser Weise läuft die Eröffnung des äußeren Muttermundes bei **Erst**gebärenden ab. Bei **Mehr**gebärenden klafft der äußere Muttermund schon im Beginn der Geburt. Den vollständig eröffneten äußeren Muttermund fühlt man

bei Erstgebärenden dünn, scharfrandig und kreisrund,
bei Mehrgebärenden dick, wulstig und oft unregelmäßig am Umfang.
Wichtige Regel für die Praxis bei Mehrgebärenden:

Der Muttermund ist praktisch vollständig, wenn man bei maximaler Spreizung des Zeige- und Mittelfingers keinerlei Widerstand mehr fühlt! (Leopold)

Die rektale wie die vaginale Untersuchung kann man nicht aus Büchern lernen. Es gibt nur einen Weg, der sicher zum Ziel führt: viel und sorgfältig untersuchen und die Befunde von einem Geübten kontrollieren lassen.

Noch einige praktische Hinweise zur inneren Untersuchung:

Kennzeichen des **Kopfes** bei der inneren Untersuchung:

1. die **Größe,**
2. die **Härte,**
3. die **Nähte,**
4. die **Fontanellen.**

Am Kopf sind folgende **Nähte** zu unterscheiden (Abb. 22):

1. Die **Pfeilnaht,** zwischen den beiden Scheitelbeinen,
2. die **Lambdanaht,** zwischen den Scheitelbeinen und dem Hinterhauptsbein,
3. die **Kranznaht,** zwischen Stirn- und Scheitelbeinen,
4. die **Stirnnaht,** zwischen den Stirnbeinen.

Die beiden **Fontanellen** (Abb. 22):

Die **kleine Fontanelle** = Hinterhauptsfontanelle: Drei Nähte stoßen zusammen (die Pfeilnaht und die beiden Schenkel der Lambdanaht)

und die **große Fontanelle** = Stirnfontanelle: Vier Nähte stoßen zusammen (die Pfeilnaht, die Stirnnaht und die beiden Schenkel der Kranznähte) s. Abb. 22.

Auf die Frage nach dem Verlauf der Pfeilnaht hört man nicht selten die Antwort: sie verläuft von links (rechts) oben nach rechts (links) unten. Der Untersucher meint das Richtige, drückt sich aber falsch aus. Es heißt nicht: von links (rechts) oben nach rechts (links) unten, sondern: von links (rechts) **vorn** nach rechts (links) **hinten!** Der Untersucher macht damit den typischen Fehler aller Anfänger, indem er oben mit **vorn** und unten mit **hinten** verwechselt. Über

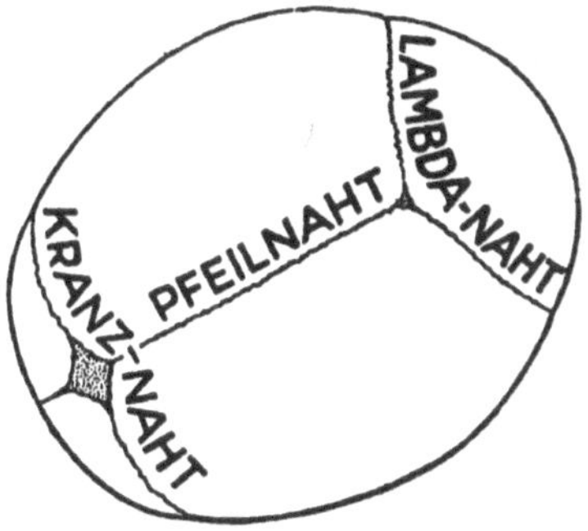

Abb. 22. Schädelnähte, große und kleine Fontanelle

die geburtshilflichen Richtungsbezeichnungen

ist ein für allemal folgendes zu merken (Abb. 23):

Symphysenwärts = die Richtung zur Symphyse hin wird mit

vorn

und nicht mit oben bezeichnet,

Steißbeinwärts = die Richtung zum Steißbein hin wird mit

hinten

und nicht mit unten bezeichnet!

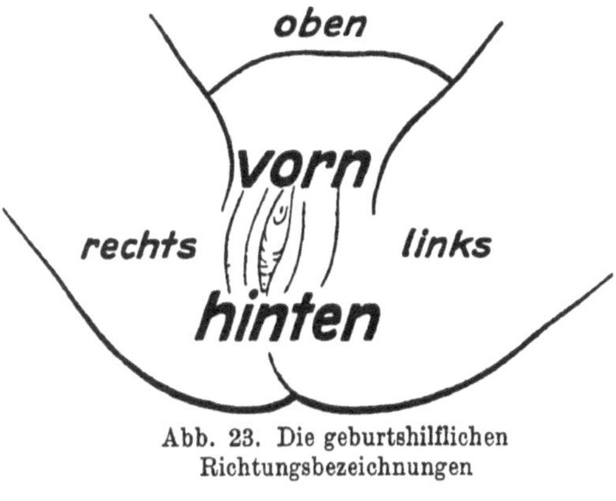

Abb. 23. Die geburtshilflichen Richtungsbezeichnungen

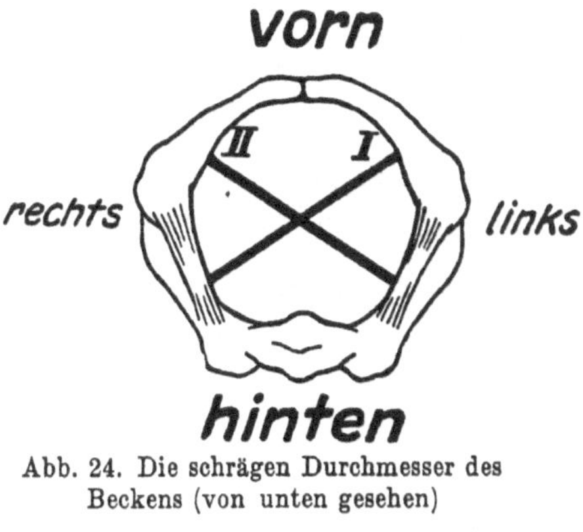

Abb. 24. Die schrägen Durchmesser des Beckens (von unten gesehen)

Also:

vorn = symphysenwärts,
hinten = steißbeinwärts,
rechts } rechts und links bezogen auf die Kreißende
links }
oben = kopfwärts,
unten = fußwärts.

Anstatt zu sagen: die Pfeilnaht verläuft von links vorn nach rechts hinten, kann man auch sagen: sie verläuft im I. schrägen Durchmesser.

Der I. schräge Durchmesser verläuft von links vorn nach rechts hinten, der II. schräge Durchmesser verläuft von rechts vorn nach links hinten (Abb. 24).

Bei dieser Gelegenheit ist auf einen wichtigen Punkt aufmerksam zu machen. Um Irrtümer zu vermeiden, empfehle ich dringend, die beiden schrägen Durchmesser stets nur durch **Zahlen** zu bezeichnen, also stets vom **I.** und **II.** schrägen Durchmesser zu sprechen; dagegen niemals die Seitenbezeichnungen linker bzw. rechter schräger Durchmesser anzuwenden. Zur Zeit wird nämlich diese letzte Bezeichnung nicht einheitlich gebraucht. Die älteren Geburtshelfer z. B. nennen den I. schrägen Durchmesser den rechten, den II. schrägen Durchmesser den linken. In neuerer Zeit ist man bestrebt, die umgekehrte Bezeichnung einzuführen.

Am Schluß dieser ganzen Besprechung sei noch einmal folgendes gesagt: die allerwichtigste Fragestellung bei jeder geburtshilflichen Untersuchung ist zunächst immer die, **ob der Kopf in das Becken hineingeht oder nicht.** Stellen wir daher noch einmal die einzelnen entscheidenden Punkte zusammen.

Wann ist ein enges Becken anzunehmen?

I. Bei der Betrachtung:

Frauen mit Hühnerbrust, O- und X-Beinen, angefransten Zahnrändern,
Frauen mit kurzen Armen und Beinen, kleine Frauen (unter 155 cm),
Frauen mit Kyphoskoliose, jede Frau mit verunstaltetem Becken,
Erstgebärende mit Spitzbauch,
Mehrgebärende mit Hängebauch.

II. Bei der äußeren Untersuchung:

1. wenn die Michaelissche Raute nicht quadratisch, sondern mehr **dreieckig** oder ganz **schmal** ist,
2. wenn die Differenz zwischen der Dist. spin. und der Dist. crist. **nur 1 bis 1½ cm** beträgt oder die Werte sogar gleich sind,
   oder wenn alle Maße gleichmäßig erheblich verkleinerte Werte aufweisen,

3. wenn die Conj. ext. Baudelocque **18 cm und darunter** gemessen wird;
vor allem aber:
4. **wenn der Kopf bei Erstgebärenden am oder kurz vor dem Termin anstatt tief im Becken noch beweglich über dem Becken steht!** (3. und 4. Leopoldscher Handgriff);
oder
5. wenn der **Zangemeistersche Handgriff** ein **Überstehen** des Kopfes über die Symphyse ergibt, besonders dann, wenn sich dieser Zustand auch nach Blasensprung und längerer Weheneinwirkung nicht ändert;
6. wenn sich, insbesondere bei **Erstgebärenden**, eine **Querlage, Beckenendlage** oder ein **abgewichener Kopf** findet.

III. Bei der rektalen Untersuchung:

wenn man das Promontorium mit dem Finger erreichen kann.

Diese einfache Formulierung genügt für die Feststellung des engen Beckens durch innere Untersuchung in der Praxis vollkommen.

Genauer: wenn die **Conj. diagonalis** (rektal gemessen!!) **auf 10—11 cm und darunter** verkürzt ist, wenn also die **Conj. vera** (über die Messung s. S. 319) **9½ — 8½ cm** und darunter beträgt.

Jeder Fall mit engem Becken
oder mit Verdacht auf enges Becken
gehört ausnahmslos in die Klinik!!

Wegen der Gefahr des vorzeitigen Blasensprungs und des Nabelschnurvorfalls sind Frauen mit engem Becken schon 8—10 Tage vor dem Termin in die Klinik einzuweisen!

Niemals vorher vaginal untersuchen!!!

Der Höhenstand des Kopfes im Becken und seine Feststellung (Höhendiagnose)

Die Höhendiagnose stellen, heißt durch äußere oder durch äußere und innere Untersuchung feststellen, in welcher Etage des Beckens (Beckeneingang [BE], Beckenmitte [BM], Beckenboden [BB]) der Kopf bzw. der Steiß steht).

Sprechen wir zunächst nur vom Kopf.

Wichtig ist vor allem, daß die Frage „Wo steht der Kopf im Becken?" in jedem Falle zu übersetzen ist mit: „Wo steht der **Kopf mit seinem größten Umfang** (seiner größten Zirkumferenz) im Becken?" Den Höhenstand dieses größten Kopfumfanges kann man, sobald der Kopf ins Becken eingetreten ist, allerdings niemals direkt tasten, weil man gar nicht an ihn herankommt. Sowohl bei der äußeren wie bei der inneren Untersuchung zur Ermittlung des Kopfhöhenstandes im Becken muß man sich also einer indirekten Methode

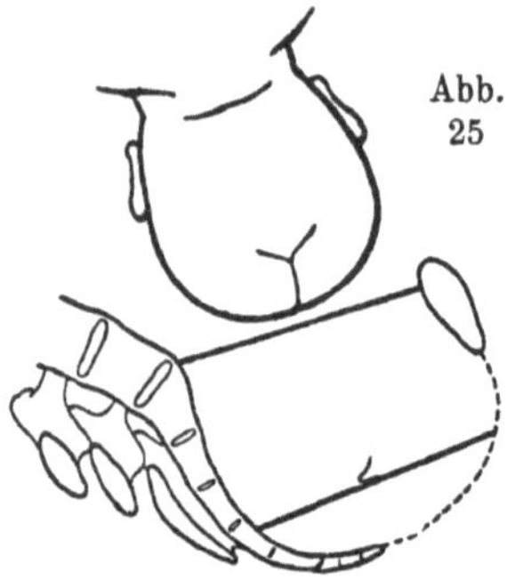

Abb. 25

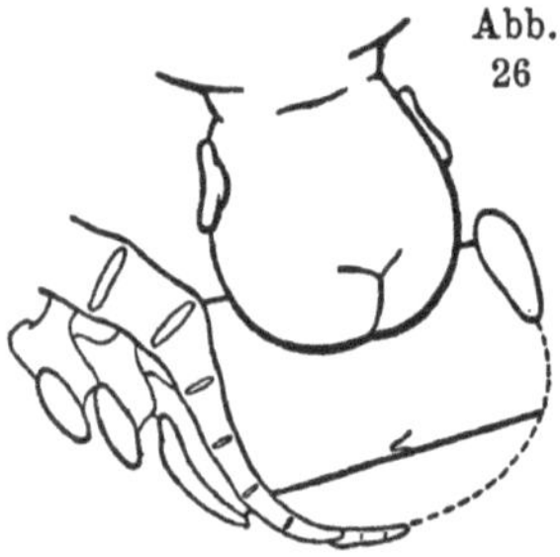

Abb. 26

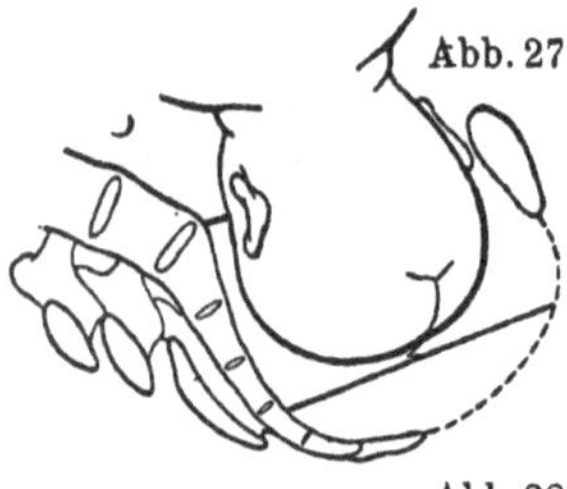

Abb. 27

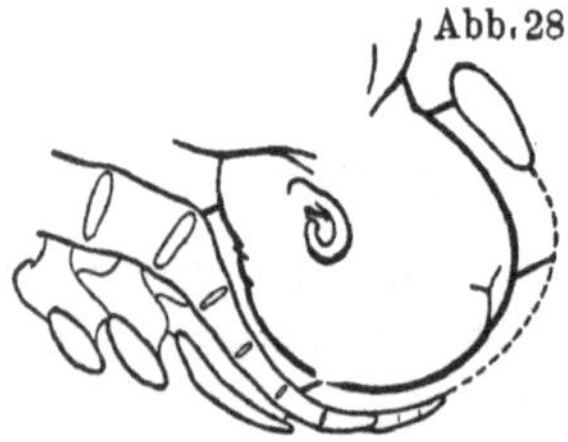

Abb. 28

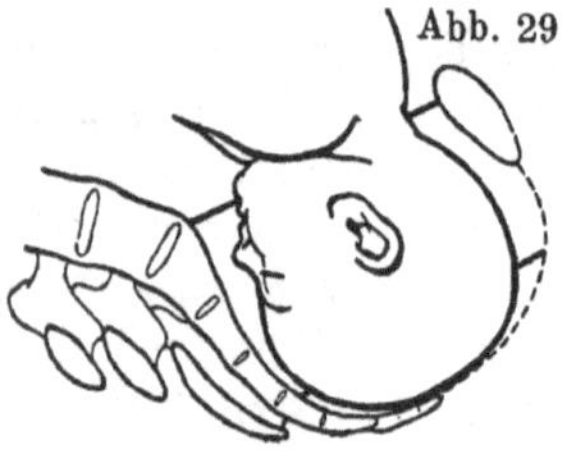

Abb. 29

bedienen, das heißt man beurteilt den Höhenstand des nicht tastbaren größten Kopfumfanges nach dem Höhenstand tastbarer Kopfabschnitte.

Die Feststellung des Höhenstandes durch

äußere Untersuchung

(= 3. und 4. Leopoldscher Handgriff) ist einfach. Für jeden, der Geburtshilfe praktisch betreibt, müssen die folgenden Begriffe mit ganz klaren Vorstellungen verbunden sein:

1. **Kopf steht beweglich über BE,**
2. **Kopf steht fest auf BE,**
3. **Kopf steht fest und tief im BE,**
4. **Kopf steht in BM,**
5. **Kopf steht auf BB,**
6. **Kopf steht im BA.**

1. Kopf beweglich über BE (Abb. 25)

Kopf fast noch ganz über dem Becken abzutasten und zu verschieben. Bei Ausführung des 4. Leopoldschen Handgriffes kann man den Kopf zum Hin- und Herschwingen (Ballotieren) bringen. Außerdem kann man die Spitzen der Finger zwischen Kopf und Beckenring in die Tiefe drängen.

2. Kopf fest auf dem BE (Abb. 26)

Kopf zu einem großen Teil von außen noch gut abtastbar, der Kopf kann also nur mit einem Segment im BE stehen. Der Kopf ist gar nicht oder fast gar nicht mehr verschieblich.

3. Kopf fest und tief im BE = Kopf hat die Terminalebene mit seinem größten Umfang überschritten. (Abb. 27)

Von außen ist vom Kopf wenig oder gar nichts mehr zu tasten. Infolge der starken Kopfbeugung kann man manchmal noch etwas von der Stirn abtasten. Vom Hinterhaupt ist nur noch wenig oder garnichts mehr zu fühlen.

Von oben nach unten:

Abb. 25. Kopf steht beweglich über BE
Abb. 26. Kopf steht fest auf BE
Abb. 27. Kopf steht fest und tief im BE = Kopf hat die Terminalebene mit seinem größten Umfang überschritten
Abb. 28. Kopf in BM
Abb. 29. Kopf auf BB

Merke also:
Solange ein Teil des Hinterhauptes von oben außen noch zu fühlen ist, steht der Kopf noch nicht „fest und tief" im BE!

4. Kopf in BM = Kopf mit dem größten Umfang in Beckenmitte (Abb. 28)

Vom Kopf ist von außen gar nichts mehr zu fühlen; die Kinngegend ist manchmal undeutlich abtastbar.

5. Kopf auf Beckenboden (Abb. 29)

Von oben her ist vom Kopf nichts mehr zu fühlen. Dagegen kann man ihn jetzt äußerlich gut **von unten her** fühlen. Drückt man die Spitzen der vier Finger einer Hand (vom Kreuzbein her kommend) in die Gegend zwischen die Steißbeinspitze und den After, den „Hinterdamm", so fühlt man jetzt deutlich den auf BB stehenden Kopf (= **Schwarzenbachscher Handgriff,** Abb. 30).

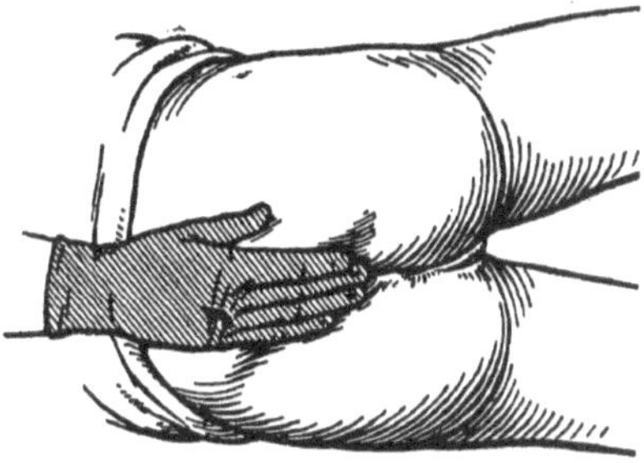

Abb. 30. Schwarzenbachscher Handgriff, Griff zwischen Steißbeinspitze und After, um den auf den BB stehenden Kopf zu fühlen

6. Kopf im BA

Das ist der Fall, wenn der Kopf in der Vulva („in der Tiefe") sichtbar wird.

Die Feststellung des Höhenstandes durch

innere Untersuchung (rektal oder vaginal)

ist wesentlich schwieriger. Natürlich kommt man auch bei der inneren Untersuchung nicht an den gesuchten größten Kopfumfang, sondern nur an die unteren Partien des Kopfes heran. Feststellen kann man nur, in welcher Höhe die

Leitstelle = tiefster Punkt des vorangehenden Teils
(in der Führungslinie = Beckenachse)

steht. Aus dieser Höhenbestimmung der Leitstelle ergibt sich dann sofort der gesuchte

Stand des Kopfes = Stand des größten Kopfumfangs.

Die beiden wichtigsten Fragen bei der inneren Untersuchung sind also:

1. Wo steht die Leitstelle?

2. Wo steht demnach der Kopf mit seinem größten Umfang?

Um diese beiden Fragen klar zu beantworten, genügt für die Praxis die Kenntnis einer einzigen Linie, nämlich der **I-Linie** (= Interspinallinie), die gedachte Verbindungslinie der **Spinae** ossis ischii (Abb. 31).

Die drei wichtigsten Ergebnisse sind die folgenden:

BE **Wenn die Leitstelle des Kopfes in der I-Linie oder nur wenig (höchstens etwa ½ cm) oberhalb der Spinae zu tasten ist, so steht der Kopf tief und fest im Beckeneingang** (Abb. 32).

Ein Kopf, der mit seiner Leitstelle die I-Linie noch lange nicht erreicht hat, steht eben noch nicht fest und tief im BE, er steht höher, was sich leicht durch die äußere Untersuchung (Abb. 25 u. 26) feststellen läßt.

BM **Erst wenn die Spinae gar nicht mehr oder nur noch eben mit Mühe zu tasten sind, steht der Kopf in Beckenmitte** (Abb. 32).

BB **Der Kopf steht auf Beckenboden, wenn man den Finger nicht mehr zwischen Kopf und Beckenboden einschieben kann. An die Spinae kann man dann nicht mehr herankommen** (Abb. 32).

Der Kopf steht im Beckenausgang, wenn man ihn in der Tiefe der Vulva sehen kann.

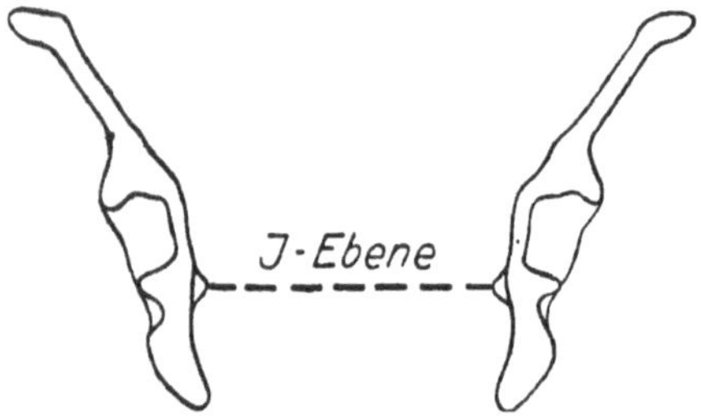

Abb. 31. Die Interspinallinie (I-Linie), die Verbindungslinie der beiden Spinae ossis ischii

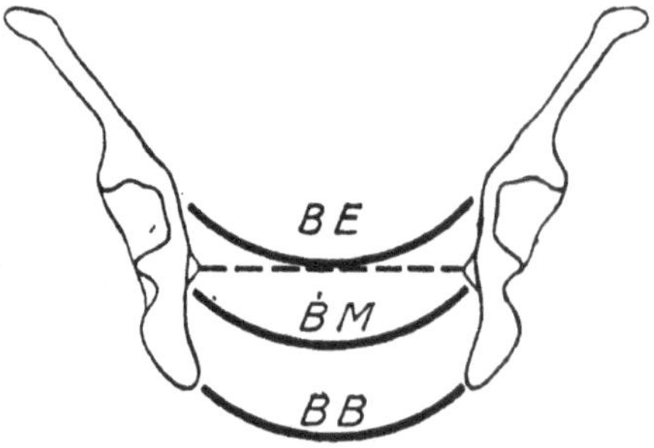

Abb. 32. Höhendiagnose des Kopfes bei rektaler (vaginaler) Untersuchung durch Abtastung des Verhältnisses: Leitstelle—I-Linie

Aus alledem ergibt sich also die folgende einfache Tatsache: Der wichtigste Knochenpunkt zur Beantwortung der Frage nach dem Stande des Kopfes ist bei der inneren Untersuchung in jedem Fall die **Spina** (ossis ischii). Ob der Kopf sich schon fest und tief im BE oder noch darüber befindet, ob er etwa in BM steht oder schon den BB erreicht hat, jede dieser für die Überlegungen am Gebärbett oft entscheidenden Fragen kann allein beantwortet werden durch die Höhenbestimmung der Leitstelle in bezug auf die Spinae bzw. die I-Linie. Allerdings muß dabei immer die **Kopfgeschwulst** in ihrer Höhe berücksichtigt werden, sie muß abgezogen werden.

Mit einem Wort: **Die Abtastung der Spinae ist es, auf die es bei der inneren Orientierung über den Höhenstand im Becken allein ankommt.** Solange ein Arzt nicht mit absoluter Sicherheit die Spinae tasten kann, ist er als Geburtshelfer unmöglich. Der Anfänger muß unermüdlich immer und immer wieder rektal untersuchen, bis er sich völlig über die Lage und das Tastempfinden bei der Palpation der Spinae im klaren ist. Es ist sinnlos, irgendwelche geburtshilflichen Überlegungen anstellen zu wollen, solange man die Spinae nicht einwandfrei erkennt.

Handgriff zur schnellen Auffindung der Spina ossis ischii (Pschyrembel)

Wenn man z. B. mit dem linken Zeigefinger rektal oder vaginal untersucht, so wird mit der freien rechten Hand die linke Spina iliaca anterior superior (Spina ilica ventralis) aufgesucht und der rechte Zeige- und Mittelfinger **fest darauf gesetzt.** Nun zielt man mit dem im Mastdarm befindlichen Zeigefinger auf die fixierte Spina iliaca anterior superior und sucht im Mastdarm (bzw. in der Scheide) einen Knochenpunkt auf, der im Tastgefühl der stumpfen Spitze eines dicken Farbstiftes ähnelt. Man kommt sofort auf die gesuchte linke Spina ossis ischii.

Die drei Geburtsfaktoren

Wenn man an das Bett einer Kreißenden gerufen wird, so ist die Hauptfrage, über die man sich klar zu werden hat, die: **Was liegt in diesem Fall vor?** Handelt es sich hier um eine **normale** Geburt oder liegt irgendeine **Regelwidrigkeit** oder sogar ein **krankhafter** Befund vor?

Um möglichst rasch zur klaren Beurteilung eines Falles zu kommen, empfehle ich nachdrücklichst, sich eine alte

Grundregel der Geburtshilfe

einzuprägen, nämlich nichts anderes als daß man bei jeder Geburt, zu der man gerufen wird, bei jeder Kreißenden, die man zu untersuchen hat, überhaupt in jeder geburtshilflichen Situation, in der man zu entscheiden hat, stets

die drei wichtigsten Geburtsfaktoren:

Becken,
Kind
und **Wehen**

in der angegebenen Reihenfolge nacheinander gewissenhaft zu prüfen hat. Niemals eine Diagnose aussprechen, niemals eine Beurteilung abgeben, nie eine Behandlung ansetzen, vor allem niemals einen Eingriff ausführen, ohne jeden einzelnen dieser 3 Faktoren, die **bei jeder Geburt** die Hauptrolle spielen, genauestens in Betracht gezogen zu haben.

Mehr noch als auf die Beachtung jedes einzelnen dieser Faktoren kommt es auf das **gegenseitige Abwägen:** Becken — kindlicher Kopf — Wehen an. Auf diese Weise wird vor allem, wie wir später sehen werden, beim **engen Becken** der Grad des Mißverhältnisses Kopf : Becken, das heißt die Möglichkeit einer Spontangeburt entschieden.

Der Verlauf jeder Geburt hängt davon ab, in welchem Grade die 3 Hauptfaktoren Becken, Kind und Wehen vom Normalen abweichen.

Weiter spielt auch die Frage der Veränderungs-, d. h. Verbesserungsfähigkeit jedes dieser Faktoren eine Rolle:

den 1. Hauptfaktor = das Becken, können wir nur wenig beeinflussen; durch die **Walchersche Hängelage** (s. S. 335) kann man den geraden Durchmesser des Beckeneinganges, die Conjugata vera, etwa um ½ cm verlängern. Erweiternde Operationen des knöchernen Geburtskanals, z. B. die Symphysiotomie (= Schamfugenschnitt) werden kaum noch ausgeführt. — Der Faktor Becken kann **umgangen** werden durch die **Schnittentbindung** (Sectio caesarea).

Der 2. Hauptfaktor = das Kind bedeutet den Hinweis auf die Berücksichtigung aller Punkte, die den Faktor Kind geburtshilflich kennzeichnen:

die **Größe** des Kindes,
seine **Lage, Stellung, Haltung** und **Einstellung** (s. S. 27),
die **Qualität** der HT.,
der **vorangehende Teil** (Kopf oder Steiß)
und sein **Höhenstand** im Becken.

Insbesondere ist zu beachten die **Größe** und die **Form** des Kopfes sowie dessen **Haltung** und Einstellung. Breite und harte Schädel sind wenig konfigurabel. Das gleiche gilt von einem Schädel, dessen Scheitelbeine fest aneinanderliegen, so daß man die Pfeilnaht fast nicht fühlen kann. **Diese Scheitelbeine werden sich nicht übereinanderschieben können, um dadurch den Kopfeintritt ins Becken zu erleichtern.** Nachgiebige Kopfknochen und ein schmaler Kopf passen sich der Beckenform wesentlich leichter an, vorausgesetzt, daß genügend kräftige **Wehen** (= 3. Hauptfaktor) für die Modellierarbeit am Kopf vorhanden sind.

Den 2. Hauptfaktor: das Kind, können wir also auch nur relativ wenig beeinflussen, insbesondere ist die Größe des Kindes ein unveränderlicher Faktor.

Regelwidrige Haltung und Einstellung des Kopfes können durch geeignete Lagerung häufig verbessert werden.

Der 3. Hauptfaktor = die Wehen, lassen sich in den meisten Fällen gut beeinflussen. Es kommt meist darauf an

a) die **Wehen zu verstärken:** dazu gibt es zahlreiche physikalische und medikamentöse Mittel (s. S. 61) und b) die **Wehenrichtung** zu **regeln:** das erreicht man hauptsächlich durch geeignete **Lagerung** (s. S. 34), wodurch man den Wehendruck auf den Teil ausrichtet, der tiefer treten und die Führung übernehmen soll.

Vier Grundbegriffe: Lage, Stellung, Haltung, Einstellung

Wir haben eine Kreißende untersucht und kommen z. B. zu folgendem Ergebnis bezüglich der Kindslage (Abb. 33): **Längslage,** der **Rücken** liegt rechts, der **Kopf** geht voran. Vom Hinterhaupt ist (über dem rechten horizontalen Schambeinast) nur noch wenig zu fühlen. Über dem linken Schambeinast tastet man deutlich die Stirn ab. Der **Kopf** steht also schon ziemlich tief im Becken, er wird **tief gebeugt** gehalten, das **Hinterhaupt** (kleine Fontanelle) geht voran, man sagt: das Hinterhaupt führt.

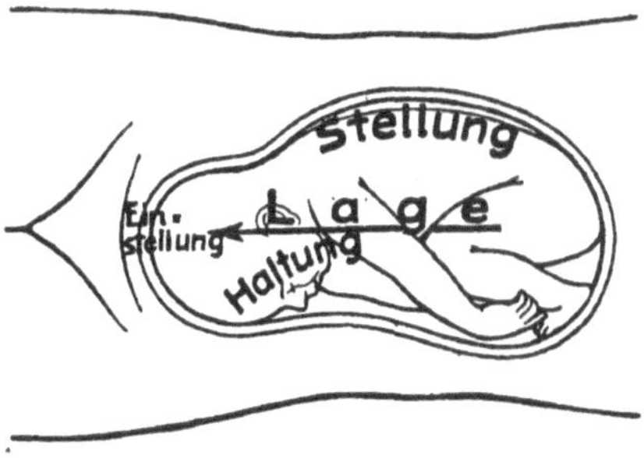

Abb. 33: Vier Grundbegriffe: Lage, Stellung, Haltung, Einstellung

Mit diesen Angaben:

Längslage,
Rücken rechts,
Kopf auf die Brust gebeugt,
Hinterhaupt führt,

ist die Kindslage kurz und vollständig beschrieben. Damit haben wir aber zugleich **vier Grundbegriffe** der Geburtshilfe zum Ausdruck gebracht, nämlich die Begriffe:

Lage, Stellung, Haltung und **Einstellung.**

Die Bedeutung dieser vier Begriffe wird oft verwechselt. Besonders dem Anfänger machen ihre Definitionen Schwierigkeiten. Wenn wir aber mit wirklichem Verständnis Geburtshilfe treiben wollen, so müssen wir uns gerade über diese Grundbegriffe klare Vorstellungen verschaffen. Am einfachsten geht man dabei von den Befunden bei unserer Kreißenden aus. Wir fanden eine

Längslage	**Rücken rechts**	**Kopf tief auf die Brust gebeugt**	**Führender Teil: das Hinterhaupt**
= Lage!	**= Stellung!**	**= Haltung!**	**= Einstellung!**

1. **Lage = das Verhältnis der Längsachse des Kindes zu der des Uterus**
   (Längslage oder Geradlage, Querlage, Schräglage).

2. **Stellung = das Verhältnis des kindlichen Rückens zur Gebärmutterinnenwand**
   (Rücken links seitlich, links vorn, links hinten usw.).

Die Ausdrücke „Lage“ und „Stellung“ des Rückens werden in der Praxis zusammengezogen; man sagt nicht Längslage, Stellung: Rücken links, sondern man sagt einfach: „linke Längslage“ oder (bei Längslagen) meistens noch kürzer: „linke Lage“.

Man unterscheidet bei den Längslagen

Rücken links	seitlich	= I. oder linke Lage
	vorn	= Ia-Lage
	hinten	= Ib-Lage
Rücken rechts	seitlich	= II. oder rechte Lage
	vorn	= IIa-Lage
	hinten	= IIb-Lage

Der Begriff „Stellung“ wird aber nicht nur in bezug auf den Rücken des Kindes, sondern auch auf den vorangehenden Teil, also den Kopf oder Steiß angewandt. Wenn man z. B. sagt: der Kopf, das heißt seine Pfeilnaht, steht quer oder schräg im BE, so ist das ein Ausdruck der Stellung des vorangehenden Kindsteils im Geburtskanal.

3. Haltung = die Beziehung der einzelnen Kindsteile zueinander.

Am wichtigsten ist die Anwendung dieses Begriffs für die Beziehung zwischen Kopf und Rumpf beim Durchtritt durch den Geburtskanal. **Normal** oder **regelrecht** ist allein die Haltung, bei der der Kopf tief gebeugt, also mit dem Kinn auf der Brust, den Geburtskanal passiert. Jede Abweichung von dieser Haltung, jede Streckung oder Deflexion (s. Deflexionslagen, S. 130) ist regelwidrig.

4. Einstellung = die Beziehung des vorangehenden Kindsteils zum Geburtskanal.

Derjenige Abschnitt des vorangehenden Teils ist „eingestellt“, den man bei innerer (rektaler oder vaginaler) Untersuchung als vorliegend fühlt.

Es kann sich „einstellen“ bei **Kopflagen:** Hinterhaupt (kleine Fontanelle), Vorderhaupt (große Fontanelle), Stirn, Gesicht.

Bei **Beckenendlagen:** Steiß allein, Steiß und Füße, Steiß und ein Fuß, beide Füße, ein Fuß, ein oder beide Knie.

Bei **Querlagen:** eine Schulter.

Vorboten der Geburt

1. Senkung des Leibes: Etwa 3—4 Wochen vor Beginn der Geburt senkt sich der Fundus, der am Ende des 9. Schwangerschaftsmonats den Rippenbogen erreicht hatte, deutlich abwärts auf seine Höhe am Ende des 8. Schwangerschaftsmonats; wird von den Schwangeren meist deutlich empfunden („der Druck auf den Magen ließ nach“, „die Atmung wurde leichter und freier“ usw., „mir war so, als wenn der ganze Bauch nach unten rutscht“).

Die

Senkung des Fundus = Beginn des letzten (10.) Schwangerschaftsmonats

kann von vielen Frauen ziemlich genau angegeben werden. Vgl. hierzu Abb. 34: Stand des Fundus uteri am Ende der einzelnen Lunarmonate.

2. Eintritt des Kopfes ins Becken bei Erstgebärenden: In den letzten drei bis vier Wochen gibt der Kopf bei Erstgebärenden seine vorher eingenommene ungezwungene Haltung auf, geht in starke Beugehaltung (sogenannte erste „Drehung") über und senkt sich mit dem Hinterhaupt voran mehr oder weniger tief in das Becken hinein. Nicht selten fühlt man die Leitstelle vor dem eigentlichen Wehenbeginn schon **in der I-Ebene oder etwas darüber,** also tief und fest im Beckeneingang, stehen. Von großer prognostischer Bedeutung:

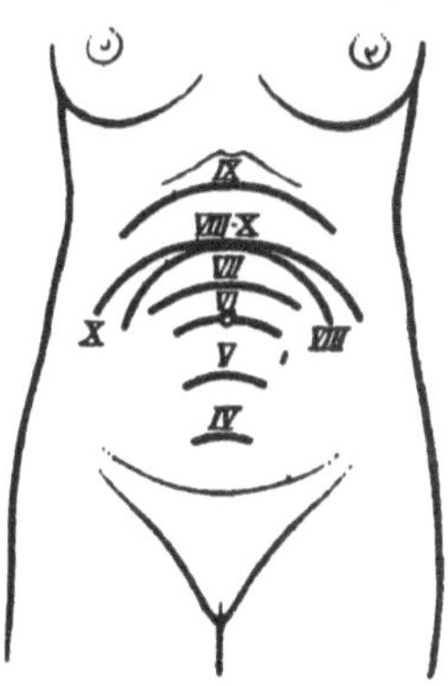

Abb. 34. Stand des Fundus uteri am Ende der einzelnen Lunarmonate (nach Stephan)

Ist der Kopf bei Erstgebärenden in den letzten Wochen vor Geburtsbeginn nicht schon in das Becken eingetreten, so ist an das Vorliegen eines engen Beckens zu denken!

3. Vorwehen: In den letzten Tagen vor der Geburt ganz unregelmäßig auftretendes Hartwerden der Gebärmutter; wird meist nicht als schmerzhaft empfunden.

4. Abflachung des vorderen Scheidengewölbes kurz vor der Geburt infolge Ausbauchung (Fetzer) des unteren Uterinsegments, besonders im symphysenwärts gelegenen Halbrund. Dadurch wird die Portio häufig stark nach **hinten** verzogen. (Der Muttermund ist daher im Geburtsbeginn stets sehr weit **hinten** zu suchen. Wichtig für die rektale Untersuchung!!) Nicht selten fühlt man auch die Portio schon zu einem Teil aufgebraucht: beginnende Entfaltung des Zervikalkanals. In diesem Falle beobachtet man ein

5. „Erstes Zeichnen": Abgang von blutigem Schleim aus der Scheide = Ausstoßung des Zervixschleimpfropfes (= Verschlußpfropf); das beigemengte Blut stammt aus Deziduagefäßen, die bei der Ausziehung des unteren Uterinsegmentes und Ablösung der dort sitzenden Eihäute eröffnet wurden. Nicht selten kann man beobachten, daß der Pfropf bei der Ausstoßung noch ganz die Form des Halskanals hat (zigarettenähnliches Aussehen).

Weitere Anzeichen der bald einsetzenden Geburt:

Allgemeinerscheinungen: Gelegentlich Herzklopfen, Kopfschmerzen, allgemeine Unruhe, Blutandrang zum Kopf, Hitzegefühl, Gewichtsabnahme in den letzten Tagen vor der Entbindung (Wasserverlust).

Magen-Darmkanal: Erbrechen, Durchfall, Blähungen kurz vor dem Geburtsbeginn.
Geschlechtsorgane: Vermehrte Absonderung aus der Scheide, Völlegefühl in der Gegend der Vulva.
Kurz vor dem Beginn der Geburt **lassen die Kindesbewegungen etwas nach,** was auch von der Schwangeren deutlich empfunden wird.

Eine andere nicht immer ganz leicht zu beantwortende Frage ist nun die, wann man von dem eigentlichen

Beginn der Geburt

sprechen kann. Es ist zu merken:

Die Geburt hat begonnen, wenn sich Zeichen eines Geburtsvorganges nachweisen lassen, also:

1. wenn die rektale Untersuchung anatomische Veränderungen an Portio und Muttermund ergibt, also
   a) **bei Erstgebärenden:**
   wenn die **Portio aufgebraucht** und der **Muttermund** wenigstens die **Fingerkuppe** aufnimmt (meist ist der Muttermund bei aufgebrauchter Portio schon etwas größer),
   b) **bei Mehrgebärenden:**
   wenn die **Portio zu einem Teil verbraucht** und der **Muttermund** etwa **für 2 Finger** durchgängig ist,
2. wenn die **Wehen regelmäßig alle 10 Minuten** auftreten und dieser Zustand über eine halbe Stunde hinaus anhält,
   (Ist man sich über den Charakter der Wehen nicht klar, so kann man auch ruhig einmal Wehenmittel [1—2 VE] geben.)
3. wenn **es zeichnet** (= erstes Zeichnen, S. 29),

   } Entscheidend ist aber in jedem Falle nur der anatomische Befund, Punkt 1 (s. o.).
4. wenn die **Blase springt** (es kommt allerdings manchmal auch vor, daß die Blase springt und regelmäßige Eröffnungswehen Tage, ja sogar Wochen auf sich warten lassen).

Sobald die Blase gesprungen ist, befindet sich die Frau unter der Geburt, gleichgültig ob sie Wehen hat oder nicht!

Beispiel: 21jähr. I. para. Über ihre letzte Regel macht sie klare Angaben. Die Berechnung nach der Naegeleschen Regel (S. 3) ergibt, daß sie heute am Termin ist. Der Leib hat sich vor etwa 4 Wochen gesenkt. Die ganze Nacht hindurch bestanden geringe Wehen in unregelmäßigen Abständen. Gezeichnet hat es noch nicht. Die Blase steht.

Äußere Untersuchung: Fundus der Gebärmutter etwa 2 Querfinger unterhalb des rechten Rippenbogens, Rücken links, kleine Teile rechts. Der Kopf geht voran. Vom Hinterhaupt ist nur noch wenig (auf der linken Seite) zu fühlen. Auf der rechten Seite tastet man über dem rechten Schambeinast die Stirn. Herztöne etwa 126/Min.

Rektale Untersuchung: Die Portio ist noch vollständig erhalten, der Muttermund ist geschlossen. Die Spinae kann man auf beiden Seiten noch abtasten, die Leitstelle des Kopfes steht etwas oberhalb der I-Ebene. Ergebnis: der Kopf steht fast fest und tief im Beckeneingang.

Beurteilung: Die junge Erstgebärende steht zwar am Termin, die Geburt hat aber noch nicht begonnen, sie steht noch nicht „unter der Geburt".

Begründung: es lassen sich keinerlei Geburtsvorgänge nachweisen. Die wehenartigen Schmerzen sind keine regelrechten Eröffnungswehen, sondern Vorwehen, die Blase steht noch, gezeichnet hat es noch nicht, die Portio ist noch vollkommen erhalten, der Muttermund ist geschlossen.

In der Klinik würde man eine solche Schwangere wieder nach Hause schicken und ihr aufgeben wiederzukommen,

wenn die **Wehen regelmäßig alle 10 Min.** kommen und dieser Zustand länger als ½ Stunde anhält

oder

wenn die **Blase** springt

oder

wenn **Blut** (u. Schleim) abgehen sollte

oder wenn sonst irgend etwas eintritt, was sie beunruhigt.

Prägen wir uns diese **vier Punkte** ein. Entlassen wir keine Schwangere aus unserer Untersuchung und Beratung, der wir sie nicht mit auf den Weg geben. Noch mehr: am besten läßt man sich diese Punkte von der Frau selbst noch einmal aufzählen! **Schlechte Erfahrungen haben mich gelehrt, daß man gar nicht eindringlich und primitiv genug mit Schwangeren sprechen kann.**

Repetition: die **Arten der Wehen** geordnet nach ihrer zeitlichen Folge:

1. **Schwangerschaftswehen:** völlig ohne Regel am Ende der Schwangerschaft auftretende Wehen, meist schmerzlos.
2. **Vorwehen:** unregelmäßige, den Eröffnungswehen vorangehende Wehen.
3. **Eröffnungswehen:** die regelmäßigen Wehen zur Eröffnung des Muttermundes.
4. **Stellwehen:** diejenigen Eröffnungswehen, die (meist nach dem Blasensprung) den Kopf in das Becken hineinsenken, ihn **einstellen.**
5. **Preßwehen:** die Wehen der Austreibungsperiode.
6. **Nachgeburtswehen:** die Uteruskontraktionen zur Lösung und Austreibung der Plazenta.
7. **Nachwehen:** die Uteruskontraktionen im Wochenbett zur Förderung der Involution des Uterus.

Vorbereitung der Kreißenden zur Geburt

Die Vorbereitung der Kreißenden ist Sache der Hebamme. Der Arzt muß aber mit allen Einzelheiten vertraut sein.

1. Die Frau muß **Wasser lassen.** Untersuchung des Harns auf Eiweiß.

Eine volle Harnblase hemmt die Wehen reflektorisch!

2. Gründlicher Reinigungseinlauf mit ½ Liter lauwarmem Seifenwasser. Hoher Einlauf.

Zweck: a) **Reinigung des Darmes:** andernfalls wird später beim Pressen dauernd Stuhl auf den Damm gepreßt.
b) Volle Blase und voller Mastdarm erschweren den Kopfeintritt (Stoeckel).
c) Wehenanregung:

Der Einlauf ist oft das beste Wehenmittel! (Ernst Bumm)

Daß die Frau kurz vorher Stuhlgang hatte, ist niemals ein Grund, den Einlauf nicht zu machen. Dagegen hat es keinen Zweck, einen Einlauf z. B. bei einer Mehrgebärenden zu machen, die gute Wehen hat und bei der der Muttermund schon für 2—3 Finger durchgängig ist. Der Einlauf würde sonst mit dem Kind zugleich herauskommen.

3. Reinigung des ganzen Körpers: Abseifen stehend in der Wanne (= Standbad). Ist zum Standbad nicht mehr genügend Zeit, so müssen mindestens die Füße, Beine, Hände und Arme auf dem Gebärbett abgeseift werden. Bei stehender Blase kann man die Frau auch im Vollbad abseifen. Wegen der Möglichkeit der Brustinfektion bin ich wieder zum Standbad zurückgekehrt.

4. Desinfektion der äußeren Geschlechtsteile. Zuerst Kürzen der Schamhaare mit gebogener Schere. Sehr wichtig!

Schamhaare = übelste Keimträger!

Dann energisches Abseifen und Abspülen der äußeren Geschlechtsteile. Jede Bewegung stets nur von vorn nach hinten! After immer zuletzt! Anschließend gründliche Abwaschung mit ½%iger Sagrotanlösung.

Geburtsleitung

(Leitung der normalen Geburt)

1. Leitung der Eröffnungsperiode

In den weitaus meisten Fällen wird der Arzt während dieses Geburtsabschnittes nicht gerufen.

In der Eröffnungsperiode drohen der gelagerten Kreißenden und auch dem Kinde meist keine Gefahren, solange die Blase noch steht!

Die Überwachung der Kreißenden und die Beobachtung des Geburtsverlaufs liegt in den Händen der Hebamme.

Lagerung:

Man lagere die Kreißende nicht zu früh, sondern lasse sie solange wie möglich herumlaufen, allerdings unter bestimmten Voraussetzungen: Man darf im Beginn der Geburt

die Kreißende nur dann herumlaufen lassen,

wenn die **Blase** noch **steht,**

der **Kopf fest und tief im Beckeneingang** steht, also **kein Mißverhältnis** zwischen Kopf und Becken vorhanden ist und **keine andere Regelwidrigkeit** besteht.

Dieses „Herumlaufen" ist ein ausgezeichnetes Mittel, die Geburt in Gang zu bringen. Es hat aber nur dann Erfolg, wenn die Frauen zu einem möglichst **scharfen Tempo** beim Gehen und zum Treppensteigen angehalten werden. Herumstehen, Anlehnen, Herumschleichen u. ä. bringt die Wehen nicht in Gang.

Werden die Wehen heftiger, so hat die Kreißende im allgemeinen das Bedürfnis, das Bett aufzusuchen. Manche Frauen wollen lieber aufbleiben, wogegen nichts einzuwenden ist, sofern der Kopf mindestens mit einem größeren Segment fest im Becken steht. In den Wehenpausen gehen sie herum, während der Wehe suchen sie sich irgendwo einen Halt und lassen die Wehe in gekrümmter Stellung über sich ergehen.

Mit dem Augenblick, in dem die Blase springt, gehört die Frau jedoch ins Bett.

Die Normallage in der Eröffnungsperiode ist die **Rückenlage.** Aber auch die Seitenlage kann ohne Nachteil eingenommen werden. Bei verzögerter Rotation lagert man nach der allgemeinen Lagerungsregel.

Allgemeine Lagerungsregel:
Man lagert die Kreißende auf die Seite, und zwar stets auf die Seite, auf der derjenige Teil des Kopfes liegt, der die Führung übernehmen soll, der also tiefer treten und nach vorn rotieren soll.

Man kann also auch kürzer sagen:

Man lagert die Frau stets auf die Seite der Stelle des Kopfes, die zur Leitstelle werden soll.

Blasensprung: Bei regelrechtem Verlauf springt die Blase am Ende der Eröffnungsperiode, wenn der Muttermund vollständig eröffnet ist = rechtzeitiger Blasensprung.

Arten des Blasensprungs:

1. Vorzeitiger Blasensprung:	Blasensprung vor Beginn der Eröffnungsperiode, besonders häufig bei engem Becken.
2. Frühzeitiger Blasensprung:	Blasensprung im Beginn der Eröffnungsperiode.
3. Rechtzeitiger Blasensprung:	Blasensprung bei vollständiger Eröffnung des Muttermundes.
4. Verspäteter Blasensprung:	Blasensprung einige Zeit nach der vollständigen Eröffnung des Muttermundes.
5. Hoher Blasensprung:	Blasensprung oberhalb des Muttermundbereiches, wobei der untere Blasenpol erhalten bleibt.
6. Doppelter Blasensprung	= zweizeitiger Blasensprung: Blasensprung im Bereich des Muttermundes, nachdem vorher ein hoher Blasensprung erfolgt war.
7. Falscher Blasensprung:	Erguß einer Flüssigkeit, die sich zwischen Amnion und Chorion oder zwischen Chorion und Dezidua angesammelt hatte (nie mehr als 1—2 Eßlöffel).

Wird die Blase in der Vulva sichtbar, so wird sie gesprengt (Anreißen mit **steriler** Kugelzange oder chirurgischer Pinzette). Auch die Hebamme darf unter diesen Umständen die Blase sprengen (Heb DO § 34).

Nach erfolgtem Blasensprung muß die Frau unbedingt liegen und darf nicht mehr aufstehen.

Die Hebamme ist angewiesen, auf die Menge und Farbe des Fruchtwassers zu achten.

Grünliches Fruchtwasser (= gelöstes Mekonium) hat wenig Bedeutung. (Dem Kind ging es einmal vor längerer Zeit schlecht [vorübergehend sehr heftige Wehen oder Nabelschnurkompression]).

Schwarzgrüne Mekoniumklümpchen und **-bröckel** im **Fruchtwasser** = **Vorsignal!** Das Kindspech kann eben erst abgegangen sein! (Akuter Sauerstoffmangel → Kohlensäureintoxikation → Vagusreizung → vorzeitige Darmperistaltik!)

Mekoniumabgang = Vorsignal!
Schlechte HT = Alarmsignal!!

Daher: Mekoniumabgang allein ist keine Indikation zur Geburtsbeendigung. Erst das Hinzukommen der schlechten HT ergibt die Indikation zu einem operativen Eingriff.

Natürlich hat der Abgang von Mekonium nur bei Kopflagen Bedeutung.

Beim Blasensprung ist stets an die Möglichkeit des **Nabelschnurvorfalls** zu denken (s. S. 244), besonders dann, **wenn unmittelbar nach dem Blasensprung oder auch einige Zeit danach die Herztöne schlecht werden!** Bei dringendem Verdacht auf Nabelschnurvorfall muß sofort **vaginal** untersucht werden. (Nur sehr Geübte sind imstande, durch rektale Untersuchung einen Nabelschnurvorfall festzustellen, ich rate von solchen Versuchen ab.) Behandlung des Nabelschnurvorfalls s. S. 246.

Im übrigen besteht die Hauptaufgabe des Arztes während der Eröffnungsperiode darin, daß er kontrolliert:

1. die **Herztöne** (s. S. 15),
2. die **Muttermundsweite** (s. S. 18),
3. **Höhe des Kopfes** (Steißes) im Geburtskanal (s. S. 22)

und 4. die **Wehen** (s. S. 61).

Grundregel für das Abhören der Herztöne in der Eröffnungsperiode:

Die Herztöne sind in der Eröffnungsperiode von der Hebamme mindestens alle 10—15 Minuten, sofort nach Blasensprung sowie bei besonders starken und häufigen Wehen jedoch nach jeder Wehe abzuhören.

Schlechte Herztöne, einer der Hauptgründe zur Zuziehung des Arztes, kommen in der Eröffnungsperiode bei stehender Blase nur selten vor. Beachtenswert ist der **Eintrittseffekt** nach Gauss (Verlangsamung der HT beim Eintritt des Kopfes ins Becken infolge Schädeldruck), der keine eigentliche Gefahr bedeutet, aber stets eine besonders aufmerksame Beobachtung der HT verlangt. Bessern sich die HT nicht bald, so handelt es sich nicht um den physiologischen „Eintrittseffekt", sondern um eine echte Gefährdung des Kindes (Nabelschnurkompression, Insertio velamentosa). Es liegt dann besonders außerhalb der Klinik eine sehr unangenehme geburtshilfliche Situation vor, da eine sofortige Entbindung in der Außenpraxis nicht möglich ist: der Muttermund ist wohl fast immer noch lange nicht vollständig, der Kopf steht außerdem für eine Zange noch viel zu hoch, eine Wendung aus Kopflage kommt nicht in Frage, da eine Extraktion (Muttermund nicht vollständig) nicht angeschlossen werden kann. In solchen Fällen denke man stets an ein

Bewährtes konservatives Mittel bei schlechten Herztönen und hochstehendem Kopf:
Sofortige Beckenhochlagerung und oberflächliche Äthernarkose oder (besser) Chloräthylrausch!!

In den allermeisten Fällen bessern sich die HT fast umgehend und bleiben dann auch weiter gut, wenn die Geburt wieder in Gang kommt. Ist das nicht der Fall, so gibt man

1 ccm Cardiazol intravenös.

Die **intravenöse** Verabreichung von Cardiazol ist der subkutanen oder intramuskulären weit überlegen (Nevinny-Stickel). Reicht die erste Verabreichung nicht aus, um die HT völlig zur Norm zu bringen, so kann man nach 15 bis 20 Minuten ruhig noch einmal 1 ccm Cardiazol i. v. verabreichen. Die subkutane oder intramuskuläre Verabreichung hat keinen großen Zweck.

Cardiazol steigert den Blutdruck, wirkt krampfauslösend und bewirkt Brechreiz.

Cardiazol ist also kontraindiziert bei eklamptischen Zuständen und vasolabilen Frauen.

Die Wirkung des intravenös verabreichten Cardiazols ist meinen eigenen Erfahrungen nach oft verblüffend!

Manche (Froewis u. a.) empfehlen bei schlechten Herztönen zwei Tabletten Pervitin zu geben (s. S. 58).

Die wichtigsten Gründe für die **Zuziehung des Arztes in der Eröffnungsperiode** bzw. **Indikationen zur Klinikeinweisung** sind außer dem seltenen Ereignis der schlechten HT (s. o.) in der Hauptsache die folgenden:

Blutungen { Placenta praevia,
Vorzeitige Lösung der regelrecht sitzenden Plazenta,

Hochstand des Kopfes bei **Erst**gebärenden trotz guter Wehen, also

enges Becken (sollte schon in der Schwangerschaft erkannt und vor Wehenbeginn einer Klinik überwiesen worden sein),

Nichteintritt des Kopfes ins Becken bei **Mehr**gebärenden trotz guter Wehen, also

Schräglage,
Querlage und

drohende Uterusruptur (verschleppte Querlage, Hydrozephalus).
Eklampsismus, eklamptischer Anfall,
vorzeitiger Blasensprung und Wehenschwäche,
gleichzeitiges Bestehen mehrerer Regelwidrigkeiten, z. B. alte Erstgebärende, Bluthochdruck, vorzeitiger Blasensprung,
Beckenendlage,
Hydramnion,
Zwillinge,
Fieber unter der Geburt,
interkurrente Krankheit der Mutter.

In allen diesen genannten Fällen, wie überhaupt bei jeder Regelwidrigkeit, ist die Hebamme verpflichtet, einen Arzt zuzuziehen oder die Überführung in eine Klinik zu veranlassen.

Schmerzlinderung in der Eröffnungsperiode.

Bei starker Schmerzempfindlichkeit in der Eröffnungsperiode ist alle zwei Stunden die Verabreichung eines Belladonnazäpfchens zu empfehlen:

Rp. Extr. Belladonn. 0,03
Ol. Cacao 2,0
M. f. suppos. d. t. dos. Nr. VI.

Die Wirkung ist nachweisbar, doch verhältnismäßig gering. Wesentlich nachhaltiger wirkt **Dolantin** (Benthin, ferner Sonek, Fuchs, Bisping), das wir seit Jahren in unserer Klinik bei geeigneten Fällen in der Eröffnungsperiode anwenden. Man gibt, sobald die Wehen einigermaßen regelmäßig auftreten und der Mm 1—3 Markstück groß ist,

1 Ampulle Dolantin (= 2 ccm = 100 mg) intramuskulär.

Diese Dosis kann nach etwa zwei Stunden, wenn angebracht, wiederholt werden. Die Wehen werden durch Dolantin nicht wesentlich beeinträchtigt und dem Kinde nicht geschadet. **Für Dolantin sind die Frauen stets sehr dankbar!** Die Eröffnungsperiode verläuft meist deutlich abgekürzt und der Wehenschmerz wird sichtlich herabgesetzt.

Das bisher am meisten angewandte Mittel ist das **Morphin. Man gibt eine** Injektion von Morphin. hydrochlor. **0,02** subkutan. Die Schmerzen lassen sofort nach und **die Wehen gehen völlig ungestört weiter.** Manchmal erlebt man nach Morphin eine Rückwirkung auf das Kind (Asphyxie). Ähnlich so wie das Morphin, aber fast ohne Kindschädigung, wirken **Dilaudid** und **Pantopon,** am besten als Mischspritze:

Pantopon 0,01 + Dilaudid 0,001 (subkutan).

Gegen die Verordnung derartiger ungefährlich dosierter Mittel gegen den Geburtsschmerz ist nichts einzuwenden, sie ist im Gegenteil durchaus zu empfehlen. Alle namhaften Geburtshelfer stehen heute auf dem Standpunkt, daß zwischen Geburtsschmerz und Geburtsablauf irgendwelche Beziehungen nicht bestehen.

Grundsätzlich werden aber schmerzlindernde bzw. spasmenlösende Mittel erst dann verordnet, wenn der Muttermund mindestens schon für 2 bis 3 Finger gut durchgängig ist und die Wehen regelmäßig und kräftig auftreten.

Über die Schmerzlinderung in der Austreibungsperiode s. S. 43.

2. Leitung der Austreibungsperiode

Nicht zu früh mitpressen lassen! Nicht pressen lassen, bevor der unwillkürliche Reiz dazu da ist. Hebammenfrage: Drückt es schon auf den Darm? (Die Bauchpresse wird durch Druck auf den Mastdarm reflektorisch in Gang gebracht).

Wichtige Vorbedingung zum Mitpressen:

Der **Muttermund** muß vollständig eröffnet und die **Blase** gesprungen sein, der **Kopf** muß auf Beckenboden stehen (Schwarzenbachscher Handgriff, S. 23), die Pfeilnaht soll möglichst im graden Durchmesser stehen. Besonders Mehrgebärende wollen gern zu früh mitpressen!

Folgen des zu frühen Mitpressens:

Die Rotation des Kopfes wird gehindert (Geburtsverzögerung, evtl. tiefer Querstand!),
die Kreißende ermüdet vorzeitig,
die Blase kann frühzeitig springen (s. S. 34),
„spontaner" Zervixriß (sehr selten).

Sobald die **Preßwehen** beginnen, ändert die Kreißende unwillkürlich ihre Lage: die Knie werden gebeugt, die Beine angezogen und in das Bett gestemmt. Anleitung zum Pressen: die stark gebeugten Oberschenkel unterhalb der Knie von außen fest umfassen lassen, während der Wehe die Knie bauchwärts ziehen lassen. Zugleich muß das Kinn auf die Brust gebracht werden. Die Hebamme muß kräftig mitanfassen. Andere Methode: Kräftiges Ziehen an Zugseilen. Ersatz: Wäscheseil oder zusammengeknotete Handtücher, die um die unteren Bettpfosten geschlungen werden. — Beide Methoden haben den Zweck, den Bauchraum zu verkleinern und der Frau einen festen Widerstand zu geben, gegen den sie arbeiten kann. Wichtig ist richtige **Belehrung!** Es ist Sache der (guten) Hebamme, der Frau das „richtige" Mitpressen beizubringen, sie zu lehren, die Wehe richtig auszunutzen. Außerordentlich wichtig ist die **richtige Atemtechnik:** Im Beginn der Wehe zunächst nur tief Luft holen lassen; dann mit dem Beginn der Wehe den Atem anhalten und bei tief gebeugtem Kopf mit aller Kraft mitdrücken lassen.

Für jede gute Hebamme sind das alles selbstverständliche Dinge. Sie wird niemals eine Kreißende während einer Preßwehe schreien oder sie mit nicht gebeugtem Kopf pressen lassen usw. So wird sie auch wissen, daß ein hohles

Kreuz die Kreißende am richtigen kräftigen Mitpressen verhindert und wird dem durch Einschieben eines improvisierten Polsters abhelfen.

Regel für das Abhören der Herztöne:

Das **Kind** ist jetzt in einer viel größeren Gefahr als in der Eröffnungsperiode. Das Fruchtwasser, der Puffer der Wehen, ist nicht mehr vorhanden. Das Kind steht jetzt unter der unmittelbaren Druckeinwirkung der Wehenkraft.

In der Austreibungsperiode müssen die HT nach jeder Wehe abgehört werden!

Auch für die **Mutter** ist die Austreibungsperiode diejenige Geburtsphase, in der ihr besondere Gefahren drohen; vor allem kann sich jetzt nach dem Blasensprung die aufsteigende Infektion bemerkbar machen. Daher:

In der Austreibungsperiode muß die Temperatur alle 1—2 Stunden gemessen werden!

Ist die Austreibungsperiode verzögert, so ist noch häufiger (mindestens jede Stunde) zu messen.

Temperaturen von 37,3° — 37,5° — **37,7°** (axillar) sind **physiologisch.** (Resorptionsfieber: Zersetzung von Fruchtwasser usw. durch die nach dem Blasensprung stets aufsteigenden Keime der Scheide). Merke:

Temperaturen von 38° und darüber sind ausnahmslos pathologisch!!!

Dammschutz

Vorbereitung: Ausführung am praktischsten in Rückenlage. Man stellt sich auf die rechte Seite der Kreißenden. Beine stark anziehen lassen. Steiß durch festes Kissen oder umgekehrten Spülnapf erhöhen lassen. Ich nehme das linke Bein der Kreißenden auf meinen Rücken. Dadurch kommt man näher an den Damm heran und man hat die Kreißende mehr in der Gewalt.

Mit dem **Dammschutz darf erst dann begonnen werden,** wenn

bei **Erstgebärenden** der Kopf **durchschneidet,** d. h. wenn der Kopf auch in der Wehenpause in der Vulva stehenbleibt.

bei **Mehrgebärenden** der Kopf zum erstenmal **einschneidet,** d. h. wenn er zum erstenmal zwischen den Labien sichtbar wird.

Man muß sich darüber klar sein, worauf es beim Dammschutz ankommt:

1. **Der Kopf muß langsam im Verlauf mehrerer Wehen durchschneiden,** man muß dem Damm Zeit lassen, sich zu dehnen.

2. **Der Kopf muß mit der kleinstmöglichen = günstigsten Ebene durchschneiden;** das ist bei der normalen Hinterhauptslage das Planum suboccipito-bregmaticum = 32 cm. Alle anderen Lagen sind ungünstiger: bei allen dorsoposterioren Lagen muß das breite und harte Hinterhaupt über den Damm geführt werden. Bei den Deflexionslagen ist außerdem die Durchtrittsebene größer als bei der Hinterhauptslage. Am ungünstigsten ist die Stirnlage mit dem Planum maxillo-parietale = 35,5 cm Umfang.

3. Der Damm muß durch **Heranziehen von seitlichem Gewebe** entlastet werden.

Ausführung:

Linke Hand: Sie liegt auf dem austretenden Kopf und dirigiert das Tempo des Durchschneidens. Zugleich hat sie auch mit dafür zu sorgen, daß der Kopf mit der kleinstmöglichen Ebene durchschneidet. Mit den Fingerspitzen wird die **Stirn zurückgehalten** oder, was auf dasselbe herauskommt, das Hinterhaupt kräftig dammwärts, also von der Symphyse weg gezogen, und zwar so lange, bis das Hinterhaupt unter der Symphyse her ganz entwickelt ist (Verhinderung einer vorzeitigen Deflexion.).

Rechte Hand (Daumen abgespreizt): Sie liegt mit einem sterilen Tuch am Damm, und zwar stets so, daß der Rand des Dammes niemals verdeckt ist. Sie hat zwei Aufgaben: einmal entspannt sie den Damm durch kräftiges Heranziehen seitlichen Gewebes. Zugleich aber unterstützt sie die linke Hand sehr wesentlich dadurch, daß sich die gespreizten Finger auf die durch den gespannten Damm immer gut durchtastbaren Stirnhöcker des Kindes aufsetzen und bei jeder Wehe einen kräftigen Gegendruck auf die Stirn ausüben. **Dabei kommt es darauf an, daß die Stirn unter allen Umständen so lange von der Kappe des Dammes verdeckt bleibt, bis das Hinterhaupt in vollem Umfange unter dem Schambogen her geboren ist.** Erst nach völliger Entwicklung des Hinterhaupts darf man das Hinterhaupt frei aufsteigen lassen. Jetzt kann sich kein anderer Teil als der Nacken (Nackenhaargrenze) als Drehpunkt gegen den unteren Schamfugenrand legen: der Kopf muß jetzt mit dem günstigsten Planum, dem Planum suboccipito-bregmaticum = 32 cm Umfang durchschneiden.

Die Handgriffe beim Dammschutz bezwecken also, die **günstigste = kleinstmögliche Durchtrittsebene** des kindlichen Kopfes **ganz langsam** in die äußerste Ebene des Weichteilrohres zu bringen und **danach** erst den Kopf seine eigentliche **Austrittsbewegung** (reine Streckung bei der Hinterhauptslage) machen zu lassen.

Man treibe aber **keinen Dammschutzkult!** Bei ungünstiger Weite und Dehnbarkeit des muskulären Weichteilrohres (sehr hoher oder dicker oder rigider Damm, enger Levatorspalt, besonders bei alten Erstgebärenden) führe man frühzeitig genug eine **Episiotomie** (S. 84) aus.

Blaßwerden des Dammes geht dem Einreißen unmittelbar voran!

Eine Episiotomie ist in jedem Falle zu empfehlen, in dem der Kopf mit einem ungünstigen Planum durchtritt.

Jeder übertrieben ausgeführte Dammschutz führt zum Prolaps!

Wer über eine gute Technik des Dammschutzes verfügt, ist gewiß in der Lage, den hohen rigiden Damm einer alten Erstgebärenden zu halten. Etwas Gutes hat er aber der Frau damit nicht angetan, weil es gar nicht so sehr auf den Damm wie vielmehr auf den Beckenboden ankommt. Infolge der viel zu lange andauernden und weit über das erträgliche Maß hinausgehenden Anspannung der Muskeln und Faszien des **Beckenbodens** kommt es unbemerkt (bei Erhaltenbleiben des Dammes) zu **subkutanen Zerreißungen,** nicht selten zu ausgedehnten **Scheidenrissen,** mindestens aber zu sehr starken Überdehnungen des Bulbokavernosus, des Transversus perinei profundus und besonders auch der medialen Teile des Levator ani. **Diese Überdehnungen sind nicht wieder gutzumachen.** Ein mehr oder weniger ausgedehnter Prolaps muß die Folge sein!

Daher:

Jeder übertriebene Dammschutz ist falsch!

Drei Handgriffe zur Beschleunigung des Kopfdurchtritts

Indikationen: z. B. schlechte HT, eklamptischer Anfall, Abgang von Mekonium.

1. Ritgenscher Handgriff = Hinterdammgriff (Hinterdamm = Gegend zwischen Steißbeinspitze und After): Die linke Hand liegt wie beim Dammschutz auf dem schon sichtbaren Teil des Kopfes, die rechte geht an den Hinterdamm und sucht sich dort das stets gut tastbare Kinn auf. Durch kräftigen schiebenden Druck gegen das Kinn wird der Kopf langsam aus dem Weichteilrohr herausgedrückt.

2. Olshausenscher Handgriff: Auch hierbei wird der Kopf durch Hochschieben des Kinns herausgedrückt; jedoch gehen dazu der Zeige- und Mittelfinger der (selbstverständlich behandschuhten) rechten Hand in den weit klaffenden Mastdarm ein. Dazu läßt man von einer Hilfsperson unter Umständen gleichzeitig ausführen den

3. Kristellerschen Handgriff (Expression des Kindes): Muß von einer Hilfsperson ausgeführt werden. Diese stellt sich auf eine Seite der Kreißenden (bei hohen Betten am besten auf eine Fußbank), wartet eine Wehe ab oder reibt am Fundus uteri **vorsichtig** eine Wehe an. Dann mit einer Hand oder auch mit beiden Händen den Fundus umfassen und einen langsam anschwellenden Druck in Richtung der Beckenachse ausüben. Kommt man so nicht zum Ziel, so legt man schnell eine ausgiebige **Episiotomie** an. Bringt man damit den Kopf auch noch nicht an und über den Damm, so gibt es nur ein Mittel: die Beckenausgangszange, die, von zarter und geschickter Hand ausgeführt, dann Mutter und Kind weniger schadet als die wesentlich gröberen Handgriffe. Dringend aber **warne** ich vor der **intravenösen** Injektion von Wehenmitteln, um einen zu langsamen Kopfdurchtritt zu beschleunigen.

Vor der Geburt des Kindes
niemals Wehenmittel intravenös spritzen!

Drei große Gefahren (!!)

1. **Uterusruptur** (v. Mikulicz-Radecki),
2. **Atonische Nachgeburtsblutungen,**
3. Zugrundegehen des Kindes infolge **Asphyxie.**

Ist der Kopf in der Tiefe sichtbar, so ist bei gegebener Indikation in diesem einzigen Ausnahmefall (s. S. 67) einmal erlaubt, 3 VE, ja auch 6 VE, d. h. also 1—2 ganze Ampullen, eines Hypophysenhinterlappenpräparates intramuskulär, **niemals intravenös** zu verabreichen. Auch darauf reagieren gefäßlabile Frauen schon manchmal mit einem Kollaps.

Entwicklung der Schultern

Im Anschluß an die Geburt des Kopfes sollen nicht sogleich die Schultern entwickelt werden. Geht es dem Kind gut, so wird zunächst abgewartet. Die Geburt des Rumpfes soll mit einer der nächsten Wehen spontan vor sich gehen. Ist das Kind asphyktisch oder dauert die Wehenpause zu lange, so werden die Schultern entwickelt: Der Kopf wird mit beiden Händen flach über die Scheitelbeine und Wangen so gefaßt, daß die Daumen parallel zum Hinterhaupt zeigen und die äußere Drehung (= sog. 4. Drehung) vorgenommen. Bei I. Kopflage wird das Hinterhaupt also nach links gedreht. Sodann wird unter Beibehaltung des Griffes der Kopf kräftig dammwärts gedrückt. Aber **nicht ziehen,** sondern nur leicht dammwärts drücken!! Die vordere Schulter wird unter der Symphyse geboren. Jetzt mit demselben Handgriff den Kopf mit einiger Kraft und doch sehr vorsichtig symphysenwärts erheben, wodurch die hintere Schulter über den Damm geht. Vorsicht: Dammrißgefahr!

Kommt die vordere Schulter nicht unter dem Schambogen hervor, so läßt man die Hebamme kräftig auf den Fundus drücken. (Kristellerscher Handgriff, S. 41.)

Weitere Entwicklung des Kindes in der **Beckenführungsachse.** Erst die vordere Hüfte durch leichtes Senken des Kindes unter der Symphyse entwickeln, dann die hintere Hüfte über den Damm gehen lassen, wobei das Kind etwas angehoben werden muß. Abwarten bis der Nabelschnurpuls erloschen ist und dann Abnabeln.

Abgesehen von der Nachgeburtsperiode ist es die Austreibungsperiode, in der der **Arzt** am häufigsten zu einer **Hilfeleistung** zugezogen wird. **Hauptsächlichste Gründe:**

Schlechte kindliche Herztöne, Weichteilschwierigkeiten beim Kopfdurchtritt und Geburtsstillstand.

Wenn eine Geburt in der Austreibungsperiode auffallend langsam verläuft, oder zum **Stillstand** kommt, so handelt es sich entweder

um eine reine **Wehenschwäche** { = Ermüdungsschwäche
= sekundäre Wehenschwäche

oder um einen **Weichteilwiderstand:** zu hoher, zu muskulöser oder zu rigider Damm,

oder um eine **regelwidrige Lage** { und zwar meist um einen **tiefen Querstand**
oder eine **hintere Hinterhauptslage**
oder eine **Vorderhauptslage**

oder um einen **Knochenwiderstand** { = vorspringendes Steißbein,
spitzwinkliger Schambogen.

Alle diese Möglichkeiten müssen lebendig vor dem geistigen Auge des geburtshilflichen Praktikers entstehen, wenn er zu einem Geburtsstillstand in der Austreibungsperiode gerufen wird (s. S. 74).

Schmerzlinderung in der Austreibungsperiode

Ein Bedürfnis zur Schmerzstillung in der Austreibungsperiode liegt nur in der allerletzten Phase vor, nämlich für die Zeit, während der der Kopf durch die aufs äußerste gespannte Bulbokavernosusschlinge hindurchtritt = Durchtrittsschmerz. Am besten macht man einen **Chloräthylrausch** (Narcose à la reine*), mit dem man aber nicht eher beginnen lassen darf, bis der den Dammschutz Ausführende den Kopf „ganz in der Hand“ hat. (Das Chloräthyl darf beim Rausch niemals gespritzt, sondern stets nur getropft werden!!)

3. Leitung der Nachgeburtsperiode (NGP)

Die NGP ist derjenige Abschnitt der Geburt, in dem ungeschulte, unerfahrene und unbelehrbare Ärzte ihre meisten Fehler machen. Diese Fehler haben so gut wie immer ihre Ursache in der Unkenntnis des normalen Ablaufs der NGP

*) Weil erstmalig im Jahre 1853, allerdings mit Chloroform, bei der Königin Viktoria von England durch ihren Geburtshelfer J. SIMPSON angewandt.

sowie in dem sich daraus ergebenden Unvermögen, das Normale vom nicht mehr Normalen unterscheiden zu können.

Die NGP ist andererseits der Geburtsabschnitt, in dem eine große Anzahl von ernsten Zwischenfällen auftreten *kann*. Die meisten dieser Ereignisse sind vermeidbar, wenn sich der Arzt die unbedingt notwendige Zurückhaltung auferlegen und endlich das anscheinend nicht auszurottende sinnlose dauernde Betasten des Uterus aufgeben würde. Es muß aber auch gesagt werden, daß selbst der erfahrene Geburtshelfer — oder besser: gerade dieser — der NGP stets mit einer gewissen Besorgnis entgegensieht.

Zwei Hauptfragen:

Was hat der Arzt in der NGP zu tun?

Was darf der Arzt in der NGP **nicht** *tun?*

Was hat der Arzt in der NGP zu tun?

Die streng abwartende Beobachtung, die für die Geburt des Kindes höchstes Gebot ist, gilt in gleichem Maße auch für die Geburt der Plazenta. Der Geburtshelfer hat auch hier in der Regel nichts anderes zu tun als zu **beobachten** und zu **kontrollieren,** und zwar

1. den Allgemeinzustand der Mutter:

Wichtig ist das allgemeine Aussehen und Befinden; entscheidend ist der **Puls.** Nach der Geburt des Kindes ist er normalerweise gut gefüllt, kräftig, regelmäßig und hat eine beschleunigte Frequenz von etwa 90—100—110/Min. Nach einigen Minuten schon sinkt die Frequenz ab, auch die notwendige physiologische Blutung ändert daran nichts. Eine etwa über das normale Maß hinausgehende Blutung hat sofort eine *Veränderung des Pulses zur Folge.*

2. die Blutung:

Eine NGP ohne Blutung gibt es nicht. Die zu erwartende physiologische Blutmenge bei Lösung der Nachgeburt ist sehr unterschiedlich, sie beträgt 80—200—300—500 ccm. Jede Blutung über diese Menge hinaus ist regelwidrig und bedeutet eine Gefahr. Die Blutmenge muß daher kontrolliert werden, am besten durch **Lagerung nach Fritsch:**

Herunterstreichen der Gesäßbacken und Übereinanderlegen der Beine. Das aus der Scheide ausfließende Blut kann sich so in der kleinen, etwa ½ Liter fassenden Schüssel zwischen der Vulva und den Beinen ansammeln.

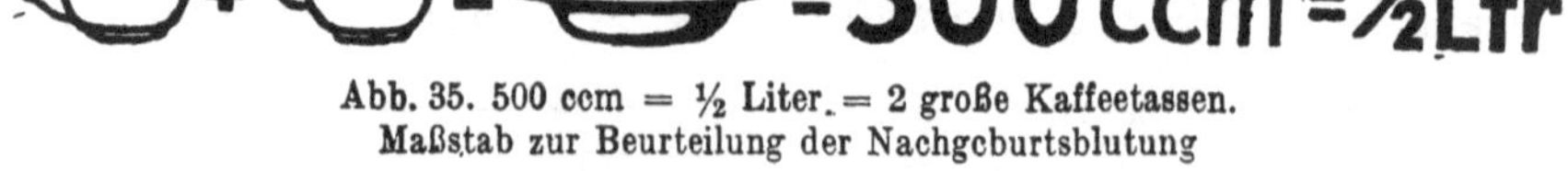

Abb. 35. 500 ccm = ½ Liter = 2 große Kaffeetassen. Maßstab zur Beurteilung der Nachgeburtsblutung

3. die Lösungszeichen:

Hochsteigen des Uterusfundus und die Verkleinerung des Querdurchmessers = **Schrödersches Zeichen:** Die Plazenta ist gelöst, wenn der Uterusfundus etwa **2 Querfinger bis handbreit oberhalb** (und meist rechts) **des Nabels** steht und sein Querdurchmesser dabei deutlich kleiner geworden ist, das heißt, wenn der Uterus **schmaler** und zugleich **kantig** geworden ist.

Dieses wichtigste aller Lösungszeichen ergibt sich durch einfache Betrachtung des Bauches der Frau. Der Uterus nimmt während der NGP drei verschiedene Stellungen ein, die man sich genau einprägen muß:

Stand des Uterusfundus:

unmittelbar **nach der Geburt:**	**in Nabelhöhe** oder etwas tiefer,
während der Lösung der Plazenta:	**Hochsteigen über den Nabel hinaus,** meist nach oben rechts,
nach vollständiger Lösung der Plazenta und Ausstoßung in die Scheide:	**zwei Querfinger bis handbreit oberhalb des Nabels,** der Uterus ist dabei (weil entleert) schmaler, kantig und (weil kontrahiert) hart,
nach Ausstoßung der Plazenta:	wieder in der Mitte des Unterbauches, etwa **zwei bis 3 Querfinger unterhalb des Nabels.**

Allerdings kann der Uterus auch über den Nabel hinaus emporsteigen, ohne daß die Plazenta gelöst ist: dann ist aber sein Querdurchmesser nicht kleiner geworden, er ist also nicht schmaler, kleiner und auch nicht hart geworden, sondern er ist dicker, größer und praller als vorher; vor allen Dingen ist er auch nicht gekantet! In diesem Falle handelt es sich um eine **Blutung** in das Uteruskavum bei nicht gelöster oder nicht vollständig gelöster Plazenta.

Ist das Schrödersche Zeichen nicht eindeutig, so richtet man sich nach zwei anderen praktisch bewährten Lösungszeichen:

Küstnersches Zeichen: Man drückt oberhalb der Symphyse mit den Fingerspitzen einer Hand die Bauchdecken tief ein. Zieht sich dabei die Nabelschnur noch zurück, so ist die Plazenta noch nicht gelöst.

Ahlfeldsches Zeichen: Sofort nach der Geburt des Kindes knotet man **an die Nabelschnur ein Bändchen** an, und zwar an der Stelle, an der sie aus der Vulva heraustritt. Mit fortschreitender Lösung der Plazenta rückt das Bändchen vor. Die Plazenta ist gelöst, wenn die Entfernung zwischen Vulva und Bändchen etwa 10 cm beträgt.

4. Die Zeitdauer bis zur Lösung:

Sie beträgt durchschnittlich **10—15—20—25 Minuten.** Ist die Plazenta nach **1—2 Stunden** noch nicht gelöst, so liegt eine Regelwidrigkeit vor. Vorgehen: Injektion von 1 ccm = 3 VE eines HHL-Präparates intramuskulär. Für den Fall einer Blutung s. S. 294. Stets ist auf die **Blase** zu achten! Die Blase muß, wenn sie nicht leer ist und Spontanentleerung nicht möglich ist, mit dem Katheter entleert werden. **Eine volle Blase hemmt die Wehen, auch die Nachgeburtswehen!** Blase in der normalen NGP aber niemals ausdrücken!

Ist nach Verlauf einer ganzen Stunde noch keine Lösung erfolgt, und blutet es nicht, so injiziert man 1 ccm = 3 VE eines HHL-Präparates langsam intravenös. Insgesamt werden zwei Stunden abgewartet, immer vorausgesetzt, daß es nicht blutet. Länger als zwei Stunden abzuwarten, hat keinen Zweck:

Ist eine Plazenta innerhalb von zwei Stunden nicht spontan gelöst, so ist keine Spontanlösung mehr zu erwarten!

Weitere Maßnahmen siehe unter Nachgeburtsblutungen (S. 294).

Arten der Lösung: Es gibt zwei Arten der Lösung: **zentrale** Lösung **(B. S. Schultze)** und **laterale** Lösung **(Duncan).** Bei der **zentralen** Lösung (etwa 80%) bildet sich das retroplazentare Hämatom im mittleren Teil der Plazenta, dieser wird vorgewölbt, so daß die Mitte der kindlichen (amnialen) Fläche zuerst austritt („Umstülpung" oder „Umkrempelung" der Plazenta). Die **laterale** Lösung (etwa 20%) ist dadurch gekennzeichnet, daß die Ablösung am unteren Rande der Plazenta beginnt und sich von unten nach oben fortsetzt. Die Plazenta wird mit dem unteren Rand voran geboren. Der Blutverlust ist bei der Ablösung nach dem Schultzeschen Modus geringer, da er nur aus dem retroplazentaren Hämatom besteht und während der Ablösung so gut wie gar kein Blut verloren geht. Bei der Lösung nach Duncan blutet es während des ganzen Verlaufes der Ablösung.

Was darf der Arzt in der NGP nicht tun?

Das Wichtigste ist, daß man sich vor jeder Berührung des Uterus hütet, bevor man nicht davon überzeugt ist, daß die Plazenta vollständig gelöst ist. In der NGP ist der Uterus ein Heiligtum:

Hände weg vom Uterus!
Ahlfeld

Streng verboten ist:

Jedes unnötige Berühren (s. u.) **des Unterbauches,** insbesondere **Drücken, Massieren, Reiben oder Kneten des Uterus,**

zu frühe Ausführung des Credéschen Handgriffs, das heißt vor vollständiger Lösung der Plazenta,

unnötiges Verabfolgen von Wehenmitteln.

Niemals darf an der Nabelschnur gezogen werden!

(Folge: lebensgefährliche Blutungen, Uterusinversion.)

Alle diese Maßnahmen stören in gefährlicher Weise den normalen Ablauf der NGP. Bei der ungestörten, regelrechten Ablösung der Plazenta, die im Bereich der lockeren Decidua spongiosa (tiefe Schicht der Dec. basalis) vor sich geht, findet eine gleichmäßige und vollständige Lösung der Nachgeburt statt. Die dabei auftretende Blutung ist die normale und notwendige Lösungsblutung. Niemals kann die Ablösung vor sich gehen, ohne daß eine große Zahl von dezidualen Gefäßen zerreißt. Die Hauptblutung stammt dabei aus den zerrissenen dicken Abflußvenen. Nach vollständiger Lösung kann sich der Uterus gleichmäßig im Bereich der Plazenta kontrahieren, wodurch die noch offenen Gefäßlumina verschlossen werden. Die Blutung steht damit endgültig. Ganz anders, wenn man entgegen der strengen Vorschrift betastet, reibt oder knetet: es kommt an den betreffenden Stellen zu **Teilkontraktionen.** Teilkontraktionen bewirken notwendigerweise eine **teilweise** Ablösung der Nachgeburt. Jede teilweise Ablösung muß zu einer umschriebenen **Blutung** im Bereich der abgelösten Stelle führen. Diese Blutung kann nicht, wie bei der normalen Ablösung, durch Kontraktionen gestillt werden: Zur Blutstillung gehört die gleichmäßige Zusammenziehung der Uterusmuskulatur über dem **ganzen** Plazentargebiet. Es beginnt also eine Blutung, die völlig unnötig und **höchst gefährlich** ist und die allein auf das Schuldkonto des Arztes kommt.

Daher noch einmal: **Hände weg vom Uterus in der NGP!**

Die Leitung der NGP ist die beste, die die sichere und vollständige Ablösung der Plazenta garantiert. Dieser Erfolg kann von jedem auf einfachste Weise dadurch erreicht werden, **daß er den Uterus vollkommen in Ruhe läßt!** Erlaubt ist lediglich, den Fundusstand und den Kontraktionsstand ab und zu zu kontrollieren (= „Überwachung des Uterus"). Für sehr gut halte ich das Vorgehen von Mikulicz-Radecki: er empfiehlt zur Prüfung **nur einen Finger** (den dritten Finger!) zu benutzen und mit diesem den Uterus durch den Nabel hindurch (dünnste Stelle!) zu palpieren.

Ist die Lösung der Nachgeburt einwandfrei festgestellt, so läßt man die Frau mit aufgestellten Beinen pressen, um die Plazenta spontan ausstoßen zu lassen. Bei Mehrgebärenden mit schlaffen Bauchdecken unterstützt man das Pressen zweckmäßig durch den **Baerschen Handgriff:** Fassen und kräftiges Anheben der Bauchdecken mit zwei Händen zur Verkleinerung des Bauchraums. Kommt es immer noch nicht zur Ausstoßung der Nachgeburt, so exprimiert man jetzt mit dem **Credéschen Handgriff** (immer vorausgesetzt, daß die Nachgeburt **ohne jeden Zweifel gelöst** ist).

Credéscher Handgriff (Leipzig, 1860): Beine der Frau aufstellen lassen. Uterus **in die Mitte** bringen und durch leichtes Reiben eine **Wehe** anregen. Uterusfundus mit einer Hand oder mit zwei Händen so umfassen, daß die Daumen auf der Vorderwand, die übrigen Finger auf der Hinterwand liegen (Abb. 295). Auf der Höhe einer Wehe wird der Uterus kräftig in Richtung der **Führungslinie** ausgedrückt. Dabei fließt die **Harnblase,** sofern sie gefüllt war, aus; entleert sie sich nicht, so muß kathetert werden. — Der **leere Uterus** dient bei dem in dieser Weise ausgeführten Credéschen Handgriff lediglich als **Kolben** einer Spritze, der die in der Scheide (Spritzenzylinder) losgelöst liegende Nachgeburt (= Spritzeninhalt) herausdrückt.

Die erfolgreiche Ausführung des Credéschen Handgriffs ist an eine Reihe von

Vorbedingungen

geknüpft, die erfüllt sein müssen:

1. Der meist rechts seitlich stehende Uterus muß **in die Mitte** gebracht werden. Andernfalls ist die Druckrichtung ungünstig und verhindert den Austritt der Plazenta.

2. Es muß eine **Wehe** erzeugt werden, der Uterus muß hart sein. Einen weichen Uterus kann man nicht zum Ausdrücken benutzen (Inversionsgefahr).

3. Man muß **in Richtung der Beckenachse** drücken und darauf achten, daß die Uterusachse nicht abgeknickt und dadurch der Austritt der Plazenta erschwert wird.

4. Die **Blase** muß leer sein oder sie muß sich während der Ausführung des Handgriffs leicht entleeren.

Noch einmal: **Der Credésche Handgriff darf während der regelrechten NGP lediglich zur Ausstoßung der gelösten Plazenta, niemals aber zur Exprimierung der noch nicht gelösten Plazenta benutzt werden.**

Sobald die Plazenta in der Vulva erscheint, unterstützt man sie mit der Hand, damit ihr Gewicht nicht die Eihäute zerreißt. Eihäute ganz langsam und vorsichtig folgen lassen. Unterstützend wirkt leichtes Reiben des Fundus mit der freien Hand. Kommen die Eihäute trotzdem nicht los und droht ein Abriß, so hilft fast immer das folgende einfache Mittel: Man führt energisch den **Küstnerschen Handgriff** (s. o.) aus!

Die

Untersuchung und Beurteilung der Plazenta

muß in sorgfältigster und gewissenhaftester Weise **sofort** vorgenommen werden, weil bei Unvollständigkeit **unbedingt sofort** zur Nachtastung eingegangen werden muß.

Worauf kommt es dabei an?

Festzustellen, ob ein Stück der Plazenta fehlt und

ob sich an den Eihäuten am Eihautriß offene Gefäßlumina finden, wodurch das Zurückbleiben einer Nebenplazenta (Pl. succenturiata) bewiesen ist.

Welches sind die drei großen Gefahren, wenn ein Stück der Plazenta im Uterus zurückbleibt?

1. Atonische Blutung unmittelbar post partum,
2. Schwerste Blutung im Wochenbett (sog. Spätblutung),
3. Lebensgefährliche puerperale Infektion.
4. Umwandlung in ein Chorionepitheliom (**Krebs** der Chorionepithelien).

Jedes zurückbleibende Plazentastück bedeutet also für die Frau ausgesprochene Lebensgefahr!

Vorgehen bei der Untersuchung der Plazenta

Ich halte es für nicht richtig, mit der mütterlichen Seite zu beginnen, wie das oft geschieht. Zuerst müssen die Eihäute betrachtet werden.

1. Betrachtung der Eihäute.

Man faßt dazu die Plazenta mit einer Hand an der Nabelschnur und hält sie hoch, so daß die Eihäute wie ein Sack herunterhängen.

Fragestellung:

a) **Sind die Eihäute vollständig?** Unvollständigkeit der Eihäute macht **keine Nachtastung** erforderlich. Zurückgebliebene Eihäute werden in den ersten Wochenbettagen spontan ausgestoßen. Man muß aber wissen, ob Eihäute zurückgeblieben sind oder nicht und auf der Kurve vermerken! Zurückgebliebene Eihäute machen Temperatur! Im Wochenbett Verordnung von leichten Kontraktionsmitteln: 3mal tgl. je 10 Tropfen Gynergen oder Neogynergen; oder 3mal tgl. je 15 Tropfen von Extr. secal. cornuti fluidium.

b) **Wo befindet sich das Loch in den Eihäuten?** Bei nicht zerrissenen Eihäuten entspricht das Loch der Durchtrittsöffnung des Kindes. Sein Sitz ermöglicht nachträglich die Diagnose der Placenta praevia und des tiefen Sitzes:

Placenta praevia: das Loch erreicht den Plazentarrand.

Tiefer Sitz der Plazenta: zwischen Loch und Plazentarrand steht noch ein Eihautstreifen von etwa 2 cm Breite.

Bei richtigem Sitz der Plazenta findet sich das Loch im Bereich des Bodens des Eihautsackes.

Würde man zuerst den mütterlichen Teil der Nachgeburt betrachten, so müßte man dazu (in den allermeisten Fällen) den Eihautsack zerreißen und die Diagnose des Plazentarsitzes wäre nicht mehr möglich.

Hauptfrage: c) **Enden irgendwo am freien Rande abgerissene Gefäße?** Untersuchung auf Zurückbleiben einer Nebenplazenta. Beurteilung am besten im durchscheinenden Licht nach Aufreißen des Eihautsackes.

Nicht jedes am freien Rande abgerissene Gefäß bedeutet das Zurückbleiben einer Nebenplazenta. Dieser Verdacht fällt fort, wenn es sich dabei um sogenannte abirrende Gefäße (vasa aberrantia) handelt. Das sind Gefäße, die vom Nabelschnuransatz über einen Teil der Plazenta hinweg in die Eihäute hinein und von dort wieder auf die Oberfläche der Plazenta zurücklaufen.

2. Betrachtung der kindlichen (amnialen) Seite.

Hierbei ist die wichtigste Frage: *Wie ist die Nabelschnur eingepflanzt?* Von praktischer Bedeutung ist hierbei nur die häutige Einpflanzung, die Insertio velamentosa, die gar nicht so selten vorkommt (s. S. 313).

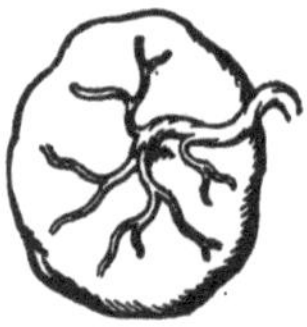

Abb. 36.
Zentraler Ansatz

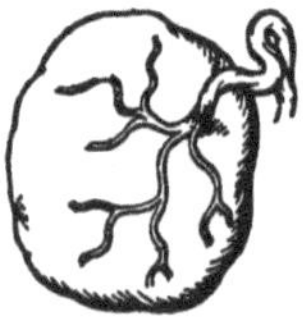

Abb. 37.
Lateraler Ansatz

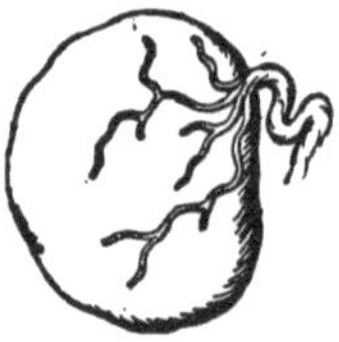

Abb. 38.
Marginaler Ansatz

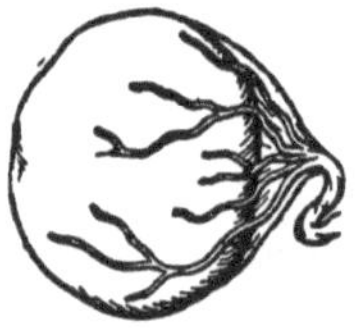

Abb. 39.
Insertio velamentosa

3. Betrachtung der mütterlichen (dezidualen) Seite.

Die Nachgeburt wird dazu am besten auf einen großen *flachen* Teller ausgebreitet, die mütterliche Seite nach oben, und vorsichtig unter fließendem Wasser abgespült.

Fragestellung:

a) **Sind die Oberflächen aller Lappen** (Zottenkomplexe = Kotyledonen) **von der dünnen grauen Schicht** (dezidualer Überzug) **bedeckt?**

b) **Fehlt nirgends ein Stück Plazentargewebe?**

c) **Lassen sich die einzelnen Lappen zwanglos aneinanderlegen? Entsteht dabei nirgends eine Lücke?**

Fehlt ein mehr als bohnengroßes Stück im Plazentargewebe, so muß unbedingt sofort nachgetastet werden, gleichgültig, ob es blutet oder nicht blutet und ob der Uterus kontrahiert oder nicht kontrahiert ist!

Genaue Betrachtung der Randpartien! Dazu legt man sich die Plazenta am besten auf die flach aneinandergelegten Hände und prüft rundherum den Rand Zentimeter für Zentimeter, ob die Plazenta bei ihrem Übergang in die Eihäute vollständig ist. Hierbei ist besonders darauf zu achten, ob die Eihäute an einer Stelle des Randes abgerissen sind: Verdacht auf zurückgebliebene Nebenplazenta (Plac. succenturiata), wenn an dieser Stelle abgerissene Gefäße endigen!

Es sind eine ganze Reihe von **Vollständigkeitsproben** der Plazenta zur Verhütung von Plazentaretentionen angegeben worden; die wichtigsten sind:

Küstnersche Milchprobe (1914): mittels einer Spritze wird die Plazenta durch die Nabelvene mit verdünnter Milch aufgefüllt. Zeigt sich auf der mütterlichen Fläche der Plazenta irgendwo ein Austritt von Milch, so gilt die Plazenta als unvollständig. Zangemeister und Kirstein lehnen diese Probe als unsicher ab. Wagner und H. H. Schmid empfehlen sie. Meine Erfahrung: unsichere Methode.

Scherbaksche Probe (1923): Übergießen der mütterlichen Fläche mit kochendem Wasser, um zwischen Decidua basalis und Chorion Farbunterschiede zu erhalten. Meine Erfahrung: keine sichere Methode, genaue Inspektion ist besser.

Rübnersche Probe (1931): Modifikation der vorigen; an Stelle des kochenden Wassers wird 20—50%ige Sulfosalizylsäure verwandt. Nach 1 Minute Farbveränderung. Erscheint mir nicht sicher; vgl. Breipohl.

Frankensche Luftprobe (1926): anstatt Milch wird Luft injiziert und unter Wasser beobachtet. Nach Franken sagt die Probe nichts darüber aus, ob es sich um einen Einriß oder Defekt handelt. Über diese Probe ist man geteilter Meinung (vgl. Hellmut, Dertsinski, Soltau, Richter, Haba). Meiner Ansicht nach ist die Probe nicht geeignet, die Vollständigkeit einer Plazenta verläßlich zu prüfen.

Sachssche Schwimmprobe (1927): die mit Luft aufgeblasene Plazenta schwimmt horizontal, wenn sie vollständig, sie schwimmt nicht horizontal und sinkt bald zu Boden, wenn sie nicht vollständig ist. Fetzer, Breipohl, Pottoli lehnen diese Probe auf Grund ihrer Nachprüfung ab. Ich bin zu demselben Ergebnis gekommen. Kurtz sprach sich dafür aus.

Ich persönlich habe keiner dieser Methoden jemals vertraut und würde die Entscheidung, ob ich den Uterus austasten oder nicht austasten soll, niemals von dem Ausfall einer der genannten Proben abhängig machen. Die größte, ja alleinige Sicherheit gibt die sorgfältige Inspektion der Plazenta, so wie sie vorher beschrieben wurde.

Ob man nachtasten muß oder nicht, hängt in erster Linie davon ab, ob bei gewissenhafter und gründlicher Inspektion die Plazenta vollständig erscheint oder nicht.

Lautet das Ergebnis „vollständig", so kann eine bestehende postpartale Blutung natürlich trotzdem die Indikation zu einer Nachtastung sein. Niemals aber dürfen wir uns beim Fehlen einer Blutung von der Nachtastung abhalten lassen, wenn die Inspektion das Fehlen eines bohnengroßen Stückes der Plazenta ergibt.

Achtung! Auch in der NGP ist darauf zu achten, daß stets genügend kochendes Wasser vorhanden ist! Spritzen, Kanülen und HHL-Ampullen müssen stets griffbereit sein!

Zum Schluß

nicht vergessen, den Damm zu kontrollieren!

Mit zwei sterilen Tupfern wird das Scheidendammgebiet auseinandergehalten und auf einen Riß hin besichtigt. —

Bevor man sich entschließt, die Entbundene zu verlassen, müssen drei Dinge noch einmal sorgfältig geprüft werden: **Uterus, äußere Blutung und Puls,** nämlich:

1. ob der **Uterus** in Nabelhöhe oder etwas darunter steht und gut kontrahiert ist.
2. Ob keine **äußere Blutung** mehr vorhanden ist. Auch nach Ausstoßung der Plazenta kann es noch zu starken Blutungen kommen!
3. Ob der **Puls** der Frau nicht beschleunigt ist!

Man darf die Entbundene nicht eher verlassen, bis man nach genügend langer Überwachung innerlich fest davon überzeugt ist, daß keine Blutung mehr auftreten wird.

Asphyxie (Scheintod) des Neugeborenen

(„A-sphyxie" bedeutet eigentlich „Pulslosigkeit", ist also eine falsche Bezeichnung für die hier zu beschreibenden Zustände von Atmungslosigkeit beim Neugeborenen.)

Zwei Grade:

1. Leichterer Grad: **Blaue Asphyxie** = Asphyxia livida (= A. caerulea).
2. Schwerer Grad: **Blasse** oder weiße **Asphyxie** = Asphyxia pallida.

Den Unterschied hat Piskaczek kurz und treffend so ausgedrückt:

Blaue Asphyxie =	das Neugeborene sieht aus wie ein **lebendes,** dem die **Atmung fehlt.**
Blasse Asphyxie =	das Neugeborene sieht aus wie ein **totes,** das **noch Herzschlag hat.**

Diagnose:

1. Blaue Asphyxie

Aussehen: blaurote (zyanotische) Hautfarbe.

Atmung: meist gar keine oder nur sehr oberflächliche Atmung; ab und zu kurze schnappende Atemzüge.

Herzschlag: regelmäßig, voll und kräftig; manchmal aber (sehr) verlangsamt.

Muskeltonus: eine gewisse Muskelspannung ist vorhanden.

Reflexe: vorhanden (krampfhaft verzogenes Gesicht bei jedem der schnappenden Atemzüge).

2. **Blasse Asphyxie**

Aussehen: blasse, fast weiße Hautfarbe (herabgesetzte Herztätigkeit); das Kind sieht wie eine Leiche aus.

Atmung: das Kind atmet überhaupt nicht.

Herzschlag: sehr leise, selten, unregelmäßig.

Muskeltonus: fehlt; Extremitäten und Kopf hängen schlaff und haltlos herab.

Reflexe: vollkommen erloschen.

Mit der Möglichkeit einer Asphyxie muß der Arzt bei jeder Geburt rechnen!!

Bei der

Behandlung der Asphyxie

darf es auf keinen Fall so sein, wie man es leider nicht selten sieht, daß die Hebamme der ausführende und dirigierende Teil ist, und der Arzt daneben steht. Die Behandlung des Scheintodes ist allein Sache des Arztes; sie wird nur dann der Hebamme übergeben, wenn der Arzt wegen einer Blutung in der Nachgeburtsperiode sich um die Mutter kümmern muß.

Energisch, schnell und doch mit ruhiger Überlegung handeln! Hoffnung auf Erfolg besteht, solange man den Herzschlag noch nachweisen kann.

Nicht so rasch abnabeln! Pulsiert die Nabelschnur noch, so kann man ruhig noch etwas abwarten. Sehr bewährt hat sich mir das kräftige Ausdrücken der Nabelschnur in Richtung auf das Kind: die linke Hand hält die Nabelschnur fest, die rechte umfaßt sie fest mit 3 Fingern und schiebt den Inhalt mit einem gewissen Tempo zum Nabel des Kindes hin. Das wird drei- bis viermal schnell hintereinander wiederholt. Ist dadurch die Atmung nicht in Gang gekommen, so nabelt man ab und verfährt nach folgendem

Behandlungsprogramm bei Asphyxie:

1. **Freimachen der Atemwege!**
2. **Atemreize!**
   a) Injektionen: Lobelin, Lobesym, Cormed;
   b) Hautreize;
   c) künstliche Atmung.
3. **Kreislaufanregung!**
   a) Injektionen: Cardiazol, Sympatol, Neospiran, Suprarenin;
   b) Herzmassage.

1. Freimachen der Atemwege!

Keine anderen Maßnahmen, bevor nicht die Atemwege von Schleim und Fruchtwasser freigemacht sind!

Auswischen des Mundes und Schneuzen der Nase mit Tupfern. Kind an den Knöcheln fassen und so halten, daß der Kopf nach unten hängt; Rücken und Gesäß mit der flachen Hand leicht abklopfen, damit das aspirierte Fruchtwasser abfließen kann. Durch das Abklopfen wird außerdem ein energischer Atmungsreiz gesetzt.

Ansaugen der aspirierten Massen mit dem Trachealkatheter!

Niemals mit der Luftröhre beginnen, sondern erst die Nase, dann den hinteren Rachen und danach erst die Trachea absaugen. — Das Absaugen der Luftröhre will gelernt sein!

Genau beachten: den kleinen Finger so tief in den Rachen einführen, bis man den Kehldeckel fühlt! Dann erst den Katheter (am besten verwendet man einen richtigen Trachealkatheter = **Kugelaspirator,** der in keiner Geburtshelfertasche fehlen sollte!) am Finger vorbei in die Trachea hineinschieben. Hierbei muß die Katheterspitze so geführt werden, daß sie auf dem Kehldeckel in die Trachea hineinrutschen kann (= Schuhanzieherprinzip!). Geht man nicht so vor, so gelangt man in die Speiseröhre und in den Magen. — Während des Katheterns, das eine gewisse Zeit dauert, muß das Kind in **sehr warmen Tüchern** eingepackt sein. — Das Ansaugen mit dem Kugelaspirator muß während aller weiteren Maßnahmen dauernd, mindestens aber sieben- bis achtmal, energisch wiederholt werden.

2. Atemreize!

a) **Injektionen:** 1 ccm Lobelin (0,003) intramuskulär oder 0,3—0,4 ccm **Lobesym** (Lobelin + Sympatol)
oder 0,5—1,0—1,5 ccm **Cormed** (zentral angreifendes Analeptikum);

b) **Hautreize:** Kräftiges Abreiben des Rückens mit sehr warmen, trockenen Tüchern. Kurze, energische Schläge auf das Gesäß.
Wechselbäder: 1 Minute heißes Bad von etwa 36—38°, danach kurzes Übergießen mit kaltem Wasser. Das kalte Übergießen nicht zu oft wiederholen, da sonst zu großer Wärmeverlust. Im warmen Bade schon sofort mit der künstlichen Atmung nach der Schnupftuchmethode beginnen.

c) **Künstliche Atmung:** nach Sylvester (wie beim Erwachsenen): Erheben und Senken der Arme mit Anpressen der gebeugten Arme an den Brustkorb. Etwa zehnmal wiederholen. Dann das Kind wieder ins warme Bad bringen und darin ausführen die Methode nach **Werth** = **Schnupftuchhandgriff:** Künstliche Atmung durch Strecken (Einatmung) und Zusammenpressen des Kindskörpers (Ausatmung), wobei die Knie bis an die Nase geführt werden.

durch **Insufflation (Olshausen):** Trachealkatheter einführen (s. o.), tief Luft holen und die Luft vorsichtig einblasen; kindlichen Brustkorb beobachten: sobald dieser sich etwas ausgedehnt hat, aufhören und die Luft entweichen lassen. Muß des öfteren wiederholt werden. Wirksamer und einfacher (aber nicht ungefährlich, L-Übertragung!!): der Geburtshelfer holt tief Luft, setzt seinen Mund auf den des Kindes und bläst ihm die Luft langsam ein. Nasenlöcher dabei zudrücken.

3. Kreislaufanregung!

a) Injektionen:

1 ccm **Cardiazol** intramuskulär; wenn ohne Erfolg

1 ccm **Cardiazol** oder **Sympatol** oder **Neospiran** in die Nabelschnurvene.

Pharmakologisches: Cardiazol sowie Coramin und Cormed wirken auf das Vasomotoren- und Atmungszentrum, Sympatol ist ein peripher angreifendes Kreislaufmittel, Neospiran ein zentrales Analeptikum (Atmungszentrum).

Letzter Versuch: ½—1 ccm Cardiazol oder Neospiran oder ¼—½ ccm Suprarenin (1 : 1000) **intrakardial** spritzen! Technik: Einstechen der Kanüle am linken Rand des Brustbeins ohne Abzählen der Rippen, einfach **in Höhe der Brustwarze.** Die Nadel etwa 1½—2 cm tief und etwas schräg nach oben einstechen, bis sich beim Ansaugen Blut ergibt. Ich muß allerdings übereinstimmend mit der Mehrzahl der erfahrenen Geburtshelfer sagen, daß ich selbst noch niemals einen Erfolg von einer intrakardialen Injektion gesehen habe.

b) Herzmassage: Schlagmethode nach Ogata: stoßweises, kräftiges Beklopfen der Herzgegend mit den Fingerspitzen, etwa 100 Schläge/Min. Außerdem regt jede Art der Hautreizung und der künstlichen Atmung zugleich auch die Herztätigkeit an.

Zur Wiederbelebung gehört **Geduld** und noch einmal **Geduld!** Richtig und energisch durchgeführte Asphyxiebehandlung führt nicht selten doch noch zu einem Ziel bei einem Kind, bei dem der Geburtshelfer von vornherein selbst nur wenig Hoffnung hatte.

Die Wiederbelebung darf erst dann eingestellt werden, wenn das Kind lebensfrisch ist (das Kind muß **bis in die Fingerspitzen** gleichmäßig rot aussehen!!) **und kräftig schreit oder wenn es tot ist** (entscheidendes Kennzeichen: der Herzschlag ist nicht mehr nachweisbar).

Die oben empfohlene Energie bei der Durchführung der Scheintodbehandlung ist aber nicht in jedem Fall am Platze, nämlich dann nicht, wenn die Asphyxie die Folge einer **Schädelverletzung** (= Hirnblutung) ist.

Hauptkennzeichen = Zeichen des Hirndrucks:
auffallend weite und ungleiche Pupillen,
Nystagmus,
klonische Zuckungen, Krampfanfälle, erhöhte Reflexerregbarkeit.

Alle mechanischen Maßnahmen sofort absetzen, weil sonst die intrakraniale Blutung stärker wird. Kind mit **hochgelegenem Kopf** warm und ruhig lagern.

Niemals Blutdruck erhöhende Mittel (Sympatol, Cardiazol, Coffein usw.) geben!! — **Sauerstoff**, 0,5 ccm (= ½ Ampulle zu 0,003 g) **Lobelin**, evtl. in die Vene des Nabelschnurrestes (im Laufe des Tages 2—3mal wiederholen), ½ ccm **Vitamin K** (z. B. Karan), bei Krämpfen **Luminal** (20 %ige Lösung in Ampullen, mehrmals täglich 2—3 Teilstriche von 1 ccm i. m.; Spritze vorher mit Alkohol ausspritzen) oder 0,2 g **Chloralhydrat** in 20 ccm Schleim (oder 3× täglich 1 **Prominalette** (= 0,03 Prominal, Spasmolytikum). Schlechte Prognose. Bei ausgesprochenen Krämpfen kann man die Lumbalpunktion versuchen (Ablassen kleiner Mengen).

Bei langsam verlaufenden und schwierigen Geburten empfiehlt es sich, der Mutter 4—5 Stunden vor Geburtsbeendigung prophylaktisch das **Koagulationsvitamin K** zu verabreichen (1—2 Ampullen Karan oder Synkavit i. m. oder i. v.). Neugeborene leiden physiologisch an einem verminderten Prothrombingehalt infolge Vitamin K-Mangel (Bessau). Ohne Vitamin K kann in der Leber kein Prothrombin gebildet werden.

Schlechte Herztöne

Bezüglich der normalen Herztöne, ihr Abhören usw. s. S. 13. Zunächst nocheinmal, da sehr wichtig:

Normale HT = 120—160/Min.

Die normalen kindlichen HT sind regelmäßige, kräftige **Doppelschläge** mit dem Akzent auf dem 1. Ton. Der Doppelschlag wird beim Auszählen als ein Schlag gezählt.

Was heißt nun überhaupt: schlechte HT?

Schlechte HT heißt: die HT betragen in drei aufeinanderfolgenden Wehenpausen jedesmal
unter 100/Minute,
ohne sich zu erholen!!
Kind in akuter Lebensgefahr!!!

Beschleunigte Herztöne = Herztöne **über 160/Min.**

Gelegentliche Beschleunigung der HT über 160/Min. bedeutet ein „Unbehagen" des Kindes (Seitz) und ist noch kein Zeichen einer unmittelbaren Gefahr. Besonders sorgfältige und häufige Kontrolle ist aber dringend notwendig, ebenso auch beim Wechseln von Beschleunigung und Verlangsamung.

Dauernde Beschleunigung, Akzentuierung, besonders starker **Wechsel der HT** über die physiologische Schwankungsbreite (120—160) hinaus, häufig mit gleichzeitigem **Stolpern** der HT (Arhythmie!) } zeigt eine herannahende **Gefahr** an! **Kind in bedrohlichem Zustand! Entbindung wünschenswert!**

Merke dagegen:

Verlangsamung der HT beim Eintritt des Kopfes ins Becken (Schädeldruck! **„Eintrittseffekt"** nach Gauss) und
kurz **nach dem Blasensprung** (Schädeldruck!),
Schwanken der HT in **mäßigen** Grenzen,
Leiserwerden vorher normal lauter HT,
Verschwinden des 2. Tones
} bedeutet keine besondere Gefahr, verlangt aber stets eine ganz besonders **aufmerksame Beobachtung** der HT!!

Schlechte HT sind das wichtigste Zeichen dafür, daß es dem Kind unter der Geburt schlecht geht. Sie bedeuten eine **dringende Indikation** (= Anzeige, Begründung) zur sofortigen Beendigung der Geburt. Wie die Geburt im Einzelfalle zu beenden ist, hängt davon ab, für welchen Eingriff die Vorbedingungen erfüllt sind, die die Durchführung eines bestimmten Eingriffes ermöglichen.

Meldet die Hebamme „Schlechte HT", so kann man schon bis zur Ankunft **Kreislaufmittel** spritzen lassen, und zwar

1 ccm **Cardiazol**
oder 1 ccm **Sympatol.**

Sympatol soll als Kreislaufmittel bevorzugt werden, da es das Atemzentrum nicht erregt (Dyroff).

Ganz unverhältnismäßig besser als die subkutanen oder intramuskulären Injektionen von Cardiazol oder Sympatol wirken die intravenösen Injektionen (s. S. 36).

Bei schlechten Herztönen und hochstehendem Kopf, eine Situation, in der außerhalb der Klinik eine sofortige Entbindung meist nicht möglich ist, denke man immer an die alte Regel:

Schlechte Herztöne bei hochstehendem Kopf:
Beckenhochlagerung und Chloräthylrausch!

Die Herztöne bessern sich meist sofort und bleiben in sehr vielen Fällen auch gut, wenn die Geburt wieder in Gang kommt.

Beckenhochlagerung: Verminderung des Druckes auf den kindlichen Kopf, Verminderung der Wehentätigkeit.

Chloräthylrausch: Wehenbremse; Wehenhemmung tritt schneller ein als bei Äther.

Neuerdings werden besonders von der Schule Antoine (Froewis, Bachbauer) perorale Gaben von **Pervitin** bei schlechten HT warm empfohlen. (2 Tbl. zu je 3 mg). Die Autoren berichten auch über gute Erfolge bei prophylaktischen Pervitingaben vor Zangenoperationen (2 Tbl. = 6 mg) kurz vor Narkosebeginn.

Häufigste Ursachen schlechter HT:

Nabelschnurumschlingung,
Wahrer Knoten der Nabelschnur,
Druck der Uteruswand auf die Nabelschnur bei Mangel an Fruchtwasser nach dem Blasensprung,
Druck des Kopfes bei tiefliegender, vorliegender oder besonders bei vorgefallener Nabelschnur (siehe Nabelschnurvorliegen und Nabelschnurvorfall),
Druck des Armes oder einer Schulter auf die Nabelschnur bei Querlage mit Armvorfall,
Vorzeitige Lösung der Plazenta,
Placenta praevia,
Krampfwehen,
Lange Geburtsdauer,
Hirndruck (langdauernde Umschnürung des kindlichen Kopfes durch Weichteile, z. B. bei verzögerter Austreibungsperiode bei HiHHL oder VoHL),
Zerrung am Nabelschnuransatz bei abnormer Kürze.

Man kann im Geburtsverlauf **vier verschiedene Situationen** feststellen, die mit Veränderungen der Herztöne einhergehen können (Gauss, Wurstner):

1. Eintrittseffekt (Gauss): Verlangsamung der kindlichen HT nach dem Eintritt des Kopfes in ein (enges) Becken. Der Eintrittseffekt ist so gut wie niemals eine Indikation, die konservative Geburtsleitung aufzugeben.

2. Blasensprungeffekt: Verschlechterung der HT unmittelbar nach dem spontanen oder künstlichen Blasensprung. Genaueste Kontrolle ist hier notwendig. Meist keine Indikation zum Eingreifen.

3. Effekt des verzögerten Blasensprungs: ergibt niemals eine Indikation zu einem größeren Eingriff. Nachdem die Blase gesprengt worden ist, erholen sich die HT sofort wieder.

4. Austrittseffekt: Schlechtwerden der HT kurz vor Austritt des Kopfes gibt häufig eine Indikation zur künstlichen Geburtsbeendigung.

Ursachen:

a) Hirndruck, der beim Durchtritt des Kopfes durch rigide Weichteile entsteht;

b) Blutdrucksteigerung im kindlichen Kreislauf, wenn das fetale Blut durch heftige Wehen aus der Plazenta verdrängt wird;

c) Sauerstoffmangel infolge frühzeitiger Lösung der Plazenta;

d) Nabelschnurumschlingung.

Abhören schlechter Herztöne: Hat die Hebamme schlechte HT festgestellt, so ist es die Pflicht des Arztes, die HT selbst über eine genügend lange Zeit zu beobachten, damit er sich selbst ein Urteil bilden kann. Das gilt besonders auch dann, wenn angeblich gar keine HT mehr zu hören sind. — Besonders wichtig ist es auch zu beachten, daß die HT kurz vor und kurz nach der Wehe auskultiert werden müssen, wenn man Verdacht auf Verschlechterung der HT hat. **HT stets mit dem Puls der Mutter vergleichen!**

Das Schlechterwerden der HT darf unter gar keinen Umständen übersehen werden!! Arzt und Hebamme tragen die volle Verantwortung dafür! Daß die HT ganz **plötzlich** schlecht werden können und dann nicht mehr zu hören sind, gehört zu den allergrößten Seltenheiten und wird von vielen erfahrenen Geburtshelfern überhaupt geleugnet. Meiner Erfahrung nach können die HT bei **Tentoriumriß** und bei Mißbildungen des Herzens auffallend schnell schlecht werden. So gut wie immer sind Vorboten vorhanden, gewissermaßen Warnsignale.

Warnsignale!

1. **Beschleunigung der HT über 160/Min!**
2. **Nabelschnurgeräusch!**
3. **Mekoniumabgang (bei Kopflagen)!**

1. **Beschleunigung der HT:** dem Absinken der Frequenz in der Wehenpause geht meist längere Zeit eine Beschleunigung der HT über 160/Min voraus, dem „Stolpern" ebenfalls eine Beschleunigung, eine Verlangsamung oder ein Galopprhythmus.

2. **Nabelschnurgeräusch:** ein blasendes Geräusch, das synchron mit den kindlichen HT zu hören ist (S. 15). Nabelschnurgeräusch bedeutet eine Stenosierung der Nabelschnur, also

Nabelschnurgeräusch = Zirkulationsstörung des Kindes = Drohende Asphyxie!

Das Hören des Nabelschnurgeräusches ist wichtig. Man lasse keine Gelegenheit vorübergehen, es hören zu lernen. Besonders deutlich hört man das Nabelschnurgeräusch oft bei **Nabelschnurumschlingung.** Immer aber ist festzuhalten:

Das Nabelschnurgeräusch ist der Vorbote schlechter HT!

War die Störung nur vorübergehend, so verschwinden die Geräusche wieder.

Mit dem Nabelschnurgeräusch ist nicht zu verwechseln das in den weiten Uterusgefäßen entstehende Uteringeräusch, ein „sausendes" Geräusch in der Frequenz des mütterlichen Pulses, das man am besten über den Seitenkanten des Uterus hören kann.

3. **Abgang von Mekonium** (= Kindspech) bei Kopflagen (Vgl. S. 35): Zirkulationsstörungen des Kindes (Stenosierung der Nabelschnur) führen zu Kohlensäurevermehrung im Blut. Die dadurch bedingte Intoxikation hat eine vorzeitige Auslösung der Darmperistaltik mit Abgang von Kindspech in das Fruchtwasser zur Folge.

Mekoniumabgang allein kann niemals einen Eingriff indizieren, zumal die Ursache schon lange zurückliegen kann! Bei Beckenendlagen ist Mekoniumabgang ohne Bedeutung.

Plötzliches Verschwinden der HT gibt es bei vorher normalen HT praktisch nicht, wohl aber können schlechte HT schnell zum völligen Verschwinden kommen, z. B. beim Nabelschnurvorfall (s. d.). Der Arzt hat dafür zu sorgen, daß die HT der ihm anvertrauten Gebärenden von einer Hebeamme, die sein Vertrauen genießt, stets gewissenhaft kontrolliert werden. Man mache selbst so viele Stichproben als nur praktisch eben möglich (vgl. Insertio velamentosa S. 313.)

Man merke sich noch einmal folgende

Grundregeln für die Kontrolle der HT:

die HT müssen abgehört werden:
1. in der **Eröffnungsperiode** (bei stehender Blase): mindestens alle **10—15 Min.,**
2. bei **starken u. häufigen Wehen: nach jeder Wehe!**
3. **sofort** nach dem **Blasensprung!**
4. in der **Austreibungsperiode: nach jeder Wehe!**

Wehenschwäche

Zunächst einige Zahlen über die

Normale Wehentätigkeit:

Die **Wehen** treten auf
in der **Eröffnungsperiode:**

zu Beginn:	**alle 10—15 Minuten** regelmäßige Zusammenziehungen,
später:	**alle 5 Minuten,** Dauer etwa ½ Min. oder etwas länger,
in der **Austreibungsperiode:**	anfangs **alle 3—4 Min.,** später etwa **alle 2 Min.**

Unter **Wehenschwäche** versteht man eine Anomalie der treibenden Kräfte; man spricht von Wehenschwäche,

wenn die **Wehen** **zu schwach,**
zu selten,
oder **zu kurz**

sind. Aber nicht jedes Nachlassen der Wehen ist gleichbedeutend mit **Wehenschwäche.** (So tritt z. B. nach jedem Blasensprung eine kurzdauernde physiologische Wehenpause ein.) Nur **Untersuchungen** des Kopfhöhenstandes und der Muttermundgröße über eine gewisse Zeit ermöglichen die Feststellung, ob das Nachlassen der Wehen eine echte Wehenschwäche darstellt.

Man unterscheidet **primäre** und **sekundäre Wehenschwäche.**

Primäre Wehenschwäche: die mangelhafte Wehentätigkeit besteht **von Geburtsbeginn an,** die Wehen sind von vornherein schwach, kurzdauernd und selten.

Die Geburt kommt nicht recht in Gang.

Sekundäre Wehenschwäche: die Wehen waren zunächst längere Zeit gut, **ließen dann aber im Verlauf der Geburt nach;** die Wehen sind immer kürzer und schwächer, die Pausen immer länger geworden.

Die **primäre Wehenschwäche** kommt nicht selten vor nach mehreren schnell aufeinanderfolgenden Entbindungen (Abnutzung),
bei asthenischen und hypoplastischen Frauen,
bei alten Erstgebärenden,
bei Zwillingsgeburten und Hydramnion (Überdehnung),
bei Uterus myomatosus (Minderwertigkeit der Uterusmuskulatur),
bei stärkerer Entzündung der Uterusmuskulatur,
bei engem Becken und Querlage (weil kein vorangehender Kindsteil auf die Zervixganglien drückt).

Die **sekundäre Wehenschwäche** hat ihre Hauptursache in der Ermüdung der Uterus- und Bauchmuskulatur (Bauchpresse) durch die schon vorangegangene Geburtsarbeit, daher

Sekundäre Wehenschwäche
= Ermüdungswehenschwäche

Mit dem Auftreten der sekundären Wehenschwäche muß man immer rechnen beim Vorliegen von schwer überwindbaren Geburtshindernissen, z. B.
bei engem Becken,
regelwidriger Kopfeinstellung (Näheres s. unter Vorderhauptslage, Stirn-, Gesichts-, Hinterer Hinterhauptslage und Tiefer Querstand),
rigiden Weichteilen, insbesondere auch bei Narben und Stenosen,
spitzem Schambogen,
vorspringendem, unbeweglichem Steißbein,
vorspringenden Spinae ischiadicae.

Diese Widerstände sind es, an denen sich die Wehenkraft erschöpft. Die Wehen werden schwächer, seltener, immer kürzer und schließlich, nachdem stundenlang eine intensive Geburtsarbeit geleistet wurde, kommt es dann zur

absoluten Wehenlosigkeit
= Geburtsstillstand.

Sehr häufig findet man aber auch, daß eine solche sekundäre Wehenschwäche ohne diese greifbaren Ursachen als **Zeichen einer allgemeinen Erschöpfung** auftritt, z. B. bei schwächlichen oder unterernährten Frauen, alten Erstgebärenden, Vielgebärenden mit erschöpfter Uterusmuskulatur, nach überstandenen oder bei noch bestehenden Krankheiten; sie kommt dann **meist in der Austreibungsperiode** vor. — Die Erfahrung zeigt, daß es auch eine konstitutionelle Ermüdbarkeit gibt.

Noch etwas sehr wichtiges; bei jeder Wehenschwäche ist die **Harnblase zu kontrollieren,** ob sie leer ist:

> Eine
> **volle Harnblase**
> **hemmt die Wehen**
> **reflektorisch!**
> **Volle Harnblase = Wehenbremse**

Worin liegt nun eigentlich die praktische Bedeutung der Wehenschwäche? Sie liegt in der **Verlängerung der Geburtsdauer** über das normale Maß hinaus.

Gefahren der langdauernden Geburt

Die **größte Gefahr** bei der langdauernden Geburt ist die der **Infektion,** der die Mutter mit Sicherheit ausgeliefert ist, wenn nach Blasensprung längere Zeit vergeht.

Die Beurteilung einer Wehenschwäche hängt daher vor allem anderen davon ab, ob die Fruchtblase noch steht oder schon gesprungen ist:

> **Solange die Blase noch steht,**
> **ist eine Wehenschwäche von zweitrangiger Bedeutung!**

Das Auftreten einer Wehenschwäche **nach** dem Blasensprung ist dagegen von allergrößter Bedeutung, denn

> **Je länger der Uterus offen bleibt,**
> **um so größer ist die Gefahr der**
> **aufsteigenden Infektion!**

Im einzelnen kann man die Gefahren **der langdauernden Geburt** einteilen:

I. für die Mutter:

1. Steigende **Infektionsgefahr** (nach Blasensprung), Temperatursteigerung, Fieber;
2. **Drucksymptome:**
   Oedem einer Muttermundslippe (→ Nekrose)
   blutiger Harn,
   Vulvaödem,
   Blasenscheidenfistel,
   Blasenzervixfistel;
3. **Allgemeine Erschöpfung.**

II. für das Kind:

Schlechte HT (Asphyxie) infolge Gehirnschädigung (Kompression des Gehirns, Gehirnblutung, Tentoriumriß).

Besonders am Ende der Austreibungsperiode kommt ein Kind infolge Geburtsstillstand durch Wehenschwäche oft rascher zum Absterben, als man allgemein annimmt! Daher:

Geburtsstillstand auf Beckenboden über 2—3 Stunden hinaus ist für das Kind stets gefährlich!

Häufige und sorgfältige Kontrolle der Herztöne ist somit ganz besonders bei verzögerter Austreibung von größter Wichtigkeit.

Bei langdauernden Geburten öfter Temperaturen messen!

Zur Bekämpfung der Wehenschwäche darf man auf keinen Fall einfach „Wehenmittel" verordnen, sondern es ist unter allen Umständen im einzelnen zu prüfen, welche Ursache die Wehenschwäche hat. Ferner ist zu beachten,

Jede Wehenförderung hat mit physikalischen Mitteln zu beginnen!

Diese sind:

1. **Blase und Darm entleeren,** und zwar gründlich: Hoher warmer Einlauf! (1 Liter Wasser + 2—3 Eßlöffel Kochsalz).

Der Einlauf ist oft das beste Wehenmittel!
(Bumm)

2. **Herumlaufen und Treppensteigen lassen!** Dieses „Herumlaufen" hat aber nur dann Erfolg, wenn die Frauen zu einem **möglichst scharfen Tempo beim Gehen** angehalten werden. Herumstehen, Anlehnen, Herumschleichen und ähnliches hat gar keinen Zweck. — **Voraussetzung** zu 2. ist allerdings, daß der Kopf fest im BE steht (sonst Gefahr des Nabelschnurvorlagerns bzw. -vorfalls).

3. **Heißes Bad oder heiße Dusche!** Heiße Bäder werden meistens nur dann verordnet, wenn die Blase noch steht (Infektionsgefahr). Bei gesprungener Blase läßt man meist nur duschen. Jedoch haben neuere (W. Lüttge) und auch ältere Autoren (Leopold) darauf hingewiesen, daß man auch bei gesprungener Blase ohne Gefahr baden lassen kann. Lüttge berichtet über 3000 Fälle mit gesprungener Blase, die ohne Nachteile badeten.

4. **Heiße Umschläge auf den Leib!** Warme Tücher, Heizkissen!

Kommen die Wehen auf diese Weise nicht oder nicht genügend in Gang, so geht man jetzt zur **medikamentösen Behandlung** über. — Für die praktische Geburtshilfe sind keine großen pharmakologischen Kenntnisse notwendig. Zu merken ist die folgende

Einteilung der Wehenmittel:

1. **Mittel zur Sensibilisierung des Uterus,**
2. **Korpusmittel = eigentliche Wehenmittel.**

Dazu kommen:

3. **Kollummittel = spasmenlösende Mittel,**
4. **Mittel gegen Erschöpfung,**
5. **Krampfmittel = Mittel zur Erzielung von Dauerkontraktionen.**

1. Mittel zur Sensibilisierung des Uterus:

Das Mittel der Wahl ist hier **Chinin** in kleinen Dosen, das den Uterus in eine ausgesprochene Wehenbereitschaft bringt. Chinin ist also kein eigentliches Wehenmittel, sondern ein Aktivator, es macht den Uterus auf Wehenmittel ansprechbar, es sensibilisiert ihn.

Jede medikamentöse Wehenförderung hat daher mit Chinin zu beginnen.

Wegen des bitteren Geschmackes Verordnung am besten in Form von **Zäpfchen:**

Chinin. hydrochlor. Suppos. 0,1—0,3 3mal je 1 Supp. in ½stündl. Abstand;

oder als Pulver: Chinin. hydrochlor. (ad. capsul. amyl.) 0,1 oder 0,3 3mal je 1 Kapsel in ½stündl. Abstand;

oder Cardiazol-Chinin-Bohnen (enthalten 0,1 g Chinin. hydrochlor.) 3mal je 1—2 Bohnen in ½stündl. Abstand. Verstärkung der Chininwirkung durch Cardiazol (Holzbach).

Merke: Kleine Dosen von Chinin sensibilisieren, große Dosen blockieren den Uterus
(nach Schübel, Heidler, Martin u. a.)

Eine halbe bis eine Stunde nach der letzten Chiningabe verordnet man die eigentlichen „Wehenmittel", das sind die

2. Korpusmittel,

die Hypophysenhinterlappen (HHL-) extrakte (2 Komponenten: das **Oxytozin** (uteruserregend) und das **Vasopressin** (blutdrucksteigernd und peristaltikanregend). Das Oxytozin greift am Uteruskörper an und erzeugt kräftige rhythmische Kontraktionen.

Hypophysenhinterlappen-Präparate = „Zange von oben"
Ernst Bumm

Sie sind geeicht in sogenannten **Voegtlin-Einheiten (V.E.)** auf Grund eines von Voegtlin angegebenen international anerkannten Trockenpulvers.

Hypophysin:	1 ccm = 3 V.E.
Pituglandol:	1 ccm = 3 V.E.
Pituigan:	1 ccm = 3 V.E.
Physormon:	1 ccm = 2 V.E.
Pituigan forte:	1 ccm = 6 V.E.
Hypophen:	1 ccm = 6 V.E.
Hypophysin, stark:	1 ccm = 10 V.E.

Um dem im vergangenen Kriege aufgetretenen großen Mangel an HHL-Präparaten abzuhelfen, hat man sich der alten Erfahrung erinnert, daß das **Adrenalin** den Uterus zu rhythmischen Kontraktionen anzuregen vermag. Man hat aus dem synthetischen Adrenalin, dem **Suprarenin,** einen neuen Körper abgezweigt, das **Varon,** mit dem jetzt die ersten Versuche in der Praxis als Wehenmittel gemacht werden. Varon erzeugt prompt Wehen: es kommt in seiner Wirkung den HHL-Präparaten durchaus nahe. Störend sind noch die Nebenwirkungen, die dem Varon als einem Suprareninkörper anhaften: Blutdruckerhöhung und Kopfschmerzen.

Auch die HHL-Präparate steigern mehr oder weniger den Blutdruck, wenn auch bei weitem nicht in dem Maße wie das Varon. Bei erhöhtem Blutdruck **(RR über 140 mm Hg)** dürfen nur solche Wehenmittel angewandt werden, die den Blutdruck nicht erhöhen, die also das Vasopressin nicht enthalten, nämlich **Orasthin** oder **Myopituigan:**

Orasthin:	1 ccm = 3 V.E.
Myopituigan:	1 ccm = 3 V.E.
Orasthin, stark:	1 ccm = 10 V.E.

Alle Verordnungen von Wehenmitteln sind **stets in V.E.** anzugeben. Praktisch sagt und schreibt man am einfachsten z. B. 0,2 ccm Orasthin von 3 V.E. d. h. von einer Ampulle Orasthin, die in 1 ccm 3 V.E. enthält, sollen 0,2 ccm, also $^3/_5$ V.E. gegeben werden.

Wehenfördernd bis zur Geburt des Kindes wirken nur kleine und kleinste Dosen. Daher nur Ampullen verwenden, die in 1 ccm 3 V.E. enthalten. Nach den Chiningaben (s. o.) geht man bei primärer Wehenschwäche in der Eröffnungsperiode z. B. folgendermaßen vor:

1. Injektion: 10 Uhr: 0,2 ccm Orasthin (1 ccm = 3 V.E.)

wenn kein Erfolg:

2. Injektion: 10.30 Uhr: 0,3 ccm Orasthin (1 ccm = 3 V.E.)

wenn noch kein Erfolg:

3. Injektion: 11 Uhr: 0,4 ccm Orasthin (1 ccm = 3 V.E.)

Besser aber kostspieliger ist es, mit dem Mittel jeweils zu wechseln.

Sind noch immer keine regelmäßigen kräftigen Wehen aufgetreten, so gibt man ausnahmsweise ein als besonders wirksam bekanntes Mittel, das **Thymophysin,** ein Hypophysenthymuspräparat, das für schwer ansprechbare Fälle reserviert bleiben muß.

Thymophysin: ½ ccm = 5 V.E.
Thymophysin: 1 ccm = 10 V.E.
Also: 12 Uhr: 0,2 ccm = Thymophysin
(1 ccm = 10 V.E.)

Das Thymophysin wird höher dosiert: Man injiziert schon als erste Dosis 2—5 V.E.

Am besten wirken die Hypophysenhinterlappenpräparate, wenn man mit der Injektion warten kann, bis die **Zervix verstrichen** und der Muttermund etwa für **2 Querfinger** durchgängig ist.

Die stark wirkenden HHL-Präparate, wie Hypophysin, stark, und Orasthin, stark, die in 1 ccm 10 V.E. enthalten, sollen nur angewandt werden, **wenn der Kopf auf BB steht,** damit er sofort durch Zange entwickelt werden kann, falls die HT schlecht werden sollten.

Alle Wehenmittel bis zur Geburt des Kindes nur subkutan oder intramuskulär, niemals intravenös geben. Große Gefahr: **Krampfwehen!** Folgen: Schlechte HT! Uterusruptur!! Atonische Nachblutung!

Warnung!
Wehenmittel vor Geburt des Kindes
niemals intravenös
injizieren! Lebensgefahr für
Mutter und Kind!

In der **Austreibungsperiode** kann man **höhere Dosen** als in der Eröffnungsperiode verabfolgen. Man gibt unter Umständen 2—3—4 V.E., muß dann aber die **HT** noch öfter als sonst kontrollieren und die **Zange bereit halten!**

Nicht in jedem Falle darf man Wehenmittel geben. Keine Wehenmittel ohne gründliche äußere und rektale Untersuchung geben, sonst leicht Übersehen eines Mißverhältnisses.

Merke:

Niemals Wehenmittel geben
bei
schlechten HT,
hochgradigem Mißverhältnis zwischen Kopf und Becken
= Gefahr der Uterusruptur,
(ebenso auch bei **Querlage, Schräglage, Hydrozephalus u. a.**)

Seit einigen Jahren werden von verschiedenen Seiten oral zu gebende Wehenmittel, insbesondere das **Basergin** (Guggisberg, Bauereisen, Podleschka, Antoine, Heyrowski, Meinhardt) empfohlen. Basergin, das

Tartrat des Ergobasins (chemisch identisch mit Ergometrin) wird folgendermaßen optimal dosiert: Einzelgabe = 3 Tropfen, wird in halbstündlichem Abstand nach Bedarf zweimal wiederholt. Dieses Schema kann nach 2—3 Stunden wiederholt werden, wenn keine Wehen auftreten. Wenn dann wieder kein Erfolg, 24 Std. abwarten und dann von neuem verabreichen.

3. Kollummittel

sind im Gegensatz zu den eigentlichen Wehenmitteln, den Korpusmitteln, solche Präparate, die am Collum uteri, und zwar krampflösend, angreifen. Ihre Hauptwirkung ist die Erleichterung der Mm-Eröffnung. Zeigt sich bei guten Wehen in der Eröffnungsperiode, daß der Mm sich auffallend langsam öffnet (= „rigider Mm"), so verordnet man im Verlauf von 2—3 Stunden zweimal ein **Belladonna-suppositorium.**

Rp.: Extr. Belladonnae . 0,03
Ol. Cacao qu. s.
M. f. supp. No VI

oder Belladonna-Exclud Suppos., Bellafolin- oder Belladenal-Supp.

Eine weitaus stärkere spasmenlösende Wirkung haben die Mittel der Gruppen **Morphin, Pantopon, Dilaudid.** Als neueres Mittel sei besonders das **Dolantin** empfohlen: im Laufe der Eröffnungsperiode 2mal je 1 Ampulle von 2 ccm (S. 37).

4. Mittel gegen Erschöpfung:

Liegt eine ausgesprochene Ermüdungswehenschwäche vor, so wirken die HHL-Präparate meist überhaupt nicht. Einer erschöpften Kreißenden muß man erst einmal einige Stunden **Ruhe und Schlaf** verschaffen, um ihr neue Kraft zu geben. Es ist eine alte Erfahrung, daß sich danach die Wehentätigkeit auffallend erholt. Die souveränen Mittel sind hier subkutane Injektionen von

Morphin + Atropin, 1 ccm = 0,02 Mo. + 0,0002 Atrop. sulf.
oder Dilaudid, 1 ccm = 0,002 Dilaudid
oder Pantopon, 1 ccm = 0,02 Pantopon

Das Mittel der Wahl ist seit vielen Jahrzehnten das **Morphin,** von dem mindestens 0,015 g, am besten **0,02 g** gegeben wird. Die erschöpfte Kreißende schläft danach prompt eine Reihe von Stunden und wacht danach gekräftigt und „wie neu geboren" auf. Die Wehen, sofern solche noch bestehen, werden durch Morphin überhaupt nicht beeinflußt (Antoine), lediglich der Wehenschmerz hört vollkommen auf. Daher:

Bei hochgradiger Erschöpfung der Kreißenden:
0,02 g Morphin!

5. Krampfmittel

machen keine eigentlichen Wehen, sondern bewirken Dauerkontraktionen, also einen Krampf der Gebärmuttermuskulatur. Hierher gehören die Mutterkornsubstanzen Gynergen, Neo-Gynergen, Gravitol, Secacornin, Ergotin u. a.; Präparate dieser Gruppe **dürfen also erst gegeben werden, wenn der Uterus vollkommen leer ist,** sie sind die Mittel der Wahl zur Blutstillung **nach Geburt der Plazenta.**

Mutterkornpräparate erst geben,
nachdem Kind und Plazenta geboren sind!

Eine Ausnahme stellen die Mutterkornpräparate, wie das Basergin u. ä. dar, die in Tropfenform verabreicht werden.

Die beiden am meisten verwandten Krampfmittel sind **Gynergen** und **Neogynergen.**

Gynergen ist das weinsaure Salz des i. J. 1918 von Stoll aus dem Mutterkorn isolierten Alkaloids **Ergotamin.** Gynergen = Ergotamintartrat.

Mittlere Dosierung: 0,5—1 ccm subkutan, i. m. oder i. v.; Tropfen: 2mal tgl. je 15—20 Tropfen (Wochenbett).

Packungen: Ampullen zu ½ und 1 ccm.
O.-P. mit 2 und 6 Ampullen.
Tabletten: O.-P. mit 15 Stck. Klein-Packg. mit 8 Stck.
Lösung: Tropfflasche mit 15 ccm, Klein-Packg. mit 7,5 ccm.

Neo-Gynergen ist **Ergotamintartrat** (= Gynergen) + **Ergobasintartrat.** Ergobasin (= Ergometrin) ist ein i. J. 1932 aus dem Mutterkorn gleichzeitig von Dudley und Moir, Stoll u. a. isoliertes Alkaloid.

Kennzeichen des Ergobasins: **sehr schnell einsetzende,** aber kürzer andauernde Wirkung. Die Wirkung des **Kombinations**präparates Neo-Gynergen besteht darin, daß es **schnell wirkt** (Ergobasin) und die **Wirkung lange anhält** (Ergotamin).

Mittlere Dosierung: 1 ccm subkutan, i. m. oder i. v.; Tropfen: 3mal tgl. 15—20 Tropfen (Wochenbett)

Packungen: Ampullen zu 1 ccm.
O.P. mit 3 und 6 Ampullen.
Lösung: O.-P. zu 10 ccm.

Das **Mutterkorn** selbst, z. B. in Form des Extr. secal. cornut. fluid., soll möglichst nicht mehr verordnet werden, da die uteruswirksamen Alkaloide in der Droge in ganz ungleichen Mengen vorhanden sind.

Zum Schluß ein einfaches mechanisches Mittel zur Wehenanregung das in besonderen Fällen sehr gut wirkt:

die Blasensprengung bei nicht vollständig eröffnetem Muttermund, (S. 272) und zwar

1. dann, wenn **reichlich viel Fruchtwasser** vorhanden ist. Man kann sich leicht vorstellen, daß der Uterus nicht zu kräftigen, wirksamen Kontraktionen kommen kann, wenn er durch eine zu große Fruchtwassermenge gewissermaßen zu stark aufgepumpt ist. Dabei braucht es sich noch nicht um ein ausgesprochenes Hydramnion (s. d.) zu handeln. Schon geringere Vermehrungen des Fruchtwassers über das normale Maß hinaus haben eine Verzögerung der Geburt infolge schwacher Wehen zur Folge. Unter solchen Umständen bewirkt vorzeitiges Sprengen der Blase und Ablaufenlassen eines Teiles des Fruchtwassers das Auftreten kräftiger Wehen. Das gilt in erster Linie für Kopflagen.

Bei Kopflagen mit reichlich viel Fruchtwasser
wirkt vorzeitige Blasensprengung
wehenerregend
= geburtsbeschleunigend!

2. Wenn eine erhebliche Wehenschwäche die **einzige** Regelwidrigkeit eines Falles darstellt und diese mit gar keiner der üblichen Maßnahmen erfolgreich bekämpft werden kann, so ist es **ausnahmsweise** erlaubt, auch bei nicht vollständigem Muttermund die Blase zum Zwecke der Geburtsbeschleunigung zu sprengen.

Die Erfahrung (Van der Hoeven, Kreis, Guthmann und Enders, Ihm u. a.) sowie theoretische Überlegungen (De Snoo u. a.) haben nämlich gezeigt, daß wir unsere Vorstellung über die Wirkung der Fruchtblase bei der Erweiterung des Halskanals ändern müssen. Umfangreiche Untersuchungen bei vorzeitigem und frühzeitigem Blasensprung ergaben, daß der vorangehende Kindsteil, insbesondere der Kopf, den Halskanal mindestens ebenso schnell und in den meisten Fällen sogar schneller dehnt als die Fruchtblase.

Selbstverständlich kann man eine solche Blasensprengung zur Geburtsbeschleunigung nur dann vornehmen, wenn der vorangehende Teil einwandfrei in das Becken eingetreten ist.

Wegen der Gefahr des Vorfalls der Nabelschnur oder kleiner Teile ist grundsätzlich

Vorzeitiges Blasensprengen strengstens verboten
bei Querlagen,
Beckenendlagen,
engem Becken!

(Wichtigkeit der sorgfältigen äußeren und rektalen Untersuchung!!)

Es sei nochmals betont, daß Blasensprengung zum Zwecke der Geburtsbeschleunigung immer ein **Ausnahmeverfahren** darstellen muß. Denn hinter jeder Blasensprengung steht drohend die Gefahr der aufsteigenden Infektion. Mit der Sprengung der Blase wird die Barriere zwischen dem keimfreien Uterus und der stets in hohem Grade keimhaltigen Scheide weggeräumt. Die Keime können unbehindert aufsteigen, um so mehr, je länger die Geburt noch dauert. Immer hat man sich das alte Gesetz vor Augen zu halten:

Je länger der Uterus offen bleibt,
um so größer ist die Gefahr der
Infektion!

Wehenschwäche bedeutet Geburtsverzögerung. Um einen Maßstab zu haben, merkt man sich die

Normale Geburtsdauer:

bei **Erstgebärenden: 16—24** Stunden,
bei **Mehrgebärenden: 8—12** Stunden,
bei **alten Erstgebärenden: bis 48** Stunden.

Die Zahlen sind Ergebnisse neuerer großer Statistiken (Föderl, Loenne u. a.).

Zulässige Höchstdauer einer Geburt:
Bis zur Geburt sollen 36—48 Stunden nicht überschritten werden!
Bei jungen Erstgebärenden soll der Kopf nicht länger als 24 Stunden im BE stehen, vom Beginn kräftiger Wehen an gerechnet!

Man soll die Sonne nicht zweimal über einer Kreißenden untergehen lassen (A. Döderlein).

Kommt bei einer infolge Wehenschwäche abnorm langdauernden Geburt der Kopf nun endlich tiefer und steht zangengerecht, so soll man bei erneut eintretendem Geburtsstillstand nicht zögern, die Geburt durch Zange zu beenden. Das gilt besonders, wenn der Kopf auf BB steht oder schon über Stunden in der Wehenpause in der Tiefe sichtbar ist und die Kreißende ihn doch nicht mit eigner Kraft herauspressen kann. Unter solchen Umständen sind die Gefahren weiteren Abwartens (s. u.: Gefahren der langdauernden Geburt!) für Mutter und Kind größer als die des operativen Eingriffs (s. S. 75).

Geburtseinleitung

am rechtzeitigen Schwangerschaftsende.

Indikationen:

1. Vorzeitiger Blasensprung,

aber nur a) wenn nach etwa 24 Stunden die Wehen nicht in Gang gekommen sind oder

b) wenn Komplikationen drohen (Temperaturerhöhung, Abweichen des Kopfes).

Die Gefahren des vorzeitigen Blasensprunges werden allgemein überschätzt. Gewiß ist, daß ein vorzeitiger Blasensprung beim engen Becken, bei der Querlage und bei der Beckenendlage die Geburtsaussichten noch mehr verschlechtert. Abgesehen davon ist aber der vorzeitige Blasensprung sonst, wenn er als einzige Regelwidrigkeit auftritt, nicht als ein ausgesprochen ungünstiges Zeichen, sondern lediglich als eine „physiologische Variante des normalen Geburtsverlaufes" (Gross) anzusehen. Bei alten Erstgebärenden kann er sich sogar ausgesprochen günstig (Metz) auswirken, wenn keine anderen Regelwidrigkeiten hinzutreten.

2. Übertragung des Kindes

Echte Übertragung ist sehr selten. Bei den meisten „Übertragungen" handelt es sich um Rechenfehler, Irrtümer oder bewußte Täuschungen. Ein sicheres Mittel zur Feststellung einer Übertragung gibt es nicht. Praktisch ausschlaggebend ist die Erfahrung des Geburtshelfers, der sich auf Grund genauester Aufnahme der Anamnese, sorgfältigster Untersuchung meist bald darüber klar werden kann, ob eine wirkliche Übertragung vorliegt oder nicht.

Bei echten Übertragungen sind die Kinder ernsthaft gefährdet, sie sterben nicht selten ohne ersichtlichen Grund schnell ab. Puppel berichtet, daß von 328 Totgeburten in 63 Fällen (= 18%) die Schwangerschaft nachweislich übertragen war. Vgl. auch Frigyesi, Köhler.

Übertragen nennt man ein Kind mit einem Gewicht **über 4000 g** und einer Länge über **55 cm** (= Riesenkind).

Wenn nach Verabfolgung von 2 oder 3 Wehenkuren (s. unten, Wehenschema) die Wehen nicht in Gang kommen, so kann man beim Fehlen sicherer Unterlagen im allgemeinen annehmen, daß eine Übertragung nicht vorliegt. (Der Apfel fällt vom Stamm, wenn er reif ist, besonders wenn man am Baum schüttelt). Ist aber der nach der Naegeleschen Regel errechnete **Termin um 12—14 Tage überschritten** und sprechen **auch andere Faktoren** mit einiger Sicherheit für eine Übertragung, so leite ich, wenn 3 Wehenkuren und heiße Bäder ohne Erfolg waren, die Geburt **mechanisch** ein (s. u.). Bei Erstgebärenden mit normalen Becken bin ich mit der Annahme einer Übertragung zurückhaltend, wenn der Kopf noch nicht im Becken steht. Die Göttinger Klinik (Martius, v. Massenbach) geht ebenso am 16. Tage nach dem errechneten Termin vor.

3. Hydramnion

aber nur a) wenn es sich um ein akutes Hydramnion handelt, wenn also das Fruchtwasser in wenigen Tagen auffallend zugenommen hat oder

b) wenn ein Hydramnion bedrohliche Erscheinungen macht (z. B. Dyspnoe).

Jede Geburtseinleitung hat zunächst zu erfolgen als

A. Medikamentöse Geburtseinleitung

Üblich ist ein Wehenschema, das als Steinsche Kur (1920) bezeichnet wird und das ich in etwas abgeänderter Form folgendermaßen geben lasse:

Wehenschema:

7 Uhr	2 Eßlöffel **Rizinus, Einlauf,** heißes **Bad,**
8 Uhr	0,3 **Chinin**
8.30 Uhr	0,3 **Chinin**
9 Uhr	0,3 **Chinin**
9.20 Uhr	0,1 ccm **Hypophysin** subkutan (1 ccm = 3 V.-E.)
9.40 Uhr	0,2 ccm **Hypophysin** subkutan
10 Uhr	0,3 ccm **Hypophysin** subkutan
10.20 Uhr	0,4 ccm **Hypophysin** subkutan
10.40 Uhr	0,5 ccm **Hypophysin** subkutan

Bei erhöhtem Blutdruck gibt man an Stelle des Hypophysins Orasthin.

Ist das Schema ohne Erfolg, so kann es am 3. und 5. Tag wiederholt werden. Dabei empfiehlt sich ein Wechsel des HHL-Präparates, am besten gibt man an Stelle des Hypophysins jetzt Thymophysin (1 ccm = 10 V.-E.), und zwar die gleichen Mengen wie beim Hypophysin.

Keettel, Diddle u. Plass berichten über 1000 Fälle von Blasensprengungen, die zur Geburtseinleitung vorgenommen wurden. Bei 5/6 aller Fälle setzte die Geburt innerhalb von 5 Stunden ein. Weder der Geburtsverlauf noch das Schicksal von Mutter und Kind wurden durch die Blasensprengung ungünstig beeinflußt.

B. Mechanische Geburtseinleitung

Ist nur anzuwenden, wenn man mit dem medikamentösen Verfahren nach mehrmaligen Versuchen keinen Erfolg hatte. Zu der mechanischen Geburtseinleitung wird sich der Erfahrene immer nur sehr ungern entschließen, vor allem wegen der mit jedem vaginalen Eingriff verbundenen Infektionsgefahr, zumal diese Verfahren in ihrem Erfolg unsicher sind.

In Frage kommen:

Mechanische Geburtseinleitung:

1. Blasensprengung
2. Manuelle Dehnung des Muttermundes
3. Metreuryse.

ad **1. Blasensprengung:** wird stets rekto-vaginal vorgenommen, Ausführung s. S. 272.

Anwendung bei Hydramnion zur Geburtseinleitung,
bei Übertragung zur Geburtseinleitung, wenn der Mm mindestens schon fünfmarkstückgroß ist,
bei Geburtsstillstand, wenn der Mm mindestens fünfmarkstückgroß und die Wehentätigkeit gut ist.

ad **2. Digitale bzw. manuelle Dehnung des Muttermundes**

bei rigidem Muttermund. Vorbedingung: Mm mindestens etwa fünfmarkstückgroß. Übliche Vorbereitung (S. 80). Narkose. Man schiebt in den Mm so viel Finger als möglich und dehnt ihn langsam durch Spreizen der Finger.

ad **3. Metreuryse = Einlegen eines Metreurynters:** Ausführung s. S. 218.

Von der Anwendung der Metreuryse als Verfahren der Geburtseinleitung bin ich in den letzten Jahren ganz abgekommen. Der Grund ist vor allem die Infektionsgefahr, hier noch gesteigert durch die unumgängliche Sekretstauung.

Geburtsstillstand auf Beckenboden

Beispiel: 40jährige Ipara; die Preßwehen, die über zwei Stunden lang regelmäßig und kräftig anhielten, haben jetzt völlig aufgehört. HT gut, Blase vor zwei Stunden gesprungen, Kopf auf BB, (s. S. 23/24), Mm seit mehreren Stunden vollständig.

Diagnose: Geburtsstillstand auf Beckenboden, sekundäre Wehenschwäche.

Bei Geburtsstillstand auf BB muß stets **innerlich,** zunächst immer **rektal,** untersucht werden. Gewiß geht in vielen Fällen die Geburt einfach wegen der vorhandenen sekundären Wehenschwäche nicht weiter. Man muß aber sehr daran denken, daß häufig auch eine bisher nicht erkannte **Regelwidrigkeit der Kopfeinstellung oder -haltung,** wie sie besonders z. B. der tiefe Querstand darstellt, ferner aber auch **Weichteil-** oder **Knochenwiderstände** die eigentlichen Ursachen des Geburtsstillstandes sein können. Die Wehenschwäche tritt dann als **Folge** derartiger Regelwidrigkeiten, gegen die die Wehenkraft vergebens ankämpfte, ein. Andererseits bewirken diese Regelwidrigkeiten nicht selten einen vollständigen Geburtsstillstand auf BB, **ohne** daß zunächst eine Wehenschwäche besteht. Dann darf man die Kreißende **auf keinen Fall einfach stundenlang pressen lassen,** sondern man muß sich sagen, daß hier etwas nicht in Ordnung ist und muß auf jeden Fall rektal untersuchen.

> **Kommt es in der Austreibungsperiode zum Geburtsstillstand,**
> **so muß durch rektale Untersuchung die Ursache festgestellt werden, gleichgültig, ob Wehenschwäche vorliegt oder nicht!**

Grundsätzlich ist festzuhalten:

Wenn eine Geburt in der Austreibungsperiode auffallend langsam verläuft oder zum Stillstand kommt, so handelt es sich meist entweder

um eine **reine Wehenschwäche** { = **sekundäre Wehenschwäche** / = **Ermüdungswehenschwäche,**

oder um einen **Weichteilwiderstand** (rigider Damm, übermäßig straffer Bandapparat u. ä.),

oder um einen **Knochenwiderstand** (vorspringendes Steißbein, verengter Beckenausgang, spitzer Schambogenwinkel),

oder um eine **Regelwidrigkeit der Kopfeinstellung** oder **-haltung** { am häufigsten kommt vor:
Tiefer Querstand,
Hintere Hinterhauptslage,
Deflexionslagen (Vo HL, GL).

Es ist sehr zu beachten, daß eine verlängerte Austreibungsperiode leicht zur

Asphyxie des Kindes

führt.

Grund: Das dem kindlichen Kopf fest und dicht aufsitzende Weichteilrohr wirkt sich auf den Kopf als starke Umschnürung aus. Diese Umschnürung, besonders wenn sie lange Zeit besteht (verlängerte Austreibungsperiode!), bewirkt **Hirndruck,** unter Umständen **Stauung im Gehirn,** nicht selten sogar **intrakranielle Blutungen.** Schon Hirndruck genügt, um Asphyxie zu erzeugen.

Verlängerte Austreibungsperiode

Hirndruck → **Stauung** → **intrakranielle Blutung**

↓

Asphyxie
des Kindes!

Die rektale Untersuchung ergibt in unserem Fall, daß die Pfeilnaht des auf dem BB stehenden Kopfes im geraden Durchmesser verläuft und die kleine Fontanelle vorn steht. Eine Regelwidrigkeit der Kopfeinstellung oder -haltung besteht ebensowenig wie ein Knochenwiderstand. Das Weichteilansatzrohr, also die Scheide, ist aber ausgesprochen rigide. Es handelt sich also hier um eine **Ermüdungswehenschwäche** bei einer **alten** (40jährigen!) **Erstgebärenden.** Die Wehenkraft wurde schon bei der Eröffnung der rigiden Zervixwände aufgebraucht, so daß die Kreißende schon am Ende der Eröffnungsperiode erschöpft war. Hinzu kommen jetzt noch als weitere Komplikation die rigiden Weichteile der Scheide und des Dammes, die zum **Geburtsstillstand auf BB** führen.

Bei dieser 40jährigen Ipara, die dringend ein lebendes Kind wünscht, ist es unter keinen Umständen zu empfehlen, durch Wehenmittel eine Spontangeburt erzwingen zu wollen. Schon die dazu unbedingt vorher notwendige Ruhepause (nach 0,02 g Morphin) wäre für das mit seinem Kopf im Weichteilansatzrohr eingepreßte Kind ausgesprochen lebensgefährlich! Man darf in diesem Fall nicht zögern, die Geburt durch **Zangenoperation** zu beenden. Die Gefahren weiteren Abwartens wären hier für Mutter und Kind größer als die des operativen Eingriffs, wenn er von kundiger und zarter Hand gemacht wird.

Die Geburt ist durch Zange zu beenden, wenn der Kopf länger als 2 Stunden
auf dem Beckenboden steht und
a) trotz mehrstündiger kräftiger Wehen nicht weiter rückt,
oder **b) bei Wehenschwäche die Behandlung mit Wehenmitteln erfolglos oder nicht angebracht ist.**

Indikationen für die operative Entbindung

Wenn man bei einer geburtshilflichen Situation davon spricht, daß eine „strenge Indikation“ vorliegt, so ist damit gesagt, daß in diesem Fall eine dringende Anzeige zur Beendigung der Geburt durch künstliche d. h. operative Entbindung vorhanden ist.

Die **Indikation** ist immer das erste, was geklärt werden muß.

An zweiter Stelle steht die Frage, **welche Art von Operation** anzuwenden ist, um die Geburt künstlich zu beenden.

Jede der geburtshilflichen Operationen hat ihre ganz bestimmten **Vorbedingungen.** Nur dann kann eine bestimmte Operation zur Anwendung kommen, wenn ihre Vorbedingungen voll erfüllt sind.

Die Frage eines operativen Eingriffs hängt in der Geburtshilfe also stets von zwei Hauptpunkten ab, von der **Indikation** und den erfüllten **Vorbedingungen:**

Die Indikation gibt den **Entschluß zur Operation,** die **erfüllten Vorbedingungen** bestimmen die **Art der Operation.**

Bei einer gegebenen Indikation entscheidet über das „Wie“ des Vorgehens die augenblickliche geburtshilfliche Situation, also der zuletzt erhobene Befund. In dem einen Fall (Kopf in der Tiefe sichtbar) kann die Geburt durch eine einfache **Episiotomie** beendigt werden, in einem anderen (Kopf auf BB oder in BM, Mm vollständig) durch **Zangenentbindung,** in einem dritten (hochstehender Kopf, Erstgebärende, keimfreies Genitale) ist die **abdominale Schnittentbindung** angezeigt, in einem vierten Fall (hochstehender Kopf, Mehrgebärende) führt die **Wendung** mit anschließender **Extraktion,** eventuell nach **Hysterotomia anterior,** zum Ziel. Also: eine Indikation zur Beendigung der Geburt und je nach den erfüllten Vorbedingungen vier verschiedene Möglichkeiten des Vorgehens.

Im Grunde genommen gibt es in der Geburtshilfe nicht viele Indikationen, sondern eigentlich nur zwei:

Es gibt nur
zwei Indikationen in der Geburtshilfe:
1. Gefahr für die Mutter!
2. Gefahr für das Kind!

Die Indikation ergibt sich aus einer Komplikation beim Geburtsablauf. Dabei gilt aber auf keinen Fall, daß Komplikation = Indikation ist. Es muß vielmehr, besonders dem geburtshilflichen Anfänger gegenüber mit größtem Nachdruck folgendes ausgesprochen werden:

Nur wenn man nach genauester Untersuchung unter eingehender Berücksichtigung und gewissenhafter Prüfung aller für den betreffenden Fall in Frage kommenden Umstände zu der Überzeugung gedrängt wird, daß diese vorhandene Komplikation eine wirklich **ernsthafte Gefahr** für die Mutter oder für das Kind oder für beide darstellt, dann erst wird die Komplikation die Grundlage für eine Indikation zum Eingreifen.

Mit der größten Gewissenhaftigkeit sollte sich besonders der junge Geburtshelfer vor dem Entschluß zu einem Eingriff die folgenden Fragen beantworten:

Muß ich operieren? (Punkt 1—3)
Darf ich operieren? (Punkt 4—6)
Kann ich operieren? (Punkt 7)

1. Ist die festgestellte Komplikation wirklich derartig bedrohlich, daß sie **unbedingt** ein Eingreifen erforderlich macht?
2. Wenn die Kreißende **deine Frau** wäre, würdest du dann auch eingreifen?
3. Muß der Eingriff, wenn schon indiziert, unbedingt **sofort** ausgeführt werden? Wenn nicht, so empfiehlt es sich oft, im Vertrauen auf das Walten der Natur, noch etwas abzuwarten (siehe aber hierzu die Grundregel auf S. 112).
4. Sind die **Vorbedingungen** für die beabsichtigte Operation wirklich alle erfüllt?
5. Sind alle drei **Geburtsfaktoren:**

   Becken, Kind und Wehen

   genügend beachtet und bewertet worden, ist ferner auch der **Allgemeinzustand** der Kreißenden richtig eingeschätzt worden?
6. Kann der Kreißenden oder auch dem Kind der beabsichtigte **Eingriff,** der ja stets mit mehr oder weniger erheblichen Gefahren verbunden ist, nicht **gefährlicher** werden als es voraussichtlich die bestehende Komplikation für den weiteren Verlauf der Geburt sein wird?

   Besitzt der **Operateur** auch die **genügende Übung** und **Erfahrung,** um den beabsichtigten Eingriff mit Erfolg für Mutter und Kind durchzuführen? Denn das ist neben der Verletzung der Asepsis und Antisepsis

das Schlimmste:

sich an Operationen heranzuwagen,
die man nicht voll und ganz beherrscht!

Aus der großen Zahl der möglichen Indikationen seien hier nur die folgenden stichwortartig aufgeführt:

Gruppe I der Indikationen: Gefahren für die Mutter:

1. Beginnende **Infektion.** Kennzeichen: Temperatur über 38,5° C.
2. **Quetschung der mütterlichen Weichteile** (Mißverhältnis zwischen Kopf und Becken).

Kennzeichen:

Schwellung der äußeren Geschlechtsteile (Vulvaödem),
Ödem der vorderen Muttermundslippe,
Blutiger Harn. Ursache: Druck auf die Harnblase.
Blutiger Stuhl. Ursache: Druck auf den Mastdarm (selten).
Ausziehung des unteren Uterinsegments.

3. **Starke Blutungen.**

Häufigste Ursachen:

Placenta praevia (S. 264),
Vorzeitige Lösung (der normal sitzenden Plazenta) (S. 277)
Uterusruptur (S. 214)

4. Allgemeine Erkrankungen der Mutter.

Eklampsie (S. 368), Herzfehler (Mitralstenose!), Herzmuskelschwäche (Dekompensation?), Nephritis, Nephrose, Infektionskrankheiten (**Pneumonie**, **fieberhafte** Grippe, Tbc. usw.).

5. Übermäßig lange dauernde Geburt.

Die größte Gefahr der übermäßig langdauernden Geburt ist die der **Infektion** der Mutter:

> **Je länger der Uterus offen bleibt,**
> **um so größer ist die Gefahr**
> **der aufsteigenden Infektion!**

Normale Geburtsdauer: s. S. 71.

Zulässige Höchstdauer einer Geburt: Bis zur Geburt sollen **36—48** Stunden nicht überschritten werden! Die Sonne soll nicht zweimal über der Kreißenden untergehen (A. Döderlein). Bei jungen Erstgebärenden soll der Kopf nicht länger als **24** Stunden in BE stehen, vom Beginn kräftiger Wehen an gerechnet!

Ist die Ursache der langdauernden Geburt eine Wehenschwäche, so ist diese mit den unter diesem Kapitel angegebenen Maßnahmen (S. 61) zu bekämpfen! Tritt nach Anwendung der physikalischen und medikamentösen Wehenmittel (HHL-Präparate) erneut ein Geburtsstillstand ein, so wird zunächst eine **Ruhepause** eingeschoben und danach noch einmal Wehenmittel verabreicht. Tritt dann erneut eine Wehenschwäche auf, und steht der Kopf zangengerecht im engeren Sinne, also in BM oder auf BB, so soll man nicht zögern, die Geburt durch Zange zu beenden.

Allgemein gilt:

> **Wenn der Kopf länger als 2 Stunden in der Tiefe sichtbar ist, ohne daß die Kreißende die Kraft hat, ihn herauszudrücken, so ist die Geburt durch Zange zu beenden!**

Gruppe II der Indikationen: Gefahren für das Kind.

1. **Schlechte Herztöne** (S. 56).

> **Schlechte HT heißt: die HT betragen in drei aufeinanderfolgenden Wehenpausen jedesmal**
> **unter 100/Min.**
> **ohne sich zu erholen!**
> **Kind in akuter Lebensgefahr!!**

Das **Vorsignal** hierzu ist eine **Zunahme der HT über 160/Min.!** Schon das bedeutet, wenn es anhält: Kind in bedrohlichem Zustand! Entbindung wünschenswert!

Weitere **Warnsignale:** Mekoniumabgang bei Kopflagen! (S. 35)
Nabelschnurgeräusch!

2. **Nabelschnurvorfall** (bei lebendem Kind).

3. **Blutung bei Insertio velamentosa** (S. 313).

Bei Eingriffen aus **kindlicher** Indikation ist immer das alte Gesetz vor Augen zu halten:

**Das Leben der Mutter ist stets
über das Leben des Kindes zu stellen!**

Aus rein kindlicher Indikation wird man daher eine die Mutter in besonderem Maße gefährdende Bauchoperation wie die Schnittentbindung nur in besonders gelagerten Ausnahmefällen vornehmen (alte Ipara, dringender Kinderwunsch). Die klassischen geburtshilflichen Operationen, wie die Zangenoperation, die Extraktion und die Wendung werden allgemein auch aus rein kindlicher Indikation ausgeführt.

Vorbereitung zu geburtshilflichen Operationen

Das Wichtigste ist das richtige Verhalten des Geburtshelfers in seiner täglichen Praxis, d. h. die gewissenhafte und ununterbrochene Beachtung der Grundsätze der

Noninfektion:

niemals eitrige Wunden,
Wundsekrete,
eitrige Verbände,
infektiöse Prozesse,
infizierte Instrumente

ohne **Handschuhe berühren!!**

Der kleinste Furunkel,
die winzigste eitrige Pustel,
die kleinste eiternde Wunde,
eine noch so „harmlose“ Angina oder Erkältung **verbietet jegliche geburtshilfliche Betätigung,** selbstverständlich auch die nur äußerliche Untersuchung von Kreißenden und Schwangeren.

Nach einer unvermeidlichen Verletzung der Grundsätze der Noninfektion ist sofort eine **gründliche Desinfektion der Hände** (s. unten) vorzunehmen und die geburtshilfliche Tätigkeit, wenn irgend möglich, **2 Tage lang auszusetzen.**

Merkwort: **„Die Gefahr kommt von außen“,** Ernst Bumm

Der Operateur

Ringe, Armbänder und dergleichen sind vor der Desinfektion abzulegen. Ein Arzt, der regelmäßig Geburtshilfe treibt, darf überhaupt keine Ringe und dergleichen tragen.

Eigendesinfektion:

1. **5 Minuten** lang kräftiges **Seifen der Hände und Unterarme** unter fließendem, warmem Wasser. Hemdsärmel möglichst hoch heraufkrempeln! Die Arme müssen bis zwei Querfinger **über** den Ellenbogen hinaus gründlichst abgeseift werden. Nägel, Finger und Handflächen sind **systematisch,** d. h. eins nach dem anderen, mit steriler Bürste zu bürsten.

Im Privathaushalt findet sich fließendes warmes Wasser selten. Abgekochtes, warmes Wasser in einer Schüssel, das jede erfahrene Hebamme stets bereit hält, muß genügen. Das Wasser ist öfters zu wechseln!!

2. **Nagelreinigung.**

3. Noch einmal **5 Minuten** lang gründliches **Seifen und Bürsten,** wie oben.

4. **5 Minuten** lang Hände und Unterarme bis 2 Querfinger **unterhalb** der Ellenbogen in einer ½proz. Zephirol- oder ½proz. Sagrotanlösung mit sterilem Lappen waschen. Abtrocknen mit sterilem Handtuch. Anziehen eines sterilen Mantels und steriler Handschuhe.

Die Kreißende

1. **Lagerung:** Zur vaginalen Untersuchung und zur Episiotomie kann die Kreißende in Längslage liegenbleiben. Für alle anderen Eingriffe ist die Querbettlagerung erforderlich. Beine auf zwei an das Bett herangeschobene Stühle setzen. Bei zu niedrigem oder zu nachgiebigem Bett wird der Kreißenden eine Matratze untergelegt oder ein Küchentisch zur Lagerung benutzt. Das Gesäß muß die Bett- bzw. Tischkante stets etwas überragen.

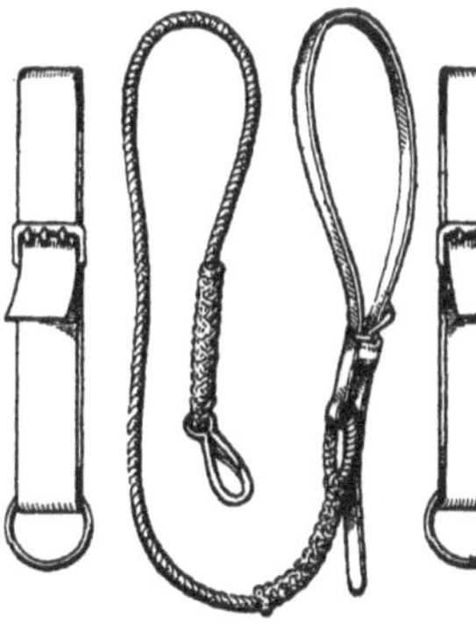

Abb. 40. Beinhalter nach v. Mikulicz-Radecki

Zum Halten der Beine bei Tischlagerung eignen sich am besten die sehr bewährten **Beinhalter** nach v. Mikulicz-Radecki (Abb. 40). Als Ersatz dafür kann man auch ein zusammengerolltes **Bettuch** benutzen, das über die Schultern geführt wird und dessen Enden dicht unterhalb der Knie verknotet werden.

2. **Schmerzstillung:** Zur vaginalen Untersuchung genügt ein Chloräthylrausch, desgleichen auch zur Episiotomie. Jeder andere Eingriff muß in **Vollnarkose** ausgeführt werden. Auch eine „einfache" Zange aus Beckenausgang oder vom Beckenboden würde ich niemals ohne Narkose machen. Wer einmal erlebt hat, wie sich das Gewebe in Narkose entspannt, wird nie mehr einen Eingriff ohne Narkose machen wollen. Abgesehen davon muß heute die Ausführung einer Operation ohne Narkose als unärztlich bezeichnet werden.

Man macht entweder eine **Chloräthyl-Äthernarkose** oder eine **intravenöse Narkose.** Letztere eignet sich nicht für Wendungen.

Achtung!
Längere u. tiefere Narkosen dürfen niemals mit Chloräthyl allein ausgeführt werden! Lebensgefahr!!

a) **Chloräthyl-Aethernarkose:** Ganz langsam zählen lassen und zwischen je zwei Zahlen tief Luft holen lassen. Chloräthyl auf die Maske tropfen, bis die Kreißende beim Zählen unsicher wird bzw. mit Zählen aufhört. Dann weiter Aether geben.

Vorsicht!!
Aether ist höchst feuergefährlich!
Keine Aethernarkose bei offenem Licht!

Chloroform eignet sich nicht als Narkosemittel für die Außenpraxis, da man eine Chloroformnarkose im Gegensatz zur Chloräthyl-Aethernarkose **niemals** von einer Hebamme, sondern **nur** von einem erfahrenen Arzt ausführen lassen kann.

b) **Intravenöse Narkose:** Ich bevorzuge das **Evipan.** In einer Minute niemals mehr als **zwei** ccm Evipan intravenös spritzen. Höchstmenge 10 ccm (1,0 g), allerhöchstens 12—13 ccm (1,2—1,3 g).

Scheidendammnähte kann man auch in Lokalanästhesie mit ½%iger Novocainlösung ausführen.

3. Desinfektion der äußeren Genitalien:

a) **Schamhaare:** Soll nur vaginal untersucht werden, so genügt das Kürzen der Schamhaare in der Umgebung der Vulva mit steriler Schere. Vor Operationen sollen die Schamhaare der Vulva möglichst **rasiert** werden. (Aber niemals ohne vorher genügend einzuseifen!).

b) Gründliches **Abwaschen** der äußeren Genitalien **von oben nach unten** mit warmem Wasser und Seife. After stets zuletzt.

c) **Abspülen** mit ½proz. Sagrotanlösung,
oder ½proz. Zephirollösung,
oder ½promill. Oxyzyanatlösung
(Hydrargyrum oxycyanatum ½ : 1000).

Sehr zu beachten: Auch in den allereiligsten Fällen, z. B. bei sehr schlechten Herztönen oder bei Nabelschnurvorfall, muß wenigstens eine ganz kurze Desinfektion der äußeren Genitalien vorgenommen werden! So eilig ist es nie, daß man nicht noch eben die äußeren Genitalien abseifen und abspülen kann.

4. **Entleerung der Blase:** Muß unter allen Umständen vor jedem geburtshilflichen Eingriff geschehen, und zwar mit dem Katheter. Eine geburtshilfliche Operation bei gefüllter Blase auszuführen ist geradezu ein **Kunstfehler.** Das gilt ganz besonders für die Zangenoperation:

Zu jeder Zangenoperation gehören stets zwei Instrumente:
1. der Katheter und
2. die Zange!!

Das Kathetern wird oft unsachgemäß ausgeführt, sehr zum Nachteil der Patienten.

Richtige Ausführung: Sterile Handschuhe, steriler Tupfer oder Wattebausch, steriler Katheter. Verwendet wird ein **Metallkatheter** oder ein **Gummikatheter** (Nélatonkatheter). **Streng verboten sind Glaskatheter!** Die linke Hand spreizt die kleinen Schamlippen, und zwar so weit, daß man die äußere Mündung der Harnröhre gut sehen kann. Anfängern macht schon das Auffinden der Harnröhre Schwierigkeiten: sie suchen sie zu hoch, in der Gegend des Praeputiums und der Glans clitoridis! Die äußere Mündung der Harnröhre sitzt viel tiefer, unmittelbar über dem Eingang zum eigentlichen Scheidenrohr. — Die rechte Hand taucht den sterilen Tupfer in eine Desinfektionslösung (s. o.) und **drückt den Tupfer einmal zart** gegen die äußere Harnröhrenmündung. **Niemals mit dem Tupfer grob wischen oder abreiben!** Nur mit einem gewissen Nachdruck zart gegendrücken. Jetzt den Katheter mit der rechten Hand wie eine Sonde fassen und so zart wie möglich in wagerechter, leicht nach oben geneigter Richtung einführen. Häufig macht das Kathetern mit dem Metallkatheter Schwierigkeiten. Dann hat man aber meist mit dem Gummikatheter Erfolg. Dieser wird unterhalb der Spitze mit zwei Fingern gefaßt, eingeführt und mit sanftem Druck Zentimeter für Zentimeter hochgeschoben. Nach Ablassen des Harns ist der Katheter mit dem Finger zu verschließen und dann ganz langsam und zart aus der Harnröhre herauszuziehen.

Über **Schwierigkeiten beim Kathetern** s. S. 332.

Episiotomie

Definition: Epíseion (gr.) die Scham, témno (gr.) ich schneide. Scheidendammschnitt: glatter Entspannungsschnitt zur Erweiterung des Scheideneingangs meist vorbeugend zur Entlastung ausgeführt, um Zerreißungen und Überdehnungen des Dammes, der Scheide, insbesondere aber der Muskeln und Faszien des Beckenbodenverschlusses zu vermeiden.

Episiotomie = Beckenbodenschutz!

Anwendung: früher lediglich angewandt, um einen drohenden Damm-(Haut-)riß zu vermeiden. Heute eine viel weitergehende Anzeigenstellung: Das Ziel ist der Schutz des Beckenbodens, das heißt die Vermeidung von Überdehnungen und Zerreißungen der tiefen Beckenbodenmuskulatur, insbesondere auch der seitlichen Levatorschenkel:

Die beste und sicherste Vorbeugung
gegen den Prolaps
ist die **früh angelegte,**
genügend lange und außerdem **gut genähte**
Episiotomie.

Schon vor 20 Jahren (1928) hat v. Jaschke die Episiotomie in allen Fällen empfohlen, in denen inf. ungünstiger Form des Schambogens, abnormer Größe des durchtretenden Schädels u. ä. die Gefahr vorauszusehen ist, daß mit oder ohne Erhaltung des Dammes irreparable Schädigungen des Levators mit der fast unweigerlichen Folge des späteren Deszensus oder Prolapses entstehen

Die Episiotomie wird also angewandt

bei Gefährdung der tiefen Beckenbodenmuskulatur und des Dammes, insbesondere also bei

operativen Eingriffen:

Zangenoperationen (aber durchaus nicht immer!),
Ganzer Extraktion,
Halber Extraktion, insbesondere bei Erstgebärenden,

sodann aber auch als selbständige Operation bei **Spontangeburten:**

bei sehr **straffen Weichteilen** (Sportlerinnen, alte Erstgebärende),

ungünstiger Durchtrittsebene des Kopfes (Hintere Hinterhauptslage, Deflexionslagen),

spitzem Schambogen (ungünstige Einpassung des Kopfes, ungünstige Austrittsbewegung),

zu großem Kopf. Daß ein Damm im Begriff steht, sehr bald zu reißen, erkennt man am **Blaßwerden** des übermäßig angespannten Dammes,

zur **Geburtsbeschleunigung** (beim ein- bzw. durchschneidenden Kopf, zusammen mit dem Kristellerschen Handgriff, dem Hinterdammgriff nach Ritgen oder dem Mastdarmgriff nach Olshausen (S. 41).

Ob man und wann man bei einem den Damm anspannenden Kopf die Episiotomie ausführen soll, ist eine Sache des Gefühls. Dieses Gefühl, ob der im Durchschneiden begriffene Kopf sich gut in den Schambogen einpaßt oder ob er das nicht tut und dann den Damm zu stark belastet, dieses Gefühl kommt in die Fingerspitzen des Anfängers erst dann, wenn er mindestens einige hundertmal einen Dammschutz gemacht hat.

Zeitpunkt: bei Operationen: vor oder während der Operation,

bei Spontangeburten: wenn der Kopf im Ein- bzw. Durchschneiden ist, und zwar stets auf der Höhe einer Wehe.

Küstner empfiehlt die Episiotomie möglichst spät anzulegen, und zwar erst dann, wenn man am Abgang von Blut den Beginn des Einreißens der Scheide erkennt.

Schmerzstillung: Chloräthylrausch oder einige Tropfen Chloroform, wenn nicht eine größere Narkose des operativen Eingriffs wegen gemacht wird.

Prophylaktische Episiotomie? Mit Nachdruck muß betont werden, daß es völlig verkehrt ist, die grundsätzliche Ausführung der Episiotomie zu fordern. Kein guter Geburtshelfer wird daran denken, bei normalen Verhältnissen eine Episiotomie zu machen. Normale Verhältnisse heißt

in bezug auf den **Kopf:** normale Größe, regelrechte Haltung und regelrechte Austrittsbewegung,

in bezug auf die **Weichteile:** genügende Weite und Dehnbarkeit des muskulären Verschlußtrichters.

Zwei Arten der Episiotomie:

1. die laterale Episiotomie,
2. die mediane Episiotomie.

1. Die laterale Episiotomie: Üblicherweise macht man etwa 1 cm von der Mittellinie an der hinteren Kommissur (Frenulum) entfernt mit einer großen geraden Schere einen Schnitt (Abb. 41) **in Richtung auf das Tuber ischii.** Bessere Heilungsverhältnisse ergeben sich, wenn man die Schere **direkt an der hinteren Kommissur,** also in der Mittellinie ansetzt und so schneidet, daß das Tuber ischii etwas oberhalb der verlängert gedachten Schnittlinie liegt. Steht man auf der rechten Seite der Frau **(Dammschutz),** so schneidet man nach **links,** steht man zwischen den Beinen der Frau (**operativer Eingriff**) oder auf der linken Seite der Frau, so schneidet man nach **rechts** hinüber. Die Länge des Schnittes muß man dem Bedarf anpassen; ein Schnitt unter 3—4 cm Länge hat keinen Zweck. Ist der Schnitt zu kurz, so reißt er weiter oder es tritt an anderer Stelle ein Riß auf. Sieht man, daß der erste Schnitt nicht ausreicht, so wird er verlängert.

Sehr wichtig die **Scherenhaltung:** Die Branchen müssen stets **genau im rechten Winkel zum Gewebe** gehalten werden (Abb. 41). Andernfalls wird das Gewebe schräg durchschnitten, was für die Naht sehr ungünstig ist.

Zwei wichtige Dinge bei der Episiotomie:
die **Richtung:** auf das **Tuber ischii,**
die **Scherenhaltung: rechtwinklig** zum Gewebe!

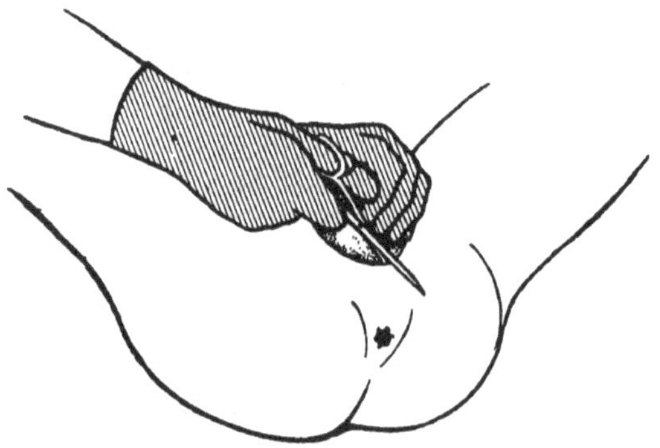

Abb. 41. Laterale Episiotomie

Anatomie: Bei der lateralen Episiotomie wird der M. bulbocavernosus quer durchtrennt.

2. Die mediane Episiotomie: Von der hinteren Kommissur ausgehend wird der Schnitt genau in der Mittellinie in Richtung auf den After angelegt. Der mediane Schnitt darf **höchstens bis auf 2—1½ cm an die Afteröffnung herangehen** (Abb. 42).

Vorteil: Leichtere Naht, bessere Heilung (da bessere Gefäßversorgung) und größerer Raumzuwachs.

Nachteil: Große **Gefahr des Weiterreißens zum DR III.** Anfänger haben daher nur laterale Episiotomien auszuführen, da sie sich unter gar keinen Umständen der Gefahr eines solchen Dammrisses aussetzen dürfen.

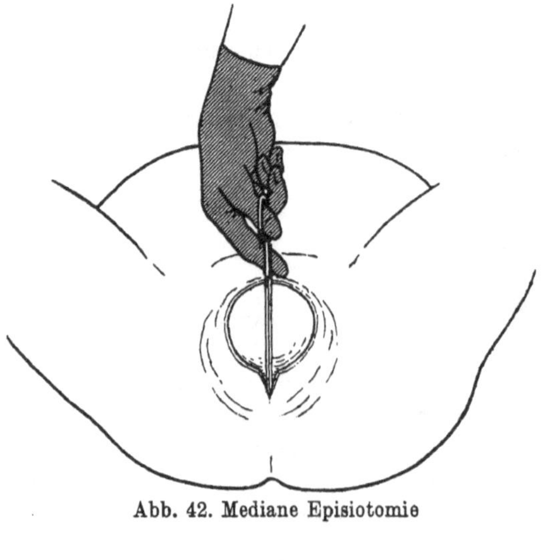

Abb. 42. Mediane Episiotomie

Die Ausführung der medianen Episiotomie ist dem Anfänger streng verboten!

Anatomie: Bei der medianen Episiotomie werden ebenfalls Fasern des M.bulbocavernosus durchschnitten, jedoch nicht quer wie bei der lateralen Episiotomie, sondern mehr schräg. Der Schnitt liegt fast im Verlauf der zum Centrum tendineum ziehenden Muskelfasern (vgl. Abb. 47).

Naht der Episiotomiewunde

Unter Verlängerung der Narkose mit Aether bzw. Evipan wird jetzt die Episiotomie sofort genäht.

Eigendesinfektion! Strengste **Asepsis!** Energische **Reinigung des Dammes** mit ½—1$^0/_{00}$iger Oxyzyanatlösung.

Wie die Abbildung 44 zeigt, hat die Episiotomiewunde infolge des Auseinanderweichens der Wundränder eine rhombusähnliche Form.

1. After abdecken: Mit drei Backhausklemmen ein steriles Tuch von links nach rechts so ausspannen, daß der After verschwindet. Die mittlere Klemme sitzt etwa 1 cm über dem After in der Mittellinie. Die Abdeckung des Afters ist außerordentlich wichtig, wenn man eine gute Wundheilung haben will.

Muß man — z. B. bei Entbindungen im Hause — mehr behelfsmäßig arbeiten, so sei man sich immer der **großen Gefahr** bewußt, die eine **Berührung des Fadens mit dem After und dessen Umgebung** mit sich bringt. Der Faden muß dann unter allen Umständen so gehalten und geführt werden, daß er diese Teile unter keinen Umständen berühren kann.

2. Wundgebiet gut zugänglich machen!

Übersicht ist die Hauptsache! Am besten schiebt man einen sterilen Tampon, z. B. in Form eines fest zugeknoteten Beutels, in dem sich einige Tupfer befinden (sogenannte „Maus"), hoch in die Scheide (Aufspreizung der Scheide; ferner wird das aus dem Uterus fließende Blut abgefangen). Sehr zu empfehlen ist auch — besonders für den bei der Hausgeburt allein arbeitenden Praktiker — ein sogenannter **Vulvaspreizer,** z. B. nach Richter; jeder geburtshilflich arbeitende Praktiker sollte einen Vulvaspreizer in seiner Tasche bei sich führen, er würde mit mancher Episiotomie- und Dammnaht rascher fertig werden.

3. Innersten, das heißt obersten Wundwinkel aufsuchen!

4. Etwa vorhandene **spritzende Gefäße** (selten!) müssen mit Kocherklemmen gefaßt und abgebunden werden. Gute Heilung kann man nur erwarten, wenn die Wundflächen bluttrocken sind. Episiotomiewunden bluten manchmal, Dammrisse selten.

5. Erste Naht an den innersten Wundwinkel legen!

Womit wird genäht?

Genäht wird mit einem Hegarschen Nadelhalter und (abgesehen von der Haut) mit runder Nadel, und zwar

Scheidennähte mit **Katgut Nr. 1—2**
versenkte **(tiefe) Dammnähte** mit **Katgut Nr.** 2
Hautnähte mit **Katgut Nr. 00—0**
oder mit **Klammern** nach Michel.

Silkworm und Seide sind nicht resorbierbar und müssen wie die Klammern am 7. Tag post partum entfernt werden. Bezüglich der Nadeln empfehle ich besonders dem Praktiker, nicht die mit Lochöhr, sondern solche mit Feder- oder Patentöhr zu benutzen, da sie sich viel leichter einfädeln lassen.

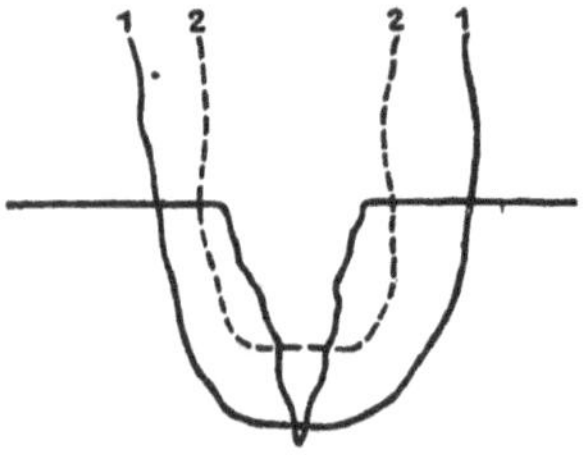

Abb. 43. Fadenführung bei der Naht. 1 = richtig 2 = falsch

Wie wird genäht?

Es kommt vor allem darauf an, daß keine Wundtaschen entstehen. Wenn man die Nadel so führt wie es Abb. 43/2 zeigt, dann bekommt man mit Sicherheit eine mehr oder weniger große Wundtasche, in der sich Blut und Wundsekret und später Lochialsekret sammelt. Die Infektion besorgt der durchgeführte Faden!

Die Nadel muß so geführt werden, daß sie die ganze Tiefe der Wunde umkreist (siehe Abb. 43/1).

Schema der Nahtfolge (Knopfnähte):

1. Scheidennaht (Abb. 44)

Die Punkte in Abb. 44 bedeuten die Ein- bzw. Ausstiche. Obersten Wundwinkel in der Scheide aufsuchen. Erste Naht in diesen Wundwinkel.

Bei der **Scheidennaht** wird der Nadelhalter stets parallel der Scheidenschleimhaut, also etwa **waagerecht**, gehalten.

Scheidennaht:
Nadelhalter stets waagerecht halten!

Wenn Hilfe vorhanden (Hebamme), Fäden an eine Kocherklemme anklemmen und halten lassen; weiter Einzelnähte in Abständen von etwa $^3/_4$ cm bis zum Frenulum. Immer gut **tupfen**, damit die zusammenkommenden Wundflächen möglichst **trocken** sind.

2. Tiefe Dammnaht (Abb. 45)

Zwei bis vier tiefe (versenkte) Katgutnähte durch die Muskulatur. Beim Anlegen der Naht den linken Wundrand mit der Pinzette anheben und mit mittelgroßer Nadel ganz dicht unter ihm einstechen, dann weitgreifend in die

Tiefe gehen und auf der anderen Seite (auch hier den Wundrand anheben) dicht unter dem Wundrand herauskommen. Je näher man am Wundrand herauskommt, um so besser kommen die Wundflächen zusammen. Niemals aber darf man bei versenkten Nähten den Wundrand oder die Haut selbst mitfassen. Auch hier wieder so nähen, daß **keine Hohlräume** entstehen. Die Nadel muß also am tiefsten Punkt der Wunde vorbeigeführt werden. Dabei darf aber auf keinen Fall das **Rektum** mitgefaßt werden! Nadelhalter hier im Gegensatz zur Scheidennaht **senkrecht** halten:

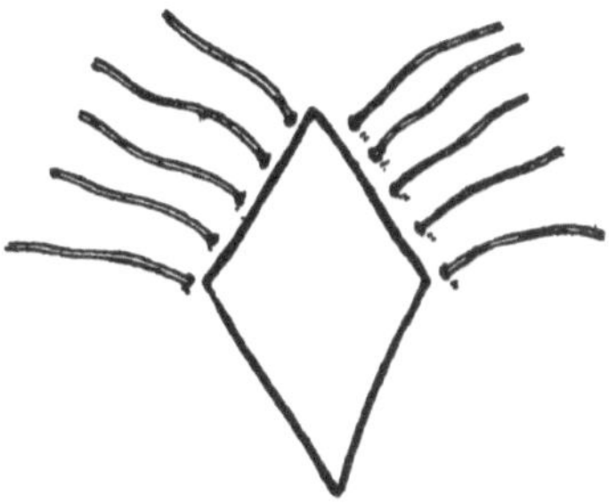

Abb. 44. Naht der Episiotomie I: Scheidennaht

Dammnaht: **Nadelhalter stets senkrecht halten!**

Die **versenkten** Fäden werden chirurgisch geknotet und dann wird außerdem noch ein weiterer Knoten daraufgesetzt. Danach kann man nämlich ohne Gefahr den Faden **kurz** abschneiden, was bei tiefen Nähten für die Wundheilung von Wichtigkeit ist.

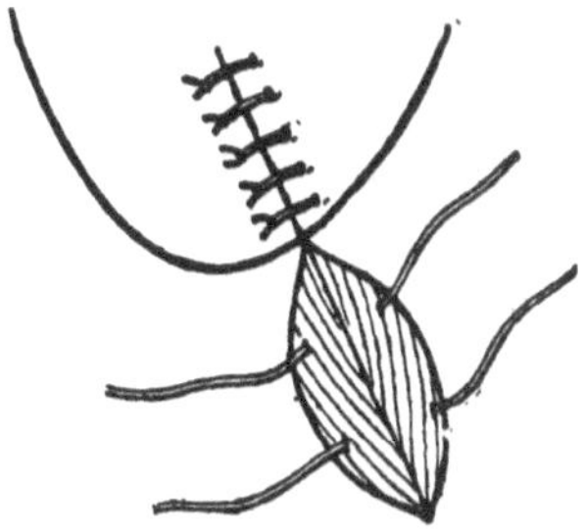

Abb. 45. Naht der Episiotomie II: Tiefe Dammnaht

3. Hautnaht (Abb. 46)

Wieder von unten nach oben nähen. Nadelhalter auch hier **senkrecht** halten! Cave Rectum!!

Hat man bei einer Naht — das gilt besonders für die tiefe Dammnaht — Befürchtungen, den Mastdarm anzustechen, dann empfehle ich folgenden „Kniff“: Man bereitet sich 2—3 Nadeln vor und geht mit dem behandschuhten, gut angefeuchteten li. Zeigefinger in den Mastdarm ein. Mit dem Nadelhalter in der rechten Hand legt man nun über dem Zeigefinger der linken Hand 1—2—3 Nähte, bis man aus der „Gefahrenzone“ heraus ist. **Handschuhwechsel!!!** Knoten.

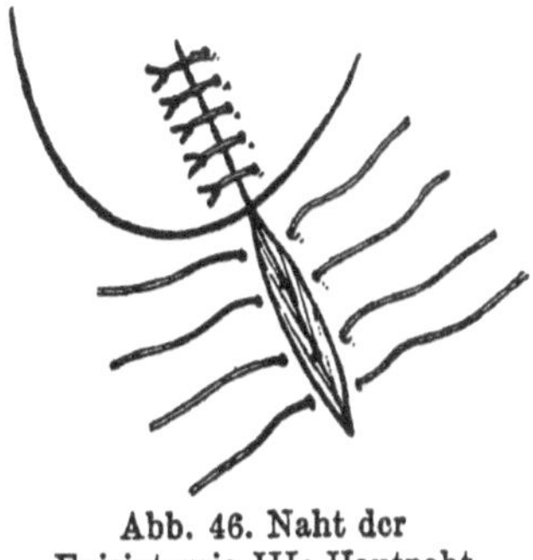

Abb. 46. Naht der Episiotomie III: Hautnaht

Mit der Naht der Episiotomie wartet man, bis die Nachgeburt geboren ist. Ist die Frau aber in tiefer Narkose, z. B. nach einer voraufgegangenen Zange, so näht man sofort im Anschluß an die Geburt des Kindes. Man spart Zeit und der Frau eine zweite Narkose. Meist löst sich die Nachgeburt während man näht. Dadurch läßt man sich gar nicht stören. Die Naht wird in aller Ruhe zu Ende geführt. Dann drückt man, nachdem man sich noch einmal genau von der erfolgten Lösung der Plazenta überzeugt hat, die Nachgeburt mit dem Credéschen Handgriff heraus.

Dammrisse

Scheidendammrisse, Klitoris- und Labienrisse

(Vgl. Rißblutung, S. 305)

Definition: Unter einem Dammriß versteht man eine bei Spontangeburt oder bei operativer Entbindung entstandene mehr oder weniger tiefe und lange Zerreißung des Scheidenrohres, der Dammhaut und der Damm- und Beckenbodenmuskulatur. Richtiger ist die Bezeichnung Scheidendammriß.

Häufigkeit: kommt bei 20—25% aller Geburten vor (Stoeckel, Eisenreich); bei Erstgebärenden naturgemäß viel häufiger als bei Mehrgebärenden.

Einteilung: Man unterscheidet

Dammriß 1. Grades: Kurzer Riß in der Scheidenschleimhaut, oberflächlicher Riß des Dammes bis höchstens zur Mitte des Dammes.

Dammriß 2. Grades: Der Riß geht bis an den M. sphincter ani externus heran, die Damm-Muskulatur ist mit eingerissen. Der M. sphincter ani externus ist intakt.

Dammriß 3. Grades = Totaler oder **kompletter Dammriß:** Auch die Ringfasern des M. sphincter ani externus sind mit durchgerissen, ein Teil des Mastdarmes kann mit eingerissen sein.

Allgemeines zur Dammnaht

Jeder Dammriß (DR) sollte genäht werden. Ich bin gegen das Klammern der Dammrisse. Auch bei einem DR 1. Grades, wenn nicht gerade nur das Frenulum eingerissen ist, halte ich die Naht für besser als das Klammern. Denn auch zu einem kleinen „Damm"riß gehört ein Scheidenriß. Klammert man den Damm, so bleibt die Scheidenwunde offen. In ihr sammelt sich Blut und Lochialsekret, wodurch die Wunde infiziert wird. Später bildet sich dort eine bleibende schwielige Vertiefung.

Bei der Dammnaht kommt es in der Hauptsache darauf an, die zerrissenen Teile durch Nähte genau so aneinanderzubringen, wie sie vorher lagen.

Vorbereitung:

1. Zeitpunkt: Grundsätzlich soll man abwarten, bis die Nachgeburt geboren ist. Ist die Frau noch von einem vorhergegangenen Eingriff in Narkose, so wird natürlich die Narkose ausgenutzt und sofort genäht. Ist man im Anschluß an die Geburt nicht gleich in der Lage, den Damm zu nähen, so kann man ohne Gefahr damit etwas warten. Man soll aber, wenn eben möglich, **nie länger als 2—3 Stunden** bis zur Naht vergehen lassen.

2. Schmerzstillung: Ausführung stets in Narkose, am einfachsten in intravenöser Evipannarkose. Auch kann man das Wundgebiet von den Wundrändern aus mit 1%iger Novocainlösung (20—30 ccm) infiltrieren. Für sehr kleine Dammrisse genügt ein Chloräthylrausch.
3. After abdecken: (S. 87).
4. Wundgebiet gut zugänglich machen: (S. 87).

Übersicht ist die Hauptsache!

5. Womit wird genäht? (s. S. 88).

Von der Verwendung von Seide rate ich ab, da die Nähte zu rasch durcheitern. Seide saugt Wund- und Lochialsekret auf und wirkt als infizierter Fremdkörper.

Naht des Dammrisses 1. Grades

Sie besteht aus der Scheidennaht und der eigentlichen Dammnaht.

1. Scheidennaht: s. die Scheidennaht der Episiotomiewunde, S. 88.

Ist die Columna rugarum auf beiden Seiten abgerissen, so muß sie nach beiden Seiten hin mit je einer Reihe von Einzelnähten vernäht werden.

2. Dammnaht: Beim DR I. Grades sind nur zwei bis vier durchgreifende Nähte am besten mit Katgut erforderlich. Man sticht auf der **Haut** wenige Millimeter vom Wundrand entfernt ein, geht weitgreifend in die Tiefe und kommt an entsprechender Stelle der Haut wieder heraus. Auf das richtige Halten des Nadelhalters achten: Nadelhalter bei der **Dammnaht senkrecht** halten!

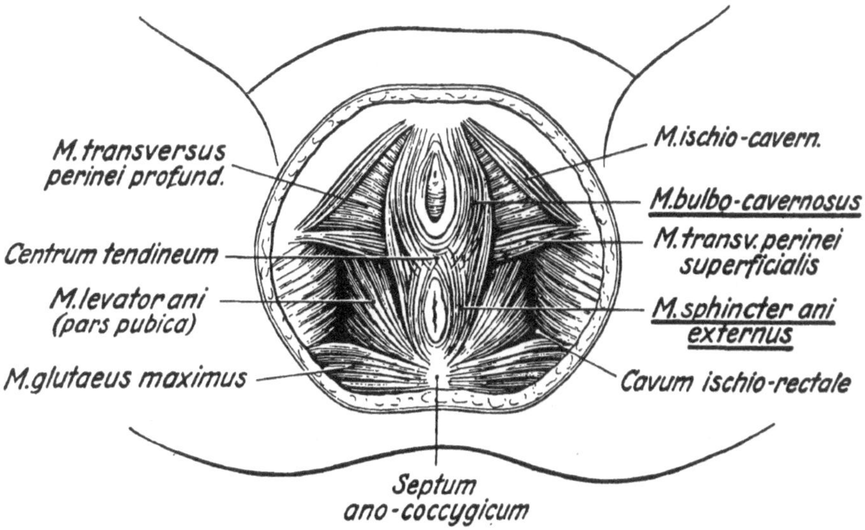

Abb. 47. Anatomie der Beckenbodenmuskulatur

Naht des Dammrisses II. Grades

3 Teile: 1. Scheidennaht. 2. Tiefe Dammnaht. 3. Hautnaht.

1. Scheidennaht: wie bei der Episiotomiewunde, S. 88.

2. Tiefe Dammnaht: wie bei der Episiotomiewunde, S. 88.

Dem Anfänger sei empfohlen, nach Anlegung der versenkten Nähte beim DR II das Rektum mit behandschuhtem Zeigefinger zu kontrollieren. Fühlt man eine Naht, so ist es nicht immer leicht zu entscheiden, ob man sie nur dicht über der Schleimhaut fühlt, oder ob sie wirklich durch den Mastdarm hindurchschneidet. Im letzteren Fall muß die Naht entfernt werden.

3. Dammhautnaht: Einige oberflächliche Katgut-Knopfnähte zum Wundverschluß und zur Adaptierung der Haut.

Anatomie: Die beim DR II sichtbar werdende längsverlaufende Muskulatur gehört dem dicken **M. bulbocavernosus** an, die darunterliegende querverlaufende dem **M. transversus perinei profundus** (Abb. 47). Seitlich verlaufende Risse gehen bis in den zarten **M. transversus perinei superficialis** hinein. Viel seltener sind Einrisse oder Zerreißungen **vorderer Levatorteile** (Vorkommen z. B. bei Stirnlage, Gesichtslage, Vorderhauptslage, allgemein verengtem Becken infolge des spitzen Schambogens).

Naht des Dammrisses III. Grades.

Wenn eben möglich, nicht in der Außenpraxis ausführen! Die Ergebnisse sind erfahrungsgemäß zu schlecht.

Die Naht des Dammrisses III. Grades
gehört in die Klinik!

Vorgehen: 1. Aufsuchen der Sphinkterenden.
2. Naht des Mastdarmes.
3. Naht des Sphinkters.
4. Naht der Beckenbodenmuskulatur.
5. Scheiden- und Dammnähte wie beim DR II.

1. Aufsuchen der Sphinkterenden. Die Enden des durchgerissenen Sphinkters weichen meist weit zurück. Sie wieder aufzufinden, ist für den Anfänger oft nicht leicht. Man hüte sich aber davor, einfach irgend etwas Sphinkterähnliches zusammenzunähen. Prägt man sich genau ein, wo man die Muskelenden zu suchen hat, so muß auch der Anfänger sie finden:

Die Sphinkterenden hat man unmittelbar unter der Haut zu suchen, und zwar da (Stoeckel), wo die radiär gefaltete Haut der Afterumgebung an die Wundränder stößt

Jedes Sphinkterende wird zunächst mit einer Péanklemme gefaßt und vorgezogen.

2. Naht des Mastdarms: Ist der Darm mitverletzt, so wird dieser jetzt zuerst genäht. Durch Anziehen der beiden Péanklemmen nähern sich die Wundränder des Mastdarms, die Wunde wird schlitzförmig. Der Verschluß des Mastdarmrisses mit dünnen Katgut-Einzelnähten ist jetzt nicht schwierig. Nähte ziemlich eng setzen. Während ich früher die Schleimhaut nicht mitfaßte, nähe ich jetzt mit gleich gutem Ergebnis durch alle Schichten der Darmwand von außen nach innen hindurch. Die Knoten liegen nach außen zum Beckenboden hin.

3. Naht des Sphinkters: Handschuhwechsel! **Instrumentenwechsel!** Abdecken des Afters!

Vorziehen der beiden Stümpfe des Sphincter ani an den Klemmen und Vereinigung durch zwei kräftige Katgutnähte.

4. Naht der Beckenbodenmuskulatur: Über die Mastdarmnahtreihe wird nun eine Reihe von Einzelnähten durch die Beckenbodenmuskulatur gelegt. Damit ist aus dem DR III ein DR II geworden.

5. Scheiden- und Dammnähte wie beim DR II.

Anatomie: wie beim DR II, nur daß hier in jedem Fall auch noch der **Sphincter ani externus,** in manchen Fällen auch die vordere Wand des Mastdarms, mit durchgerissen ist.

Nachbehandlung der Dammrisse.

Bei den DR I. und II. Grades ist eine besondere Nachbehandlung nicht erforderlich. Ob sie gut heilen oder nicht, hängt ab

1. von der **Dammnaht.** Dabei kommt es weniger darauf an, wie der Damm genäht wurde (Naht„technik") als darauf, wer den Damm genäht hat!
2. auf den **Lochialfluß.** Stauungen des Wochenbettflusses sind zu vermeiden. Stets ist für guten, nicht übelriechenden Lochialfluß zu sorgen!
3. vom **Abwartenkönnen.** Wer jeden Morgen bei der Wöchnerinnenvisite die Beine breit spreizen läßt, um neugierig zu sehen, „ob es auch gut heilt", kann kaum gute Heilungsergebnisse erwarten. Wöchnerinnen mit Scheidendammnähten sollen möglichst ruhig mit geschlossenen Beinen liegen. Außerdem kann man im Bett niemals die Heilung einer Scheiden-Dammwunde richtig beurteilen. Jede Gymnastik ist selbstverständlich untersagt.

Besichtigt wird die Wunde erstmalig am 7. oder 8. Tag, und zwar am besten auf dem Untersuchungsstuhl. In der Außenpraxis läßt man einen Stuhl ans Bett setzen, gegen den die mit angezogenen und gespreizten Beinen schräg im Bett liegende Wöchnerin einen Fuß stemmt. Bei Sekundärheilung Entfernung aller in den Sichtbereich kommenden Fäden.

Nachbehandlung der DR III. Grades.

Vom **1.—5. Tag** grundsätzlich **flüssige Kost:** übliche Getränke, dünne Suppen, Bouillon mit Ei, helles oder dunkles Bier. Danach **breiige Kost** bis zum Abführen.

Vom 1.—6. Tag: Opium, und zwar: 1. Tag 3 × 10 Tropfen, dann jeden weiteren Tag 3× je 1 Tropfen weniger, also 3× je 9, 3× je 8 Tropfen Tct. opii simpl. usw.

7. Tag: Abführen mit Rizinusöl per os (morgens früh nüchtern 1—2 Eßlöffel Rizinusöl). Viele Geburtshelfer sind beim DR III gegen einen Einlauf. Ich kann ihn nach meiner Erfahrung nur empfehlen. Man macht ihn am 7. Tage, wartet allerdings damit solange, bis (nach Rizinus) Stuhldrang auftritt. Der dann vorsichtig ausgeführte Einlauf gibt doch den Patientinnen insofern eine große Erleichterung, als sie bedeutend weniger Kraft zum Herausdrücken des Stuhles aufzuwenden brauchen. Das ist für die junge Narbe nur von Vorteil.

Bei Sekundärheilung die Frau nicht vor 3—4 Monaten zur Plastik bestellen.

Klitoris- und Labienrisse.

Klitorisrisse bluten immer ziemlich stark (Einriß des Crus clitoridis). Vor allem aber steht die Blutung nie von selbst. Blutende Stelle mit Kocherklemme fassen. Vorsicht wegen der Harnröhre! Tiefgreifende Umstechung ober- und unterhalb der Klemme.

Labienrisse und -abschürfungen sind ohne besondere Bedeutung. Sie werden mit Einzelknopfnähten genäht (Katgut).

Zangenoperation I

(Kopf auf BB oder im BA, Pfeilnaht gerade)

Das Instrument: Die in der Praxis am meisten gebrauchte Zange ist die deutsche Zange nach Naegele. Ihr Bau ergibt sich aus den Abb. 48—52.

Aufgabe der Zange: Die Zange ist ein reines Zuginstrument. Ein gewisser Druck auf den Kopf läßt sich auch bei vorschriftsmäßigem Einlegen nicht vollständig vermeiden und führt gelegentlich zu Schädigungen des Kindes. **Niemals aber darf die Zange absichtlich zur Kompression des Schädels benutzt werden:** es ist ein schwerer Kunstfehler, einem mit seinem

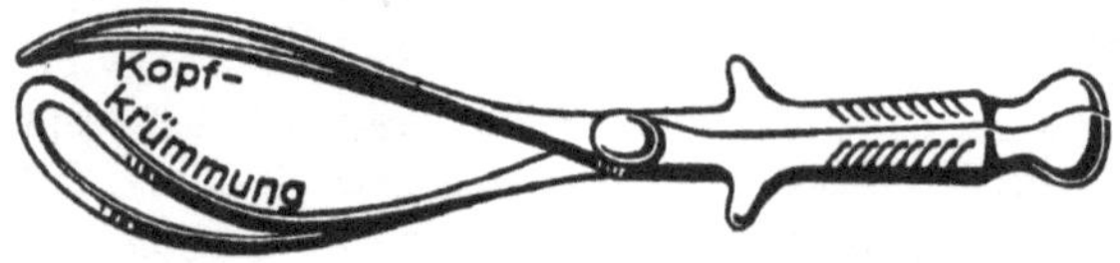

Abb. 48. Naegelesche Zange (von oben)

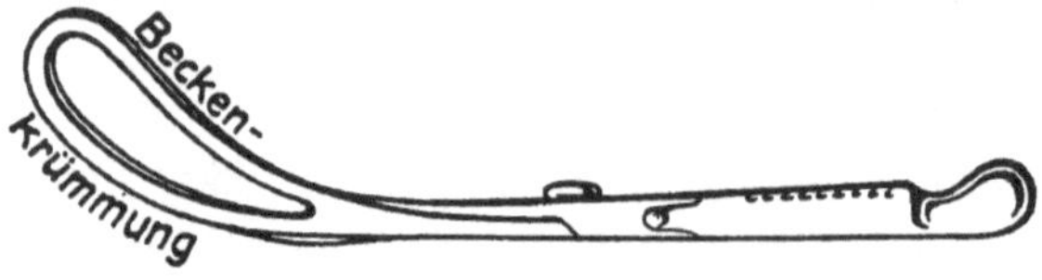

Abb. 49. Naegelesche Zange (von der Seite)

größten Umfang noch **über** dem BE stehenden, also noch nicht konfigurierten Kopf mit der Zange erst komprimieren und dann in das Becken hineinziehen zu wollen!! Siehe die Vorbedingung 2!

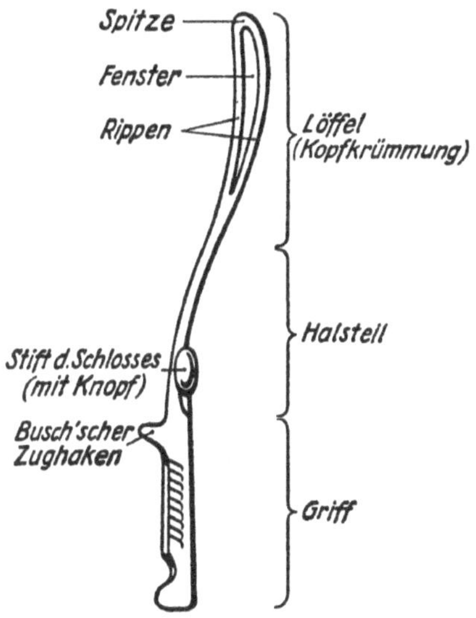

Abb. 50. Teile des linken Löffels

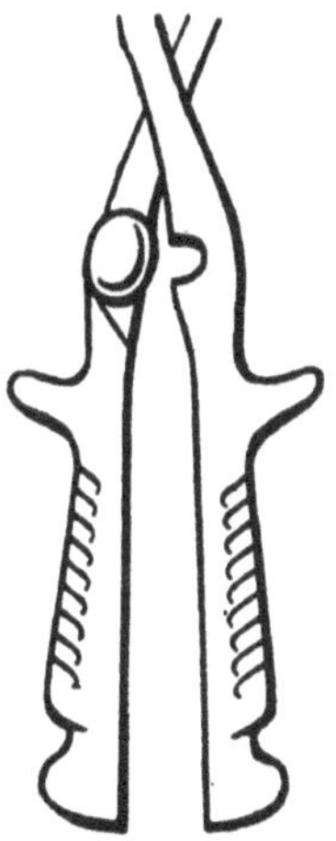

Abb. 51. Das Schloß der Zange besteht aus Stift und Knopf des linken Löffels und dem Ausschnitt des rechten Löffels

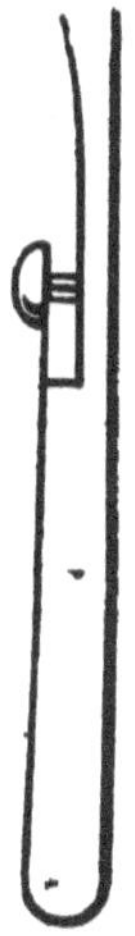

Abb. 52. Schloßteil des linken Löffels

Zwei Fragen: Der Altmeister Albert Döderlein gab den guten Rat, sich vor jeder Zangenoperation zwei Fragen vorzulegen:

1. Ist die Zange nötig?

Das ist die Frage nach der **Indikation** (Anzeige) zum Eingriff. Sie muß streng geprüft und klar beantwortet werden. Siehe hierzu: Indikationen für die operative Entbindung. S. 76.

2. Ist die Zange möglich?

Das ist die Frage nach den **Vorbedingungen,** die erfüllt sein müssen, wenn eine Geburt durch die Zange beendet werden soll.

Vorbedingungen für die Zange:

1. **Der Mm muß vollständig eröffnet sein!!**
2. **Der Kopf muß zangengerecht stehen!!**
3. Das Kind muß leben.
4. Die Blase muß gesprungen sein.
5. Der Beckenausgang darf nicht zu eng sein.
6. Der Kopf darf nicht zu groß und nicht zu klein sein.

Jeder Arzt muß diese Vorbedingungen der wichtigsten und häufigsten geburtshilflichen Operation genau beherrschen. Für den Geübten und Erfahrenen verstehen sie sich von selbst, er hat sie im Gefühl. Der Anfänger muß sie sich wortwörtlich einprägen.

Zu 1: Der Mm muß vollständig sein!!

Eine Zange durch einen nicht vollständig erweiterten Mm hindurch anlegen zu wollen und dann unbesorgt zu ziehen, das bringt nur ein völlig Unerfahrener oder Gewissenloser fertig. Tiefgehende Risse der Zervix mit lebensgefährlichen Blutungen, Aufreißen der Parametrien, Zerreißen der Uteringefäße, also in der Außenpraxis der **Tod der Frau,** sind die sichere Folge.

Ist der Mm nicht vollständig, so wartet man ab, bis er vollständig ist. Drängt der Eingriff, so kann man den schon eröffneten Mm unter Umständen durch Inzisionen auf Vollständigkeit erweitern. Fühlt man nun einen schmalen Saum, so gelingt es häufig, ihn mit der Hand durch zarten Nachdruck über den Kopf zurückzuschieben.

Man lasse sich aber niemals dazu verleiten, eine Zange bei nicht vollständig eröffnetem Muttermund anlegen zu wollen! Daß der Mm vollständig eröffnet sein muß, ist die erste und wichtigste aller Vorbedingungen zur Zange!

Zu 2: Der Kopf muß zangengerecht stehen!!

Zangengerecht stehen heißt: Der Kopf muß mindestens so tief im Becken stehen, daß er **mit seinem größten Umfang die Terminallinie passiert** hat. Das ist der Fall, wenn die **Leitstelle die Interspinallinie gerade erreicht hat oder nur wenig darüber steht** (s. Höhendiagnose, S. 24). Der Kopf steht dann **„fest und tief im BE“.** Die an diesem Kopf ausgeführte Zange ist nach unserer Auffassung die **höchstmögliche,** wir nennen sie die **hohe Zange.** Der Praktiker in der Außenpraxis soll solche hohen Zangen niemals ausführen! Für ihn steht der Kopf erst dann zangengerecht, wenn man mit dem rektal untersuchenden Finger **nicht mehr an die Spinae herankommt** oder sie gerade noch erreicht, wenn also der Kopf mindestens in BM steht. Achtung! Auf **Geburtsgeschwulst** achten! Diese täuscht leicht einen Tiefstand des Kopfes vor! Die Geburtsgeschwulst muß bei der Höhenbestimmung des Kopfes in Abzug gebracht werden!

Also noch einmal: Für den praktischen Arzt in der Außenpraxis steht der Kopf erst dann zangengerecht, wenn man die Spinae nicht mehr oder eben noch erreicht. Steht der Kopf höher, so wird in der Außenpraxis, wenn eben möglich, **keine Zange ausgeführt!!**

Nur in der Klinik ist in besonders gelagerten Ausnahmefällen auch schon dann eine Zange erlaubt, wenn die Leitstelle in Höhe der I-Ebene oder etwas darüber steht (= Hohe Zange).

Zu 3: Das Kind muß leben.

Ein totes Kind entwickelt man nach Perforation mit dem Kranioklasten. Jede Zangenentbindung ist mit mehr oder weniger großen Gefahren auch für die Mutter verbunden. Am häufigsten kommen vor: Verletzungen der Weichteile, besonders des Muttermundes, Gebärmutterhalses und der Scheide, ferner Zerreißungen der großen Gefäße, tiefgehende Dammrisse. Seltener sind Verletzungen der Blase (Blasenscheidenfisteln) und des Mastdarmes (Mastdarmscheidenfisteln). Bei einem toten Kind kann man der Mutter keine Operation mit derartigen Gefahren zumuten. Hier ist die Perforation und die Kraniotraxie am Platze.

Allerdings gibt es von dieser Regel auch Ausnahmen:

Ist das Kind tot und steht der Kopf schon auf Beckenboden oder ist vielleicht sogar schon in der Tiefe sichtbar, so zieht man in der Praxis die Entwicklung mit der Zange dem Kranioklasten vor, da die Zange unter diesen Umständen einfacher und für die Mutter schonender ist.

Zu 4: Die Blase muß gesprungen sein.

Sind alle anderen Vorbedingungen erfüllt und nur die Blase noch nicht gesprungen, so wird sie mit der Hand oder mit der Kugelzange beim Vorwölben in der Wehe gesprengt. Würde man die Blasensprengung unterlassen, so würde bei Ausführung der Zange die Plazenta abgelöst werden (= mechanische vorzeitige Lösung, starke Blutung!).

Zu 5: Der Beckenausgang darf nicht verengt sein.

In der Hauptsache denkt man dabei an den verengten Beckenausgang beim allgemein verengten Becken (= **spitzer Schambogenwinkel!!**), ferner an das seltene Trichterbecken, bei dem auch der BA verengt ist.

Zu 6: Der Kopf darf nicht zu groß und nicht zu klein sein.

Wer einmal in die Lage kommt, bei einer Frühgeburt wegen irgendeiner Indikation die Zange anlegen zu müssen, der wird zu seiner Überraschung sehen, daß die Zange von dem zu kleinen Kopf sehr leicht abgleitet, weil die Kopfkrümmung der Zange für einen normal großen Kopf gebaut ist. Dasselbe erlebt man auch bei einem Anenzephalus. Auch ein zu großer Kopf macht beim Anlegen der Zange (Zange schließt nicht) und bei der Extraktion oft Schwierigkeiten.

Grundregeln für das Anlegen der Zange

1. Regel: Fassen und Führen der Löffel.

Kennzeichen des **linken** Löffels: er trägt den **Stift** und den **Knopf** des Schlosses (Abb. 51 u. 52).

Kennzeichen des **rechten** Löffels: er trägt den **Ausschnitt** des Schlosses (Abb 51).

Man faßt den **linken Löffel** mit der **linken Hand**

und bringt ihn in die **linke Seite** der Mutter.

Man faßt den **rechten Löffel** mit der **rechten Hand**

und bringt ihn in die **rechte Seite** der Mutter.

2. Regel: Der linke Löffel wird stets zuerst eingeführt.

Der rechte Löffel wird stets als zweiter und über dem linken eingelegt, da sich die Zange sonst nicht schließen läßt.

3. Regel: Anlegen der Zange an den Kopf.

Die Zange wird stets **quer am Kopf** angelegt, (Abb. 53 u. 54), das heißt der (quere) Durchmesser der Zange (Abb. 55) muß senkrecht auf dem Längsdurchmesser des Kopfes stehen.

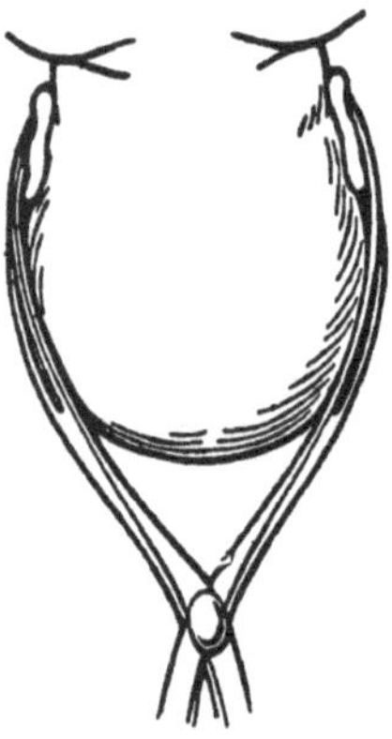

Abb. 53. Die Zange wird stets quer an den Kopf gelegt (abgesehen von einer Ausnahme)

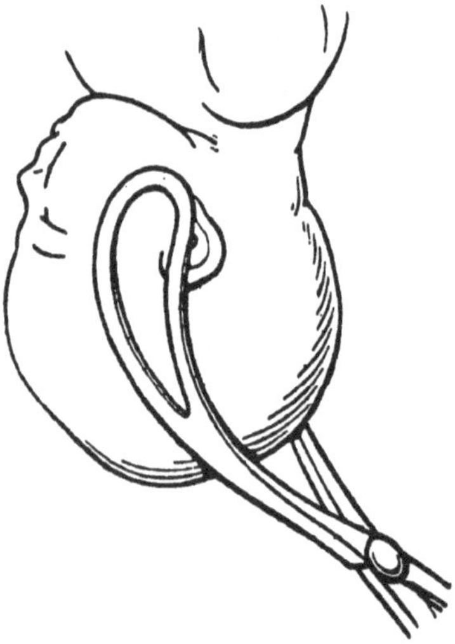

Abb. 54. Quer angelegte Zange von der Seite gesehen

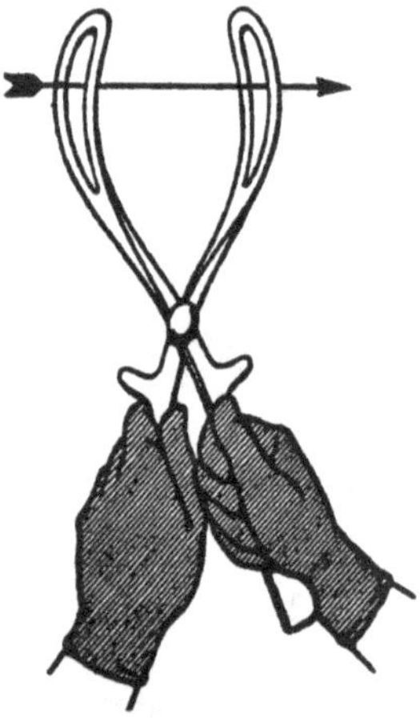

Abb. 55. Querer Durchmesser (→) der Zange

Der Zangendurchmesser steht (in der Praxis sagt man kurz: „die Zange liegt") also

bei normaler **Hinterhauptslage**	**senkrecht zur Pfeilnaht,**
bei **Hinterer Hinterhauptslage**	**senkrecht zur Pfeilnaht,**
bei **Vorderhauptslage**	**senkrecht zur Pfeilnaht,**
(bei **Stirnlage***)	**(senkrecht zur Stirnnaht),**
bei **Gesichtslage**	**senkrecht zur Gesichtslinie.**

*) **Zangen bei Stirnlagen** spielen für den Praktiker so gut wie gar keine Rolle. Erstens sind Stirnlagen sehr selten und zweitens soll man in der Außenpraxis bei ihnen möglichst niemals eine Zange anlegen!

Von dieser Regel, daß die Zange den Kopf stets quer fassen muß, gibt es für den Praktiker nur eine, allerdings sehr wichtige **Ausnahme:** die Zange bei **tiefem Querstand** (s. S. 116). In diesem einen Falle wird die Zange schräg an den Kopf gelegt.

4. Regel: Hinhalten der Zange (Abb. 56).

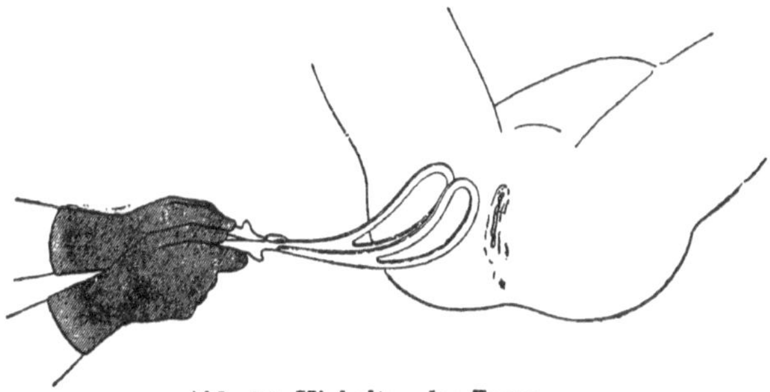

Abb. 56. Hinhalten der Zange

Bevor die Zange angelegt wird, hält man sie geschlossen vor die gelagerte Frau hin (Abb. 56), und zwar so, wie sie nachher am Kopf liegen soll. Dabei muß

die **linke** Hand	den **linken** Griff,
die **rechte** Hand	den **rechten** Griff fassen

und **die Zangenspitze stets auf die Leitstelle (Führungsstelle, führender Teil) gerichtet sein.**

Die Beckenkrümmung der Zange ist entsprechend der Krümmung der Beckenführungslinie zu halten, also mit der Konkavität nach oben.

Die **Spitze der Zange** muß also gerichtet sein

bei normaler **Hinterhauptslage**	auf die **kleine Fontanelle,**
bei **Hinterer Hinterhauptslage**	auf die **kleine Fontanelle** bis **Scheitelgegend,**
bei **Vorderhauptslage**	auf die **große Fontanelle,**
bei **Stirnlage**	auf die **Stirn,**
bei **Gesichtslage**	auf das **Kinn.**

Auf das richtige Hinhalten vor dem Anlegen muß größter Wert gelegt werden. Welche Bedeutung es z. B. hat, wenn verlangt wird, daß dabei die linke Hand am linken und die rechte Hand am rechten Griff zu liegen hat, ergibt sich erst später beim Schrägstand des Kopfes.

5. Regel: Schutz der Weichteile

Zum Schutz der mütterlichen Weichteile vor Verletzungen gehen vor Einführung der Zange mindestens zwei, am besten aber vier Finger (Finger 2—5 = halbe Hand) in die Scheide ein. Die Finger müssen sich möglichst tief zwischen Kopf und Scheide einschieben. Der Daumen bleibt draußen und wird rechtwinklig abduziert gehalten (Abb. 57).

Bei Einführung des **linken** Löffels gehen die Finger der **rechten** Hand,
bei Einführung des **rechten** Löffels gehen die Finger der **linken** Hand
zum Schutz in die Scheide ein. **Die schützende Hand darf auf keinen Fall die Scheide verlassen, solange der Löffel noch gleitet!!** Sie darf erst dann entfernt werden, wenn der Löffel endgültig und richtig an seinem Platz liegt.

6. Regel: Einführen des ersten = linken Löffels (Abb. 57).

Der zuerst einzuführende linke Löffel wird mit Daumen und Zeigefinger der linken Hand am äußersten Ende des Griffes so gefaßt, „als wenn man ihn fallen lassen wollte" und dann **senkrecht pendelnd** vor die Vulva gehalten (Abb. 57). Der abduzierte Daumen der rechten Hand setzt sich gegen die hintere Rippe des Löffels und läßt ihn ohne jede Gewalt, lediglich durch schiebenden Druck auf die Rippe in die Scheide zwischen Kopf und schützender Innenhand hineingleiten. Die linke Hand am Griff hat den Löffel nur **zart** zu führen, und zwar so, daß er in der Führungslinie in das Becken hineingleitet. Das wird dadurch erreicht, daß der Griff langsam **gesenkt** (nicht gestoßen!) und gleichzeitig **zum rechten Oberschenkel der Mutter** hin bewegt wird.

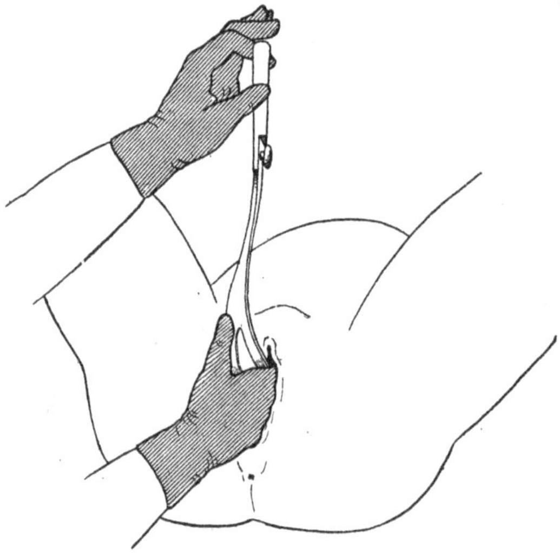

Abb. 57. Einführen des ersten=linken Löffels

Beim Einführen des Löffels darf niemals in irgendeiner Weise Gewalt angewandt werden! Zart wie eine Sonde muß man den Löffel gleiten lassen! Niemals den Löffel in die Scheide hineinpressen! Bei richtiger Führung muß der Löffel wie von selbst in die Scheide hineingleiten!

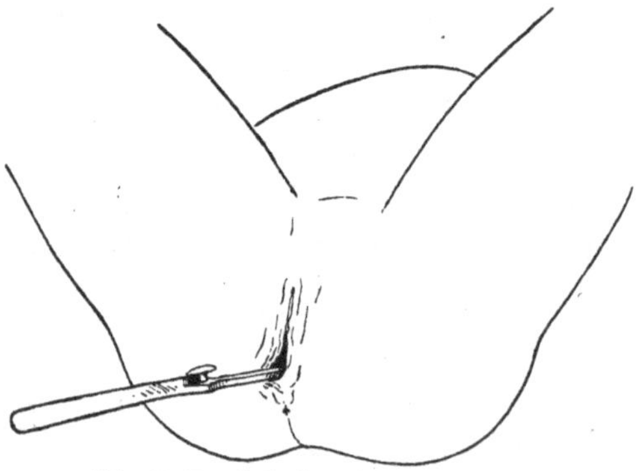

Abb. 58. Der linke Löffel ist richtig angelegt

7. Regel: Einführen des zweiten = rechten Löffels (Abb. 59).

Jetzt wird der rechte Löffel in entsprechender Weise über dem linken Löffel eingeführt. Senken des Griffs und Hinführen zum linken Oberschenkel der Mutter.

8. Regel: Schließen der Zange und Nachtasten (Abb. 60).

Die beiden gekreuzt übereinander liegenden und bis auf den Damm gesenkten Löffel werden mit leicht schiebenden Bewegungen geschlossen. Die Zange läßt sich nur dann schließen, wenn der rechte Löffel über dem linken Löffel liegt.

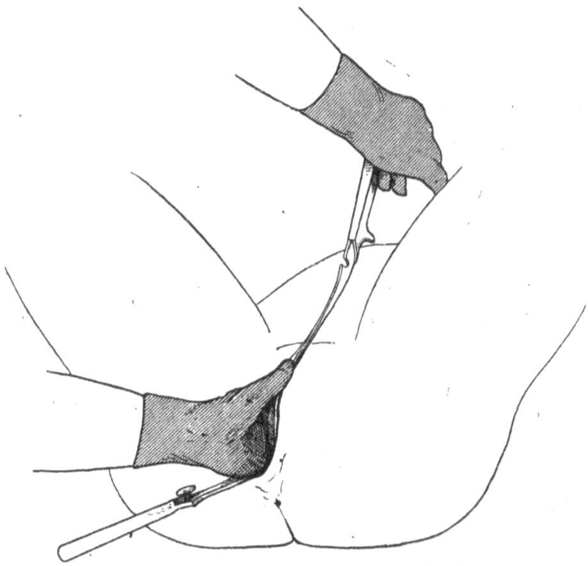

Abb. 59. Einlegen des zweiten = rechten Löffels

Schwierigkeiten beim Schließen der Zange:

1. Die Löffel werfen sich, das heißt sie stehen nicht in einer Ebene, sondern schräg zueinander. **Abhilfe:** Die Hände umfassen die Griffe und führen die Bewegung des „Brotbrechens" aus.

2. Der Stift kann nicht in den Ausschnitt gebracht werden, und zwar weil der eine Löffel höher steht als der andere. **Abhilfe:** Vorsichtiges Höherschieben des zu tief stehenden Löffels nach Eingehen der deckenden Hand in die Scheide. Mißlingt dies, so führt nur das Herausnehmen und Wiedereinlegen eines oder beider Löffel zum Ziel.

3. Die Zange kann nicht geschlossen werden, weil der rechte Löffel zuerst eingeführt wurde. **Abhilfe:** Abnehmen des rechten Löffels und Wiedereinführen **über** dem linken Löffel.

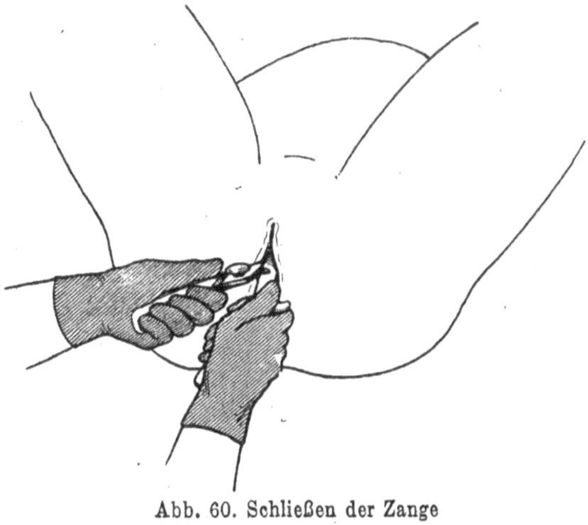

Abb. 60. Schließen der Zange

Nach dem Schließen der Zange muß sofort nachgetastet werden!

Eine Hand hält die Zange, die andere geht in die Scheide ein und vergewissert sich,

1. ob die Zange dem Kopf richtig anliegt und
2. ob keine Weichteile, insbesondere nicht die Zervix oder Teile der Scheide oder der äußeren Genitalien von der Zange mitgefaßt sind.

Auf den sogenannten Probezug verzichtet die Stoeckelsche Schule.

9. Regel: Anfassen der Zange bei der Extraktion (Abb. 62).

Die **linke** Hand umfaßt **von oben her** die Griffe,
die **rechte** Hand legt sich mit dem 2. und 3. Finger **über die Buschschen Haken.**
Wechsel dieser Händestellung s. unter 10, 2b.
Bei Gesichtslage wird die Zange anders gefaßt (S. 148).

10. Regel: Zugrichtung bei der Extraktion.

Mit der Zange muß stets der natürliche Geburtsmechanismus nachgeahmt werden. Die genaue Kenntnis der Mechanik der betreffenden Geburt, insbesondere das vollständige Vertrautsein mit dem **Austrittsmechanismus** der betreffenden Kopflage, ist die wichtigste Voraussetzung für das richtige Handhaben der Zange.

Im allgemeinen kann man folgende Regeln aufstellen:

1. Es wird zunächst in die Richtung der Griffe gezogen! (Abb. 61 u. 62.)

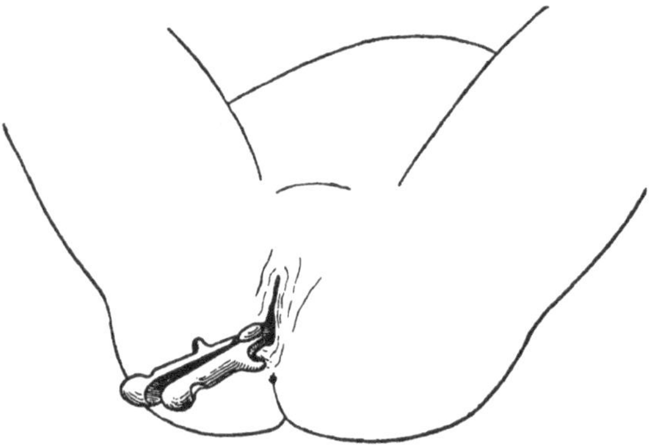

Abb. 61. Die richtig angelegte, geschlossene Zange. Die Griffe zeigen in die Richtung, in der gezogen werden muß

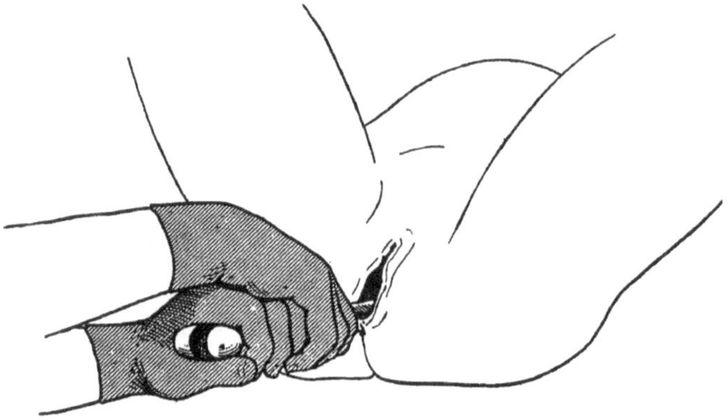

Abb. 62. Richtiges Fassen der Zange: Die linke Hand umfaßt von oben her die Griffe, die rechte Hand legt sich darüber und greift mit dem 2. und 3. Finger über die Buschschen Haken

Es wird also in **die** Richtung gezogen, in die die Griffe nach richtigem Anlegen der Zange zeigen, **und zwar so lange, bis die Leitstelle** (= führender Teil) **in der Vulva sichtbar wird,**

das heißt also bis

bei normaler **Hinterhauptslage**	die **kleine Fontanelle**
bei **Hinterer Hinterhauptslage**	die **kleine Fontanelle — Scheitelgegend**
bei **Vorderhauptslage**	die **große Fontanelle**
bei **Stirnlage**	die **Stirn**
bei **Gesichtslage**	das **Kinn**

in der **Vulva** erscheint.

2. Jetzt Stellungswechsel und Handwechsel!

a) Stellungswechsel = Links um machen!

b) Handwechsel = Die **rechte Hand** bleibt **allein an der Zange,** die **linke geht an den Damm** zum Dammschutz. Die rechte Hand faßt die Zange jetzt **quer,** aber nicht an den Griffen, sondern quer über dem Schloß (Abb. 63), und zwar so, daß der Zeigefinger oberhalb, die Finger 3—5 unterhalb der Zughaken liegen. Grund: kleinerer Hebelarm, erwünschte geringere Kraftauswirkung. Dieser Wechsel der Hände ist erforderlich, weil in dem Augenblick, in dem die Leitstelle in der Vulva erscheint (s. o.), der Drehpunkt (Hypomochlion, Stemmpunkt) der betreffenden Kopflage am Symphysenunterrand angekommen ist, jetzt also die **Rotation** um die Symphyse herum und damit der **Dammschutz** beginnen muß.

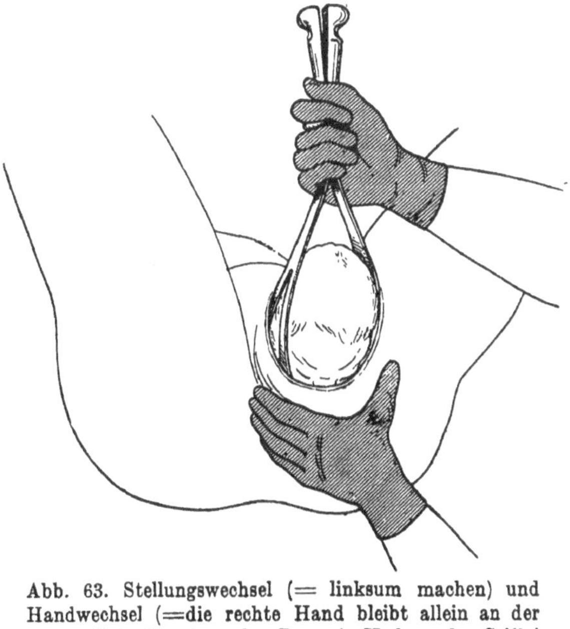

Abb. 63. Stellungswechsel (= linksum machen) und Handwechsel (=die rechte Hand bleibt allein an der Zange, linke Hand an den Damm). Heben der Griffe! Nicht mehr ziehen!

Diese **Drehpunkte** sind:	
bei der **normalen Hinterhauptslage:**	**Nackenhaargrenze**
hinteren Hinterhauptslage:	**große Fontanelle — Stirnhaargrenze**
Vorderhauptslage:	**Stirnhaargrenze** (und etwas unterhalb)
Stirnlage:	meistens **Oberkiefer**
Gesichtslage:	**Zungenbein**

Nach Stellungs- und Handwechsel wird überhaupt nicht mehr an der Zange gezogen, sondern sie wird nur noch **gehoben:** die rechte Hand **hebt** jetzt die Zangengriffe und bewegt sie ganz, ganz langsam und sehr vorsichtig auf einem Kreisbogen bis zur Senkrechten und noch darüber hinaus in Richtung auf den Bauch der Mutter (Abb. 63). Auf diese Weise wird der Kopf im Bogen um die Symphyse herumgeführt, also das Knie des Geburtskanals überwunden. Die Bewegung muß deswegen so langsam und vorsichtig ausgeführt werden, **weil in diesen Augenblicken der Damm seine größte Anspannung aushalten muß.**

Das sind also **die beiden Hauptbewegungen** bei jeder Zangenoperation:

1. **Ziehen in Richtung der Griffe** bis der jeweilige Drehpunkt am Symphysenunterrand angekommen ist. Kennzeichen hierfür: **Leitstelle in der Vulva sichtbar.**
2. **Heben der Griffe,** um den Kopf um die Symphyse herum rotieren lassen zu können.

Dazu kommen noch (siehe unten) zwei weitere Bewegungen, nämlich dann,

a) wenn der Kopf schräg stand: unter diesen Umständen muß der Kopf beim Ziehen gleichzeitig gedreht werden.

b) wenn eine hintere Hinterhauptslage, eine Vorderhauptslage oder die seltene Stirnlage vorliegt. In diesen Fällen muß noch eine sogenannte „rückläufige Bewegung“ mit der Zange ausgeführt werden, siehe diese Kopflagen.

Ist der Kopf ganz geboren, so werden die Zangenlöffel abgenommen (Abb. 64).

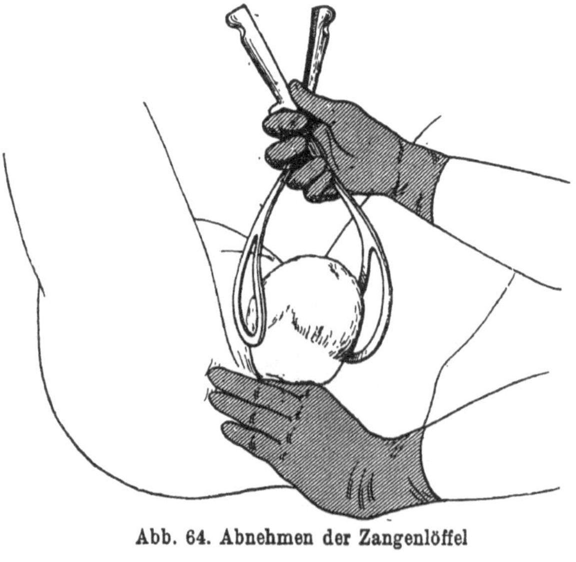

Abb. 64. Abnehmen der Zangenlöffel

Anschließend folgt:

Entwicklung der vorderen Schulter.

Kopf mit beiden Händen biparietal umfassen. Die Daumen liegen parallel und sind zum Hinterhaupt gerichtet. Kräftig steil nach unten ziehen und dabei drehen: bei I. Lage Gesicht zum rechten Oberschenkel, bei II. Lage Gesicht zum linken Oberschenkel der Mutter drehen. So lange kräftig dammwärts drücken (nicht ziehen!), bis die Schulter ganz geboren ist.

Entwicklung der hinteren Schulter.

Unter Beibehaltung desselben Handgriffs jetzt den Kopf langsam und äußerst vorsichtig (Dammriß!) entgegengesetzt steil nach oben erheben, bis auch die hintere Schulter vollkommen entwickelt ist.

Entwicklung des Rumpfes.

Jetzt wird in waagerechter Richtung und mit gehemmter Kraft weiter gezogen. Stoeckel empfiehlt, nach Freiwerden der vorderen Schulter mit dem Zeigefinger von hinten her in die Achselhöhle zu fassen, desgleichen nach Entwicklung der hinteren Schulter, um das Kind besser in der Hand zu haben.

Entwicklung der Hüfte und der unteren Extremitäten

Erst entwickelt man die vordere Hüfte unter der Symphyse her, und zwar durch Senken des Rumpfes. Dann läßt man die hintere Hüfte über den Damm gehen (Vorsicht!), indem man den Rumpf anhebt.

Abnabeln des Kindes.

Zangenoperation II

(Zange bei schrägstehendem Kopf)

In einem schrägen Durchmesser wird der Kopf in BM oder (nicht selten) auch auf BB gefunden. Der Kopf steht entweder im I. schrägen Durchmesser (Pfeilnaht von links vorn nach rechts hinten, Abb. 65) oder im II. schrägen Durchmesser (Pfeilnaht von rechts vorn nach links hinten, Abb. 66).

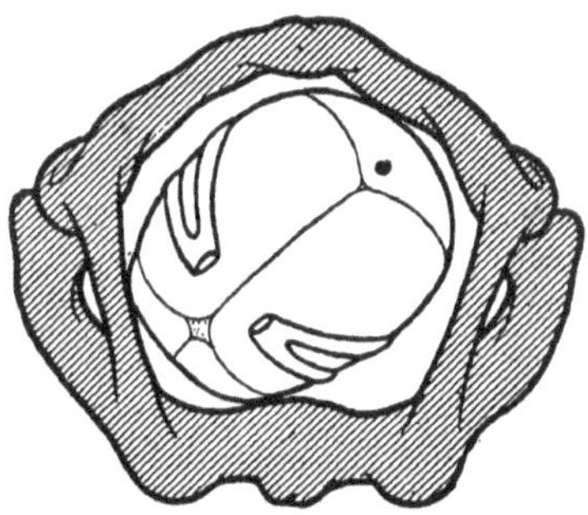

Abb. 65. Pfeilnaht im I. schrägen Durchmesser, Zange wird im II. schrägen Durchmesser angelegt

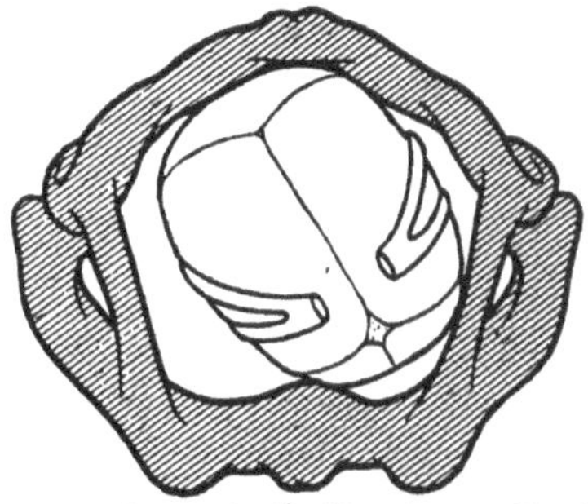

Abb. 66. Pfeilnaht im II. schrägen Durchmesser, Zange wird im I. schrägen Durchmesser angelegt

Auch in diesem Fall wird wie immer (abgesehen von einer Ausnahme: s. u.) die Zange **quer** an den Kopf gelegt. Die Löffel (genauer: ihr querer Durchmesser) kommen dadurch in einen schrägen Durchmesser zu liegen, und zwar in dem der Pfeilnaht entgegengesetzt schrägen Durchmesser. Stets wird auch hier der linke Löffel zuerst eingeführt.

1. Fall: Pfeilnaht im I. schrägen Durchmesser, kleine Fontanelle vorn links

Hinhalten der geschlossenen Zange: die Spitze hat nach links vorn auf die kleine Fontanelle zu zeigen. Hält man die Zange im übrigen so hin, wie sie nachher am Kopf zu liegen hat, so sieht man, daß der eine Löffel nach links **hinten** und der andere nach rechts **vorn** zu liegen kommen muß. Welcher von den beiden Löffeln die eine oder andere Lage einnehmen muß, kann man ohne weiteres ablesen, wenn man die Zangengriffe richtig erfaßt: der nach links hinten kommende Löffel ist von der linken Hand gefaßt, ist also der linke Löffel. Entsprechend ist der nach rechts vorn kommende Löffel der rechte Löffel. Diese Überlegung ist praktisch sehr wichtig! Auch der Erfahrene scheut sich nicht, sie anzustellen.

Den nach hinten kommenden Löffel — in diesem Fall ist es der linke Löffel, der nach links hinten kommt — führt man ohne jede Schwierigkeit wie immer in die Scheide ein.

Etwas Besonderes ist das Einführen des vorderen Löffels, in diesem Falle des rechten Löffels, der nach rechts vorn kommen muß (Abb. 65). Das Besondere dabei ist, daß man diesen Löffel nicht direkt dorthin, wohin er gehört, nämlich nach vorn, einführen kann. Das gilt sowohl für die rechte wie für die linke Seite: in beiden Fällen ist es der absteigende Schambeinast, der den direkten Weg nach vorn versperrt. In jedem Falle muß also der Löffel, der vorn liegen soll, erst wie sonst nach der üblichen Technik hinten in die Scheide eingeführt und dann nach vorn gebracht werden. Dieses „nach vorn bringen" nennt man das **„Wandernlassen"** des Löffels.

Wandern muß stets der Löffel, der nach vorn kommt!

In unserem Falle muß also der rechte Löffel wandern. Dazu wird er zunächst wie immer nach rechts hinten eingeführt. Sobald er richtig hinten in der Scheide dem Kopf anliegt, wird die bisherige schreibfederartige Haltung des Griffes aufgegeben: der Griff wird von jetzt ab wie ein „Schläger" fest in die volle Hand genommen. Jetzt beginnt das Wandernlassen, an dem beide Hände in gleichem Maße mitwirken. Die äußere Hand, in diesem Fall die rechte, senkt den Griff und bewegt den Löffel gleichzeitig derart, daß das Blatt unmittelbar am Kopf von rechts hinten nach rechts vorn verschoben wird (Abb. 67). **Von größter Wichtigkeit ist dabei die Mitwirkung der inneren** (in diesem Falle linken) **Hand,** die nicht nur wie sonst die Weichteile abdeckt, sondern auch aktiv das Blatt von innen her erfaßt und es in bogenförmiger Bewegung am Kopf nach vorn schiebt. Dadurch wird die äußere Hand sehr wesentlich unterstützt.

Wer die innere Hand nicht aktiv mitwirken läßt, macht sich das Wandernlassen unnötig schwerer.

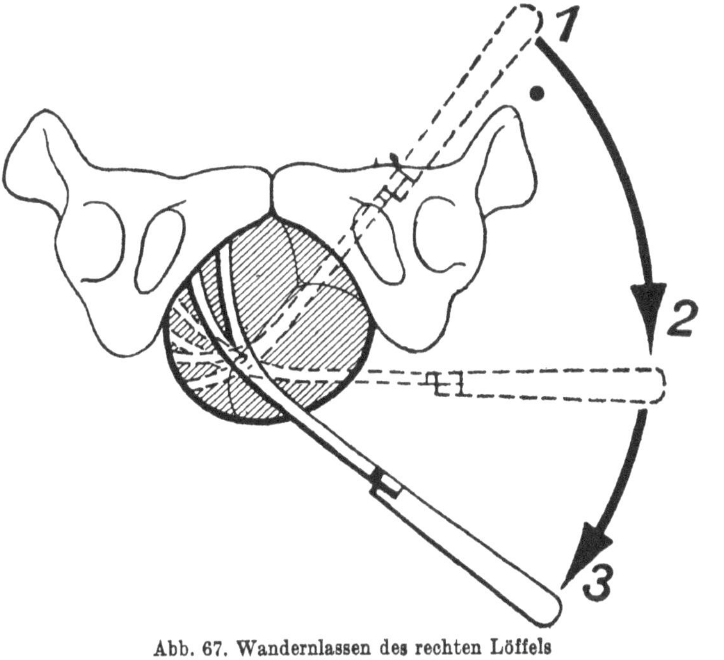

Abb. 67. Wandernlassen des rechten Löffels

Liegt der vordere Löffel richtig an seinem Platz, so kann die Zange geschlossen und nach der Nachtastung mit der Extraktion begonnen werden. Gezogen wird wie üblich dahin, wohin die Griffe zeigen: Beim Schrägstand des Kopfes muß aber nicht nur gezogen, sondern gleichzeitig auch gedreht werden, wohlgemerkt: gleichzeitig!

Niemals mit der Zange eine drehende Bewegung machen, ohne gleichzeitig zu ziehen!

Gedreht werden muß in jedem Falle so, daß die seitlich stehende kleine Fontanelle nach vorn kommt, in unserem Falle also entgegen dem Uhrzeigersinn. Dann weiter in der üblichen Technik.

2. Fall: Pfeilnaht im II. schrägen Durchmesser, kleine Fontanelle vorn rechts

Anlegen der Zange im I. schrägen Durchmesser (Abb. 66): Linker Löffel kommt nach vorn links, rechter Löffel nach hinten rechts. Wandern muß also der linke Löffel (Abb. 68). Dieser wird wie immer auch zuerst eingelegt. Beim Ziehen muß im Sinne des Uhrzeigers gedreht werden.

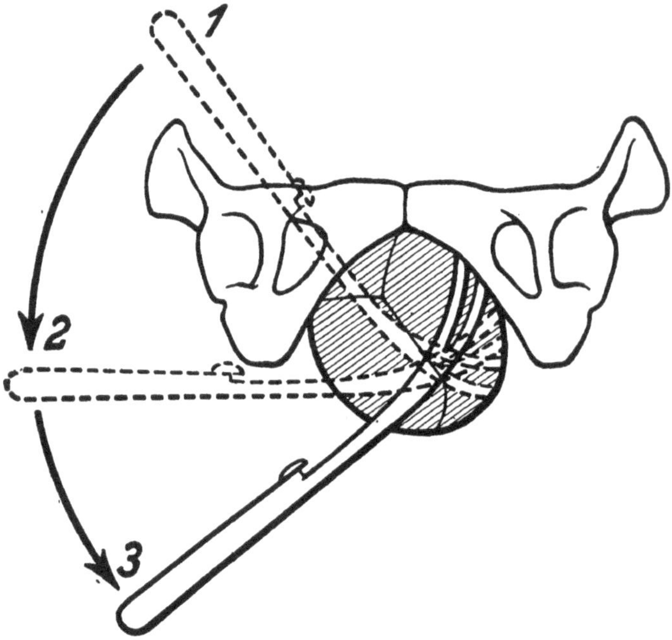

Abb. 68. Wandernlassen des linken Löffels

Gefahren und Prognose der Zangenoperation

Damit sind die ganz groben technischen Regeln der Zangenkunst ausgesprochen. Um sie zu lernen und zu üben, genügen wenige Stunden am Phantom. Ganz anders steht es mit der Zangenoperation in der Praxis. **Ein Leben reicht nicht aus, um alle Feinheiten und geburtsmechanischen Möglichkeiten in diesem Kräftespiel der Zangenoperation zu ergründen und zum Vorteil für Mutter und Kind auszunutzen.**

Auch der erfahrenste Operateur kann nicht immer verhindern, daß bei der Zangenoperation Verletzungen entstehen. Es liegt im Wesen dieser Operation, daß nicht selten sogar bei einem Mindestaufwand an Kraft Verletzungen auftreten. Niemand kann mit der Zange die gegebenen Hindernisse derartig schonend umgehen, wie es die Natur beim normalen Geburtsablauf versteht, auch wenn er noch so angepaßt elastisch zu arbeiten versteht.

Die beiden großen Gefahren der Zangenoperation wie überhaupt jeder geburtshilflichen Operation sind die Verletzung und die Infektion.

Die Verletzung an sich ist ein wiedergutzumachender Schaden, wenn sie richtig erkannt und behandelt wird. Was viel wichtiger ist: die Verletzung als **Eintrittspforte** erhöht in hohem Maße die **Infektionsgefahr.**

Das gilt besonders für die bei Zangenoperationen häufig vorkommenden buchtenreichen Gewebszerreißungen.

Die Verletzungen und damit die Infektionsgefahr werden um so größer sein, je weniger geübt die Hand des Operateurs und je schwieriger die Zange ist. **Die Prognose für Mutter und Kind hängt bei der Zangenoperation vor allem anderen von der Erfahrung des Operateurs, von seinem Geschick und seiner Technik ab,** sowie besonders auch von seinen **diagnostischen Fähigkeiten** bezüglich des

Höhenstandes des Kopfes,
seiner Haltung und Einstellung,
des Zustandes der Weichteile,
der Geburtsdauer und vor allem auch
des Befindens von Mutter und Kind.

Leider ist mit Worten keine Brücke zu schlagen zwischen dem **erfahrenen**, geschickten Operateur, der mit seinen Fähigkeiten, seiner scharfen Beobachtungsgabe und klaren Kritik jede Situation beherrscht und dem geburtshilflichen Anfänger, dem dies alles fehlt.

Immerhin mögen hier einige praktische Hinweise gegeben werden. Die erste wichtige Forderung ist die:

Keine Zangenoperation ohne genaueste vaginale Untersuchung.

Hier schon wird viel gesündigt. Macht das Tasten der Pfeilnaht und der Fontanellen infolge großer Kopfgeschwulst Schwierigkeiten, so wird gern auf eine Diagnose verzichtet und die Zange auf „gut Glück" angelegt!

Oder die Kreißende wehrt sich gegen die Untersuchung. Dann wird aus falschem Mitgefühl aufgegeben anstatt die Untersuchung in **Narkose** auszuführen. Noch einmal: **eine Zange ohne genaueste Kenntnis des Höhenstandes, der Haltung und Einstellung des Kopfes ist eine Unmöglichkeit:**

Die Diagnose muß vorher völlig klar sein!!!

Eine Zange machen heißt den natürlichen Geburtsmechanismus nachahmen. Wie kann man das, wenn man sich keineswegs darüber klar ist, was überhaupt vorliegt: eine normale Hinterhauptslage, eine hintere Hinterhauptslage, eine Vorderhauptslage oder noch etwas anderes. Daraus folgt weiter, daß niemand sich an eine Zangenoperation heranwagen darf, der nicht mit dem Geburtsmechanismus (mindestens mit der Austrittsbewegung) aller nur möglichen Schädellagen **bis in die Fingerspitzen vertraut** ist (s. Zusammenstellung auf S. 151). Wer z. B. eine Vorderhauptslage wie eine normale Hinterhauptslage behandeln wollte, würde die allergrößten Schwierigkeiten bei der Entwicklung mit der Zange haben und vor allem mit Sicherheit größten Schaden anrichten.

Die Prognose einer Zangenoperation wird durch den Anfänger auch schon dadurch verschlechtert, daß er beim vaginalen Untersuchen infolge mangelnder Erfahrung länger als ein Erfahrener mit der Hand im Genitalkanal bleibt und besonders auch dadurch, daß er mit der Hand eventuell mehrfach in die Scheide fahren muß, um die Zange richtig anlegen zu können.

Beim **Ziehen** wird oft der Fehler gemacht, daß die linke Hand, die die Zangengriffe geschlossen hält, die Zange zu stark zudrückt, wodurch der empfindliche Kopf des Säuglings schwer geschädigt werden kann. Druck ist unvermeidlich, sonst würde der Kopf nicht folgen können. Der Druck muß aber so gering wie möglich gehalten werden, ohne daß dabei die Zange abgleitet. Denn jeglicher Überdruck ist für das Kind lebensgefährlich (Tentoriumriß, intrakranielle Blutung, Schädelfraktur). **Nach dem Schließen der Zange klafft bei normaler Kopfgröße und richtig angelegter Zange zwischen den Griffen ein Spalt, den man beim Ziehen durch einen zwischen die Griffe gesteckten Finger oder durch ein eingelegtes Tuch aufrecht erhalten muß.**

Was den jungen Operateur weiter auszeichnet, ist eine gewisse Hast und Unsicherheit in allen seinen Bewegungen im Gegensatz zum Erfahrenen, der **in größter Ruhe und überlegener Gelassenheit** operiert. Natürlich spielt dabei neben der Beherrschung der Technik und des Geburtsmechanismus auch die Selbstbeherrschung eine Rolle.

Für den Zangenzug gilt:

**Größte Zartheit muß sich paaren
mit gehemmter Kraft!**

Die Regeln, in welcher Richtung gezogen werden muß, liegen fest (s. o.). Darüber hinaus ist es Sache des Gefühls, die Richtung des geringsten Widerstandes herauszufinden, in die die Griffe gebracht werden müssen. Der Umfang der Gewebszerreißung mütterlicher Weichteile hängt im wesentlichen von der Art des Zuges ab.

**Jeder Zug ist langsam und in größter
Ruhe auszuführen!
Vor allem: Nach jedem Zug eine Pause machen!**

Eine alte Forderung, die man selten erfüllt sieht: solange keine Veranlassung zu besonderer Eile (schlechte HT) vorliegt, wird im Tempo der Preßwehen gezogen! Dabei sind die Pausen besonders dringend erforderlich. Einmal um die Dehnung der Weichteile natürlicher vor sich gehen zu lassen. Dann aber auch, um den Zangendruck auf den kindlichen Schädel zu mildern. In der Pause werden deshalb auch die Löffel im Schloß etwas auseinandergeschoben.

Die langsamste Zange ist die beste!
Georg Winter

Solange die HT gut bleiben, behält man unter allen Umständen das langsame Tempo bei. Die HT müssen während der Operation dauernd kontrolliert werden!

Ganz besonders langsam und vorsichtig muß man den Kopf beim Herumhebeln um die Symphyse herum, also beim Einschneiden und Durchschneiden dirigieren (Abb. 63). Gute HT vorausgesetzt soll die Entwicklung über den Damm einige **Minuten** dauern. Dadurch wird auch der Dammschutz wesentlich erleichtert.

Wer für den Mechanismus dieser Austrittsbewegung nicht genügend Gefühl mitbringt, begeht leicht Fehler: Nicht selten sieht man, daß die Zange zu stark abgebogen wird. Dadurch kommt das **Vorderhaupt** aus seiner Bahn, es wird als Hebelarm gegen den Damm gedreht, wodurch es zum **Dammriß** kommen muß. Ebenfalls durch zu starkes Abbiegen der Zange beim Herumhebeln des Kopfes um die Symphyse kommt es leicht zu stark blutenden **Rissen der Klitoris**, besonders dann, wenn man die Löffel **gegen den Schambogenrand anstemmen** läßt.

Warnen möchte ich vor allem vor den sogenannten **pendelnden Bewegungen** nach links und rechts in der Horizontalen. Ein Erfahrener mag sich das schon einmal erlauben, um bei einer schwierigen Zange, an die sich ein Anfänger gar nicht herantrauen sollte, die Reibung zwischen Kopf und Geburtskanal zu vermindern. Beim Anfänger muß ein solches Vorgehen mit Sicherheit zu weitgehenden **Zerreißungen** führen, besonders bei einem schon vorher durch langanhaltenden Druck geschädigten Gewebe.

Die hauptsächlichsten Verletzungen der **Mutter** sind Weichteilverletzungen: **Dammrisse, Längsrisse** im **Scheidenrohr** (besonders wenn der Kopf gedreht werden mußte), Risse der **Klitoris, Zervixrisse** (meist vom freien Rand der Portio vaginalis ausgehend), Einriß oder Abriß eines **Levatorschenkels** (auch bei unverletzter Scheidenwand). Daher:

Nach jeder Zangenoperation ist die Scheide mit großen Spiegeln einzustellen und außerdem der äußere Muttermund rundherum durch Fassen mit Kugelzangen auf Einrisse abzusuchen!

Kleinere Einrisse des Muttermundes (bis etwa zu 1 cm) brauchen nicht genäht zu werden.

Nach schwierigen Zangen die Uterushöhle auszutasten halte ich wegen der damit verbundenen Infektionsgefahr und der Seltenheit hoher Zervixrisse und Uterusrupturen nach Zangenoperationen nur im Ausnahmefall für notwendig.

Verletzungen des Harnapparates, der Beckenknochen und -nerven sind selten.

Die häufigsten Zangenverletzungen des **Kindes** sind **Abschürfungen** der Haut, **Quetschungen, Hämatome, Nervenlähmungen** (besonders des N. facialis, gute Prognose), ferner **Schädelfrakturen,** die häufig mit Zerreißungen der Venensinus einhergehen. Zu den allerhäufigsten Verletzungen gehören die **Tentoriumrisse,** wobei es durch Zerreißung von Venen (besonders der V. cerebri) oder von Sinus (Sin. transversus, Sin. petrosus superior) zu Blutungen in der hinteren Schädelhöhle kommt (Tod durch Kompression der Medulla oblangata).

Noch ein wichtiger Hinweis, der oft nicht beachtet wird:

Wenn man einmal damit **angefangen** hat, eine Geburt durch Zange zu beenden, dann muß diese Geburt auf jeden Fall **operativ beendet** werden, und zwar **in derselben Narkose.**

Stellt sich also heraus, daß die begonnene Zangenoperation aus irgendeinem Grunde nicht durchführbar ist, so muß der Kopf anschließend **sofort** perforiert werden, vorausgesetzt, daß die Zange indiziert und technisch ausführbar war.

Nach einem vergeblichen Zangenversuch ist der Kopf ausnahmslos
sofort
anschließend zu perforieren!!!

Tiefer Querstand

Definition:

unrichtig: tiefer Querstand liegt vor, wenn die Pfeilnaht des auf dem Beckenboden stehenden Kopfes vollkommen quer verläuft.

richtig: wie oben, aber mit dem Zusatz: ..., und dieser Zustand **längere Zeit** besteht, so daß hierdurch die **Geburt verzögert** wird.

Bei tiefem Querstand ist aus irgendeinem Grunde die Drehung der Pfeilnaht aus dem queren über einen schrägen in den geraden Dm ausgeblieben. Auf dem Beckenboden, wo die Pfeilnaht meist schon ihre innere Drehung vollendet hat, also im geraden Dm des Beckens steht, finden wir die Pfeilnaht noch genau im queren Dm verlaufend. Dabei ist aber zu bedenken, daß **auch bei völlig normal verlaufender Geburt der Kopf nicht selten mit quergestellter Pfeilnaht auf dem Beckenboden** ankommt und sich erst jetzt — auf dem Beckenboden — diese Drehung in den geraden Dm vollzieht. Die **Regelwidrigkeit** der Einstellung, die der Begriff „tiefer Querstand" enthält, kommt also nur dann richtig zum Ausdruck, wenn man in die Definition **die durch den Querstand bedingte Verzögerung der Geburt** hineinbringt.

Einteilung: man unterscheidet den

I. oder linken tiefen Querstand (Abb. 69)

und den **II. oder rechten tiefen Querstand** (Abb. 70)

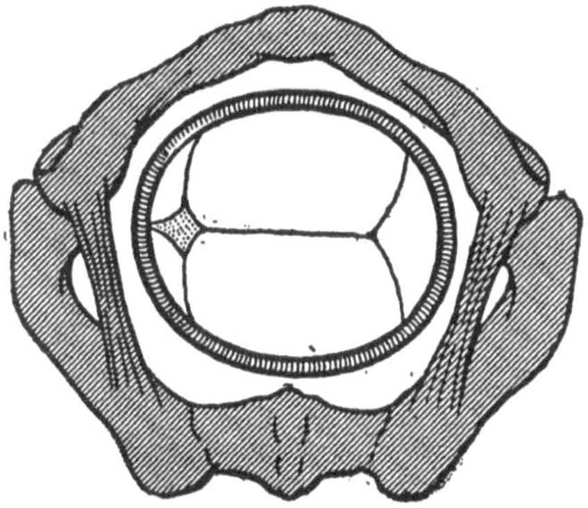

Abb. 69. Linker tiefer Querstand

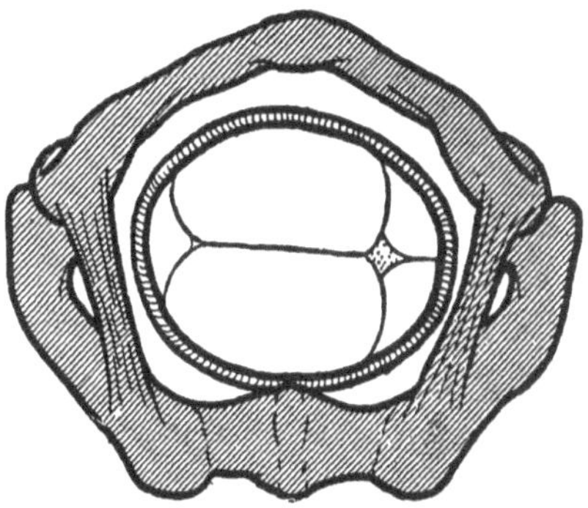

Abb. 70. Rechter tiefer Querstand

I. oder **linker** tiefer Querstand = **kleine Fontanelle** (und damit der Rücken) **links.**

II. oder **rechter** tiefer Querstand = **kleine Fontanelle** (und damit der Rücken) **rechts.**

Häufigkeit: 1,5—1,9% aller Schädellagen (Küstner, Jaschke, Martius).

Folge des tiefen Querstandes: Geburtsstillstand auf BB: Bei Geburtsstillstand auf Beckenboden muß stets innerlich, zunächst immer rektal, untersucht werden.

> Kommt es in der Austreibungsperiode zum
> **Geburtsstillstand,**
> so muß durch **rektale Untersuchung** die Ursache festgestellt werden, gleichgültig, ob Wehenschwäche vorliegt oder nicht!!

Rektaler Befund: Mm vollständig, Spinae nicht mehr zu tasten. Man kommt mit dem Finger nicht mehr zwischen Kopf und Beckenboden, also: Kopf auf BB; die Pfeilnaht verläuft vollkommen quer, kleine Fontanelle links, große Fontanelle rechts, fast in gleicher Höhe (Abb. 71). **Diagnose:** I. (oder linker) tiefer Querstand.

Aus diesem Befund geht hervor, daß nicht nur ein Querstand der Pfeilnaht, sondern auch eine leichte **Streckhaltung** des Kopfes vorliegt: es fehlt die normalerweise vorhandene Beugung des Kopfes! Ein charakteristischer Befund bei tiefem Querstand. Es liegt also nicht nur eine Regelwidrigkeit der Einstellung (Querverlaufen der Pfeilnaht), sondern auch meist eine solche der Haltung des Kopfes vor (leichte Streckhaltung an Stelle der regelrechten Beugehaltung des Kopfes). Gerade das Ausbleiben der Beugung des Kopfes ist sicher ein Hauptgrund, weshalb er seine innere Drehung nicht vollziehen kann (Martius). Vgl. Ätiologie.

Bedeutung:

Tiefer Querstand = Geburtsunmöglichkeit!

Spontangeburt ist nicht möglich, solange der tiefe Querstand bestehen bleibt. Zur Spontangeburt kann es erst kommen, wenn der Kopf seine innere Drehung in den geraden oder mindestens in einen schrägen Dm durchgemacht hat.

Ganz seltene Ausnahmen bestätigen diese Regel.

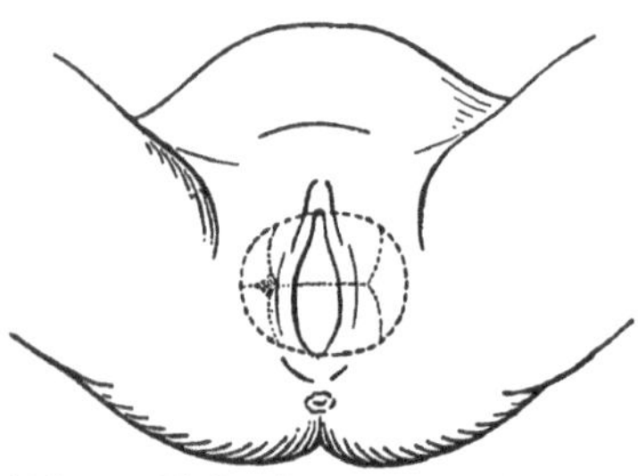

Abb. 71. Tiefer Querstand = Geburtsunmöglichkeit! Der Kopf liegt quer zum längs verlaufenden Weichteilspalt

Spontangeburt ist deswegen nicht möglich, weil der Kopf quer zum längsverlaufenden Weichteilspalt des BB liegt (Abb. 71). Der Effekt der Wehen besteht lediglich darin, daß der Kopf gegen die Schambeinäste wie gegen eine Barriere gedrückt wird.

Ätiologie: Das Ausbleiben der inneren Drehung findet sich häufig bei **kleinen und rundlichen Köpfen,** besonders dann, wenn die Weichteile des BB schlaff sind und der Schädel beim Tieferrücken nur **„wenig Gegendruck"** (Bumm) erfährt. Im Gegensatz hierzu kann ein sehr großer Kopf an der inneren Drehung verhindert werden, weil er auf zu viel Gegendruck (zu große Reibung) von seiten der umgebenden Weichteile und des knöchernen Beckens stößt.

Eine der Hauptursachen des tiefen Querstandes ist sicherlich die **sekundäre Wehenschwäche = Ermüdungswehenschwäche.** Bis zum BB hat die anatomisch und funktionell vielleicht nicht übermäßig entwickelte Uterusmuskulatur den Kopf heruntergetrieben. Jetzt, wo die kräftigen Austreibungswehen, die auch den Kopf vielleicht noch drehen würden, einsetzen sollen, versagt der durch die Eröffnung schon zu sehr überanstrengte Muskel: die Drehung des Hinterhauptes bleibt aus, die Pfeilnaht bleibt quer auf dem BB stehen.

Von besonderer ätiologischer Bedeutung ist die Beckenform. Häufig beobachtet man den tiefen Querstand bei platt-rachitischen Becken leichten Grades. Um die vorhandene Gradverengung passieren zu können, ist der Schädel gezwungen, seine Beugehaltung aufzugeben und das Vorderhaupt mit der großen Fontanelle zu senken, also eine Haltung anzunehmen, die gerade beim tiefen Querstand charakteristisch ist. Nach Martius und anderen ist gerade das Ausbleiben der Kopfbeugung, also das Vorhandensein einer leichten Streckhaltung, die eigentliche Ursache der Entstehung des tiefen Querstandes. Der Kopf dreht sich nicht, weil er sich nicht beugt (Martius).

Merke:

Tritt beim platt-rachitischen Becken Geburtsverzögerung oder -stillstand auf BB ein, so ist stets an tiefen Querstand zu denken!

Bei dem nicht häufigen **Trichterbecken** (= virilem Becken) erschwert die charakteristische Querverengung im BA die innere Drehung des Kopfes auf dem BB.

Behandlung des tiefen Querstandes

Leider gilt hier der Satz:

Bei tiefem Querstand wird
meist zu früh
und viel zu oft eingegriffen!!!

Die Methode der Wahl ist unter allen Umständen zunächst die

abwartende Behandlung,

vorausgesetzt, daß es Mutter und Kind gut geht.

Der tiefe Querstand als solcher kann niemals eine Indikation zur Zangenoperation abgeben!!

1. Konservative Behandlung:

Therapeutische Lagerung der Kreißenden!

Auch wenn der Kopf wie bei tiefem Querstand schon auf BB steht, kann man durch Lagerung, d. h. durch Bewegung der Fruchtachse, seine Einstellung noch wirkungsvoll beeinflussen.

Auch hier gilt die

Allgemeine Lagerungsregel: **Man lagert die Kreißende auf die Seite, und zwar stets auf die Seite, auf der derjenige Teil des Kopfes liegt, der die Führung übernehmen soll, der also tiefer treten und nach vorn rotieren soll.**

Vorangehen soll hier das **Hinterhaupt** mit der **kleinen** Fontanelle; also ist zu lagern

bei **I.** oder **linkem** tiefen Querstand: auf die **linke** Seite,
bei **II.** oder **rechtem** tiefen Querstand: auf die **rechte** Seite!

Oder kurz:

> **Bei tiefem Querstand ist stets auf die Seite des Hinterhauptes zu lagern!**

Wirkungsweise der Lagerung: Angenommen: linker tiefer Querstand. Lagerung also auf die linke Seite. Der Uterus sinkt der Schwere nach mit dem Fundus nach links hinüber. Der Druck der Fruchtachse wirkt dann von oben links schräg nach unten rechts. Dadurch wird der Kopf mit dem Vorderhaupt gegen die rechte Beckenwand gedrängt, d. h. das Hinterhaupt mit der kleinen Fontanelle entfernt sich etwas von der linken Beckenwand, es wird beweglich, kann dem Drucke folgen und tiefer treten. (Am einfachsten ist zu merken: der Kopf macht stets die Bewegung des Steißes im entgegengesetzten Sinn mit.) Der Kopf hat damit Beugehaltung angenommen und kann nun (s. Ätiologie) bei genügender Wehenkraft die innere Drehung nachholen.

Bei der häufig gleichzeitig bestehenden

Wehenschwäche

sind Wehenmittel zu geben. Allgemein anerkannt ist heute die Regel:

> **Sind nach Seitenlagerung und bei guten Wehen**
> **2 Stunden**
> **vergangen, ohne daß der Kopf sich gedreht hat, so wird mit der Zange entbunden!**

2. Zangenentbindung.

Das Anlegen der Zange beim tiefen Querstand bereitet dem Anfänger aus verschiedenen Gründen Schwierigkeiten. Biparietal kann die Zange nicht angelegt werden, da es 1. technisch nicht geht (man kann den vorderen Löffel nicht bis unter die Symphyse wandern lassen) und da 2. die Beckenkrümmung der Zange dann im rechten Winkel zur Krümmung des Beckens liegen würde. Die Zange so anzulegen, wie sie ins Becken gehört, also in den queren Durchmesser, ist ebenfalls unmöglich, da sie dann über Gesicht und Hinterhaupt zu liegen kommen würde. (Das gilt allerdings alles nur für die Naegelezange).

Um den Kopf bei tiefem Querstand zu fassen, kann man die Zange nur **schräg** an den Kopf und **schräg** ins Becken legen. Am besten verfährt man dabei nach der Stoeckelschen Vorschrift:

beim **I. tiefen Querstand** nimmt man an, daß die Pfeilnaht schon
im **I. schrägen Dm** steht und legt die
Zange im **II. schrägen Dm** an,

beim **II. tiefen Querstand** nimmt man an, daß die Pfeilnaht schon im **II. schrägen Dm** steht und legt die Zange im **I. schrägen Dm** an.

Ausführung der Zange:

I. tiefer Querstand: Mm vollständig erweitert, Kopf auf BB, Pfeilnaht im queren Dm, **kleine** Fontanelle **links,** große Fontanelle rechts (Abb. 72).

Der Kopf muß entgegen dem Uhrzeigersinn so gedreht werden, daß die kleine Fontanelle nach vorn kommt. Die Zange wird so angelegt, als ob die Pfeilnaht schon im I. schrägen Dm stände, sie kommt also in den II. schrägen Dm (Abb. 72). Der **linke** Löffel wird, wie immer, zuerst, und zwar nach **links hinten,** eingeführt, der **rechte** Löffel, der nach **rechts vorn** kommt, muß **wandern.** Schließen der Zange. Zug in Richtung der Griffe und gleichzeitiges Drehen entgegen dem Uhrzeigersinn, bis die Pfeilnaht im geraden Dm steht. Dann weiter mit der üblichen Technik. Oft dreht sich der Kopf schon beim Schließen der Zange in den I. schrägen Dm hinein.

Die Zangenoperation beim tiefen Querstand ist in technischer Hinsicht also ein **Sonderfall der Zange am schrägstehenden Kopf** (s. Zange II, S. 105). Nur ist beim tiefen Querstand zu empfehlen, den vorderen Löffel möglichst weit nach vorn und den hinteren Löffel möglichst weit nach hinten zu bringen (Stoeckel), so daß die Zange zwischen dem schrägen und dem geraden Dm liegt.

II. Tiefer Querstand: Befund wie oben, mit dem Unterschied, daß jetzt die **kleine** Fontanelle **rechts** und die große links steht (Abb. 73).

Um die kleine Fontanelle nach vorn zu bringen, muß in diesem Falle der Kopf im Uhrzeigersinn gedreht werden. Die Zange wird so angelegt, als ob die Pfeilnaht schon im II. schrägen Dm stände, sie kommt also in den I. schrägen Dm (Abb. 73 u. 74). Der **linke** Löffel, der nach **links vorn** kommt und **wandern** muß, wird zuerst angelegt und möglichst weit nach vorn gebracht. Danach

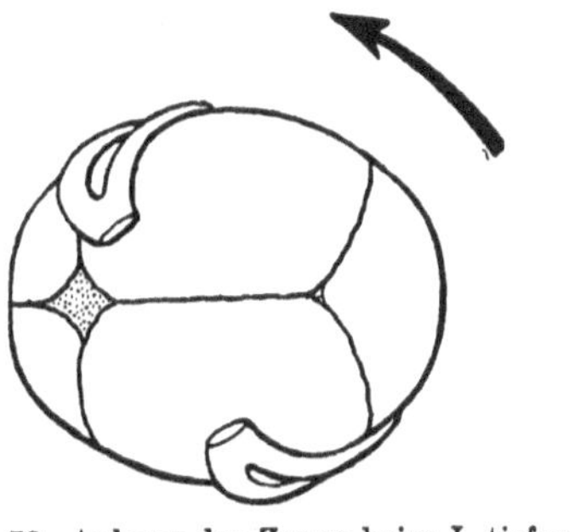

Abb. 72. Anlegen der Zange beim I. tiefen Querstand, die Zange kommt in den II. schrägen Dm

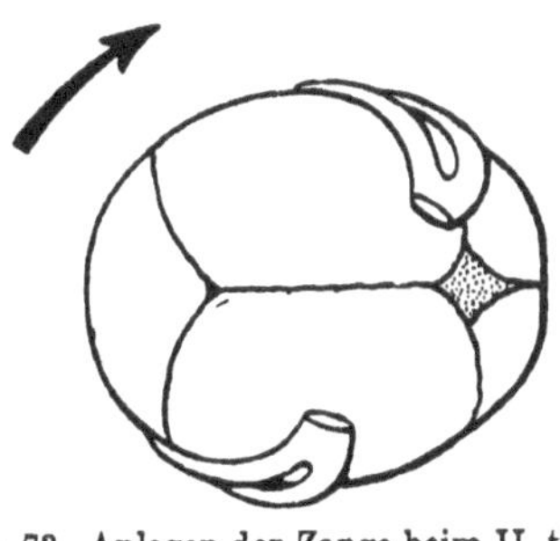

Abb. 73. Anlegen der Zange beim II. tiefen Querstand, die Zange kommt in den I. schrägen Dm

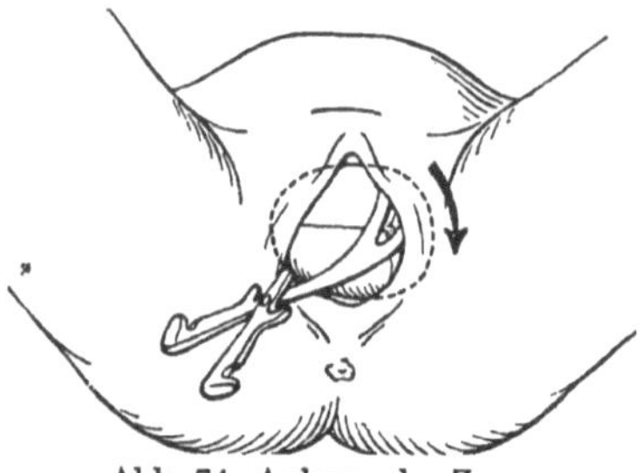

Abb. 74. Anlegen der Zange beim II. tiefen Querstand

Anlegen des **rechten** Löffels möglichst weit nach **hinten.** Schließen der Zange, Zug und gleichzeitige Drehung im Uhrzeigersinn usw.

Alte Praktiker legen gern beim **rechten** tiefen Querstand entgegen der Schulregel nicht den linken, sondern den **rechten Löffel zuerst** ein. Dadurch hat man den Vorteil, daß der Kopf schon durch das Einlegen dieses Löffels etwas in den 2. schrägen Dm gedreht wird. Nachteil: Schwierigkeiten beim Einführen und Wandernlassen des linken Löffels sowie beim Schließen der Löffel.

Hoher Geradstand

Definition: Regelwidrigkeit, bei der der Kopf im Becken**eingang** mit der Pfeilnaht im **geraden** Durchmesser anstatt im queren oder schrägen Durchmesser getastet wird. Der hohe Geradstand ist mechanisch gesehen das Gegenstück zum tiefen Querstand.

Der hohe Geradstand kommt auch bei der Beckenendlage vor.

Einteilung: Man unterscheidet 2 Formen:

Positio occipitalis anterior (= pubica) = das Hinterhaupt ist nach vorn (schambeinwärts) gerichtet (Abb. 75) = **vorderer hoher Geradstand,**

Positio occipitalis posterior (=sacralis) = das Hinterhaupt ist nach hinten (kreuzbeinwärts) gerichtet (Abb. 76) = **hinterer hoher Geradstand.**

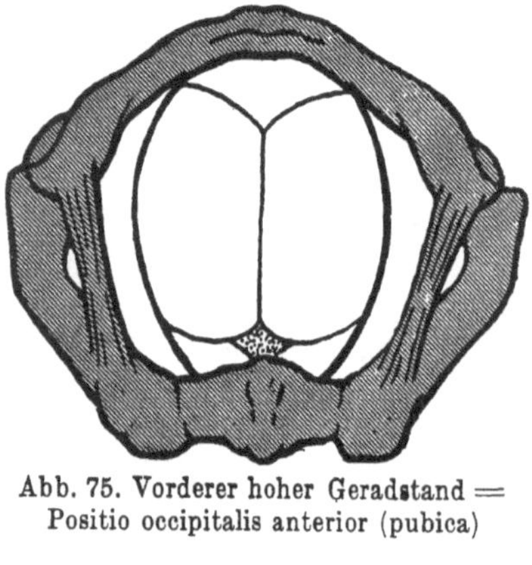

Abb. 75. Vorderer hoher Geradstand = Positio occipitalis anterior (pubica)

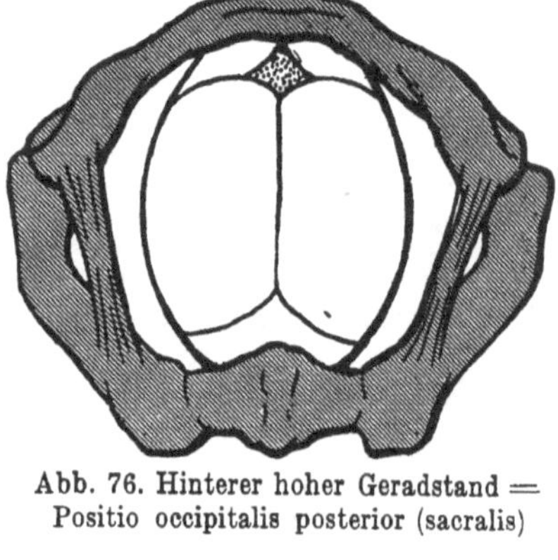

Abb. 76. Hinterer hoher Geradstand = Positio occipitalis posterior (sacralis)

Häufigkeit: Pankow gibt 4 auf 1000 Geburten, Zangemeister 1 auf 300 Geburten an. Nach meiner eigenen Erfahrung ist der hohe Geradstand viel häufiger, jedenfalls als **vorübergehende** Anomalie.

Ursachen: allgemeinverengtes Becken (rundliche Form des BE), enges Becken mit vorspringendem Promontorium („halbierter" BE), querverengtes Becken (sehr selten), kleiner Kopf, — **Bei hohem Geradstand sofort an enges Becken denken!**
brachyzephale Kopfform (= Kurzkopf) (Martius, Lork).

Diagnose: sie ergibt sich aus dem Tastbefund bei innerer (rektaler oder vaginaler) Untersuchung (s. Abb. 75 und 76).

Verlauf und Prognose: Der hohe Geradstand ist eine regelwidrige Kopfeinstellung, die eine **Geburtsunmöglichkeit** darstellt, wenn sie sich nicht spontan ändert oder durch Eingriff geändert wird. Bei den von mir beobachteten Fällen kam es in der Hälfte der Fälle zur **Spontangeburt,** wobei die Pfeilnaht während des ganzen Geburtsverlaufs nur vorübergehend aus dem geraden Dm des Beckens hinausging, praktisch also alle Etagen des Geburtskanals im geraden Dm passierte. — Die Geburtsdauer ist stets verlängert, da eine erhebliche Konfiguration des Schädels erforderlich ist.

Ist der hohe Geradstand durch ein enges Becken bedingt, so ist die Spontangeburt in den meisten Fällen ausgeschlossen. Es kommt zum **Geburtsstillstand** mit der Gefahr der **Uterusruptur,** wenn nicht frühzeitig eingegriffen wird.

Behandlung

Der Praktiker hat jeden Fall von hohem Geradstand der Klinik zu überweisen!

Nur wenn keine Klinik zu erreichen ist, kommt eine

Behandlung in der Außenpraxis

in Frage. Sie ist deswegen so schwierig, weil hier nur auf vaginalem Wege entbunden werden kann, andererseits aber beim hohen Geradstand in den meisten Fällen ein enges Becken vorliegt. Kommt man zu dem Ergebnis, daß das Becken für den Durchtritt des Kopfes nicht zu eng ist, so führt man — bei erfüllten Vorbedingungen — bei **Mehr**gebärenden die **Wendung** aus Kopflage mit anschließender **Extraktion** aus. Vorher kann man die **Walchersche Hängelage** (S. 335) versuchen (Martius). Bei **Erst**gebärenden rate ich sehr von diesem Vorgehen ab, da eine Extraktion wegen der nicht vorbereiteten Weichteile meist sehr schwierig ist. Allgemein gilt:

Möglichst keine Wendung und Extraktion bei Erstgebärenden!

Hier empfiehlt es sich, bei **vollständigem** Mm den Versuch zu machen, den beweglich über oder im BE stehenden Kopf mit dem sogenannten **Kegelkugelhandgriff** (W. Liepmann) aus dem geraden in einen schrägen oder wenn möglich bis in den queren Dm zu drehen: Man geht mit der ganzen Hand in die Scheide ein, umfaßt den Kopf so gut wie möglich und dreht ihn nach links oder rechts in Richtung auf denjenigen schrägen Dm, in den sich der Kopf am leichtesten drehen läßt. Hat man den Kopf bis in den queren oder nahezu in den queren Dm gebracht, so läßt man von außen durch kräftigen Druck den Kopf ins Becken hineindrücken. Wehenmittel (wenn nötig) und abwarten.

Bei zu großem Mißverhältnis muß man sich in der Außenpraxis von vornherein zur **Perforation** entschließen.

Die

Behandlung in der Klinik

besteht bei **Erstgebärenden** in der **abdominalen Schnittentbindung,** nachdem man **nach** Blasensprung mit genügender Geduld abgewartet hat, ob der Kopf bei guten Wehen nicht doch noch eintritt. Auch bei **Mehrgebärenden** kommt allein die **abdominale Schnittentbindung** in Frage, sofern ein Mißverhältnis Kopf-Becken vorliegt. Ist das nicht der Fall, so kann man bei **Mehrgebärenden** — erfüllte Vorbedingungen vorausgesetzt — die **Wendung** aus Kopflage mit anschließender **Extraktion** ausführen; unter Umständen nach vorausgegangener Hysterotomia anterior. Steht der Kopf schon fest im Becken, so käme auch ausnahmsweise ein **hoher Zangenversuch** in Frage (Kjelland-Zange).

Hintere Hinterhauptslage (= HiHHL)

Definition: eine hintere oder dorsoposteriore Hinterhauptslage (HiHHL)liegt vor, wenn der Rücken des Kindes nach hinten gerichtet ist (= Ib- oder IIb-Lage) und der Kopf sich in Hinterhauptshaltung befindet. Bei der HiHHL führt also genau wie bei der regelrechten HHL das Hinterhaupt (= tiefster Punkt des Kopfes), dieses steht aber hinten, zum Kreuzbein hin, während die Stirn gegen die Schoßfuge gerichtet ist. — Die Hintere Hinterhauptslage ist eine reine Einstellungsanomalie (vgl. S. 28).

Häufigkeit: etwa 0,5—1% aller Schädellagen (v. Winckel, Martius, v. Jaschke, Erichsen. G. Schäfer, Habbe).

Untersuchungsbefund, Diagnose: die Veranlassung zur inneren Untersuchung (stets rektal, nur in besonderen Fällen vaginal) ist meist der **Geburtsstillstand** bei Kopf auf BB (S. 74) nicht selten allerdings auch schon bei Kopf in BM. Der Finger sucht zunächst die Pfeilnaht, die in einem schrägen oder im geraden Dm steht. Tastet man sich nun entlang der Pfeilnaht nach vorn, um dort die kleine Fontanelle zu finden, so fühlt man — meist zur Überraschung des Untersuchers — dort an Stelle der kleinen die große Fontanelle, und

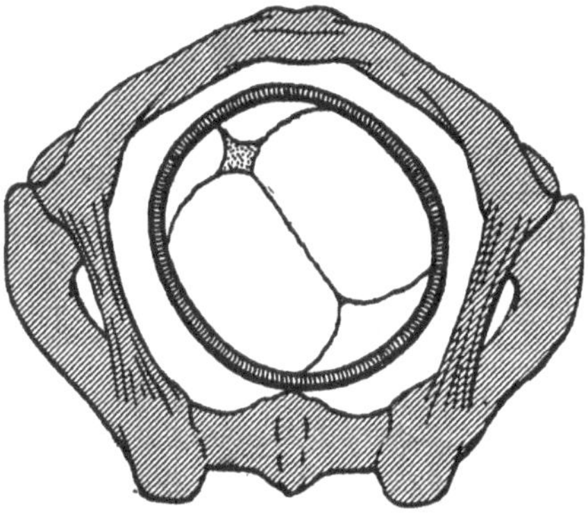

Abb. 77. Erste oder linke HiHHL

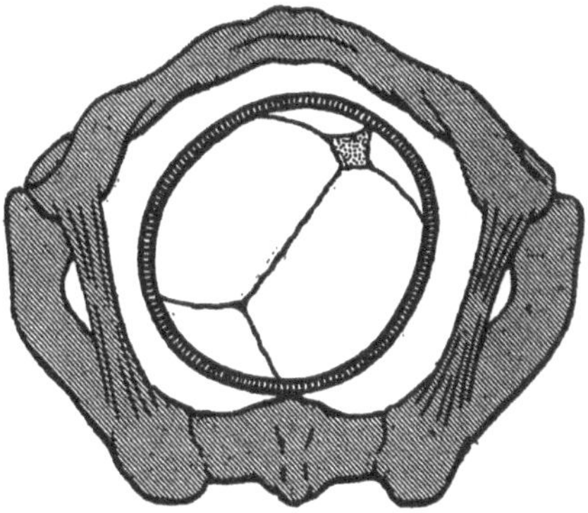

Abb. 78. Zweite oder rechte HiHHL

zwar vorn links oder rechts oder in der Mitte. **Die kleine Fontanelle findet sich hinten** (kreuzbeinwärts, Abb. 77 und 78), und zwar

hinten links,
hinten rechts
oder hinten in der Mitte.

Die **große** Fontanelle liegt unter der **Symphyse.**

Die hinten liegende kleine Fontanelle ist meist schwer zu palpieren, da sich hier in der Gegend des Hinterhauptes die **Kopfgeschwulst** ausbildet. **Der Befund der HiHHL ist überhaupt durchaus nicht immer leicht zu erheben,** besonders der flüchtige Untersucher wird leicht getäuscht! Er fühlt die Pfeilnaht z. B. im I. schrägen Dm und denkt zunächst an eine regelrechte linke HHL. Er tastet sich auf der Pfeilnaht nach vorn und findet dort eine **V-förmige Gabelung, die man für die kleine Fontanelle halten kann.** Tastet man aber genauer, so fühlt man in dem V keine derbe Knochenplatte, wie das bei der kleinen Fontanelle zu erwarten wäre, sondern eine Vertiefung mit weichem Grund. **Es handelt sich also um den hinteren Winkel der rautenförmigen großen Fontanelle,** die man bei weiterer Betastung auch als solche erkennt (Näheres s. unter Untersuchungsbefund bei der VoHL, S. 133). — Häufig ist bei der HiHHL der Kopf so stark gebeugt, daß man an die große Fontanelle überhaupt nicht herankommt!

In der Führungslinie liegt meist die Gegend zwischen großer und kleiner Fontanelle, der Scheitel oder das Bregma (= **Leitstelle).**

Erfahrungsgemäß ist die I. (oder linke) HiHHL weitaus häufiger als die II. (oder rechte) HiHHL!

Merke besonders:

HiHHL mit Pfeilnaht im **I.** schrägen Dm = **II.** HiHHL
HiHHL mit Pfeilnaht im **II.** schrägen Dm = **I.** HiHHL

Erklärung: wie bei allen dorsoposterioren Lagen steht auch bei der HiHHL die kleine Fontanelle bei schräg verlaufender **Pfeilnaht** entweder links oder rechts hinten. **Die Stellung der kleinen Fontanelle entspricht aber stets der des Rückens.** Also z. B.: HiHHL mit Pfeilnaht im I. schrägen Dm (= von links vorn nach rechts hinten verlaufend): dann muß die kleine Fontanelle und damit auch der Rücken rechts hinten stehen. Somit handelt es sich also bei Pfeilnaht im I. schrägen Dm um eine II. HiHHL.

Geburtsverlauf: die HiHHL gehen, wie der Name ausdrückt, stets von denjenigen Lagen aus, bei denen der Rücken von vornherein hinten liegt, von den dorsoposterioren oder b-Lagen. Es ergeben sich

zwei Möglichkeiten für den Geburtsverlauf:

1. Möglichkeit: das Hinterhaupt dreht sich nach vorn.

Bis zum BB bleibt das Hinterhaupt meist noch nach hinten gerichtet. Auf BB vollzieht sich dann die entscheidende Drehung nach vorn. Bei einer II. HiHHL z. B. würde die Pfeilnaht aus dem I. schrägen über den queren und den II. schrägen in den geraden Dm, also um 135° gedreht (s. Abb. 79). Der weitere Verlauf ist dann ein regelrechter. Nach Dawson (415 Fälle!) findet die spontane Rotation des Kopfes in 50% der Fälle statt.

2. Möglichkeit: das Hinterhaupt dreht sich nicht nach vorn, es bleibt hinten.

Auf dem BB dreht sich die Pfeilnaht in diesem Falle aus dem schrägen Dm nach hinten in den geraden Dm, der Weg beträgt hier also nur 45° (Abb. 79). Beim Beginn der Austrittsbewegung steht der gebeugte Kopf mit

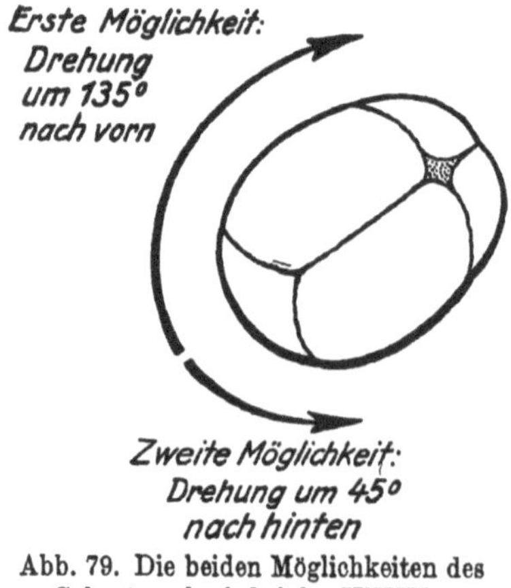
Erste Möglichkeit:
Drehung um 135° nach vorn
Zweite Möglichkeit:
Drehung um 45° nach hinten

Abb. 79. Die beiden Möglichkeiten des Geburtsverlaufs bei der HiHHL

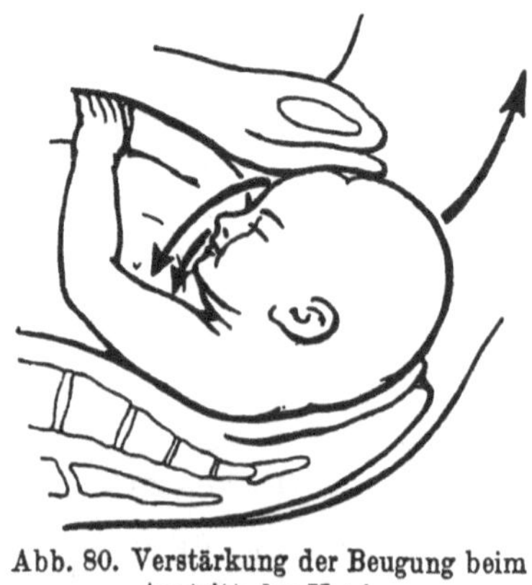

Abb. 80. Verstärkung der Beugung beim Austritt des Kopfes

der Pfeilnaht im geraden Dm, die **kleine** Fontanelle **hinten,** die große Fontanelle vorn. Der Austritt, die Überwindung des Knies des Geburtskanals, kann hier nur durch Beugung erfolgen; da der Kopf schon gebeugt **auf** BB steht, muß die normale **Beugung** noch **verstärkt** werden (Abb. 80). **Die Form des Geburtskanals ist es, die dem Kopf diese ganz besondere Zwangshaltung aufdrängt.** Die zur Erreichung dieser Zwangshaltung aufzuwendende Kraft erscheint als **wesentlich verstärkte Reibung** zwischen der Weichteilwand des Geburtskanals und dem Schädel. Der stark erhöhte Reibungswiderstand zwischen Kopf und Weichteilen **verlängert die Austreibungsperiode** sehr erheblich, wodurch besonders das **Kind in Gefahr** gebracht wird (vgl. S. 75).

Warum diese zur Überwindung des Knies des Geburtskanals notwendige verstärkte Beugung eine starke Zwangshaltung darstellt, erklärt sich am einfachsten mit den von Sellheim geprägten Begriffen vom **Biegungsdiffizillimum** (= Richtung der schwersten Verbiegbarkeit) und **Biegungsfazillimum** (= Richtung der leichtesten Verbiegbarkeit). Jedem Teil des Kindes kommt ein ihm eigenes Fazillimum und Diffizillimum der Abbiegung zu. Die Halswirbelsäule, um die es sich hier handelt, hat ihr Biegungsdiffizillimum nach vorn und ihr Biegungsfazillimum nach hinten, das heißt der Hals läßt sich schwerer nach vorn als nach hinten abbiegen. Je mehr man aber den Kopf in Richtung des Biegungsdiffizillimums bewegen muß, um so größer ist die dazu erforderliche Kraft, andererseits aber auch die Spannung, mit der der Kopf aus dieser gezwungenen Haltung, dieser Zwangshaltung, in eine ungezwungene Haltung hinstrebt.

Abbiegung in der Richtung des Biegungsdiffizillimums
= Abbiegung gegen eine starke Spannung!

Der **Austritt** des maximal sich beugenden Kopfes kann nur so vor sich gehen, daß zunächst das Hinterhaupt über den Damm geboren wird. **Hypomochlion** ist dabei die Gegend der **großen Fontanelle,** die sich gegen den unteren Rand der Symphyse stemmt. Ist das Hinterhaupt bis zum Nacken frei entwickelt, so hört der Zwang zur Beugehaltung des Kopfes vollkommen auf; der Kopf geht aus der Beugehaltung in eine leichte **Streckhaltung** über, wodurch nun auch Vorderhaupt, Stirn und Gesicht unter der Symphyse her (also Gesicht zur Schamfuge gerichtet) geboren werden.

Das **Durchtrittsplanum** ist genau dasselbe wie bei der regelrechten HHL, nämlich das Pl. suboccipito-bregmaticum = 32 cm.

Der Austritt des Kopfes erfolgt also durch zwei verschiedene entgegengesetzte Bewegungen, der Kopf macht

1. eine **Beugung** (= Verstärkung der vorhandenen [normalen] Beugehaltung) und 2. eine **Streckung.**

Zusammenfassung:

Hintere Hinterhauptslage (HiHHL)

Leitstelle: Kleine Fontanelle bis **Scheitelgegend.***)
Drehpunkt: Gegend der **großen Fontanelle** bis **Stirnhaargrenze.**
Kopfaustritt: erst stärkste **Beugung,** dann leichte **Streckung.**
Größte Durchtrittsebene: Planum suboccipito-bregmaticum, Umfang = 32 cm.

Besonderheiten: obwohl das Durchtrittsplanum bei der HiHHL genau dasselbe ist wie bei der regelrechten HHL (32 cm), weiß jeder Erfahrene:

Die Austreibungsperiode bei der HiHHL ist stets beträchtlich verlängert!

wenn es sich um ein normal großes Kind handelt. Das hat

3 Gründe: 1. Der Hauptgrund ist die **maximale Zwangsbeugehaltung,** in die der Kopf gebracht werden muß, um das Knie des Geburtskanals zu überwinden, also um überhaupt austreten zu können. Diese Zwangshaltung wirkt sich als **erhöhte Reibung** zwischen Kopf und Weichteilrohr aus und diese Reibung ist es in erster Linie, die die Austreibungsperiode so erschwert.

2. Nicht das schmale Vorderhaupt wie bei der regelrechten HHL, sondern das **breite Hinterhaupt muß über den Damm geboren werden.** Die Folge ist eine weitaus größere **Anspannung** und **Auswalzung** des Dammes in der Querrichtung.

3. Nicht der schmale Nacken wie bei der regelrechten HHL legt sich als Hypomochlion in den engen Schamfugenausschnitt, sondern **das sehr viel breitere Vorderhaupt muß sich dort anstemmen.** Dadurch kann die lichte Weite des Schambogens nicht richtig ausgenutzt werden und der Kopf kommt im ganzen viel tiefer dammwärts zu liegen, so daß also der Damm auch in **sagittaler** Richtung viel mehr beansprucht wird, ein weiterer Grund zur Erhöhung des Reibungswiderstandes und damit zur Verzögerung der Geburt in der Austreibungsperiode.

Aus diesen Gründen ist auch besonders zu beachten:

Bei der HiHHL sind Damm und Levatorenschenkel stets wesentlich mehr gefährdet als bei regelrechter HHL!
Gefahr tiefgehender Dammrisse und Zerreißungen des Levators!!

Bei starker Vorwölbung des Dammes, wie sie naturgemäß bei Hinterer Hinterhauptslage und ausgetragenen Kindern auftritt, ist eine **ausgiebige Episiotomie** zu machen!!

*) Nach anderen (z. B. Martius) ist als Leitstelle die kleine Fontanelle anzusehen.

Darin stimmt also die **HiHHL**-Geburt mit der bei **VOHL** überein (s. Vorderhauptslage, S. 134):

wesentlich verlängerte Austreibungsperiode,
weitaus stärkere Anspannung und damit größere Gefährdung des Dammes

als bei der regelrechten HHL.

Differentialdiagnose: in der Praxis wird die HiHHL häufig mit der VoHL verwechselt. Über den Unterschied s. unter „Vorderhauptslage“, S. 135.

Grundsätzlich ist festzuhalten:

Wenn eine Geburt in der Austreibungsperiode auffallend langsam verläuft oder zum Stillstand kommt, so muß man immer daran denken, daß vielleicht eine HiHHL vorliegt (vgl. S. 75).

Es ist sehr zu beachten, daß eine verlängerte Austreibungsperiode leicht zur

Asphyxie des Kindes

führt. Das den kindlichen Kopf umfassende Weichteilrohr muß diesen in der Austreibungsperiode bis zur Geburt des Hinterhauptes in eine **übermäßige Beugehaltung** zwingen, was sich auf den Kopf als starke Umschnürung auswirkt. Infolgedessen bewirkt eine verlängerte Austreibungsperiode **Hirndruck,** unter Umständen **Stauung im Gehirn** oder sogar **intrakranielle Blutungen. Schon Hirndruck genügt, um Asphyxie zu erzeugen.**

Vorkommen und Ätiologie: normal große Kinder stellen sich fast nur bei **Mehrgebärenden** mit schlaffen Weichteilen in HiHHL ein. Sonst findet man diese Lageanomalie bei **kleinen Kindern** sowie bei **Frühgeburten** und **toten Kindern.**

Behandlung der Hinteren Hinterhauptslage

Niemals ist die HiHHL an sich eine Indikation zu operativer Entbindung! Jede HiHHL ist solange wie möglich streng abwartend zu behandeln.

Von 114 Geburten in HiHHL verliefen 91 spontan, davon 41 ohne jede Komplikation (Hanke).

In jedem Falle sollte man die

Seitenlagerung

der Kreißenden wenigstens versuchen! Vgl. Allgemeine Lagerungsregel S. 34.

Bei HiHHL wird stets auf die Seite des Hinterhauptes gelagert!

Beispiel: **Rechte** HiHHL (Abb. 78), **kleine** Fontanelle hinten **rechts,** Pfeilnaht im I. schrägen Dm. Lagert man die Frau auf die **rechte** Seite (Hinterhaupt rechts!), so fällt der Fundus mit dem Steiß der Schwere folgend **nach rechts.**

Da der Kopf stets die dem Steiß entgegengesetzte Bewegung macht, kommt das Hinterhaupt von der rechten Beckenseite frei. Der Wehendruck muß sich jetzt in der Hauptsache auf das nun beweglich gewordene Hinterhaupt auswirken, so daß dieses über den queren Dm nach vorn rotieren kann.

Man versuche alles, um eine Zange, die sehr schwierig ist, zu vermeiden! Ist die Frau erschöpft, so verschaffe man, wenn es dem Kinde gut geht, der Mutter erst einmal **einige Stunden der Ruhe und des Schlafes,** indem man ihr eine Mischspritze mit Dilaudid und Pantopon, oder Morphin und Atropin verabreicht. Das wirkt oft Wunder! Auch während der Ruhigstellung läßt man, wenn eben möglich, die Frau auf die Seite lagern. Danach gibt man dann wieder **Wehenmittel** und im Verein mit der Seitenlagerung gelingt es dann doch noch manchmal, das Hinterhaupt nach vorn rotieren zu lassen.

Will das Hinterhaupt sich aber gar nicht drehen, und kommt eine **dringliche Indikation** hinzu, so muß die Geburt durch Zangenentbindung beendet werden. Dazu muß immer wieder betont werden:

Es gibt nur zwei Indikationen:
1. Gefahr für die Mutter!
2. Gefahr für das Kind!

In unserem Falle kommt in Frage als

Gefahr für die Mutter vor allem

unüberwindliche sekundäre Wehenschwäche,
starke Erschöpfung der Mutter,
Fieber der Mutter;

Gefahr für das Kind: schlechte HT, Asphyxie.

Noch einmal sei betont: bei dieser ungünstigen Kopfeinstellung sei man **mit der Zange sehr zurückhaltend!** Jeder Erfahrene weiß

Zangenentbindungen bei HiHHL sind stets sehr schwer, setzen leicht größere Gewebszerreißungen und erfordern große Kraft und viel Geschick!

Die HiHHL-Zange geht nicht nur sehr schwer, sie ist auch mit **drei großen Gefahren** für die **Mutter** verbunden:

1. tiefgehende Damm- und Scheidenrisse,
2. Absprengung des Levators,
3. Atoniegefahr durch die notwendige lange Narkose.

Auch das **Kind** ist durch die vom Operateur bei der Extraktion aufzuwendenden großen Kräfte und durch die Dauer der Extraktion sehr gefährdet.

Zangenentbindung bei HiHHL nur im Notfall und möglichst nur, wenn der Kopf den BB schon erreicht hat!!

Ausführung der Zange bei HiHHL

Stets ist eine genügend große **Episiotomie** anzulegen! Bei der HiHHL wird die Zange genau so an den Kopf gelegt wie bei der regelrechten HHL, d. h. der Kopf wird **quer** gefaßt. Beim **Hinhalten** ist die Zangenspitze wie immer auf die **Leitstelle** zu richten, hier also auf die Gegend des **Scheitels** (bzw. der kleinen Fontanelle).

Die Ausführung der Zange bei HiHHL ist fast dieselbe wie bei der VoHL (S. 136).

Anlegen der Zange.

1. Fall: Pfeilnaht im geraden Dm, kleine Fontanelle hinten in der Mitte.

Anlegen: die Löffel werden genau **seitlich** eingeführt und **biparietal** eingelegt.

2. Fall: I. (= linke) HiHHL, kleine Fontanelle links hinten, Pfeilnaht im II. schrägen Dm (Abb. 81).

Anlegen:

Zange im **I.** schrägen Dm anlegen.
Linker Löffel nach **links vorn;** Einführen **links hinten,** dann nach vorn **wandern** lassen.
Rechter Löffel nach **rechts** hinten.

3. Fall: II. (= rechte) HiHHL, kleine Fontanelle rechts hinten, Pfeilnaht im I. schrägen Dm (Abb. 82).

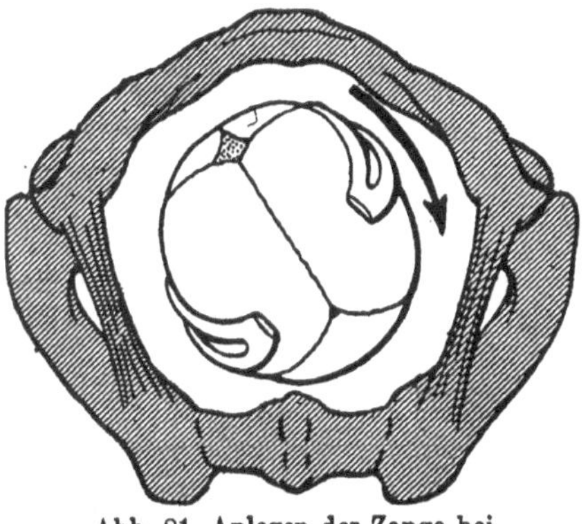

Abb. 81. Anlegen der Zange bei I. Hinterer Hinterhauptslage

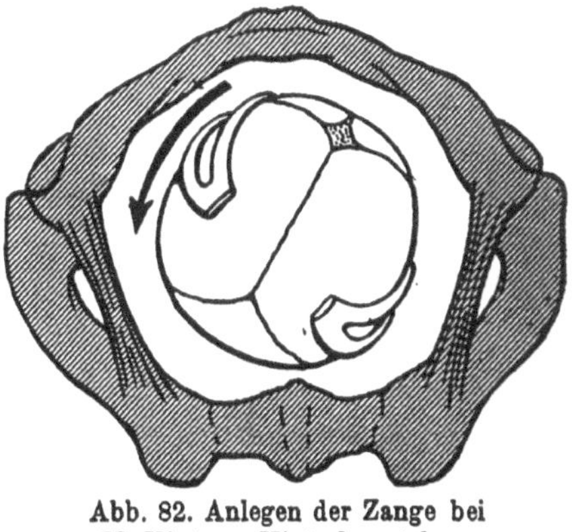

Abb. 82. Anlegen der Zange bei II. Hinterer Hinterhauptslage

Anlegen:

Zange im **II.** schrägen Dm anlegen,
Linker Löffel nach **links hinten,**
Rechter Löffel nach **rechts vorn;** Einführen **rechts hinten,** dann nach vorn **wandern** lassen.

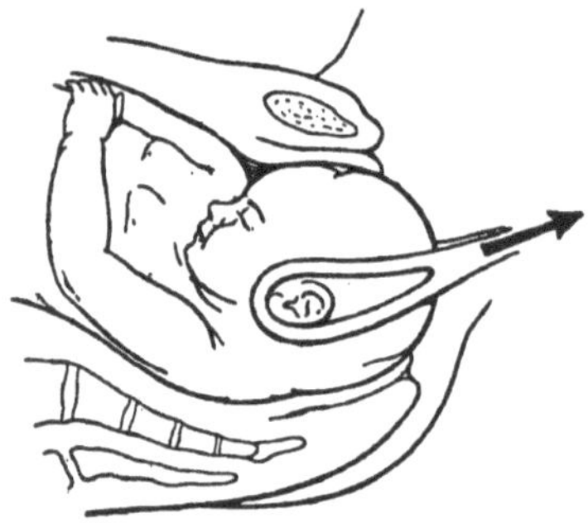

Abb. 83. Zange bei HiHHL. (1) Zunächst Zug in Richtung der Griffe!

Die

Extraktion

erfolgt bei der HiHHL abweichend von der bei der normalen HHL angewandten, da der Kopf hier erst stark **gebeugt,** dann leicht **gestreckt** werden muß. Ausführung in

dreifachem Arbeitsgang:

1. Ziehen in Richtung der Griffe bis die Leitstelle in der Vulva erscheint (Abb. 83).

Nach Schließen der Zange wird mit beiden Händen zunächst geradeaus und etwas nach oben gezogen, d. h. einfach in der Richtung, in die die Zangengriffe zeigen. In dieser Richtung wird solange gezogen, bis der **Scheitel** (= Leitstelle) in der Vulva sichtbar wird. Damit ist gleichzeitig der **Drehpunkt,** die Gegend der **großen Fontanelle** (bis Stirnhaargrenze) unter dem Symphysenrand angekommen, berührt diesen und kann sich nun bei der weiteren Entwicklung des Kopfes um die Symphyse herum gegen den unteren Schambogenrand anstemmen. Stand die Pfeilnaht **schräg** (Fall 2 und 3), so muß die Zange während des Ziehens **gleichzeitig** (vorsichtig und allmählich) gedreht werden, und zwar stets so, daß die **große Fontanelle nach vorn** kommt, d. h. es wird gleichzeitig

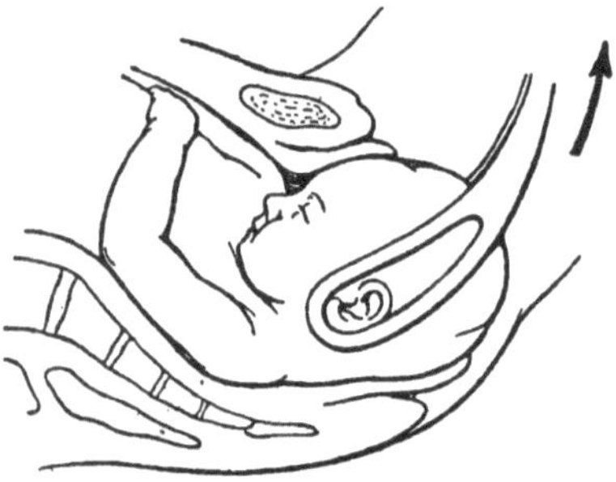

Abb. 84. Zange bei HiHHL. (2): Anheben der Griffe!

bei der **I.** HiHHL (Abb. 81) **im** Uhrzeigersinn,
bei der **II.** HiHHL (Abb. 82) **entgegen** dem Uhrzeigersinn

gedreht.

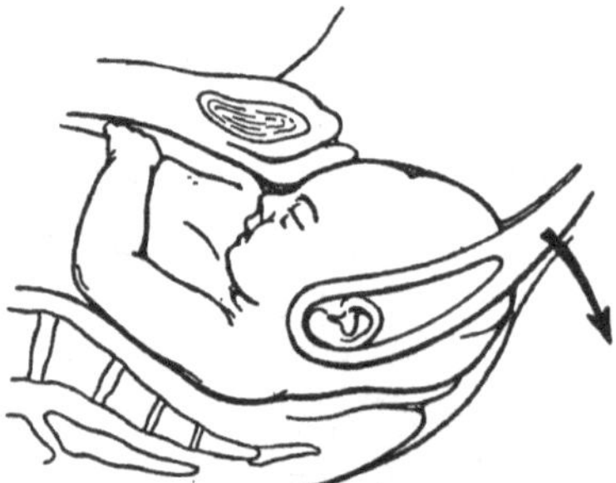

Abb. 85. Zange bei HiHHL (3): Senken der Griffe = rückläufige Bewegung

2. Heben der Zangengriffe zur Entwicklung des Hinterhauptes (Abb. 84) **und Dammschutz:**

Jetzt **Stellungswechsel und Handwechsel!**

Stellungswechsel: **„Links um“** machen, also auf die linke Seite der Frau treten!

Handwechsel: die **rechte** Hand bleibt **allein** an der **Zange,** die **linke** Hand geht an den **Damm!**

Beachte: die rechte Hand umfaßt das **Schloß, nicht die Griffe** (viel zu großer Hebelarm!). Dabei wird von jetzt ab **unter gar keinen Umständen** mehr an der Zange **gezogen,** sondern es werden die Griffe lediglich **angehoben** (Abb. 84), und zwar erst vorsichtig und langsam bis zur Senkrechten und dann darüber hinaus in Richtung auf den Bauch der Mutter. So langsam wie möglich, **Millimeter für Millimeter** wird das breite Hinterhaupt über den Damm entwickelt (höchste Dammrißgefahr!!). Jede brüske oder zu schnelle Bewegung ist dabei zu vermeiden, da es sonst unweigerlich zu einem Dammriß oder einem Levatorenab- oder -einriß kommt. Die **linke Hand** hat ununterbrochen am Damm zu liegen und den **Dammschutz** (S. 39) auszuführen, der wegen der außerordentlichen Überdehnung des Dammes niemals unterlassen werden darf. Bei der HHL-Zange ist genau wie bei der VoHL-Zange die Gefahr des Dammrisses 3. Grades (= totaler Dammriß) sehr groß!!

3. Senken der Zangengriffe = „Rückläufige Bewegung“ zur Entwicklung von Stirn und Gesicht (Abb. 85).

Auch dieses Senken der Griffe dammwärts, um langsam nacheinander Vorderhaupt, Stirn und Gesicht unter dem Schambogen her zu entwickeln, wird stets nur mit einer (der rechten) Hand ausgeführt. Die linke Hand bleibt **ununterbrochen** zum Dammschutz am Damm.

Scanzonische Zange

In manchen Fällen ist es einfacher, den Kopf mit der Zange beim Ziehen allmählich nach vorn, also um 135°, rotieren zu lassen. Die dazu erforderliche Zangentechnik (nach **Scanzoni**) ist jedoch dem wenig Geübten nicht zu empfehlen.

Für den in der Geburtshilfe besonders Ausgebildeten nachstehend die **Scanzonische Operation** in 4 Skizzen (Abb. 86—89). Bei der Scanzonischen Zange wird die erste Möglichkeit der Drehung (siehe oben) nachgeahmt, also die Drehung der kleinen Fontanelle über 135° nach vorn. Das Prinzip der Zange besteht darin, daß **zuerst ein tiefer Querstand** künstlich hergestellt wird und der Kopf dann in der bei tiefem Querstand üblichen Art entwickelt wird.

Abb. 86. **Linke HiHHL.** Die Zange wird, gleichgültig, ob man die kleine Fontanelle nach hinten oder wie bei der Scanzoni-Zange um 135° nach vorn rotieren lassen will, stets in der gleichen Weise, nämlich im I. schrägen Dm angelegt. Ziehen und **dabei** drehen **entgegen** dem Uhrzeigersinn.

Abb. 87. Die kleine Fontanelle ist bei gleichzeitigem Zug allmählich um 45° gedreht worden, so daß der Kopf jetzt in einen linken **tiefen Querstand** gebracht worden ist. Abnehmen der Zange.

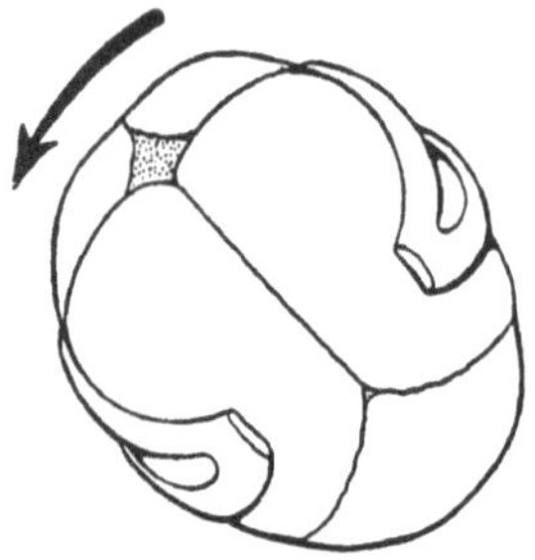

Abb. 86.
Scanzoni-Zange (1)

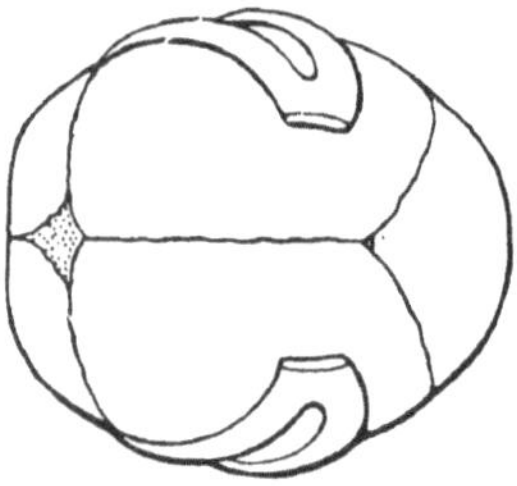

Abb. 87.
Scanzoni-Zange (2)

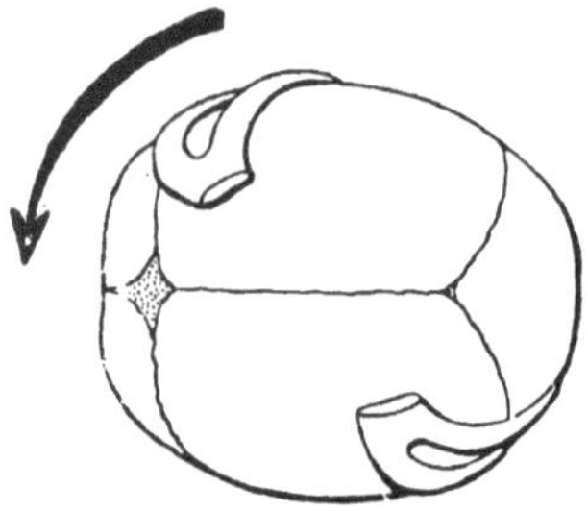

Abb. 88.
Scanzoni-Zange (3)

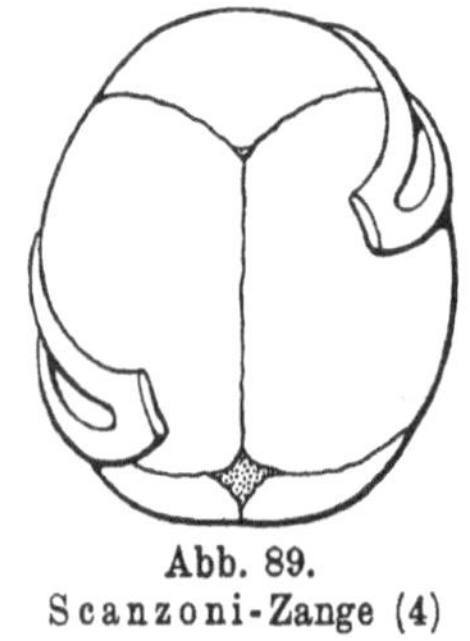

Abb. 89.
Scanzoni-Zange (4)

Abb. 88. Neuanlegen der **Zange im II.** schrägen Dm. Weiter ziehen und dabei allmählich **drehen,** bis die Pfeilnaht im geraden Dm und die kleine Fontanelle **vorn** unter dem Schambogen steht.

Abb. 89. Kleine Fontanelle unter dem Schambogen. Der Kopf wird jetzt mit gerade verlaufender Pfeilnaht entwickelt. Die Zange bleibt dabei in der dargestellten Stellung liegen.

Die Scanzoni-Zange gilt als etwas besonders Schwieriges. Das ist durchaus nicht der Fall, wenn man folgendermaßen vorgeht: Übliches Anlegen der Zange. Zunächst wird bei gleichzeitigem Zug stets versucht, das Hinterhaupt nach hinten zu drehen, Folgt der Kopf den ersten Zügen, so wird er in dieser Weise (S. 128) entwickelt. Erweist sich der Zug mit der Drehung nach hinten als schwierig (man hat das Empfinden, als wäre dieser Weg von Natur aus versperrt), so wird sofort der umgekehrte Weg eingeschlagen: **Zug mit Drehung nach vorn** (zunächst bis in den queren Dm), **was dann meist auffallend viel leichter, oft geradezu spielend, gelingt.**

Nach C. Ruge soll man (mit der Kjellandzange) stets zuerst versuchen, das Hinterhaupt nach vorn zu bringen, was nach ihm meist leichter gelingt als die Entwicklung des Kopfes in hinterer Hinterhauptslage.

Deflexionslagen = Strecklagen

Bevor der Kopf in das Becken eintritt, finden wir ihn in zwangloser neutraler Haltung, in einer Mittelstellung zwischen Beuge- und ausgesprochener Streckhaltung (Abb. 90) über dem Beckeneingang stehen.

Bei den „regelrechten" oder „normalen" Schädel-

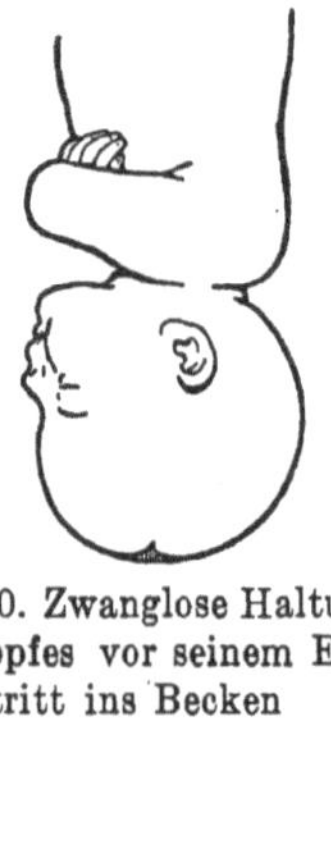

Abb. 90. Zwanglose Haltung des Kopfes vor seinem Eintritt ins Becken

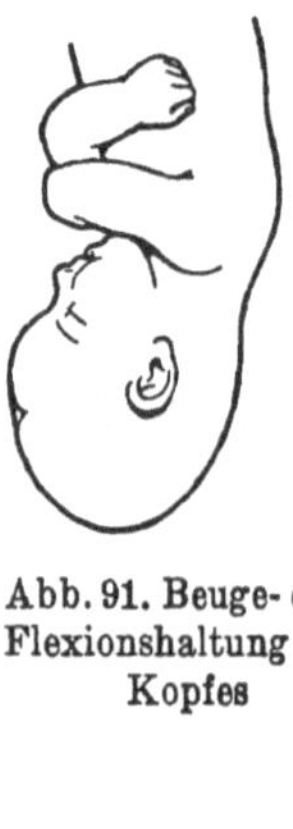

Abb. 91. Beuge- oder Flexionshaltung des Kopfes

lagen senkt sich dann im Beginn der Geburt das Kinn auf die Brust (sog. 1. Drehung) und der Kopf wird in dieser **Beuge-** oder **Flexionshaltung** (Abb. 91) durch den Geburtskanal hindurchgeschoben. Etwa 94% aller Geburten verlaufen in dieser Haltung.

Im Gegensatz hierzu bleibt bei einem kleinen Teil der Schädellagen diese Beugebewegung aus und der Kopf nimmt eine verschieden hochgradige **Streck- oder Deflexionshaltung** an, wobei sich das Kinn mehr oder weniger weit von der Brust entfernt. Wir bezeichnen diese Lagen als

Deflexionslagen (Abb. 93—95).

Alle Deflexionslagen sind durch

2 Kennzeichen

charakterisiert:

1. Der Kopf nimmt eine mehr oder weniger starke **Streckhaltung** an.
2. Alle Deflexionslagen verlaufen mit **nach hinten gerichtetem Rücken.**

Die Deflexionslagen gehören also zu den **dorsoposterioren Lagen,** bei der Geburt des Kopfes sieht das Gesicht zur Decke.

Dorsoanteriore Deflexionslagen sind große Seltenheiten.

Je nach dem Grade der Streckhaltung des Kopfes wird zum führenden Teil (= **Leitstelle**)

die **große Fontanelle**
die **Stirn**
oder das **Gesicht.**

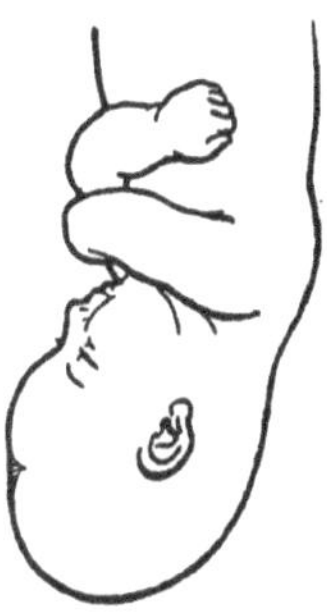

Abb. 92. Beugehaltung bei normaler Hinterhauptslage

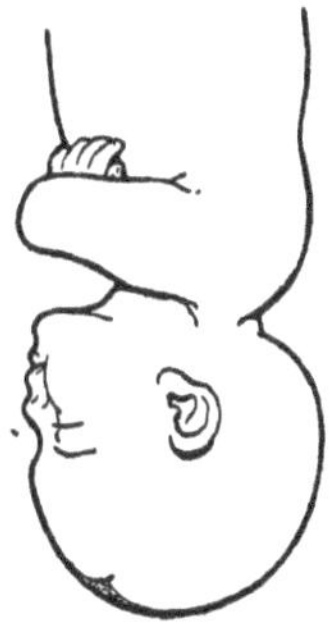

Abb. 93. Vorderhauptslage

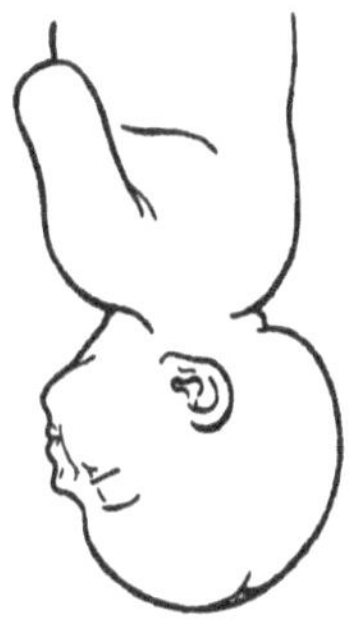

Abb. 94. Stirnlage

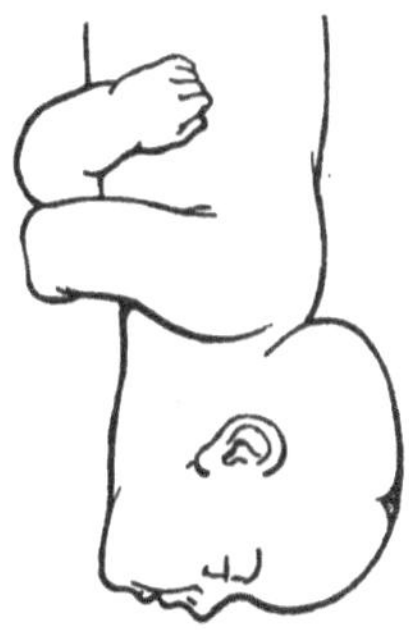

Abb. 95. Gesichtslage

Danach teilt man die Deflexionslagen ein in

1. **Vorderhauptslagen** (Abb. 93),
2. **Stirnlagen** (Abb. 94) und
3. **Gesichtslagen** (Abb. 95).

Allgemeines zur

Behandlung der Deflexionslagen:

Auch Deflexionslagen sind **streng abwartend** zu behandeln. Deflexionslagen an sich ergeben **niemals eine Indikation zur Zangenentbindung;** sie sind im Gegenteil eine ausgesprochene **Warnung vor Zangenoperationen.**

Vorderhauptslage (VoHL)

Definition: die VoHL ist eine **Deflexionslage,** und zwar stellt sie den geringsten Grad einer Streckhaltung des Kopfes dar und verläuft so gut wie immer als dorsoposteriore Geburt (Rücken nach hinten gerichtet). Der führende Teil ist das Vorderhaupt, genauer die große Fontanelle. Klinisch ist die Geburt bei VoHL durch besonders verzögerten Verlauf und durch starke Gefährdung des Dammes ausgezeichnet, allerdings nur, wenn es sich um ausgetragene Kinder handelt.

Dorsoanteriore Vorderhauptslagen, bei denen also das Vorderhaupt hinten stehen würde (= hintere Vorderhauptslagen) sind meines Wissens bisher insgesamt 12 mal beschrieben worden. (Emmrich, Nordmeyer, Jenö, Neuweiler, Rossenbeck).

Untersuchungsbefund, Diagnose: der untersuchende Finger kommt (rektal oder vaginal) in der Führungslinie auf die **große Fontanelle, die Leitstelle** der Geburt bei VoHL. Die kleine Fontanelle ist gar nicht oder nur schwer zu erreichen.

Kommt man an die kleine Fontanelle heran, so fühlt man sie

links hinten,
rechts hinten
oder in der Mitte hinten:

in jedem Falle steht sie höher im Becken als die Leitstelle, die große Fontanelle.

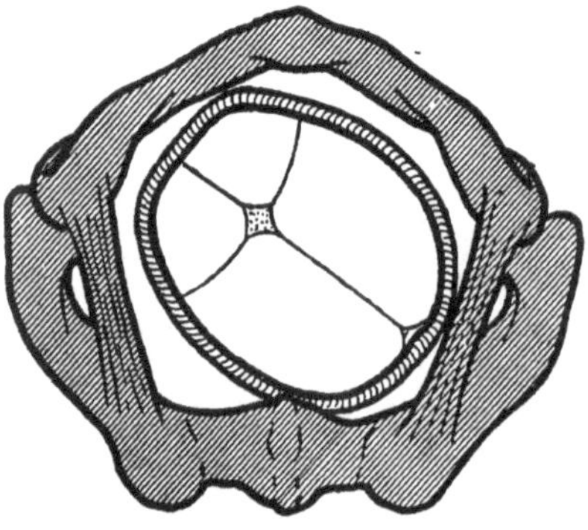

Abb. 96. I. oder linke Vorderhauptlage

Die **Pfeilnaht** tastet man zunächst in einem schrägen Durchmesser (Dm), seltener im queren Dm; später (am Knie des Geburtskanals) dreht sie sich in den geraden Dm.

Merke besonders:

Pfeilnaht im I. schrägen Dm = II. VoHL.
Pfeilnaht im II. schrägen Dm = I. VoHL.
(Abb. 96).

Erklärung: Die VoHL sind dorsoposteriore Lagen. Die kleine Fontanelle steht bei schräg verlaufender Pfeilnaht entweder links oder rechts hinten. **Die Stellung der kleinen Fontanelle entspricht stets der des Rückens.** Also z. B.: VoHL mit Pfeilnaht im I. schrägen Dm (das heißt von links vorn nach rechts hinten verlaufend); dann muß die kleine Fontanelle und damit auch Rücken rechts hinten stehen. Somit handelt es sich bei Pfeilnaht im I. schrägen Dm um eine II. VoHL.

Wichtig ist die klare Erkennung der großen Fontanelle, was nicht ganz leicht ist: Vier Nähte stoßen kreuzweise zusammen! Am besten sucht man zunächst die Pfeilnaht auf und verfolgt diese, bis man auf eine Fontanelle kommt. Führt man jetzt den Finger über die Fontanelle in derselben Richtung weiter fort und kommt man dann wieder auf eine Naht (Stirnnaht), so kann die getastete Fontanelle nur die große sein!

Die **Kopfgeschwulst** fühlt man bei der VoHL in der Gegend der großen Fontanelle.

Vorkommen: Die VoHL finden sich am häufigsten bei Frühgeburten und toten Kindern (Urs. nach Sellheim: Fehlen einer bestimmten Haltungsspannung infolge geringer Skelettreife bzw. Verlust des vitalen Turgors); bei reifen Kindern: nach A. Müller besonders bei angeborener brachyzephaler Kopfform (Kurzkopf), nach Kermauner bei Veränderungen im Atlanto-Okzipitalgelenk; ferner bei platt (-rachitischem) Becken: **Knopflochmechanismus** bei Eintritt des Kopfes in das platte Becken; um das im **geraden** Durchmesser verengte Becken besser passieren zu können, **senkt** sich das weniger breite Vorderhaupt in den Engpaß hinein, das heißt die **große** Fontanelle tritt tiefer, sie ist der am tiefsten stehende Teil in der Führungslinie, also die **Leitstelle.** — In vielen Fällen findet sich für die Regelwidrigkeit in der Haltung des Kopfes keine Erklärung, was übrigens für alle Deflexionslagen gilt. Kneer konnte für über die Hälfte von 129 Deflexionslagen keine Ursache für diese Haltung finden.

Geburtsverlauf: mit dem Eintritt des Kopfes ins kleine Becken übernimmt die große Fontanelle die Führung. Der Rücken ist — entsprechend den b-Lagen (= Rücken nach hinten gerichtet) — dabei schräg nach hinten gerichtet, die Pfeilnaht verläuft in einem schrägen Durchmesser. Am Knie des Geburtskanals wird das Gesicht schoßfugenwärts und damit die Pfeilnaht in den geraden Durchmesser gedreht. Von größter praktischer Bedeutung ist der

Austrittsmechanismus: dieser besteht aus

1. einer **Beugebewegung** (Abb. 97, Pfeil 1) und 2. einer **Streckbewegung** (Abb. 97, Pfeil 2).

Durch die **Beugebewegung** werden Scheitel und Hinterhaupt, also nur ein Teil des Kopfes, über den Damm geboren. Als **Hypomochlion** (Drehpunkt) legt sich dabei die Gegend etwas unterhalb der **Stirnhaargrenze** gegen den Schambogen. Größte Durchtrittsebene ist das **Planum frontooccipitale = 34 cm** Umfang, also ein wesentlich größeres Planum als bei der normalen HHL (Pl. suboccipito-bregmaticum **= 32 cm**).

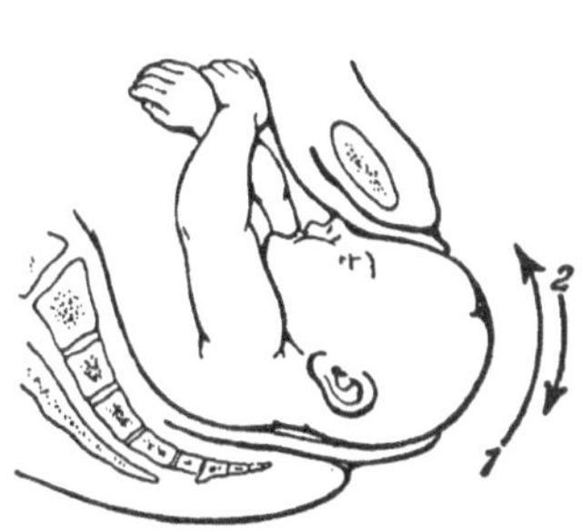

Abb. 97. Austrittsbewegung bei der Vorderhauptslage: 1 = Stärkere Beugung, 2 = geringere Streckung des Kopfes

Durch die anschließend erfolgende leichte **Streckbewegung** werden Stirn und Gesicht, die bis jetzt noch hinter der Schamfuge standen, unter der Schamfuge geboren.

Zusammenfassung:

Vorderhauptslage (VoHL)
Leitstelle: große Fontanelle
Drehpunkt: Gegend etwas unterhalb der **Stirnhaargrenze**
Kopfaustritt: erst **Beugung** dann **Streckung**
Größte Durchtrittsebene: Planum fronto-occipitale
Umfang = 34 cm

Besonderheiten: bei ausgetragenen Kindern verläuft die Geburt bei VoHL **auffallend viel langsamer** als die Geburt bei regelrechter HHL unter normalen Umständen. Die normale Geburtsdauer (bei Erstgebärenden 16—24, bei Mehrgebärenden 8—12 Stunden) wird so gut wie immer überschritten. VoHL-Geburten, die 25, 30, ja 35 und mehr Stunden dauern, sind nichts Besonderes.

Ursache ist in erster Linie die größere Durchtrittsebene, das Planum fronto-occipitale mit 34 cm Umfang, mit der der Kopf mühsam durch den Geburtskanal hindurchgeschoben werden muß. Gegenüber dem Umfang der Durchtrittsebene von 32 cm bei normaler HHL verursacht dieses Planum doch einen sehr viel größeren Reibungswiderstand im Geburtskanal.

Charakteristisch ist besonders der langsame Verlauf der VoHL-Geburt in der Austreibungsperiode. Auch bei guten Wehen und junger kräftiger Kreißender ist der Kopf bei VoHL oft stundenlang in der Tiefe sichtbar, ohne daß die Kreißende ihn mit eigener Kraft herauspressen kann. Ursache ist die weitaus **stärkere Anspannung** des Weichteilrohres, insbesondere **des Dammes**

1. in **allen** Richtungen: durch das größere Durchtrittsplanum (s. o.).
2. in der **Querrichtung:** anstelle des schmalen Vorderhauptes (bei HHL) liegt jetzt das sehr viel breitere Hinterhaupt am Damm und kann diesen nur überwinden, indem es ihn sehr viel breiter in der Quere auswalzt (Abb. 98) = **Stark vermehrte „Querspannung" des Dammes!**
3. in der **Sagittalrichtung:** an Stelle des gut in den Schambogen sich einpassenden schmalen Nackens bei normaler HHL muß sich bei der VoHL die sehr viel breitere Stirn als Hypomochlion gegen den Schambogen stemmen.

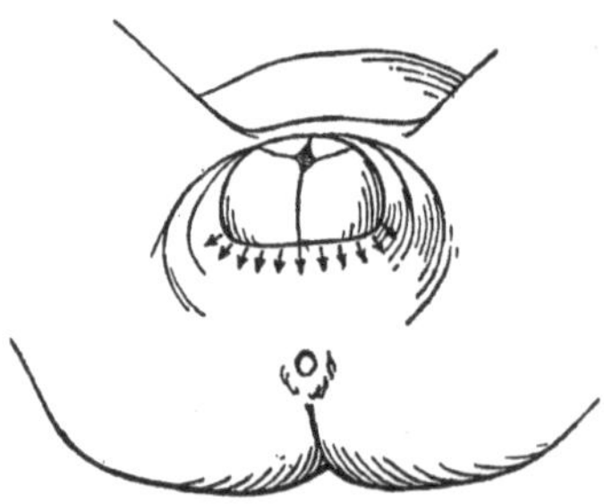

Abb. 98. Stark vermehrte Querspannung des Dammes bei Vorderhauptslage

Dadurch wird der ganze Schädel hinten viel tiefer in den Damm hineingepreßt: weitaus größere Anspannung des Dammes auch in der Sagittalrichtung.

Bei der VoHL ist der Damm sehr viel mehr gefährdet als bei normaler HHL.

Infolge der verzögerten Austreibung ist auch bei VoHL das **Kind mehr gefährdet** als bei normaler HHL (vgl. S. 75). Bei der VoHL ist also den Herztönen in der Austreibungsperiode ganz besondere Beachtung zu schenken!

Demgegenüber weiß jeder Geburtshelfer, daß die VoHL oft

ungewöhnlich rasch

verlaufen, nämlich dann, wenn es sich um nicht ausgetragene Kinder mit verhältnismäßig kleinen Köpfen handelt, die sich oft in VoHL-Haltung einstellen.

Differentialdiagnose: verwechselt werden kann die VoHL eigentlich nur mit der hinteren Hinterhauptslage (HiHHL), was in der Praxis sehr häufig vorkommt.

Beiden Lagen ist gemeinsam die **Einstellung:** in beiden Fällen ist der Rücken nach hinten gerichtet, beide sind dorsoposteriore Lagen, die kleine Fontanelle ist also hinten zu tasten. In einem aber unterscheiden sie sich sehr wesentlich, nämlich in der **Haltung:** die HiHHL ist eine ausgesprochene Flexionslage, der Kopf befindet sich in **Beugehaltung** (Kinn auf der Brust); bei der VoHL findet sich der Kopf in geringgradiger **Deflexionshaltung,** er ist leicht gestreckt. Ein sehr beachtenswerter Unterschied zwischen der HiHHL und der VoHL liegt auch in den verschiedenen Durchtrittsebenen: diese Ebene beträgt bei der HiHHL 32 cm, bei der VoHL dagegen 34 cm! **Beiden Lagen gemeinsam ist der stets sehr verzögerte Geburtsverlauf bei ausgetragenen Kindern.**

Die Unterscheidung zwischen VoHL und HiHHL ist nur durch genaue **Untersuchung der Leitstelle** möglich. Führt die große Fontanelle, so handelt es sich um eine VoHL, führt die kleine Fontanelle oder häufiger die Gegend zwischen kleiner Fontanelle und dem Scheitel (Bregma), so liegt eine HiHHL vor. Sehr oft wird die vorgelegene Haltung erst nach der Entbindung am Sitz der Kopfgeschwulst (VoHL: große Fontanelle, HiHHL: Hinterhaupt-Scheitelgegend) diagnostiziert.

Behandlung der Vorderhauptslage

Niemals ist die VoHL an sich eine Indikation zu operativer Entbindung! Jede VoHL ist solange wie möglich konservativ zu behandeln!!

Daß sich die Prognose bei jedem unnötigen und vorzeitigen Eingriff verschlechtert, gilt ganz besonders für die VoHL.

1. Konservative Behandlung: Abwartende Geburtsleitung so lange wie nur irgend möglich ist die Methode der Wahl. Sobald die VoHL erkannt ist, wird die Frau richtig gelagert. **Lagerungsregel:** die Kreißende wird auf die Seite gelagert, und zwar auf die Seite, auf der der Teil des Kopfes liegt, der tiefer treten und nach vorn rotieren soll.

Man wird zunächst den Versuch machen, die VoHL in eine regelrechte HHL umzuwandeln, die Kreißende wird also auf die Seite der **kleinen** Fontanelle, des Hinterhauptes gelagert.

Bei VoHL zuerst stets konservative Behandlung versuchen = Lagerung zunächst auf die Seite des Hinterhauptes!

Stellt sich nun nach einiger Zeit (bei guter Weheneinwirkung) heraus, daß das Hinterhaupt keine Neigung zeigt nach vorn zu rotieren, so gibt man diesen Umwandlungsversuch auf und lagert nun

auf die Seite der großen Fontanelle.

Dasselbe gilt auch für den praktisch häufigen Fall, daß trotz bester Wehen der in der Tiefe schon sichtbare Kopf nicht herausgepreßt werden kann: Lagerung auf die Seite der **großen** Fontanelle. Die Pfeilnaht wird sich dann sehr bald ganz in den geraden Durchmesser drehen und der Kopf zum Einschneiden kommen.

Sind die Wehen schlecht, so werden **Wehenmittel** verordnet.

2. Zangenentbindung: die Zangenentbindung ist bei VoHL, wenn eben möglich, ganz zu vermeiden!

Wenn eine Zange gar nicht mehr zu umgehen ist (schlechte HT), dann soll der Praktiker damit möglichst solange warten, bis der Kopf auf Beckenboden angekommen ist.

Zangen aus Beckenmitte bei VoHL sind vom Praktiker möglichst niemals auszuführen, da sie infolge der sehr großen Reibungswiderstände zwischen Kopf und Geburtskanal außerordentlich „schwer gehen"!!! Auch empfehle ich dringend, bei **schrägstehender** Pfeilnaht, wenn es eben geht, mit der Zange solange zu warten, bis der Kopf sich in den geraden Dm gedreht hat. **Gefahr tiefgehender Weichteilrisse beim ziehenden Drehen des Kopfes!!**

Wegen der starken Überdehnung und damit hohen Gefährdung des Dammes (DRIII!!) bei der VoHL, empfehle ich dem Praktiker dringend, in jedem Falle von VoHL-Zange eine nicht zu kleine **Episiotomie** anzulegen.

Ausführung der Zange bei VoHL

Bei VoHL wird die Zange genau so angelegt wie bei der regelrechten HHL. Die Zangenspitze ist wie immer auf die Leitstelle zu richten, in diesem Falle also auf die große Fontanelle. Der Kopf wird quer gefaßt.

Da der Praktiker bei querstehender Pfeilnaht niemals eine Zange bei VoHL ausführen soll, ergeben sich nur die drei folgenden Möglichkeiten:

1. **Fall: Pfeilnaht im geraden Dm, große Fontanelle vorn.** Anlegen: die Löffel werden genau seitlich eingeführt und biparietal angelegt.

2. Fall: Pfeilnaht im II. schrägen Dm, große Fontanelle rechts vorn = I. VoHL (Abb. 99).

Anlegen: die Zange kommt in den I. schrägen Dm, sie wird biparietal an den Kopf gelegt, der linke Löffel, der stets zuerst eingelegt wird, kommt nach links **vorn** und muß daher **wandern;** der rechte Löffel kommt nach rechts hinten.

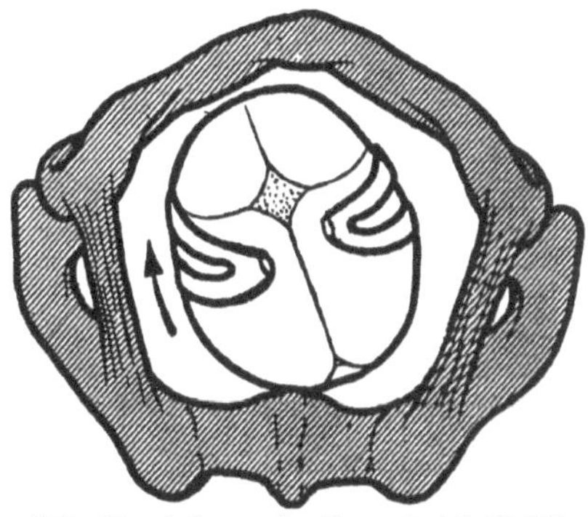

Abb. 99. Anlegen der Zange bei I. VoHL

3. Fall: Pfeilnaht im I. schrägen Dm, große Fontanelle links vorn = II. VoHL.

Anlegen: die Zange kommt in den II. schrägen Dm, sie wird biparietal an den Kopf gelegt, der linke Löffel wird zuerst angelegt; er kommt nach links hinten; der rechte Löffel kommt nach rechts **vorn,** er muß **wandern.**

Die

Extraktion

erfolgt bei der VoHL abweichend von der bei normaler HHL, da der Kopf (s. Geburtsverlauf) erst in Beugungs-, dann in Streckhaltung gebracht werden muß. Ausführung der Extraktion in

dreifachem Arbeitsgang:

1. Zug in Richtung der Griffe zur Entwicklung des Vorderhauptes (Abb. 100). Nach Schließen der Zange wird mit beiden Händen zunächst **geradeaus** und etwas nach oben gezogen, das heißt einfach in der Richtung, in die die Zangengriffe zeigen. **In dieser Richtung wird solange gezogen, bis die große Fontanelle (= Leitstelle) in der Vulva sichtbar wird.** Damit ist jetzt das Vorderhaupt entwickelt und gleichzeitig ist damit das **Hypomochlion,** die Gegend etwas unterhalb der **Stirnhaargrenze** jetzt am Schambogen angekommen, berührt diesen und kann sich nun bei der weiteren Entwicklung des Kopfes um die Symphyse herum gegen den Schambogen anstemmen.

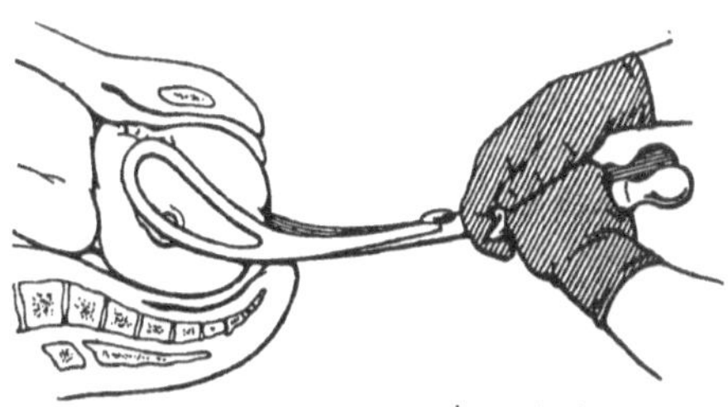

Abb. 100. Zange bei VoHL (1) Zunächst Zug in Richtung der Griffe

Bei Fall 2 und 3 (s. o.) muß die Zange während des Ziehens **gleichzeitig** gedreht werden, und zwar stets so, daß die **große Fontanelle nach vorn** kommt, daß heißt es wird bei I. VoHL **im** Uhrzeigersinn,

bei II. VoHL **entgegen** dem Uhrzeigersinn

gedreht.

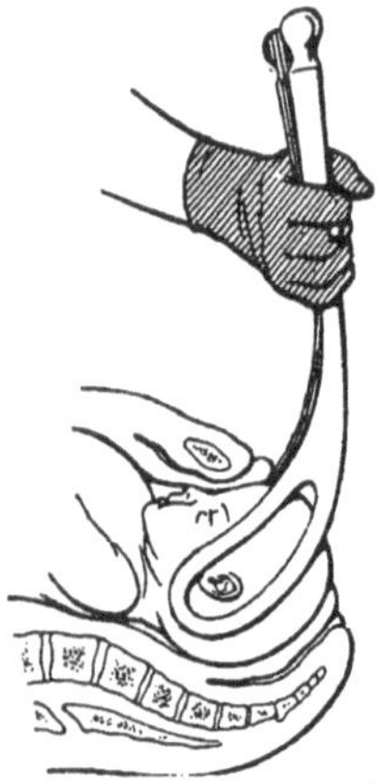

Abb. 101. Zange bei VoHL (2): Anheben der Griffe

2. Heben der Zangengriffe zur Entwicklung des Hinterhauptes (Abb. 101). **Dammschutz!!**

Jetzt Stellungswechsel und Handwechsel!

Stellungswechsel: **„Links um"** machen, also auf die linke Seite der Frau treten.

Handwechsel: Die **linke** Hand geht an den Damm. Langsames Erheben der Zangengriffe mit der **rechten Hand** allein. Beachte: die rechte Hand umfaßt das **Schloß** (Abb. 101), nicht die Griffe (viel zu großer Hebelarm!) und entwickelt so langsam wie möglich, Millimeter für Millimeter das breite Hinterhaupt über den Damm (höchste Dammrißgefahr!!). Jede brüske oder zu schnelle Bewegung der Zange ist dabei zu vermeiden, da es sonst unweigerlich zu einem Dammriß kommt. Die **linke Hand** hat dauernd am Damm zu liegen und den Dammschutz auszuführen, der wegen der außerordentlichen Überdehnung der Damm-Muskulatur niemals unterlassen werden darf!! Bei der VoHL-Zange ist die Gefahr des Dammrisses 3. Grades (= totaler Dammriß) sehr groß!!

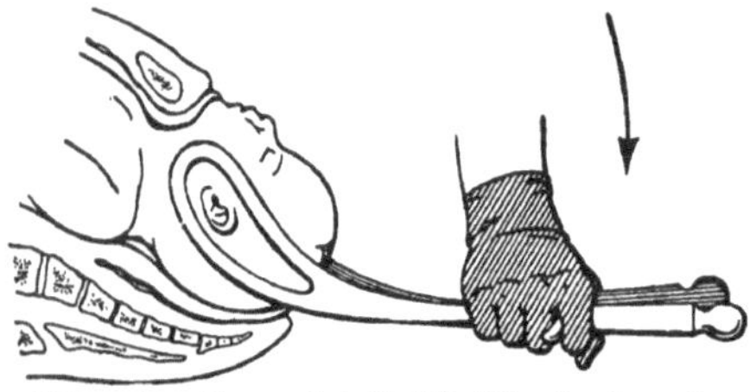

Abb. 102. Zange bei VoHL (3): Senken der Griffe = rückläufige Bewegung

3. Senken der Zangengriffe = „rückläufige Bewegung" zur Entwicklung von Stirn und Gesicht (Abb. 102).

Auch dieses Senken der Griffe (s. Abb. 102) wird stets nur mit einer (der rechten) Hand ausgeführt. Die linke Hand bleibt zum Dammschutz am Damm. Die Entwicklung des Kopfes nach der Scanzonischen Methode kommt bei VoHL niemals in Frage. Die wichtigste Voraussetzung dazu fehlt: die Flexion des Kopfes.

Stirnlage

Definition: nächsthöherer Grad der Streckhaltung nach der Vorderhauptslage, wobei die Stirn die Führung übernimmt.

Häufigkeit: Sehr selten; auf 2000—3000 Geburten rechnet man eine Stirnlage.

Cholmogoroff (1910) gibt 0,08 %, Eisenberg (1924) 0,15 % an. Nach v. Franqué (im Gegensatz zu Ahlfeld, v. Hecker, Spiegelberg und Stumpf) sind reife Kinder häufiger als unreife Früchte in Stirnlage eingestellt und treten auch so auf BB.

Bedeutung: Infolge des denkbar größten Durchtrittsplanums (35—36 cm) und des für eine Konfiguration sehr wenig geeigneten Kopfabschnittes ist die Stirnlage die ungünstigste und gefährlichste aller gebärfähigen Schädellagen.

In der Literatur wird angegeben:

Mütterliche Mortalität: 5—10 %
Kindliche Mortalität: 30—50 %.

An diesen hohen Mortalitätszahlen, die von anderen Autoren noch höher angegeben werden, ist nach Ansicht erfahrener Geburtshelfer lediglich das Unvermögen schuld, genügend lange abwarten zu können.

Ätiologie: Die Hauptursache scheint die Beckenverengerung zu sein. Das ist das Ergebnis der Arbeiten von v. Khreninger-Guggenberger, der über 69 eigene Stirnlagenfälle (!) verfügt: bei 30 Fällen fand er eine Beckenverengerung und zwar 16 mal eine Beckenverengerung I. Grades, 14 mal eine solche II. Grades. — E. Kehrer gibt als Ursache die oxyzephale Kopfform (= Spitzkopf), Stiglbauer Krampfwehen des Uterus und Mißbildungen der Frucht, Kermauner Narbenstenosen des Muttermundes an.

Untersuchungsbefund:

äußerliche Untersuchung: der Befund ist ganz ähnlich wie der bei Gesichtslage (siehe dort).

innere Untersuchung: auf der einen Seite fühlt man die **große** Fontanelle, auf der anderen die Augenbrauen und die Nasenwurzel, also das Gesicht (Abb. 103). Vaginal kann man bis an den Mund, dagegen nicht an das Kinn herankommen. Ist das **Kinn** erreichbar, so liegt niemals eine Stirnlage, sondern eine Gesichtslage vor. Die Naht, die von der großen Fontanelle ausgeht und in Richtung auf die Nase zieht, ist die Stirnnaht. Sie verläuft meist quer, seltener in einem schrägen Durchmesser.

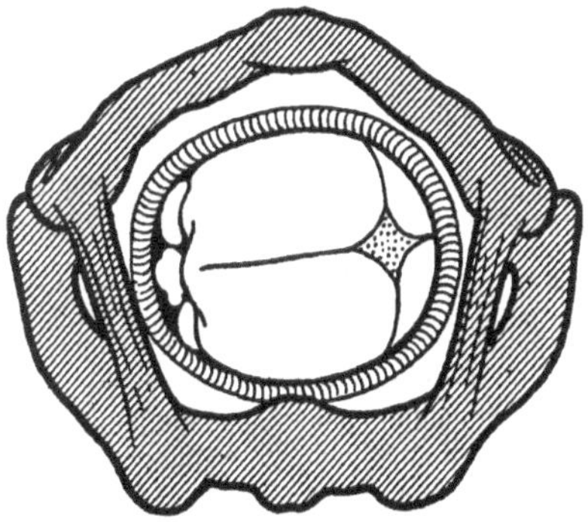

Abb. 103. Linke Stirnlage

Stirnhaltung und Stirnlage: Kann man einen solchen Befund bei einem noch beweglich im Beckeneingang oder noch höher stehenden Kopf erheben, so spricht man zunächst von **Stirnhaltung,** die eine Übergangshaltung (v. Jaschke) zur Gesichtslage darstellt. (Der größte Teil aller Gesichtslagengeburten beginnt als Stirnhaltung.) Erst wenn der Kopf beim Tiefertreten und nach dem Blasensprung seine Stirnhaltung beibehält, darf man von Stirnlage sprechen.

Geburtsmechanismus: Bei der Stirnlage ist etwa die Mitte der Stirnnaht, also die Glabella führender Teil. Bis zum Knie des Geburtskanals, also bis zum Beckenboden, tastet man die Stirnnaht im queren oder quer mit Neigung zu einem schrägen Durchmesser (Abb. 103). Auf Beckenboden erfolgt die Drehung über einen schrägen ganz oder annähernd in den geraden Durchmesser. Je nachdem schiebt sich die Mitte des Oberkiefers oder das Jochbein als Drehpunkt gegen den unteren Schamfugenrand. Der Austritt erfolgt ähnlich wie bei der Vorderhauptslage durch 2 entgegengesetzte Bewegungen: durch eine **Beugung**, wodurch die Scheitelgegend und das Hinterhaupt über den Damm entwickelt werden und eine **Streckbewegung** zur Entwicklung des Gesichts unter dem Schambogen. Der größte zum Durchschneiden kommende Umfang ist der des Planum maxillo- bzw. zygomatico-parietale = **35—36 cm** (!!). — Es kommt vor, daß die Stirn anstatt nach vorn sich nach hinten dreht. Diese dorsoanteriore, mentoposteriore Stirnlage bedeutet (im Gegensatz zur Gesichtslage, S. 146) keine Geburtsunmöglichkeit.

Zusammenfassung:

Stirnlage

Leitstelle:	**Stirn** (Glabella)
Drehpunkt:	**Oberkiefer** oder Jochbein
Kopfaustritt:	erst **Beugung** dann **Streckung**
Größte Durchtrittsebene:	**Pl. maxillo-parietale** (oder Pl. zygomatico-parietale),

Umfang = **35—36 cm** (!)

Behandlung der Stirnlage

Mehr noch als bei allen anderen regelwidrigen Schädellagen gilt hier:

Die Geburtsleitung muß in strengstem Abwarten bestehen.

Nach Stiglbauer (61 Fälle) kommt es in 37,7 % zur **Spontangeburt,** nach Meumann (16 Fälle) in 31,2 %, nach Eymer (13 Fälle) in 48 %. **Spontangeburt bei Stirnlage ist also in rd. 40 % aller Fälle zu erwarten. Bei Stirnlage darf unter allen Umständen nur dann eingegriffen werden, wenn eine ganz strenge mütterliche oder kindliche Indikation besteht!**

Nach Heinricius ergeben Zangenextraktionen 27,2 % tote Kinder.

Bei der Stirnlage wird die Zange zu einem sehr gefährlichen Instrument!

Erfahrene Praktiker machen daher bei Stirnlage niemals eine Zangenoperation im Privathaus. Ihnen sind die großen technischen Schwierigkeiten der Zangenentbindung bei Stirnlage bekannt.

Vor allem ist an einem Grundsatz festzuhalten:

Niemals Stirnlagen im Privathaus durch Zange entbinden!

Glücklicherweise kommt die Mehrzahl der Ärzte niemals in die Lage, eine Stirnlagengeburt leiten zu müssen. Wenn überhaupt schon eingegriffen werden soll, dann ausschließlich in der **Klinik.** Ist Klinikeinweisung nicht möglich, so empfehle ich besonders den jungen Kollegen, den Kopf unter Umständen zu perforieren. Auch in der Klinik wird man nur unter besonders dringlichen Umständen von der abwartenden Haltung abgehen.

Für die Klinik gilt:

Stellung des Oberkiefers:	**Zange:**
vorn	erlaubt
vorn-seitlich	erlaubt
seitlich	sehr schwierig
hinten	,, ,,
hinten-seitlich	,, ,,
seitlich	,, ,,

Niemals wird bei Stirnlage eine Zange angelegt, ohne daß vorher ein ausgiebiger **Scheidendammschnitt** (s. S. 195) gemacht worden ist.

Die Kunsthilfe mit der Zange ist auch in der Klinik lediglich ein **Versuch!!!** Mißlingt er, so wird sofort anschließend perforiert. Die technische Ausführung der Stirnlagenzange entspricht im Prinzip der der Zange bei VoHL.

Die Stirnlagenzange ist die Zangenentbindung mit der ungünstigsten Prognose!

Wenn eine **Wendung** (mit anschließender Extraktion) noch möglich ist (eine Voraussetzung: tiefste Narkose!), so würde ich diese im Interesse der Mutter stets bevorzugen. Eine Besserung der Resultate ist sonst nur zu erzielen durch häufigere Anwendung der **Schnittentbindung** bei Stirnlage, besonders wenn man bedenkt, daß v. Khreninger-Guggenberger bei Spontangeburt eine kindliche Mortalität von 20 % errechnet hat.

Gesichtslage (= GL)

Definition: Die GL ist die Deflexionslage mit dem stärksten Grad der Streckhaltung des Kopfes. Sie verläuft so gut wie immer als **dorsoposteriore (= mentoanteriore)** Lage, fast niemals als dorsoanteriore (= mentoposteriore) Lage. Vorliegender Teil ist das Gesicht, **Leitstelle** ist das **Kinn.**

Die mentoposteriore GL ist nicht gebärfähig.

Häufigkeit: auf etwa 200—300 Geburten kommt eine GL (= ½—⅓%), (v. Jaschke, Martius, Teipel, Raschhofer).

Untersuchungsbefund, Diagnose:

I. Äußere Untersuchung

Drei charakteristische Merkmale (Abb. 104),

solange der Kopf noch nicht tief ins Becken eingetreten ist:

1. Hinterhaupt auffallend hervorstehend!

Man tastet oberhalb der Symphyse auf einer Seite einen großen runden kugeligen Teil, und zwar in einem sonst nie wieder fühlbaren Umfang: das Hinterhaupt (Abb. 104, Röntgenskizze, Pfeil 1).

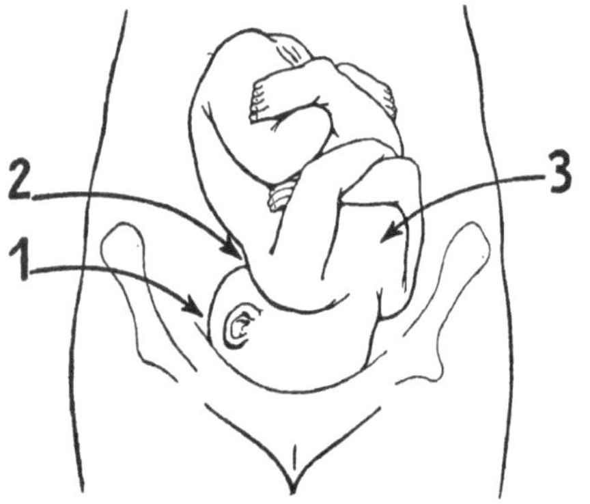

Abb. 104. Die 3 charakteristischen Merkmale der Gesichtslage bei der **äußeren** Untersuchung: **1. Hinterhaupt** auffallend hervorstehend, **2. Charakteristischer Einschnitt** zwischen Kopf und Rücken, **3. Herztöne** auf der Seite der kleinen Teile

2. Charakteristischer Einschnitt!

Sofern die Bauchdecken nicht allzu dick sind, fühlt man zwischen Kopf und Rücken einen tiefen Einschnitt, den man auch auf dem Röntgenbild erkennen kann (Abb. 104, Pfeil 2).

3. Die Herztöne!

Bei allen anderen Lagen (abgesehen von der Stirnlage) hört man die HT am lautesten auf der Seite des Rückens mit Ausnahme der GL, bei der man sie auf der Seite der kleinen Teile hört, da die Brust der Uteruswand näher liegt als der Rücken (Abb. 104, Pfeil 3). Meistens hört man aus demselben Grunde die HT auch besonders laut.

II. Innere Untersuchung

Grundsatz: Hat man bei äußerer oder rektaler Untersuchung Verdacht auf GL, so muß vaginal untersucht werden.

Nachweis von Kinn, Mund, Nase, Augenbrauengegend (Abb. 105).

Differentialdiagnose: Bei gewissenhafter Untersuchung sollte **eine** Verwechslung der GL mit einer anderen Lage nicht vorkommen. Ungeübte halten den Mund für den After und nehmen eine **Steißlage** an. Die Unterscheidung zwischen GL und Steißlage wird allerdings dann schwierig, wenn eine große Geburtsgeschwulst besteht.

Kennzeichen des Mundes: Der Finger läßt sich **leicht einführen,** man fühlt die scharfen **Zahnleisten,** die **Zunge** und manchmal auch **Saugbewegungen.**
Kennzeichen des Afters: Beim lebenden Kind **kann man den Finger nicht einführen** bzw. nur unter Anwendung eines bohrenden Druckes. Gelingt dies, so ist der Finger mit **Mekonium** beschmutzt.

Geburtsmechanismus: Bei Geburtsbeginn stellt sich gewöhnlich zunächst die Stirn über dem Beckeneingang ein, sie wird vorübergehend zum führenden Teil = **Stirnhaltung** der GL im Beckeneingang (Abb. 106). Dabei sieht das Gesicht entweder zur rechten oder zur linken Seite:

Gesicht ⟶ li. = Rücken re. = rechte GL
Gesicht ⟶ re. = Rücken li. = linke GL.

Die **Gesichtslinie** (= gedachte Verbindungslinie über Stirnnaht, Nasenwurzel, Nasenrücken und Mund zum Kinn), die der Pfeilnaht bei der HHL entspricht, steht also zunächst ungefähr im queren Durchmesser des Beckens, das Kinn ganz seitlich links oder rechts. Nach den ersten kräftigen Wehen verstärkt sich die Streckhaltung und der Kopf tritt in das Becken ein. Dabei wird das Hinterhaupt noch mehr gegen den Rücken hin gedrängt, die Stirn zugleich aus ihrer führenden Stellung weggeschoben, der Gesichtsschädel mit dem Kinn tritt in das Becken ein und übernimmt die Führung.

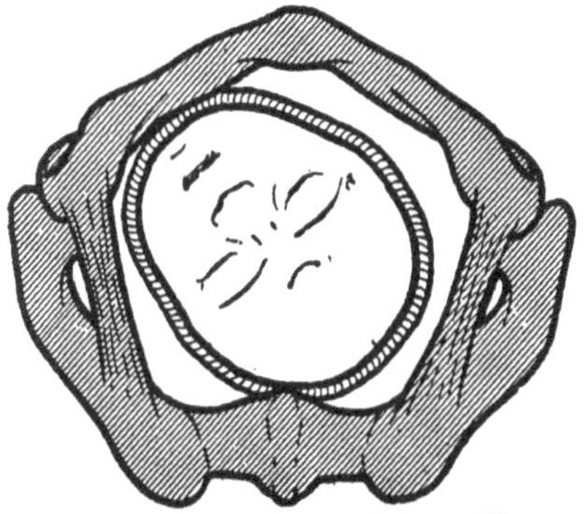

Abb. 105. Befund bei der inneren Untersuchung der Gesichtslage

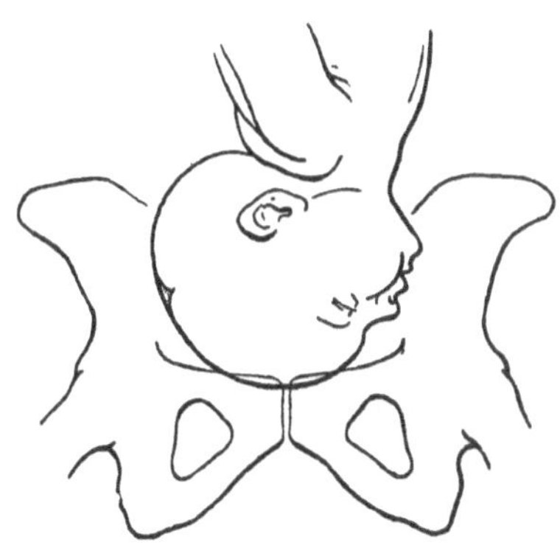

Abb. 106. Vorübergehende Stirnhaltung bei Gesichtslage

Diese maximale Streckhaltung mit querverlaufender Gesichtslinie wird beim Tiefertreten des Kopfes unverändert beibehalten, bis der Kopf auf dem Beckenboden angekommen ist. Erst hier ändert sich

1. die Stellung der Gesichtslinie,
2. die extreme Streckhaltung des Kopfes.

ad 1) Das **Kinn** dreht sich auf dem Beckenboden schamfugenwärts, die **Gesichtslinie** dreht sich also

bei I. GL über den II. schrägen Durchmesser,
bei II. GL über den I. schrägen Durchmesser
in den geraden Durchmesser.

ad 2) Um das Knie des Geburtskanals zu überwinden, muß der in maximaler Streckhaltung befindliche Kopf sich jetzt entstrecken = beugen. Zunächst allerdings bleibt die Streckhaltung noch bestehen, bis der Reihe nach Kinn, Mund, Nase, Augen geboren sind (Abb. 107). Dann stemmt sich das **Hypomochlion** der GL, das **Zungenbein,** gegen den Schambogen an und die **Beuge**bewegung des Kopfes zur Überwindung des im Bogen um die Symphyse herum verlaufenden Geburtskanals beginnt; langsam wird nun das Vorderhaupt und dann auch das Hinterhaupt über den Damm geboren.

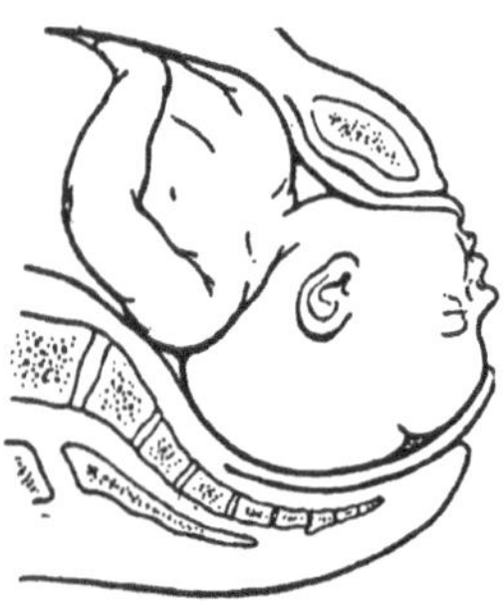

Abb. 107. Austrittsbewegung bei der Gesichtslage: Beginn der Beugung

Durchtrittsebene ist das Planum hyo- oder tracheoparietale = 34 cm; bemerkenswert ist, daß das Hypomochlion bei der GL **außerhalb** des Kopfes, nämlich am Zungenbein, liegt.

Zusammenfassung:

Gesichtslage:	
Leitstelle:	**Kinn**
Drehpunkt:	**Zungenbein**
Kopfaustritt:	**reine Beugung**
Größte Durchtrittsebene:	**Planum hyo-parietale, Umfang = 34 cm**

Die **Geburtsgeschwulst** sitzt bei der GL auf dem Gesicht, und zwar in der Hauptsache auf der vorangehenden Backe und deren Umgebung:

bei der linken GL auf der rechten Backe,
bei der rechten GL auf der linken Backe.

Infolge dieser Gesichtsverformung, die auch auf Mund und Augen übergreift, sieht das GL-Kind einige Tage entstellt aus. Außerdem bleibt auch die Streckstellung des Kopfes nach hinten noch eine Reihe von Tagen bestehen. Am Hals sieht man mehr oder weniger deutlich **Dehnungsstreifen** der Haut (Kaltenbach).

Der Geburtsmechanismus der **GL** ist dem der normalen **HHL** genau entgegengesetzt. Diese Tatsache ist sehr geeignet, den Geburtsverlauf bei GL dem Verständnis näher zu bringen:

Gegensätze zwischen der normalen Hinterhauptslage und der Gesichtslage

	HHL	GL
beim **Eintritt** ins Becken:	**maximale Beugung**	**maximale Streckung**
beim **Austritt:**	**reine Streckung**	**reine Beugung**
Drehpunkt:	**in beiden Fällen außerhalb des Kopfes**	
	Nackenhaargrenze („hinten am Hals")	Zungenbein („vorn am Hals")
es treten der Reihe nach über den Damm	**Hinterhaupt** Vorderhaupt Stirn Augen Nase Mund **Kinn**	**Kinn** Mund Nase Augen Stirn Vorderhaupt **Hinterhaupt**

Besonderheiten des Geburtsverlaufs: Die Geburt bei GL dauert nicht selten länger als die bei regelrechter HHL. Dies hat 3 Gründe:

1. das größere Durchtrittsplanum = Planum hyo-parietale mit 34 an Stelle von 32 cm Umfang,
2. das Gesicht als vorangehender Teil ist wenig geeignet, die Weichteile zu weiten,
3. die hohe Haltungsspannung.

Versucht man bei einem auf dem Tisch liegenden Kinde den Kopf in die extreme Streckhaltung zu bringen, mit der der Kopf bei GL durch den Geburtskanal hindurchgetrieben werden muß, so bekommt man eine Vorstellung von der zur Aufrechterhaltung dieser gezwungenen Haltung notwendigen Kraft. Mit dieser gleichen Kraft wirkt die „Haltungsspannung" auf die Weichteilpolsterung des Geburtskanals zurück, wodurch es zu einer starken Erhöhung der Reibungswiderstände kommt.

4. Hierzu kommt noch, daß der Damm beim Durchschneiden des Kopfes durch das hinten liegende breite Hinterhaupt stark in der Quere überdehnt wird, so daß stets ein energischer Dammschutz erforderlich ist.

In vielen Fällen verläuft die GL nicht oder nicht viel langsamer als die regelrechte HHL.

Prognose: der weitaus größte Teil der GLn mit nach vorn rotierendem Kinn verläuft spontan und bedarf keiner Kunsthilfe. Sehr zu beachten ist die **Gefahr des Dammrisses.**

Die allermeisten Gesichtslagen verlaufen völlig spontan! Sehr erfahrene Geburtshelfer haben im Laufe von Jahrzehnten keinen Eingriff bei GL machen brauchen!

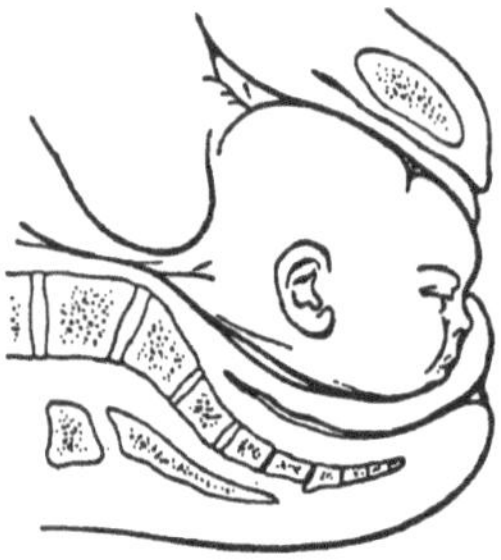

Abb. 108. Mentoposteriore Gesichtslage = geburtsunmögliche Lage

Dreht sich das Kinn auf dem Beckenboden nicht nach vorn (mentoanteriore GL), sondern nach hinten (mentoposteriore GL, Abb. 108), so kommt es zum **Geburtsstillstand.**

Die mentoposteriore GL ist geburtsunmöglich!

Sie ist eine absolut ungünstige Lage.

Die Frage, weshalb unter diesen Umständen Geburtsunmöglichkeit besteht, ist leicht zu beantworten: der Kopf befindet sich in maximaler Streckstellung mit dem nach hinten gerichteten Kinn auf dem BB. Um das Knie des Geburtskanals zu überwinden, also um den Kopf im Bogen um die Symphyse herumbringen zu können, müßte der Kopf aber noch mehr gestreckt werden. Das ist aber völlig unmöglich, da er schon maximal gestreckt ist.

Sehr zu beachten ist aber folgendes:

Das Auftreten einer mentoposterioren Gesichtslage bei einem reifen lebenden Kind gehört zu den größten Seltenheiten!

Alle erfahrenen Geburtshelfer werden bestätigen, daß man unter Tausenden und Zehntausenden von Geburten zwar eine ganze Reihe von mentoanterioren GL, aber so gut wie niemals eine mentoposteriore GL eines reifen, lebenden Kindes zu sehen bekommt.

Behandlung der mentoanterioren GL

1. Konservative Behandlung: Wie alle Deflexionslagen wird auch die GL **streng abwartend** geleitet.

Eine Gesichtslagenzange ist eine sehr selten ausgeführte Operation und ist selbst für eine große Klinik etwas Besonderes!

Der Gefahr, daß aus einer im Beginn der Geburt bestehenden Stirnhaltung die ungünstigere Stirnlage entsteht, kann man nach der allgemeinen Lagerungsregel durch richtige Lagerung begegnen: **Man lagert die Frau auf die Seite des Kinns,** wodurch dieses frei kommt und ins Becken eintritt.

2. Operative Behandlung: Sie stellt in jedem Falle eine **große Ausnahme dar. Es muß alles versucht werden, um eine Zange zu umgehen!** Beim Vorliegen einer **strengen Indikation** muß man sich notgedrungen entschließen, die Geburt operativ zu beenden. Die häufigste Indikation ist erfahrungsgemäß das Auftreten schlechter HT des Kindes.

Treten schlechte HT zu Beginn der Geburt bei noch beweglichem Kopf auf, so empfiehlt sich für den Praktiker die **Wendung auf den Fuß.** Bei **vollständigem** Mm wird anschließend **extrahiert.**

Ergibt sich eine Indikation zur operativen Geburtsbeendigung in Beckenmitte, so ist die Situation sehr unangenehm, da man eine Zange, solange die Gesichtslinie noch im queren oder annähernd im queren Dm steht, niemals ausführen soll. Vor Zangenoperationen bei Köpfen mit ungünstiger Durchtrittsebene (VoHL! GL! SL!!!) muß überhaupt dringend gewarnt werden, da der an sich schon ungünstige Kopfumfang durch Einführen der Zange noch vergrößert wird. Vor allem sind die **drehenden Traktionen** bei der GL besonders **schwierig** und nicht minder **gefährlich** (tiefgehende Risse im mütterlichen Weichteilrohr!). **Ist eine Zange bei Gesichtslage gar nicht zu umgehen, so muß man möglichst solange abwarten, bis die Gesichtslinie im geraden oder annähernd im geraden Dm des Beckenausgangs steht!!!**

Jede Gesichtslagen-Zange ist eine sehr schwierige Zange. Sie wird zu einem äußerst gefährlichen Eingriff für Mutter und Kind, wenn der Kopf nicht auf BB oder im BA und die Gesichtslinie nicht im geraden Durchmesser steht.

Ausführung der Zangenextraktion bei GL.

1. Fall: Kopf auf Beckenboden, Gesichtslinie im geraden Durchmesser, Kinn vorn unter der Schamfuge. Zangenspitze stets auf das Kinn zeigen lassen. Beide Löffel genau seitlich einführen wie bei normaler HHL mit gerade verlaufender Pfeilnaht (Abb. 109) (s. die allgemeinen Regeln auf S. 97).

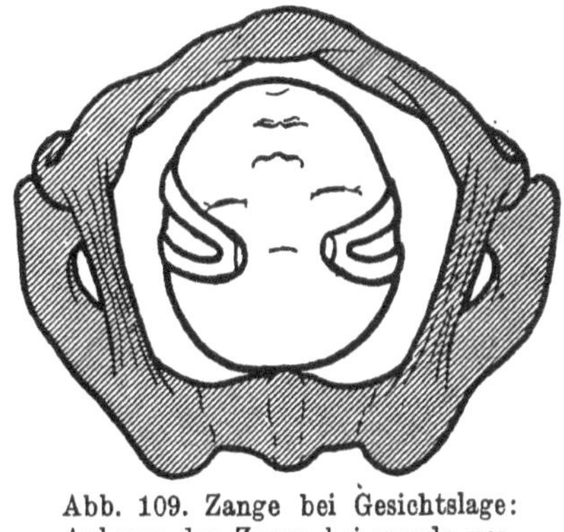

Abb. 109. Zange bei Gesichtslage: Anlegen der Zange bei gerade verlaufender Gesichtslinie

Zange jetzt aber noch nicht schließen, sondern die gelockerten („gelüfteten“) **Zangengriffe hoch anheben** (Abb. 110) und dann erst schließen. Würde man die Zange wie sonst nach dem Anlegen sofort schließen, so würde man nicht das Hinterhaupt, sondern den Gesichtsschädel und den Hals fassen und mit den Spitzen der Zange Verletzungen am

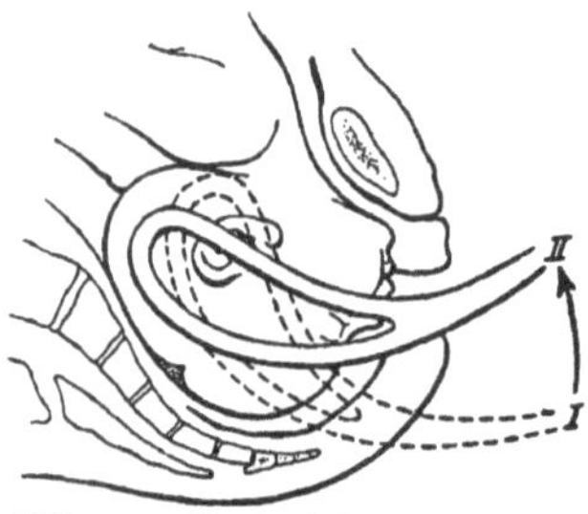

Abb. 110. Nach Anlegen der Zange (I) wird diese noch nicht geschlossen, sondern die gelockerten Griffe werden vorher hoch angehoben (II), (verändert nach Martius)

Hals des Kindes setzen. Das Hinterhaupt, an das die Löffel gelegt werden müssen, liegt tief hinten in der Kreuzbeinhöhlung. Um es zu fassen, müssen die Griffe vor dem Schließen hoch erhoben werden.

Extraktion in zwei Arbeitsgängen

1. Ziehen in Richtung der Griffe bis das Kinn geboren ist. Ist man sich über die Zugrichtung nicht ganz klar, so braucht man die Griffe nur für einen Augenblick loszulassen: bei der richtig angelegten Zange zeigen die Griffe stets in die Richtung, in die gezogen werden muß! Zur Vermeidung des Abgleitens fassen **beide** Hände **quer** über die Zange (s. die Handhaltung in Abb. 112).

2. Ist das Kinn geboren, **Stellungswechsel und Handwechsel: „Links um“** machen! Die **rechte** Hand umfaßt jetzt **allein** die Zange, und zwar quer über dem Schloß (Abb. 111). **Linke Hand an den Damm!** Energischer Dammschutz! Damm sehr in Gefahr! Die rechte Hand muß jetzt mit der Zange die Beugebewegung des Kopfes ausführen, um ihn im Bogen um die Symphyse herumzubringen. Dazu wird die Zange mit der rechten Hand ganz langsam und vorsichtig auf den Bauch der Mutter hin bewegt. **Hauptaugenmerk dabei immer auf den Damm richten!**

Keine Gesichtslagen-Zange ohne eine ausgiebige **Episiotomie!!**

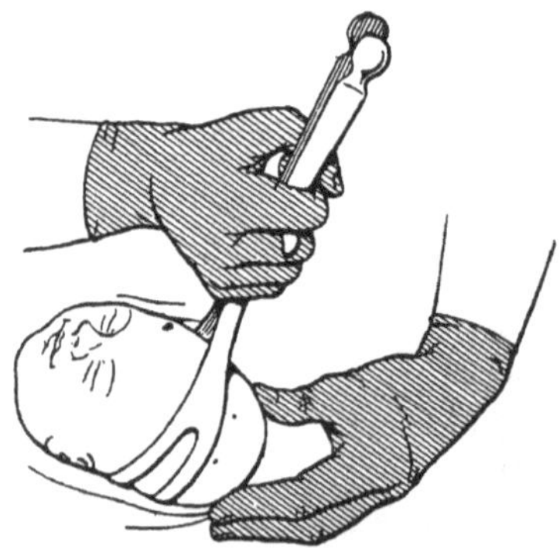

Abb. 111. Extraktion bei der Gesichtslage, Fall 1: Ist das Kinn geboren, so umfaßt die rechte Hand jetzt allein die Zange! Linke Hand an den Damm! (Abb. nach Stoeckel)

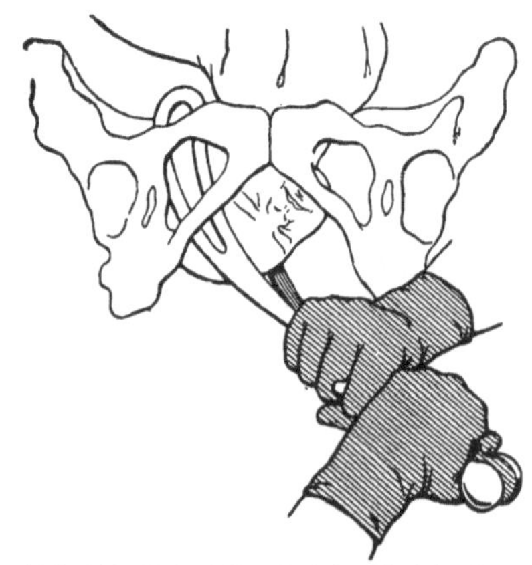

Abb. 112. Extraktion bei der Gesichtslage, Fall 2: Gesichtslinie im I. schrägen Durchmesser, Anlegen der Zange im II. schrägen Durchmesser. **Beide** Hände fassen **quer** über die Zange! (Abb. nach Stoeckel)

Für die Gesichtslagen-Zange ist also besonders einzuprägen:

a) daß man nach dem Anlegen die Zange lüftet, hoch **anhebt** und dann erst schließt (Abb. 110),

b) daß man im 1. Arbeitsgang bei der Extraktion die Zange **mit beiden Händen quer** umfaßt (s. die Handhabung in Abb. 112).

Beides gilt für jede Art von GL-Zange!

2. Fall: Kopf fast auf Beckenboden, Kinn links vorn, Nasenwurzel rechts hinten; Gesichtslinie also im I. schrägen Dm (= II. GL).

Die Zange bei Fall 2 und 3 ist nur ausnahmsweise unter ganz besonders dringenden Umständen als ein Zangenversuch erlaubt!!

Zange im II. schrägen Dm anlegen (Abb. 112):

li. Löffel nach li. hinten,
re. Löffel nach re. vorn,
re. Löffel muß also **wandern.**

Nach dem Anlegen lüften, hoch anheben und dann erst Zange schließen! Zug in Richtung der Griffe, gleichzeitig entgegen dem Uhrzeigersinn drehen, damit das Kinn an die Schamfuge kommt. Anschließend die Zangengriffe weiter in Richtung auf die Bauchdecken bewegen, wie bei Fall 1.

Noch einmal festhalten:

Gesichtslagen-Zangen bei noch schräg verlaufender Gesichtslinie dürfen in der Hauspraxis auch nicht einmal versucht werden! Gefahr schwerer Weichteilverletzungen!

3. Fall: Kopf fast auf Beckenboden, Kinn re. vorn, Nasenwurzel li. hinten Gesichtslinie also im II. schrägen Dm (= I. GL).

Zange im I. schrägen Dm anlegen:

li. Löffel nach li. vorn,
li. Löffel muß also **wandern,**
re. Löffel nach re. hinten

usw., wie bei Fall 2, nur mit dem Unterschied, daß die beim Ziehen auszuführende Drehung im Uhrzeigersinn erfolgen muß.

Niemals eine Zange anlegen
bei quer verlaufender Gesichtslinie
oder hintenstehendem Kinn!!!

Behandlung der mentoposterioren GL.

Ergibt die Untersuchung, daß das Kinn im BE oder in BM seitlich hinten steht, so muß durch

Seitenlagerung

versucht werden, das Kinn nach vorn zu bringen:

Bei GL im BE oder in BM mit seitlich hinten stehendem Kinn wird die Kreißende auf die Seite des Kinns gelagert!

Fühlt man bei einem **auf BB** stehenden Kopf das **Kinn völlig nach hinten** stehen, so besteht nicht mehr die geringste Aussicht, daß das Kinn sich nach vorn dreht! **Dieser Befund gehört aber zu den allergrößten Seltenheiten** in der Geburtshilfe. Aus dieser Situation heraus kann sich das Kinn weder spontan nach vorn drehen, noch kann es mit der Zange nach vorn gebracht werden! Es besteht **Geburtsunmöglichkeit! Jedes Zangenanlegen ist strengstens verboten,** da es niemals zu einem Erfolg, wohl aber zu schweren Gewebszerreißungen des Scheidenrohres führen muß.

Weiteres Abwarten ist jetzt vollkommen zwecklos, es muß im Gegenteil sofort gehandelt werden, da die **Mutter in größter Gefahr** ist. Bei kräftigen Wehen droht vor allem die

Uterusruptur

Kommt es nicht dazu, so würde weiteres Abwarten mit Sicherheit zu anderen, schwerwiegenden Folgen für die Mutter führen:

Fieber unter der Geburt.
Tympania uteri,
Sepsis,
Blasenscheidenfistel.

Daher muß unter diesen Umständen die Geburt sofort beendet werden, und zwar durch **Perforation** des Kopfes und anschließende **Extraktion** des Kindes. Bei GL wird die **Perforation** am besten durch den **Mund** oder das **Stirnbein** (Stirnnaht) vorgenommen.

Tabelle der von den normalen abweichenden Kopflagen

Schema:	Diagnose:	Leitstelle:	Drehpunkt: (= Stemmpunkt=Hypomochlion)	Kopfaustritt:	Größte Durchtrittsebene (Pl = Planum	Umfang:
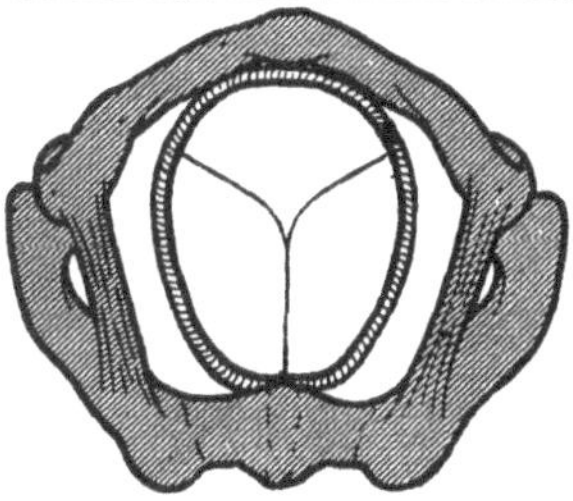 Abb. 113	Normale (vordere) Hinterhauptslage (HHL)	kleine Fontanelle	Nackenhaargrenze	Streckung	Pl. suboccipitobregmaticum	32 cm
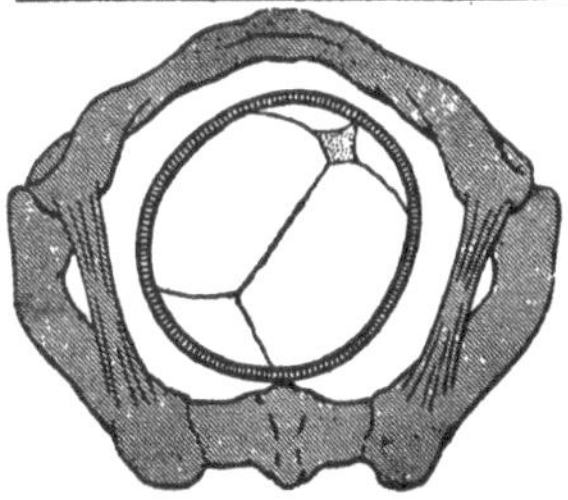 Abb. 114	Hintere Hinterhauptslage (HiHHL)	kleine Fontanelle bis Scheitelgegend	große Fontanelle bis Stirnhaargrenze	erst stärkste Beugung dann Streckung	Pl. suboccipitobregmaticum	32 cm
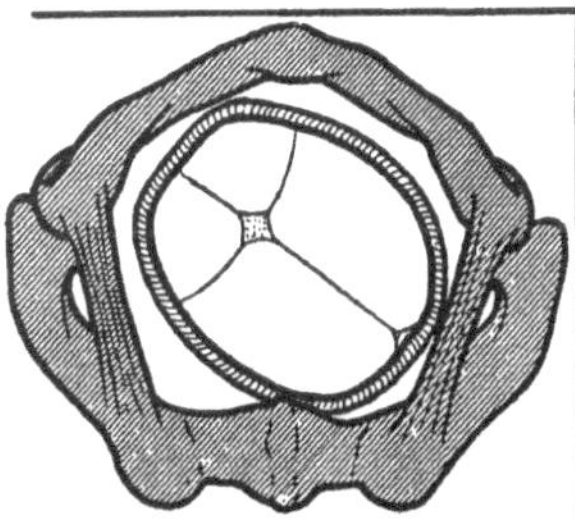 Abb. 115	Vorderhauptslage (VoHL)	große Fontanelle	Stirnhaargrenze bis Nasenwurzel	erst Beugung dann Streckung	Pl. frontooccipitale	34 cm
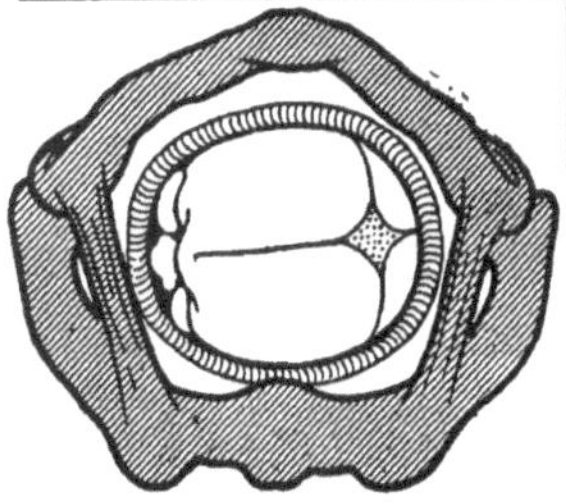 Abb. 116	Stirnlage (SL)	Stirn	Oberkiefer (am häufigsten), Jochbein	erst Beugung dann Streckung	Pl. maxilloparietale, Pl. zygomaticoparietale	35—36 cm

Tabelle der von den normalen abweichenden Kopflagen

Schema:	Diagnose:	Leitstelle:	Drehpunkt: (= Stemmpunkt-Hypomochlion)	Kopfaustritt	Größte Durchtrittsebene (Pl Planum	Umfang:
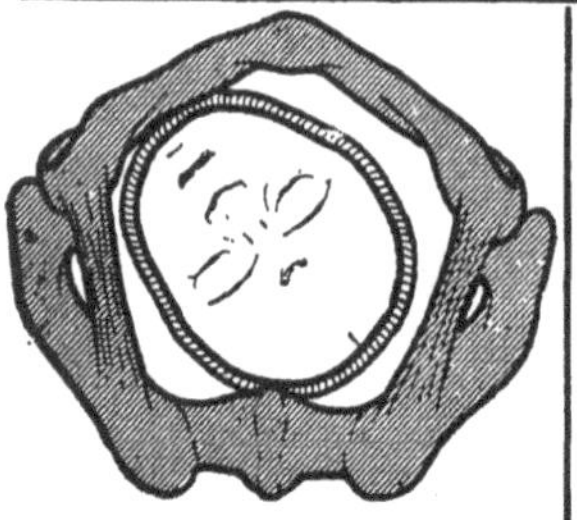 Abb. 117	Gesichtslage (GL)	Kinn	Zungenbein	reine Beugung	Pl. hyoparietale (oder Pl. tracheoparietale)	34 cm

Schema	Diagnose:	Befund:
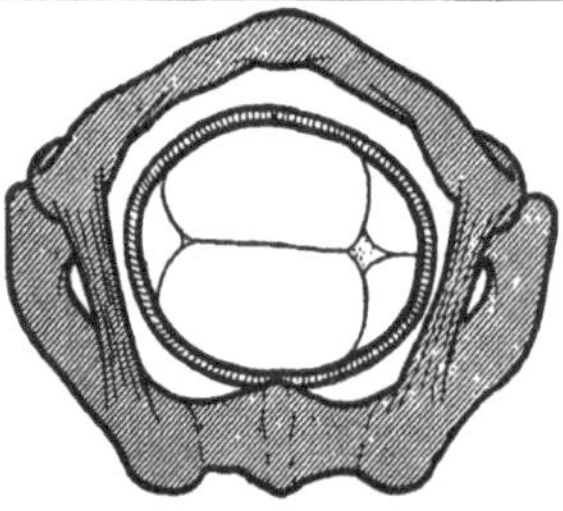 Abb. 118	Tiefer Querstand	Kopf auf Beckenboden, Pfeilnaht quer, kleine Fontanelle links (oder rechts) seitlich, große Fontanelle rechts (oder links) seitlich.
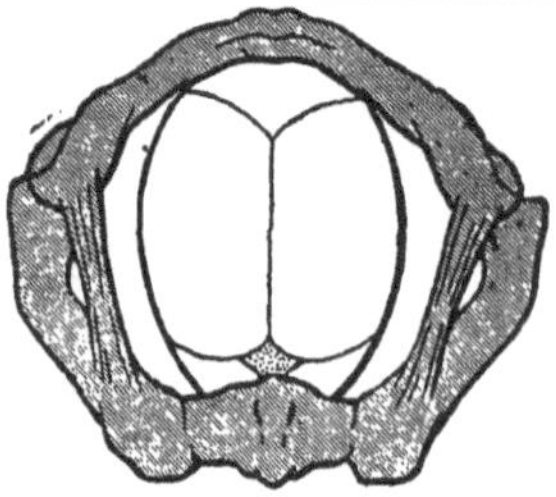 Abb. 119	Hoher Geradstand	Kopf auf dem Beckeneingang, Pfeilnaht im geraden Durchmesser, kleine Fontanelle an der Symphyse (oder am Promontorium), große Fontanelle am Promontorium (oder an der Symphyse).

Einzelheiten über Diagnose, Geburtsverlauf, Behandlung usw. s. die Seiten 112—150.

Beckenendlage (= BEL)

Definition: Die BEL ist die Längslage, bei der das Beckenende vorangeht.

Häufigkeit: 3% (Martius), 3—4% (v. Winckel).

Einteilung: Nach der verschiedenen Haltung der unteren Extremitäten unterscheidet man üblicherweise folgende Unterarten:

reine Steißlage = einfache Steißlage,
Steißfußlage,
Fußlage,
und **Knielage** (sehr selten).

Tastet man als vorliegenden Teil	so bezeichnet man die BEL als
nur den Steiß	**reine Steißlage** (Abb. 120). Bei der reinen Steißlage sind beide Beine an der Bauchseite des Kindes nach oben geschlagen
den Steiß und daneben zwei Füße	**vollkommene Steißfußlage** (Abb. 121)
den Steiß und daneben einen Fuß	**unvollkommene Steißfußlage**
nur zwei Füße	**vollkommene Fußlage** (Abb. 122)
nur einen Fuß	**unvollkommene Fußlage** (Abb. 123)
nur zwei Knie	**vollkommene Knielage**
nur ein Knie	**unvollkommene Knielage**

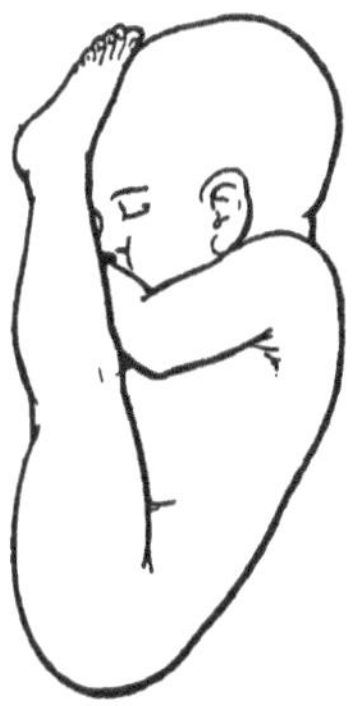

Abb. 120. Reine Steißlage

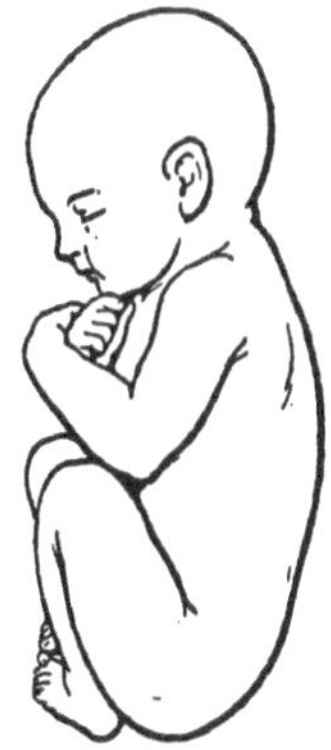

Abb. 121. Vollkommene Steißfußlage

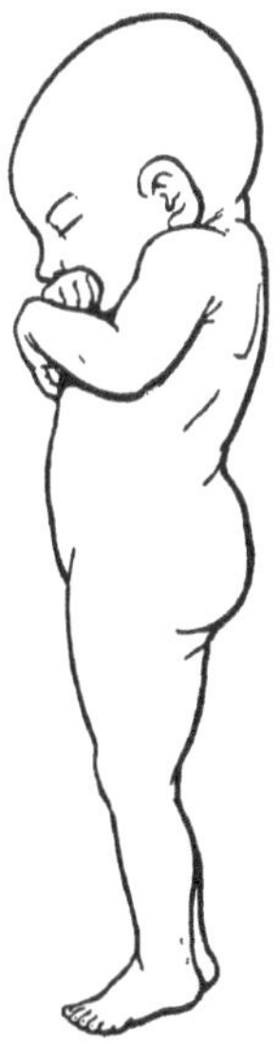

Abb. 122. Vollkommene Fußlage

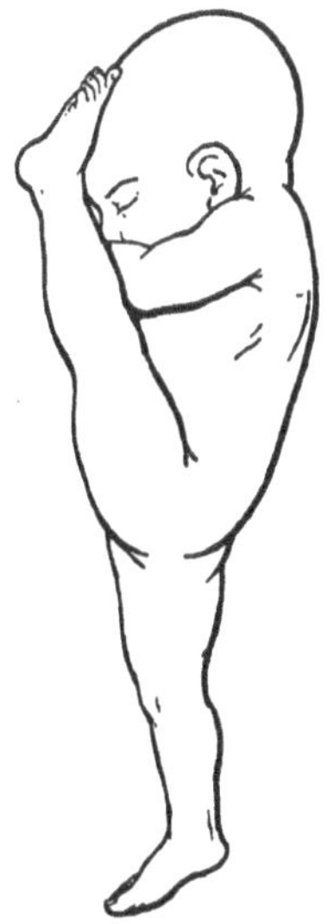

Abb. 123. Unvollkommene Fußlage

Untersuchungsbefund, Diagnose: Anamnese beachten! Stets nach den **Kindsbewegungen fragen!** Kindsbewegungen werden bei BEL sehr oft als **schmerzhaft** empfunden! (Stoßen der unteren Extremitäten gegen den überdehnten und daher besonders empfindlichen unteren Gebärmutterabschnitt und gegen die überstreckten runden Mutterbänder!). Außerdem lokalisieren die Schwangeren selbst die Kindsbewegungen oft **unmittelbar oberhalb des Beckens,** unterhalb des Nabels!

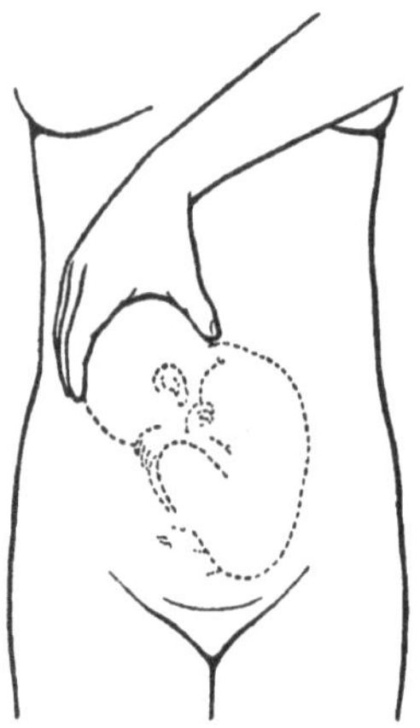

Abb. 124. Ballotierenlassen des Kopfes

Äußere Untersuchung: Rücken auf der einen Seite, kleine Teile auf der anderen Seite. Rücken meist links oder rechts vorn; Kopf im Fundus, **ballotiert!** Den Kopf fühlt man im Fundus unter den Fingern als eine harte runde bewegliche Masse. Das Ballotieren gibt ein Gefühl wie bei einem Stück Eis, das in einem Wasserglase flottiert. Bei nicht zu dicken Bauchdecken kann man oft sehr gut den Kopf zwischen Daumen und vier Fingern umfassen und hin- und herbewegen (Abb. 124). Der Steiß ist über oder im BE zu fühlen. Besonders bei Anwendung des 3. und 4. Leopoldschen Handgriffs (= Kopfgriff) fühlt man, daß das, was man da über dem BE tastet, nicht der Kopf ist:

Der vorangehende Teil

ist nicht so umfangreich,
ist nicht so hart,
hat nicht die gleichmäßige Rundung

wie der Kopf. **Das richtige „Kopfgefühl" fehlt!**

Beim Umgreifen des vorangehenden Teils fühlt man vielmehr

einen kleineren großen Teil,
eine geringere Härte,
wechselnd härtere und weichere Partien,
eine unregelmäßige Form,
das Fehlen des Ballotements.

Bemerkenswert ist auch, daß bei BEL Erstgebärender der vorangehende Teil im Beginn der Geburt meist noch nicht tief im Becken steht, wie man das von Kopflagen bei Erstgebärenden her gewöhnt ist (ein Hochstand des Kopfes wird jedoch auch bei Erstgebärenden nicht selten beobachtet).

Auch die **Lage der HT** ist kennzeichnend; man hört sie nicht wie üblich am deutlichsten unterhalb des Nabels, sondern etwas **oberhalb des Nabels** oder in Nabelhöhe. Da der Rücken sich fast stets nach vorn dreht, wandern die HT im Verlauf der Geburt nach vorn und mehr nabelwärts.

In den meisten Fällen erkennt man die BEL schon durch äußere Untersuchung; bei sonst normalen Verhältnissen wird man durch die äußere Untersuchung wenigstens zu einem Verdacht auf BEL kommen. Entscheidend für die Diagnose ist das „Kopfgefühl" und das Ballotement. Wenn man einen großen Teil über dem BE ballotieren lassen kann, so liegt niemals eine BEL vor. Die Herztöne haben m. E. für die Diagnose eine weitaus geringere Bedeutung. Wie oft hört man die HT in und über Nabelhöhe genau so laut wie unterhalb oder sogar lauter, und es liegt eine Schädellage vor. Schwierig ist die äußere Untersuchung bei fettleibigen Frauen, bei straffen Bauchdecken und besonders auch bei Hydramnion. Sicherheit bringt hier die

Innere Untersuchung

(zunächst stets rektal): Sobald der vorangehende Teil ins Becken eingetreten ist und man an ihn herankommen kann, tastet man als auffallendsten Befund einen **unregelmäßigen** und in der Hauptsache **weichen Kindsteil;** hier fühlt man einen Knochenvorsprung, dort eine Knochenleiste. Die wichtigsten Kennzeichen des Steißes gegenüber dem Kopf sind zunächst negative, nämlich:

Fehlen der gleichmäßigen Härte!
Fehlen der Nähte!
Fehlen der Fontanellen!

Ist der Mm vollständig und steht der vorangehende Teil genügend tief, so kann man deutlich die beiden Sitzbeinhöcker, die Steißbeinspitze, das Kreuzbein und die Hüftbeugen abtasten. **Das Hauptkennzeichen der BEL ist die**

Crista sacralis media,

die Mittelleiste des Kreuzbeins, die man bei I. Lage links, bei II. Lage rechts abtastet. Diese markante Knochenleiste kann man eigentlich niemals verfehlen! Manchmal fühlt man in der länglichen Grube zwischen den Gesäßbacken die Afteröffnung (Vorsicht! Gefahr der Sphinkterverletzung bei unzartem Eingehen!), nicht selten auch den Hodensack. (Von Geschlechtsvoraussagen ist dringend abzuraten: der vermeintliche Hodensack erweist sich später nicht selten als Geburtsgeschwulst!).

Steht der Steiß noch hoch, so ist es sehr zu empfehlen, sich den Steiß bei der inneren Untersuchung von oben her möglichst tief in das Becken hineindrücken zu lassen.

Diagnose der Fußlage: Ganz einfach ist die rektale Untersuchung dann, wenn ein Fuß vorangeht. Nur muß man sich vor einer **Verwechslung von Fuß und Hand** hüten. Das wäre gleichbedeutend mit der Verwechslung einer BEL mit einer Querlage. (Bei Kopflagen ist ein Armvorfall sehr viel seltener.) **Das wichtigste Kennzeichen des Fußes ist die Ferse** (Fersenbein, Calcaneus). Beim Übergang vom Unterschenkel zum Fuß fühlt man die Ferse als **Spitze,** der Übergang ist **winklig!** Der Übergang vom Arm zur Hand ist flach, die Hand ist die gerade Verlängerung des Unterarmes. Außerdem:

die Zehen sind kürzer als die Finger,
die Zehen sind etwa gleichlang, die Finger nicht (Daumen!),
der Daumen ist abspreizbar, die große Zehe nicht.

Diagnose der Knielage: sehr seltene Unterart der BEL. Die bewegliche Patella kann man wohl immer von dem festen Olekranon unterscheiden. Ist man sich nicht klar, so tastet man mit dem Finger an dem weniger umfangreichen Teil der Extremitäten entlang, bis man ans Ende kommt und nun dort die Hand oder den Fuß fühlt.

Differentialdiagnose: Verwechseln kann man die reine Steißlage eigentlich nur mit der **Gesichtslage.**

Kennzeichen des Mundes: Der Finger läßt sich leicht einführen, man fühlt die scharfen Zahnleisten, die Zunge und manchmal auch Saugbewegungen.
Kennzeichen des Afters: Beim lebenden Kind kann man den Finger nur schwer, unter Anwendung eines bohrenden Druckes einführen (Vorsicht! Gefahr der Sphinkterverletzung bei unzartem Eingehen!). Gelingt das Eingehen, so ist der Finger mit Mekonium beschmutzt.

Die Unterscheidung von Mund und After wird schwierig, wenn eine große Geburtsgeschwulst besteht. Überhaupt soll man sich immer an das **Hauptkennzeichen der BEL, die**

Crista sacralis media

halten (s. Untersuchungsbefund).

Gelegentlich sind Verwechslungen mit einem **Hydrozephalus** vorgekommen, jedoch wohl nur bei wenig erweitertem Muttermund (s. S. 355).

Geburtsmechanismus bei der Steißlage: Ohne genaueste Kenntnis des Geburtsmechanismus kein Verständnis für die Geburtsleitung und ebenso kein Verständnis für die Regeln des operativen Eingreifens!

Am besten unterteilt man den Geburtsmechanismus der BEL in die folgenden **vier Abschnitte:**

1. Eintritt des Steißes in das Becken und Vorrücken bis zum BB: Der Steiß tritt so in das Becken ein, daß sich die Hüftbreite in einem schrägen Dm des Beckens einstellt.

Hüftbreite = größter Durchmesser des Steißes.

Der Rücken ist so gut wie immer nach **vorn** gerichtet, also
Rücken **links** vorn = **I.** BEL = Hüftbreite im **II.** schrägen Dm.
Rücken **rechts** vorn = **II.** BEL = Hüftbreite im **I.** schrägen Dm.

Seltener stellt sich die Hüftbreite in den queren oder geraden Dm des Beckens ein.

In dieser Ausgangsstellung rückt der Steiß bis zum BB vor.

2. Die Überwindung des Knies des Geburtskanals und die Geburt des Steißes: Am BB angekommen, steht der Steiß jetzt am **Knie des Geburtskanals:** um weiter vorrücken zu können, muß sich der Steiß nun im Bogen um die Symphyse herumbewegen.

Die beiden Mittel zur Überwindung des Knies sind:

1. Die **Drehung der Hüftbreite** des Steißes aus dem schrägen in den geraden Dm; der Rücken kommt dabei **ganz seitlich** zu stehen, die mehr nach vorn gerichtete Hüfte,

bei I. Steißlage die linke,
bei II. Steißlage die rechte,

dreht sich schoßfugenwärts.

2. Die **Lateralflexion.** Die durch die Drehung des Steißes in den geraden Dm gewissermaßen auf die Kante gestellte Frucht ist jetzt gezwungen, sich im ganzen zu verbiegen, um sich in die Abbiegung des Geburtskanals einzupassen, für die Frucht besteht ein ,,Verbiegungszwang". Diese beiden Mittel: Drehung in den geraden Dm und Lateralflexion stellen einen zusammengehörigen Anpassungsvorgang dar. Nach Untersuchungen Sellheims dreht sich die Frucht stets so, daß die Richtung der leichtesten Abbiegbarkeit (= Biegungsfazillimum) des in Betracht kommenden Körperabschnittes (hier der Wirbelsäule) mit der Richtung des Geburtskanals zusammenfällt.

Solange die Beine, insbesondere die Oberschenkel, am Bauch hochgeschlagen sind, läßt sich die Wirbelsäule am leichtesten nach der Seite abbiegen, die Einpassung in das Knie kann zunächst also nur durch Abbiegung nach der Seite, durch

Lateralflexion

erfolgen (Abb. 125). **Das Darmbein der vorderen Hüfte stemmt sich als Hypomochlion gegen den Schambogen und wird zum Drehpunkt, um den die ganze Hüfte des Kindes bei ihrer Entwicklung rotiert.** Zuerst wird die vordere Gesäßbacke in der Schamspalte sichtbar und bleibt stehen; dann erscheint auch die hintere Gesäßbacke. Die hintere Hüfte geht über den Damm und schließlich, nachdem das ganze übrige Becken schon herausrotiert ist, wird auch die vordere Gesäßbacke weiter vorgeschoben und die vordere Hüfte unter dem Schambogen her geboren, womit der ganze Steiß geboren ist.

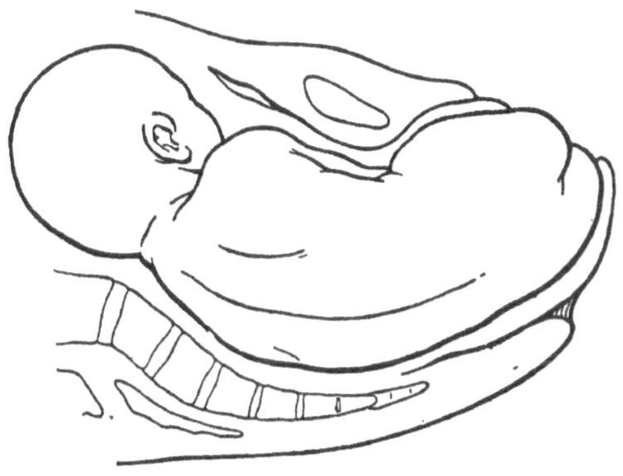

Abb. 125. Lateralflexion des Rumpfes: Das Darmbein der vorderen Hüfte stemmt sich als Hypomochlion gegen den Schambogen

3. Die Geburt des Rumpfes und der Schultern: Schon gleich nach

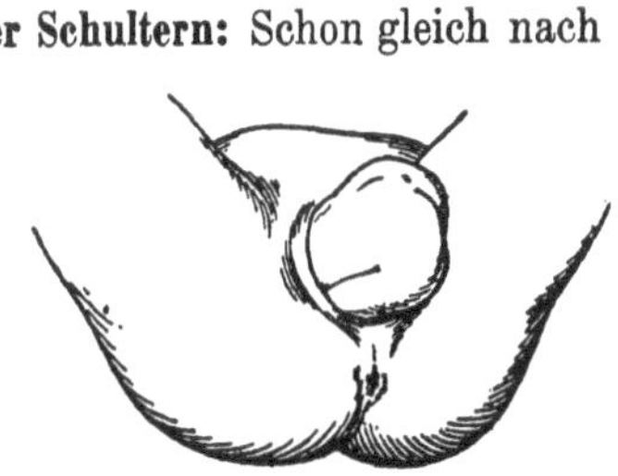

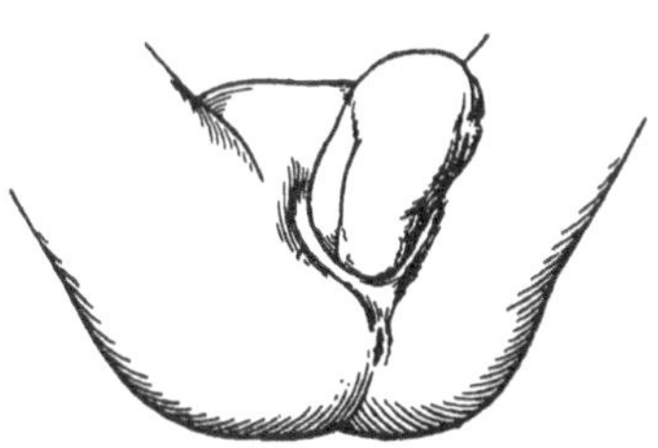

Abb. 126. Geburt des Rumpfes (I) Abb. 127. Geburt des Rumpfes (II)
Der austretende Rumpf dreht sich mit dem Rücken nach vorn

Geburt des Steißes beginnt der jetzt austretende **Rumpf** sich mit dem Rücken nach **vorn** zurück zu drehen (Abb. 126). Ist der Rumpf bis zu den Oberschenkeln entwickelt, so dreht sich der Rücken ganz nach vorn. Steiß und schon geborener Rumpfteil sind in der Verlängerung der Führungslinie **steil nach oben** gerichtet (Abb. 127).

Warum der Rücken sich jetzt ganz nach vorn dreht, ist viel diskutiert worden. Heute werden vor allem zwei Gründe angenommen:

1. Grund: Eintritt der Schulter ins Becken. Die Schultern, die inzwischen bis zum BE vorgerückt sind, können mit der Schulterbreite (= größter Dm der Schultern) durch den querovalen BE nur quer oder etwas schräg gestellt hindurchgehen. Dadurch wird der Rücken zwangsläufig mit nach **vorn** gedreht.

2. Grund: Verschiebung des Biegungsfazillimums: Das Biegungsfazillimum der Wirbelsäule liegt nach hinten und zur Seite; die Wirbelsäule läßt sich aber etwas leichter nach hinten als zur Seite abbiegen. Solange die Oberschenkel am Bauch hochgeschlagen sind, kann das Biegungsfazillimum nach hinten nicht in Erscheinung treten, also nicht ausgenützt werden. Nach Geburt der Oberschenkel und Aufhören der Schienung kommt das Biegungsfazillimum nach hinten zur Wirkung; der Rücken dreht sich so, daß er nach hinten abgebogen werden kann, nämlich nach vorn.

Beim weiteren Vorrücken des Rumpfes, das meist schnell erfolgt, fallen die Beine heraus, wonach der Rumpf das Aufsteigen in der verlängerten Führungslinie aufgibt und kreuzbeinwärts zurückfällt. Die Schultern sind inzwischen auf dem BB angekommen. Um den längsgestellten Weichteilspalt des BA passieren zu können, stellt sich die Schulterbreite in den geraden Dm ein. Damit dreht sich der Rücken wieder zur Seite zurück.

Geht die Geburt, was bei Mehrgebärenden gar nicht so selten vorkommt, jetzt spontan weiter, so wird zunächst die vordere, also die schamfugenwärts gelegene Schulter, danach die hintere, die dammwärts gelegene Schulter geboren.

Die Schulterbreite steht also im BE im queren oder schrägen Dm, im Becken im schrägen und im BA im geraden Dm. Die Schulterbreite rückt somit durch dieselben Durchmesser vor, die vorher die Hüftbreite passiert hat.

4. Die Geburt des Kopfes: Der Kopf tritt in das Becken ein, wenn der Rumpf bis zum unteren Rand des vorderen Schulterblattes geboren ist. Die Pfeilnaht steht im BE im queren, im BM im schrägen und im BA im geraden Dm des Beckens.

Auf dem BB dreht sich das Hinterhaupt nach vorn. (Das Biegungsfazillimum liegt in der Halswirbelsäule nach hinten, jetzt ist es also der Kopf, der sich so dreht, daß die Richtung der leichtesten Abbiegbarkeit mit der Richtung des Geburtskanals zusammenfällt.) **Hypomochlion** ist wie bei regelrechter HHL die **Nackenhaargrenze.** Nacheinander gehen Kinn, Mund, Nase, Stirn, Vorderhaupt und zuletzt das Hinterhaupt über den Damm. Austrittsplanum ist das **Pl. suboccipito-frontale = 32 cm.**

Geburtsmechanismus bei vollkommener Fußlage: wie bei der Steißlage, nur, daß hier zuerst die Füße und die Beine geboren werden.

Geburtsmechanismus bei unvollkommener Fußlage:

a) geht das **vordere Bein** voran, so verläuft die Geburt ähnlich wie bei reiner Steißlage,

b) geht das **hintere Bein** voran, so dreht sich der kindliche Körper so gut wie immer um 180°, wodurch das **hintere** Bein nach **vorn** kommt und die Geburt wie bei a) verläuft.

Vorkommen und Ätiologie: Im 5. bis 6. Schwangerschaftsmonat findet man die Frucht viel häufiger in Beckenend- als in Schädellage (Kehrer, Saenger, H. Baumm u. a.). Am Ende des 10. Monats befindet sich die Frucht in etwa 96% der Fälle in Schädellage. Warum bei einer kleinen Prozentzahl die Drehung ausbleibt, läßt sich in den meisten Fällen nicht mit Sicherheit angeben.

Begünstigend für die Entstehung der BEL sind:

1. Abweichungen von der normalen Gestalt der Frucht: Hydrozephalus, Anenzephalus, Frühgeburt u. a.

2. Abweichungen von der normalen Gestalt der Gebärmutter: schlaffer Uterus der Mehrgebärenden, Hydramnion u. a. Folge: vermehrte Beweglichkeit der Frucht, Verhinderung der Arretierung des kindlichen Kopfes.

3. Enges Becken. Folge: verminderte Bewegungsfähigkeit der Frucht.

**Bei BEL (bes. Erstgebärender)
stets an enges Becken denken!**

Verminderte Beweglichkeit aus anderen Gründen (Oligohydramnie, Zwillinge, Tumoren der Zervix, Uterus unicornis, bicornis) können ebenfalls die BEL begünstigen.

Daraus ergibt sich, daß Beckenendlage nicht einfach gleich Beckenendlage ist. Die BEL bei **Erst**gebärender, die fast stets ein **enges Becken** bedeutet, ist eine ernste und bedenkliche Angelegenheit, während die Prognose der BEL bei einer **Mehr**gebärenden z. B. mit Hydramnion weitaus günstiger ist.

Gefahren der BEL:

Die Sterblichkeit der BEL-Kinder ist erschreckend hoch!! Sie beträgt für ausgetragene Kinder 10—15% und mehr!!!

Nach älteren Angaben beträgt die Mortalität der BEL-Kinder 20% (v. Winckel) und 13,6% (v. Hecker), nach neueren etwa 10% (v. Jaschke, Erbslöh und andere) bis 15% (Martius), sie ist also fünf- bis fast achtmal so hoch wie bei regelrechter HHL! Nach v. Mikulicz-Radecki betrug bei 1467 im Privathaus entbundenen BEL-Kindern die Zahl der toten Kinder (gereinigte Statistik) 250 = **17%**. Gibbert (1927) gibt sogar die Zahl von 22% und Baulino die von 26—31% an.

Auf die jedem Erfahrenen geläufige Tatsache, daß bei BEL die **Mortalität unreifer Kinder** (unter 2500 g) wesentlich größer ist als der ausgetragenen Kinder, weisen eine Reihe von Autoren hin. (Danforth, Dinse, Sonnemann geben eine Mortalität zwischen 54,7—69% an). Auch die Mortalität schwerer Kinder ist bekanntlich größer (nach Hasse, Universitäts-Frauenklinik Berlin, doppelt so hoch) als die der Kinder mit Durchschnittsgewicht.

Im einzelnen folgendes über die

Gefahren für das Kind:

1. Erstickungsgefahr durch Nabelschnurkompression. Von dem Augenblick an, in dem der Kopf in das Becken eintritt, muß die Nabelschnur komprimiert werden (Abb. 128). Da der Kopf den Geburtskanal während der ganzen Zeit seines Durchtritts vollständig ausfüllt, bleibt die Nabelschnurkompression während dieser ganzen Zeit bestehen, bis der Kopf geboren ist. Die Nabelschnur wird dabei derartig zwischen Knochenteilen des Kopfes und Beckens zusammengedrückt, daß keine Blutzirkulation mehr stattfinden kann: die Sauerstoffzufuhr ist gesperrt, **das Kind muß ersticken, wenn der Kopf nicht in längstens 3—4 Minuten durch den Geburtskanal hindurchgetreten und geboren ist.**

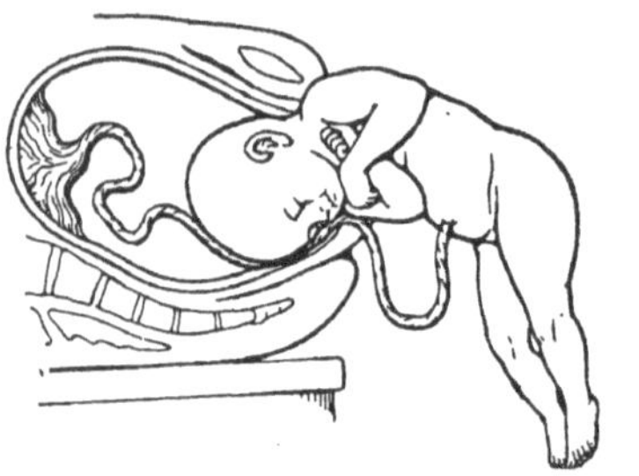

Abb. 128. Von dem Augenblick an, in dem der Kopf ins Becken eintritt, muß die Nabelschnur komprimiert werden

Die Gefahr für das Kind **beginnt** mit dem Kopfeintritt ins Becken, das ist der Fall, **wenn der untere Rand des vorderen Schulterblattes sichtbar wird.** Von diesem Augenblick an bis zur Geburt des Kopfes ist das Kind in Lebensgefahr! Je schneller der Kopf diesen gefährlichen Teil des Geburtskanals passiert, um so besser sind die Lebensaussichten des Kindes.

Zwischen dem Sichtbarwerden des unteren Randes des vorderen Schulterblattes und der Geburt des Kopfes dürfen
höchstens 4—5 Minuten
vergehen. Andernfalls stirbt das Kind ab!!!

2. Weichteilschwierigkeiten = ungenügende Weitung der Weichteile. Der weiche Steiß dehnt die Weichteile langsamer als der harte Kopf. Da der Steiß weniger umfangreich ist, werden die Weichteile und insbesondere der Mm auch nicht genügend weit gedehnt. Da bei den BEL das „dicke Ende", nämlich der Kopf nachfolgt, wird sein Durchtritt durch den nicht genügend weiten Mm oft erschwert. Das gilt nicht für die Steißfußlage, deren größter Umfang am Beckenende ungefähr so groß ist wie das Durchtrittsplanum bei regelrechter HHL, nämlich etwa 32 cm.

Merke: Umfänge des vorangehenden Teils:

regelrechte HHL = etwa 32 cm
vollkommene Steißfußlage = etwa **32** cm
reine Steißlage = etwa 27 cm
unvollkommene Fußlage = etwa 25½ cm
vollkommene Fußlage = etwa **24** cm.

Auch bei der reinen Steißlage, die zwar nur 27 cm Umfang hat, ist praktisch nichts zu befürchten, wenn man nicht vorzeitig eingreift. Anders ist es aber bei den Fußlagen und insbesondere bei der **vollkommenen Fußlage:** die Füße und die schlanken Beine können sich durch einen nur wenig erweiterten Mm hindurchzwängen, der Rumpf erweitert den Mm etwa auf Handtellergröße, **der nachfolgende Kopf aber muß im Zervikalkanal steckenbleiben** und diesen erst langsam auf Vollständigkeit weiten. Diese Mm- und Weichteildehnung durch den Kopf fällt aber gerade in die verhängnisvolle Zeit des Kopfdurchtritts durch das Becken! **Bei der vollkommenen Fußlage ist also der Kopfdurchtritt durch das Becken sehr wesentlich verzögert, die Zeitdauer der unumgänglichen Nabelschnurkompression wird erheblich verlängert, die Erstickungsgefahr für das Kind also noch größer als bei der Steißlage und der Steißfußlage.**

Es ist also festzuhalten:

Die Fußlage, insbesondere die vollkommene Fußlage, ist die für das Kind gefährlichste Art der BEL!

Die Gefahr ist besonders groß bei Erstgebärenden (straffe Weichteile), vor allem bei alten Erstgebärenden (rigide Weichteile), ferner bei engem Becken sowie großem Kopf.

Dem Unerfahrenen kann man diese Gefahr wohl klar machen, in vollem Umfange wird er sie aber erst begreifen, wenn er einmal in die sehr unangenehme Lage kommt, sie selbst zu erleben. Beispiel: 39 Jahre alte Ipara, vollkommene Fußlage: der Rumpf mit den Schultern wurde glatt und schnell geboren. Der Kopf geht ohne Schwierigkeiten ins Becken hinein, es liegt keinerlei Mißverhältnis vor. **Und doch rührt sich der Kopf jetzt nicht von der Stelle!** Bei der vaginalen Untersuchung fühlt man, daß der äußere Mm den kindlichen Hals wie ein viel zu enger Kragen, wie ein übermäßig zugezogenes Halstuch umfaßt und schnürt, ja ihn fast abwürgt! In schweren Fällen gelingt es nicht einmal mit den Fingern auch nur ein wenig unter den unteren Rand des äußeren Mm zu kommen. Gesichtsschädel und Hinterhaupt fühlt man plastisch durch den Weichteilüberzug des Kollums hindurch. **In solchen Augenblicken wird der etwas theoretische Ausdruck von den „Weichteilschwierigkeiten" nur allzu klar.**

3. Schädeltraumen meist als Folge von zu brüskem Vorgehen bei der halben oder der ganzen Extraktion (s. d.): bei einem sehr hohen Prozentsatz der BEL-Kinder findet man **intrakranielle Blutungen** (Tentoriumriß).

4. Vorzeitiger Blasensprung: besonders bei **Fußlagen,** da bei diesen der untere Blasenpol am schlechtesten geschützt ist. Jeder Erfahrene weiß, wie wichtig die Erhaltung der Blase bei BEL ist. Der Steiß allein ist zu weich um den Mm und die Scheide so schonend und so rasch dehnen zu können, wie es der harte Kopf kann.

Bei allen BEL ist die Erhaltung der Blase bis zur Vollständigkeit des Mm eines der wichtigsten Erfordernisse!

5. Nabelschnurvorfall: auch am häufigsten bei Fußlagen. Nabelschnurvorfall bei BEL ist kein besonders alarmierendes Zeichen. Solange die HT gut bleiben (ständige gewissenhafte Kontrolle), wird nicht eingegriffen, sondern abgewartet. Durch die im Geburtskanal befindlichen Beine und Steiß erfolgt meist keine Quetschung der Nabelschnur. Kritisch wird die Situation erst beim Eintritt des Rumpfes in den BE: die HT verschlechtern sich dann meist sofort, so daß dann ein Eingriff dringend notwendig wird (vgl. S. 249).

Gefahren für die Mutter: Fast alle Gefahren für die Mutter ergeben sich aus **operativen Eingriffen,** die im Interesse des Kindes ausgeführt werden.

Infektionsgefahr,

Weichteilwunden, insbesondere Scheidenrisse und Dammrisse (DR 3.° es) beim Durchleiten des Kopfes oder bei der ganzen Extraktion.

Zervixriß bei Entwicklung des Kopfes bei Fußlagen. Akute Lebensgefahr!

Lediglich der bei Fußlagen besonders häufige **vorzeitige Blasensprung** mit der Gefahr der aufsteigenden Infektion ist durch die BEL selbst bedingt. Würde man bei BEL ohne Eingriffe auskommen, so wäre die BEL-Geburt für die Mutter ebenso ungefährlich wie die regelrechte HHL.

Prophylaktische Wendung: Durch die äußere Wendung der BEL in Kopflage soll die hohe Mortalität der BEL-Geburt auf die geringe der primären Schädellagen herabgemindert werden. Diese Wendung ist vielfach mit Erfolg durchgeführt worden. Newell gelang es, bei 1161 äußeren Wendungen in 72% der Fälle eine Schädellagengeburt zu erzielen (vgl. a. Reifferscheid und Siegel und Mc Nally). Die Wendung wird am besten am Ende des 8. Monats (Chatillon) durchgeführt, und zwar mit zarter Hand ohne Narkose. Man kann die äußere Wendung unter Umständen mit 2 Fingern von der Scheide her unterstützen (Pinard). Fixierung durch Gürtel oder Bandage. — De Lee (zit. bei Stein) spricht sich auch für die äußere Wendung bei BEL aus, desgleichen Gaddy, der sie in Knieellenbogenlage ausführt.

Geburtsleitung bei BEL

Bei jeder BEL muß solange wie möglich abgewartet werden!!!

Eines muß der Geburtshelfer bei der Leitung jeder BEL-Geburt vor allem anderen haben: Geduld und Zeit! **Mangel an Geduld** ist eine der Hauptursachen für das Absterben des BEL-Kindes. **Unter gar keinen Umständen darf man sich verleiten lassen, durch vorzeitiges Ziehen am Fuß, Bein oder Steiß oder Rumpf** (s. die Regel unten!) **die Geburt beschleunigen zu wollen!!** Gerade das Gegenteil wird mit Sicherheit erreicht, nämlich eine erhebliche Verzögerung der Geburt, wobei das Kind in akute Lebensgefahr gebracht wird! Die normalerweise vor der Brust liegenden Arme würden sich hochschlagen, wodurch die Armlösung wesentlich erschwert wird. Außerdem würde der Kopf eine Deflektionshaltung annehmen. **Die Armlösung kann dann so schwierig sein, daß der Anfänger allein damit oft gar nicht fertig wird! Und, was die schlimmste Folge eines vorzeitigen Ziehens wäre: der Rücken kann sich nach hinten drehen!!** Kostbare Minuten vergehen! 3—4 Minuten hat man aber nur Zeit zur Entwicklung von Armen, Schultern und Kopf. Wenn dann endlich die Lösung der Arme gelingt, ist das Kind inzwischen abgestorben!!! Mit einer BEL, bei der sich der Rücken nach hinten gedreht hat, wird aber ein Anfänger erst recht nicht allein fertig werden, zumal wenn es sich um eine Erstgebärende handelt und nicht an das wichtige Hilfsmittel einer ausgiebigen Episiotomie gedacht wird!

Andererseits wird durch **indikationsloses Vorziehen z. B. eines Fußes** der Umfang des vorangehenden Teiles noch kleiner gemacht, als er schon normalerweise ist. **Der Kopfdurchtritt wird also künstlich noch mehr erschwert!**

Noch einmal: nur sehr Unerfahrene kommen in Versuchung, irgendwo am Beckenende zu ziehen!

Geburtsleitung bei BEL
Kunst des Abwartens!

Im einzelnen zur Geburtsleitung folgendes:

Zwei streng verschiedene Phasen sind zu unterscheiden, in denen der Geburtshelfer sich ausgesprochen entgegengesetzt zu verhalten hat: eine langdauernde Phase des ruhigen Abwartens und eine sehr kurze des raschen Eingreifens.

Phase 1: Zeit des strengsten Abwartens!

Ganz gleichgültig, ob es sich um eine Steißlage, Steißfußlage, Fußlage oder die seltene Knielage handelt, in jedem Falle wird die BEL von Anfang an und während ihres ganzen Verlaufes

bis zum Sichtbarwerden des unteren Randes des vorderen Schulterblattes

streng abwartend behandelt! Hier gilt als oberstes Gesetz:

Abwarten! Und noch einmal: Abwarten!!
Solange wie nur eben möglich:
Abwarten!!! Abwarten!!!

Nur äußerste Notwendigkeit, also eine strenge Indikation (z. B. schlechte HT), kann den Geburtshelfer veranlassen, während dieser Phase von der abwartenden Behandlung abzugehen und einzugreifen. Die in diesem Falle anzuwendenden Handgriffe zur Entwicklung des BEL-Kindes vor Geburt des Steißes werden als **ganze Extraktion** (S. 174) **oder manuelle Extraktion** bezeichnet.

Phase 2: Zeit des schnellsten Eingreifens!

In dem Augenblick, in dem der untere Winkel des vorderen Schulterblattes sichtbar wird — aber auf keinen Fall früher (!!!) — **ändert sich das Verhalten**

des Geburtshelfers schlagartig! Denn in diesem Augenblick tritt der Kopf ins Becken, von diesem Augenblick an beginnt die Kompression der Nabelschnur!! Das Erscheinen des Schulterblattwinkels ist also das **Signal zum schnellsten Eingreifen!** Kind von jetzt ab in **akuter Lebensgefahr!** Höchstens 3 bis 4 Minuten hat man Zeit zum Handeln! Mit besonderen Handgriffen, die man als

Halbe Extraktion (S. 165) oder **Manualhilfe**

bezeichnet, müssen die Arme gelöst, die Schultern und der Kopf entwickelt werden. Diese Handgriffe müssen ebenso schnell wie zart, feinfühlig und vorsichtig ausgeführt werden, sie müssen Hunderte von Malen am Phantom geübt und dann oft an der Lebenden unter Leitung eines Lehrers ausgeführt worden sein, ehe man sich selbständig und allein an eine Kreißende heranwagen darf.

Die halbe Extraktion wird **grundsätzlich in jedem Fall einer BEL** (bei lebendem Kinde) ausgeführt!

Bei Mehrgebärenden kann man unter Umständen noch abwarten, ob nicht mit der nächsten Wehe die Arme und die Schultern oder auch der Kopf spontan zur Geburt kommen.

Liegt eine für Mutter und Kind dringende Indikation zur Geburtsbeendigung vor, **bevor** der Rumpf der BEL bis zum unteren Schulterblattwinkel geboren ist, so muß die

Ganze Extraktion (S. 174)
= Manuelle Extraktion

ausgeführt werden, ein außerordentlich **schwieriger und für den Geburtshelfer anstrengender Eingriff,** wenn eine reine Steißlage vorliegt und am Steiß gezogen werden muß. Der Steiß bietet nämlich nur eine sehr schlechte Handhabe zum Anfassen und Ziehen, nämlich die vordere Hüfte, in die gerade ein Zeigefinger sich zum Ziehen einhaken kann (Einzelheiten s. S. 185). Die Extraktion ist dadurch sehr mühsam, geht sehr langsam vorwärts und wird deswegen zu der **gefährlichsten aller geburtshilflichen Operationen für das Kind,** auch wenn der Steiß schon auf BB steht, erst recht, wenn er erst BM erreicht hat.

Jeder erfahrene Geburtshelfer wird diesen gefürchteten Eingriff zu **umgehen** versuchen, und zwar am einfachsten dadurch, daß man in jedem Fall von reiner Steißlage mit einer dringenden Indikation zur Geburtsbeendigung wenn irgend möglich versucht, den Steiß aus dem Becken herauszuschieben, um einen Fuß herunterholen zu können (s. S. 182). Gelingt das, so hat man mit dem Fuß eine ausgezeichnete Handhabe zum Ziehen gewonnen, und die Hauptschwierigkeit bei der ganzen Extraktion ist überwunden.

Bei Erstgebärenden führt man die ganze Extraktion nur ungern aus, weil sie wegen der unvorbereiteten Weichteile viel schwieriger ist als bei Mehrgebärenden. Ist sie jedoch nicht zu umgehen, so beginne man mit einer ausgiebigen **Episiotomie** (S. 84). Ergibt die vaginale Untersuchung ein besonders enges oder wenig nachgiebiges Scheidenrohr, so ist ein **Dührssen-Schuchardt-**

Schnitt (S. 195) nicht zu umgehen. Danach ist die ganze Extraktion bei einer Erstgebärenden nur wenig schwieriger als bei einer Mehrgebärenden. Liegt bei einer Erstgebärenden ein enges Becken vor, so gilt:

Erstgebärende mit BEL werden auch bei nur mäßig verengtem Becken besser durch Schnittentbindung entbunden!

Halbe Extraktion (= Manualhilfe)

Allgemeines

Zweck: Verfahren bei BEL zur Entwicklung der Arme, Schultern und des Kopfes, nachdem der Rumpf bis zum unteren Winkel des vorn gelegenen Schulterblattes geboren ist. **Die halbe Extraktion ist die Hilfeleistung bei normalem Verlauf der BEL.**

Anwendung: Grundsätzlich wird **bei allen BEL** die halbe Extraktion ausgeführt. Bei Mehrgebärenden verlaufen BEL-Geburten öfter vollkommen spontan. Kommt nach Sichtbarwerden des vorderen Schulterblattwinkels das Kind mit der nächsten Wehe nicht spontan, so muß die Geburt auch hier durch die halbe Extraktion beendet werden.

Vorbedingungen: Es gibt nur **eine** Vorbedingung: der Rumpf muß bis zum **unteren Rand des vorderen Schulterblattes** geboren sein!

Schärfste Warnung! Niemals früher mit der halben Extraktion beginnen, bis der untere Rand des vorderen Schulterblattes sichtbar ist.

Eine Ausnahme: Mit dem Brachtschen Handgriff beginnt man schon wenn der Nabel des Kindes geboren ist.

Methoden: Drei Methoden stehen zur Wahl:

1. **Klassische Armlösung + Veit-Smelliescher Handgriff,**
2. **Armlösung nach Müller + Veit-Smelliescher Handgriff,**
3. **Brachtscher Handgriff.**

Die halbe Extraktion ist stets im **Querbett** auszuführen!

Mithilfe der Hebamme:

Druck von oben!!

Für den Erfolg jeder Art von halber Extraktion, ganz gleich welche Methode man anwendet, ist es geradezu entscheidend, daß eine Hilfsperson den zunächst noch im BE stehenden Kopf durch die Bauchdecken hindurch mit beiden Händen kräftig in das Becken hineindrückt.

Bei nicht genügendem Druck von oben wird auch bei noch so exakter Ausführung der Handgriffe der Erfolg in Frage gestellt. Bei Mehrgebärenden kommt allein durch diesen Druck das Kind öfter spontan, so daß die halbe Extraktion gar nicht zur Anwendung zu kommen braucht.

Mit dem Hineindrücken des Kopfes kann man schon vom Einschneiden des Steißes ab beginnen lassen.

> **Das wichtigste Mittel für glattes und schnelles Gelingen jeder Art der halben Extraktion besteht darin, daß man den Kopf durch die Bauchdecken hindurch kräftig in das Becken hineindrücken läßt!**

Warum ist das Hineindrücken des Kopfes so wichtig?

1. werden die **Arme** nicht nach oben geschlagen! Das ist der Hauptgrund;
2. behält der **Kopf** seine normale Beugehaltung bei und wird nicht deflektiert,
3. läßt sich dabei jede Art von halber Extraktion unverhältnismäßig **viel leichter und schneller** durchführen.

Vorbereitung des Arztes: Der Arzt beginnt mit dem Waschen (S. 81)

bei Erstgebärenden:	beim Einschneiden des Steißes,
bei Mehrgebärenden:	beim Blasensprung.

Narkose: stets Chloräthylrausch! Bei Nichtausreichen Äther weitergeben! Begonnen wird nach Geburt des Nabels.

Episiotomie: Bei **allen Erstgebärenden** wird nach Sichtbarwerden des vorderen Schulterblattwinkels ausnahmslos eine Episiotomie ausgeführt und daran sofort die halbe Extraktion angeschlossen. An diesem Grundsatz muß unbedingt festgehalten werden! Die Episiotomie bei Erstgebärenden ist ein wichtiges Mittel, die Mortalität der BEL-Kinder herabzusetzen und — sich selbst manchen Kummer zu ersparen. Bei Mehrgebärenden kommt man ohne Episiotomie aus.

> **Bei Erstgebärenden hat jede halbe Extraktion mit einer Episiotomie zu beginnen!!**

Diese Regel gilt zumindest für jeden Anfänger in der Geburtshilfe!

Ausführung der halben Extraktion

1. Methode: Klassische Armlösung und Veit-Smelliescher Handgriff zur Kopfentwicklung

1a. Klassische Armlösung

Der hinten liegende Arm liegt in der weiten Kreuzbeinhöhle und kann dort gut gefaßt werden, während man an den vorderen Arm gar nicht herankommen kann. Daher gilt als Grundregel:

Stets zuerst den hinteren Arm
= den in der Kreuzbeinhöhle liegenden Arm lösen!

Gearbeitet wird mit beiden Händen: die eine Hand geht an die Füße und hebt an diesen den Rumpf hoch, die andere, die „innere" Hand, geht in die Scheide ein, um die eigentliche Armlösung auszuführen.

An die Füße geht stets die der **Bauch**seite des Kindes entsprechende Hand, (Abb. 129), d. h.

bei **linker** BEL	die **linke** Hand,
bei **rechter** BEL	die **rechte** Hand.

In die Scheide geht die andere Hand, das ist die **dem zu lösenden Arm gleichnamige Hand** (Abb. 130). Man mache sich also klar:

zur Lösung des hinten liegenden **rechten** Armes (I. BEL) geht die **rechte** Hand,

zur Lösung des hinten liegenden **linken** Armes (II. BEL) geht die **linke** Hand in die Scheide ein.

Vorgehen bei I. BEL

Drei Akte:

1. Akt: Lösung des hinteren Armes: Beginn stets mit dem Erfassen der Füße. Die **linke** Hand erfaßt mit Daumen, 2. und 3. Finger kräftig die Füße von hinten in der Knöchelgegend (Abb. 129). Die Stoeckelsche Schule empfiehlt, das Kind zunächst kräftig zu strecken, es also an den Beinen fußbodenwärts zu ziehen, ein guter Rat: die Schultern und damit die Arme kommen tiefer herunter und lassen sich leichter lösen. Sodann Rumpf anheben und etwas zur Seite ziehen, damit der Scheideneingang hinten für die andere Hand frei wird. Manchmal fällt dann auch schon der hintere Arm von selbst heraus; andernfalls:

Einführen von **wenigstens zwei Fingern** der **rechten** Hand links hinten in die Scheide (Abb. 130). Finger zunächst bis an die Schulter des Kindes vorschieben.

Je mehr Finger man in die Scheide einführen kann, um so leichter und ungefährlicher ist die Lösung des Armes. Bei **Mehrgebärenden** versuche man stets, **mit der ganzen Hand** in die Scheide zu kommen!

Jetzt den Rumpf des Kindes an den Füßen

schräg nach oben ziehen

und unter anhaltendem Zug (Abb. 130 u. 131)

die Füße kräftig in die rechte Schenkelbeuge der Mutter hineinschieben!

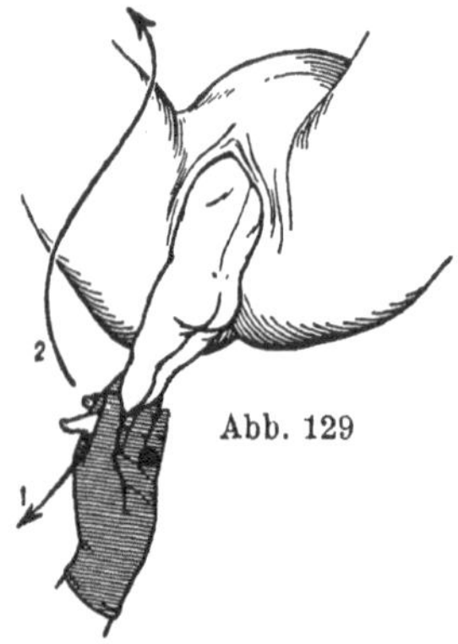

Abb. 129

Sehr wichtig:

Je energischer man die Beine in die Schenkelbeuge der Frau bringt, je kräftiger dann an ihnen vom Operateur weg gezogen wird, um so tiefer kommt die hinten liegende Schulter und damit der zu lösende Arm herunter, um so leichter ist seine Lösung. Hebt man den Rumpf nur halb hoch, ohne die Beine energisch in die Schenkelbeuge zu bringen, so macht man sich die Armlösung unnötig erheblich schwerer.

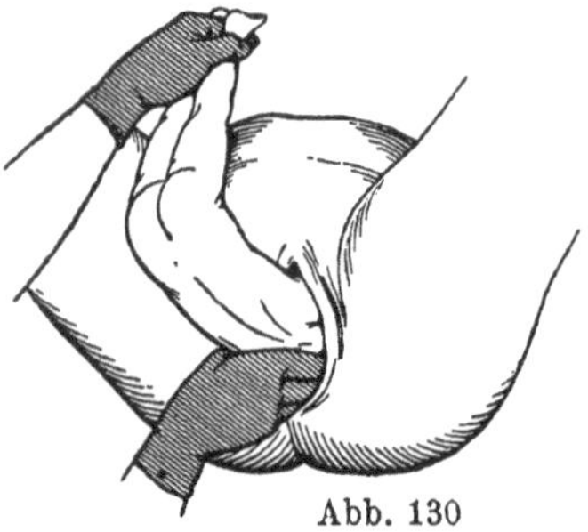

Abb. 130

Schon während die äußere Hand den Rumpf hochzieht, gehen mindestens **zwei** Finger der inneren Hand, die schon an der Schulter lagen, jetzt

über die Schulter hinweg (Abb. 130)

an den zu lösenden Oberarm heran und legen sich diesem gestreckt und parallel an, um ihn zu „schienen". Wenn eben möglich, auch den Unterarm mitfassen und sodann den ganzen Arm mit einer „wischenden" Bewegung dicht über die Brust hinweg- und herausstreifen (Abb. 131). **Streng verboten** ist **„hakenförmiges"** Umfassen des Oberarmes oder Erfassen mit nur **einem** Finger (Fraktur!!).

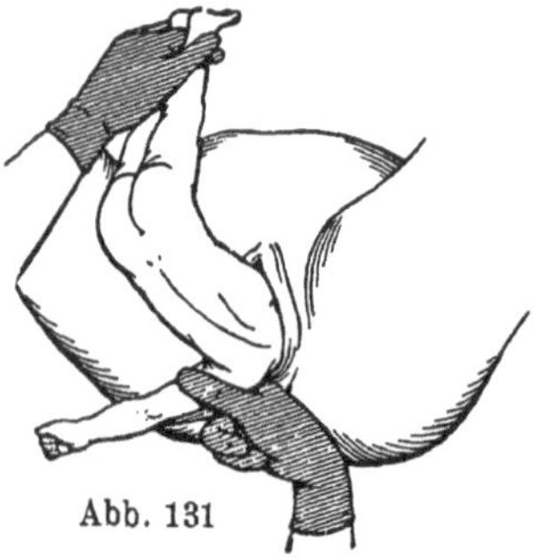

Abb. 131

2. Akt: Drehung des Kindes um 180° = „Stopfen". Um jetzt den vorderen Arm lösen zu können, muß dieser erst nach hinten in die Kreuzbeinhöhlung gebracht werden. Zu

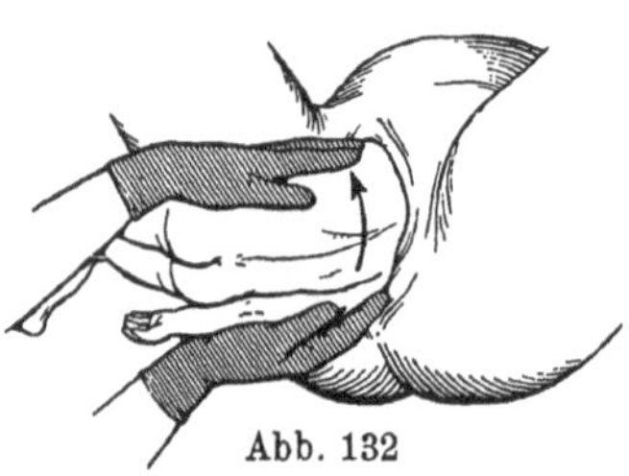

Abb. 132

Von oben nach unten:

Klassische Methode der Armlösung. Abb. 129. Erfassen der Füße in der Knöchelgegend und kräftiges Strecken des Kindes fußbodenwärts — Abb. 130. Kräftiges Hineinschieben der Füße in die entsprechende Schenkelbeuge. Mindestens 2 Finger der inneren Hand gehen über die Schulter hinweg an den zu lösenden Oberarm heran — Abb. 131. Mit mindestens 2 Fingern wird der Arm durch eine wischende Bewegung über die Brust herausgestreift — Abb. 132. Stopfende Bewegungen, um den vorderen Arm nach hinten in die Kreuzbeinhöhle zu bringen diesem Zweck muß das Kind um 180° gedreht werden, und zwar so, daß der nach Lösung des hinteren Armes seitwärts stehende Rücken

unter der Symphyse herum

nach der anderen Seite gedreht wird.

Den Rumpf dabei so fassen, wie es die Abb. 132 zeigt: beide Hände liegen mit gestreckten Fingern flach an den Rumpfkanten. Mitfassen des schon gelösten Armes!

Man kann auch mit beiden Händen den Brustkorb (wohlgemerkt: den Brustkorb, niemals den Bauch = Leberruptur!) voll umfassen: die Daumen auf die Schulterblätter, die 4 Finger beidseitig auf die Brust.

Die Drehung erfolgt mit sogenannten **„stopfenden" Bewegungen,** das heißt das Kind wird nicht mit einer einzigen Drehung um 180° gedreht (was gar nicht geht), sondern durch eine Reihe kurzer Drehbewegungen, bei denen der Rumpf jedesmal gleichzeitig kurz scheidenwärts geschoben und dann wieder zurückgezogen wird.

3. Akt: Lösung des nach hinten gebrachten zweiten Armes: Dieselbe Technik wie beim 1. Arm, aber mit vertauschten Rollen:

Rechte Hand an die Füße!

Linke Hand in die Scheide zur Lösung des linken (gleichnamigen!) Armes!

Nach Lösung der Arme muß sofort der Kopf entwickelt werden.

1b. Veit-Smelliescher Handgriff

Nach Lösung der Arme steht der Rücken **schräg seitlich,** der noch im Becken befindliche Kopf dementsprechend **schräg.**

In die Scheide geht diejenige Hand ein (= „innere" Hand), nach der das seitlich stehende **Gesicht hinsieht;**

oder, wie man auch sagen kann: diejenige Hand, die der **Bauchseite** des Kindes entspricht.

Äußere Hand ist die dem Rücken des Kindes entsprechende Hand.

Mit dem Zeigefinger der inneren Hand in den Mund (nicht in ein Auge!!) des Kindes eingehen, aber nicht zu tief (Verletzungsgefahr!). Kind auf dem Unterarm der inneren Hand reiten lassen (Abb. 133).

Die zwei **Aufgaben** der **inneren** Hand:

1. Sie dreht den Kopf in den geraden Dm des Beckens!

Den Kopf findet man meist mehr oder weniger in einem schrägen Dm stehen. Da man ihn auf keinen Fall schräg über den Damm gehen lassen darf (Dammrißgefahr!), muß er zuvor in den geraden Dm des Beckens gedreht werden.

2. Sie beugt den Kopf, bis das Kinn die Brust berührt und hält den Kopf dauernd in dieser Haltung, bis er völlig entwickelt ist!

Wenn der Kopf mit dem kleinsten, das heißt günstigsten Umfang, nämlich dem

Planum suboccipito-frontale = 32 cm

den Damm passieren soll, dann muß er in tiefe Beugehaltung gebracht werden (Geburtsmechanismus)!

Inzwischen hat die äußere Hand mit dem 2. und 3. Finger **gabelförmig** über die Schultern gegriffen (Abb. 133).

Die Finger sind auf keinen Fall **„hakenförmig"** zu krümmen, da es sonst durch Druck leicht zur Lähmung des Plexus brachialis kommen kann.

Jetzt mit beiden Händen zunächst

rasch nach abwärts ziehen,

bis die **Nackenhaargrenze** (Geburtsmechanismus!) in der Vulva erscheint. Vorsicht! Nicht die Schlüsselbeine brechen! (Plexuslähmung!)

Sodann unter dauernder Beibehaltung der Zugspannung das Kind

langsam nach oben heben (Abb. 134).

Auf keinen Fall früher nach oben heben wollen, bevor die Nackenhaargrenze deutlich sichtbar geworden ist!

Wenn das **Kinn** über den Damm geboren und der **Mund frei** ist, besteht von jetzt ab

größte Dammrißgefahr (!!),

da in den nächsten Sekunden der Damm am stärksten angespannt wird und keine Hand für den Dammschutz frei ist (Abb. 134).

Daher der **Tempowechsel!**

Von jetzt ab: **Betonte Langsamkeit!**

Für das Kind besteht jetzt gar keine Gefahr mehr, da der Mund zur Atmung frei ist.

Ganz langsam, mit größter Vorsicht und äußerst zart, **Millimeter für Millimeter** werden nun Oberkiefer, Nase, Stirn, Vorderhaupt und endlich auch das Hinterhaupt über den Damm entwickelt.

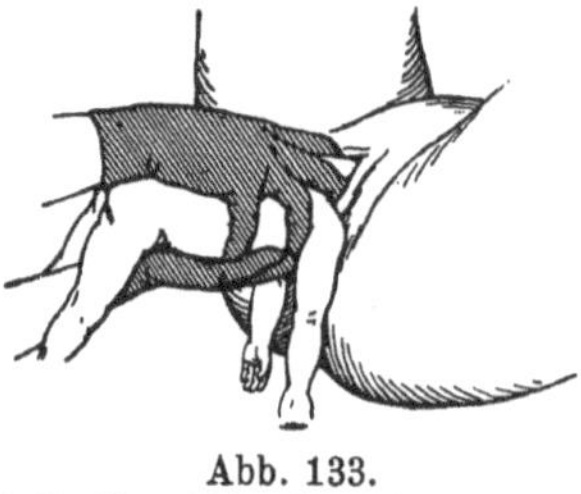

Abb. 133.
Veit-Smelliescher Handgriff (I)

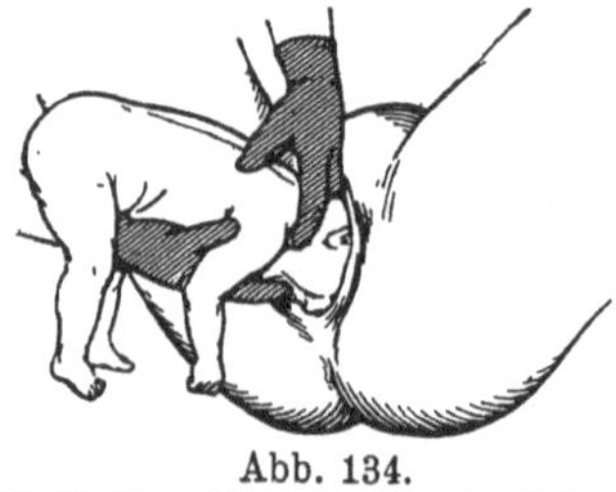

Abb. 134.
Veit-Smelliescher Handgriff (II)

2. Methode: Armlösung nach A. Müller + Veit-Smelliescher Handgriff zur Kopfentwicklung

Armlösung nach A. Müller.

Hierbei wird stets **zuerst** der **vordere** Arm gelöst! Beginn wie immer mit dem Sichtbarwerden des unteren Randes des vorderen Schulterblattes. Nie vergessen: von oben her mitdrücken lassen! Chloräthylrausch! Bei Erstgebärenden stets Episiotomie!

Zwei Akte:

1. Akt: Entwicklung des vorderen Armes: Kind kräftig am Beckenende anfassen (Abb. 135), und zwar:

Die **Daumen** auf die **Gesäßbacken,**

die **übrigen Finger** umfassen beiderseits voll die **Oberschenkel und das Becken.**

Jetzt mit einigem Kraftaufwand langsam gleichmäßig und anhaltend

steil nach abwärts ziehen,

bis die vordere Schulter und der Arm erscheint.

Stand die Schulterbreite noch nicht ganz im geraden Dm des Beckens, so ist diese beim Abwärtsziehen vollends in den geraden Dm zu ziehen.

2. Akt: Entwicklung des hinteren Armes:

Rumpf jetzt in der entgegengesetzten Richtung, also **steil nach aufwärts heben** und stark gegen den Leib der Mutter drängen, bis der hintere Arm herausfällt (Abb. 136).

Oft kommt der eine oder der andere Arm nicht ganz spontan. Dann geht man mit zwei Fingern vorsichtig in die Scheide und holt ihn zart heraus. — Anschließend muß sofort der nachfolgende Kopf mit dem

Veit-Smellieschen Handgriff (s. o.)

entwickelt werden, wenn er nicht spontan durch Druck von oben folgt.

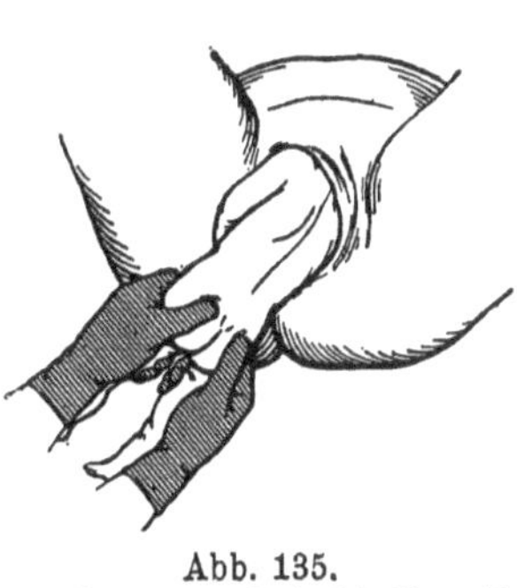

Abb. 135.
Armlösung nach A. Müller (I)

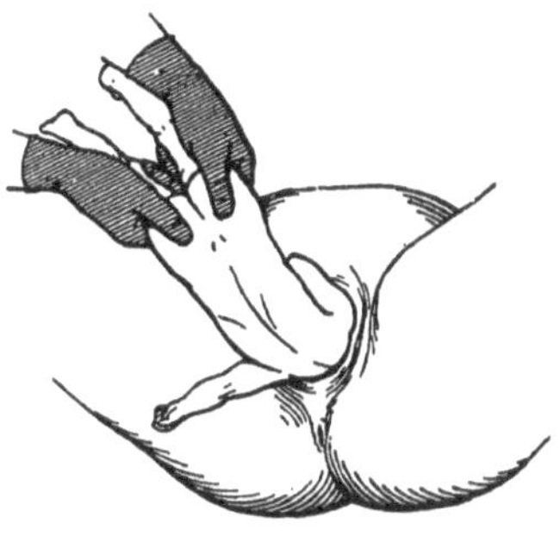

Abb. 136.
Armlösung nach A. Müller (II)

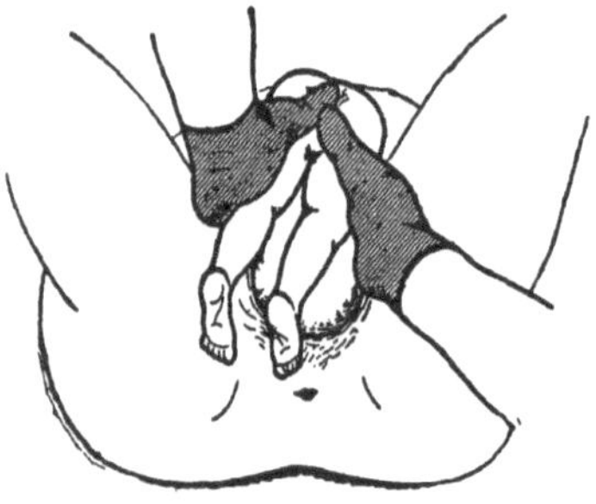

Abb. 137. Brachtscher Handgriff (I): Gürtelförmiges Umfassen des Steißes mit beiden Händen

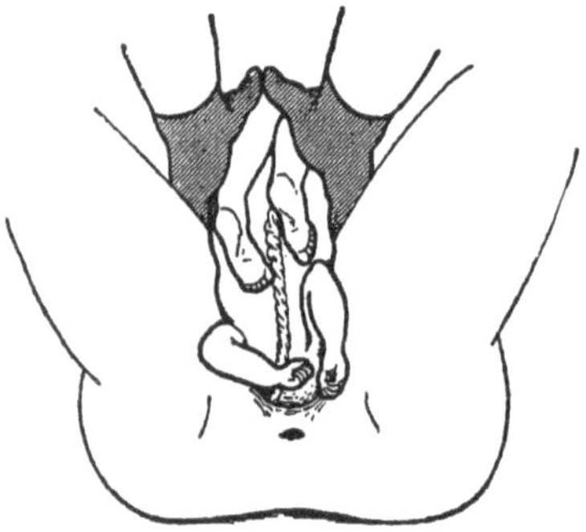

Abb. 138. Brachtscher Handgriff (II) Langsam anheben, nicht ziehen!

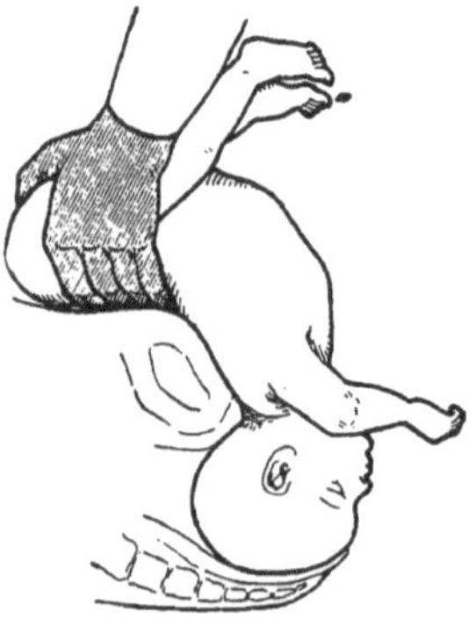

Abb. 139. Brachtscher Handgriff (III): Ganz langsam wird die Rotation um die Symphyse herum ausgeführt. Kräftiges Aufdrücken des Steißes auf den Unterbauch der Mutter

3. Methode: Armlösung und Kopfentwicklung nach Bracht.

Mit dem Brachtschen Handgriff wird etwas früher begonnen, nämlich schon dann, wenn der Nabel geboren ist.

Chloräthylrausch! Episiotomie bei Erstgebärenden!

Ausführung: Steiß mit beiden Händen „gürtelförmig" so umfassen, daß die Oberschenkel durch die Daumen des Geburtshelfers gegen den Bauch des Kindes gepreßt werden (Abb. 137—139). Die übrigen Finger liegen auf der Kreuzbein-Lendengegend des Kindes.

Jetzt langsam anheben, nicht ziehen!

Steiß ganz langsam auf einem Kreisbogen um die Symphyse herum gegen den Leib der Mutter hin bewegen (= „Rotation" um die Symphyse). Dabei muß das Kind dauernd in derselben Haltung gehalten und so bewegt werden, daß der

Rücken nach vorn gekrümmt

ist. Von oben stets mit einem angepaßten nicht zu kräftigen Druck mitdrücken lassen.

Lediglich durch diese Rotation um die Symphyse herum, die ganz langsam und gleichmäßig ausgeführt werden muß und durch

kräftiges Aufdrücken des Steißes auf den Unterbauch der Mutter

kommt es zur völlig spontanen Geburt der Arme und Schultern.

Noch einmal: Niemals darf gezogen werden! Sonst **Gefährdung der Halswirbelsäule** (Heynemann).

Bei weiterem kräftigem Aufpressen des Steißes wird jetzt auch der Kopf spontan geboren.

Von Anfang an bis zur völligen Geburt des Kopfes muß von oben her mitgehemmter, vom Geburtshelfer gesteuerter Kraft mitgedrückt werden. Gerade dieses Mitdrückenlassen wird vom Anfänger nie genügend beachtet und stellt eine Hauptursache der Mißerfolge bei der Ausführung auch des Brachtschen Handgriffes dar. Die Mitwirkung einer Hilfsperson ist also bei dem Brachtschen Handgriff unentbehrlich.

Voller Freude sieht der junge Geburtshelfer, wie als Erfolg der langsamen Rotationsbewegung beide Arme gleichzeitig und mühelos über den Damm geboren werden und wie die Schultern ebenfalls — wie „von selbst" — folgen. Aufatmend hört die Hebamme mit dem Druck von oben auf. Der Arzt bemüht sich nun aber vergebens, den Kopf, dessen Gesicht schon fast halb geboren ist, über den Damm treten zu lassen. Er mag Steiß- und Kreuzbeingegend des Kindes so kräftig gegen den Leib der Mutter pressen, wie er nur will: alles ist erfolglos, der Kopf rührt sich nicht einen Millimeter mehr weiter! Noch im allerletzten Moment führt der Brachtsche Handgriff zu einem Mißerfolg! Und warum? Weil eine Hauptsache nicht beachtet wurde: es muß mit beiden Händen von oben her durch die Bauchdecken kräftig gegen den Kopf gedrückt werden, bis er völlig geboren ist! Gerade beim Kopfdurchtritt ist die von oben drückende Hand von entscheidender Bedeutung! Der Druck von oben ist es, durch den der Kopf ins Becken eintritt, auf den BB geschoben wird und endlich auch über den Damm geboren wird!

Anwendung der verschiedenen Methoden

Die **klassische Armlösung** wird heute — abgesehen von schwierigen Fällen — nicht mehr bei der halben Extraktion angewandt, sie ist vielmehr **die** Methode der Armlösung bei **ganzen Extraktionen** (s. d.).

Die **Müllersche Armlösung** war bisher die Methode der Wahl bei der halben Extraktion unkomplizierter Fälle. Sie wird auch heute noch sehr viel und gern angewandt, ist aber in den letzten Jahren von vielen Geburtshelfern aufgegeben worden zugunsten des Brachtschen Handgriffs. Der **Brachtsche Handgriff** (1935) ist die einfachste und für das Kind schonendste Methode der halben Extraktion bei unkomplizierten Fällen; er ist daher für den geburtshilflich geübten praktischen Arzt ganz besonders zu empfehlen. Voraussetzung ist allerdings, daß es sich einwandfrei um unkomplizierte Fälle handelt. Sowohl der Brachtsche Handgriff wie auch der Müllersche dürfen niemals angewandt werden

bei hochgeschlagenen Armen,

bei engem Becken,

bei der ganzen Extraktion.

Anfängern und Hebammen sollte man nach meiner Erfahrung besser von dem Brachtschen Handgriff abraten, wenn sie nicht in einer Klinik genügend Gelegenheit hatten, ihn unter Anleitung an der Lebenden zu üben. Wer kein Gefühl für diesen an sich überaus einfachen Handgriff erworben hat, macht zu leicht einen DR III. Hebammen sollten den Brachtschen Handgriff nur bei Mehrgebärenden oder kleinen Kindern (Frühgeburten) ausführen. Die Brachtsche Methode ist eine wichtige Bereicherung unserer Verfahren zur Beendigung der Beckenendlagengeburten, ganz besonders auch was die Mortalität der Kinder angeht, die im Schrifttum zwischen 0 und 2% liegt. (Bracht, Gragert, Schultze, Koch, Herrnberger, Nemecskay). Das ist ein Fortschritt, der ohne Frage in der Methode begründet liegt.

Zange am nachfolgenden Kopf

Macht die Entwicklung des Kopfes mit einem der soeben besprochenen Handgriffe der halben Extraktion irgendwie Schwierigkeiten, so faßt man am besten rasch den Entschluß, das manuelle Verfahren aufzugeben und die **Zange am nachfolgenden Kopf** anzulegen. Der Altmeister A. Döderlein (gest. 1941) war seit Jahrzehnten der Ansicht, daß „die Zangenoperation am nachfolgenden Kopf berufen ist, mehr Kinder am Leben zu erhalten, als dies mittels der Handgriffe möglich ist" (Vgl. auch Nürnberger, Dietrich).

Das eine rate ich jedem geburtshilflichen Anfänger, der zu einer BEL gerufen wird:

Bei jeder halben Extraktion stets eine Zange griffbereit zurechtlegen!

Würde dieser Grundsatz mehr beachtet, so würde die Mortalitätsziffer der BEL-Kinder meines Erachtens bestimmt niedriger sein. Petsch (Dietrich) zeigte bei 763 BEL-Geburten, daß die kindliche Mortalität bei Verwendung der Zange am nachfolgenden Kopf 2,73% gegenüber 9,56% bei Anwendung der Handgriffe betrug.

Ausführung der Zange am nachfolgenden Kopf: entscheidend für die richtige und rasche Durchführung ist, daß eine am besten links neben dem Operateur stehende Hilfsperson mit der linken Hand die Füße und mit der rechten Hand die Hände des Kindes erfaßt und damit den Rumpf des Kindes auf den Bauch der Mutter legt. Jetzt ist der Zugang zum Kopf frei und die Zange wird wie gewöhnlich biparietal angelegt. Das Naegele-Modell erweist sich als durchaus geeignet. Die Entwicklung des Kopfes ist einfach und gelingt dem einigermaßen geübten Geburtshelfer ohne Schwierigkeiten. Dietrich u. a. stehen auf dem Standpunkt, daß die Verwendung der Kjellandzange wesentliche Vorteile bietet. Wie immer so ist auch hier zu beachten, daß stets in der Richtung gezogen werden muß, in die die Griffe zeigen.

Ganze Extraktion

Bei der ganzen oder manuellen Extraktion wird das in Beckenendlage (BEL) befindliche Kind mit beiden Händen aus dem Geburtskanal herausgezogen.

Die BEL ist dabei

a) entweder die ursprüngliche Lage des Kindes oder
b) das Kind ist nach vorangegangener Wendungsoperation in die BEL gebracht worden.

Das Herausziehen des Kindes geschieht, wenn eben möglich, an einem Fuß bzw. Bein.

Im Gegensatz zur **„Halben Extraktion“** (s. S. 165) = „Manualhilfe“ liegt nur dann eine **„Ganze Extraktion“** = „Manuelle Extraktion“ vor, wenn der Steiß vor Ausführung der Operation noch nicht geboren ist.

Vorbedingungen:

1. **Der Muttermund muß vollständig erweitert sein;**
2. **Das Becken darf nicht zu eng sein,** der nachfolgende Kopf muß gut durchtreten können.
3. Das Kind muß leben.
4. Die Blase muß gesprungen sein; ist das nicht der Fall, so wird sie gesprengt.

Verhältnismäßig schwierig ist jede ganze Extraktion bei Erstgebärenden wegen der eng anliegenden und wenig nachgiebigen Weichteile. Zur Ausschaltung des Beckenbodenwiderstandes ist daher bei allen Primiparen ausnahmslos eine **ausgiebige Episiotomie** erforderlich.

Die **Technik der Operation** ist je nach Art der vorliegenden BEL verschieden. Man unterscheidet am besten die ganze Extraktion

1. bei **unvollkommener Fußlage, vorderer** Fuß vorliegend,
2. bei **unvollkommener Fußlage, hinterer** Fuß vorliegend,
3. bei **vollkommener Fußlage,**
4. bei **Steißfußlage,**
5. bei **Knielage,**
6. bei **reiner Steißlage.**

Die ganze Extraktion wird stets in tiefer Narkose ausgeführt, und zwar am besten in **Chloräthyl-Äther-Narkose.** Genau wie bei der halben Extraktion (s. d.) ist es auch bei der ganzen ein Hauptcrfordcrnis, daß der Zug von unten durch **Druck von oben** kräftig unterstützt wird: von Anfang an muß die Hebamme angehalten werden, kräftig mit beiden Händen von oben her auf den Fundus mitzudrücken (schiebender Druck nach Kristeller = **„Kristellern“**). Geschieht das, so geht die ganze Extraktion sehr viel leichter und die Arme können sich nicht hochschlagen.

Merke schon hier:

Die ganze Extraktion ist die gefährlichste geburtshilfliche Operation für das Kind!

In der Universitäts-Frauenklinik Berlin starben von 200 durch ganze Extraktion entbundenen Kindern 29 = 14,5% (Hasse).

1. Fall: Unvollkommene Fußlage, vorderer Fuß vorliegend.

Abb. 140: Gezogen wird am vorliegenden vorderen Fuß bzw. Bein. **Niemals darf der andere Fuß vorzeitig herabgeholt werden** (s. u.)!

Abb. 141: Sobald der Unterschenkel greifbar ist, wird er mit der ganzen Hand umfaßt: Daumen stets auf die Wade (Hinterseite, Beugemuskeln) setzen! Die übrigen Finger umfassen voll und kräftig den ganzen Unterschenkel.

Zugrichtung steil nach unten!! Senkrecht abwärts in Richtung auf den Fußboden ziehen!!

Abb. 142: Jetzt „nachgreifen“ d. h. abwechselnd die eine Hand über die andere nahe der Vulva ansetzen und so am Unter- und Oberschenkel „hochklettern“, wobei der Daumen immer auf der Beugeseite liegen muß. Dabei ist sehr zu beachten, daß man jedesmal so hoch wie möglich heraufgreift und daß die Hand, die schließlich am weitesten oben am Oberschenkel ankommt, die dem Oberschenkel **gleichnamige Hand** sein muß (Abb. 142. **Linke**

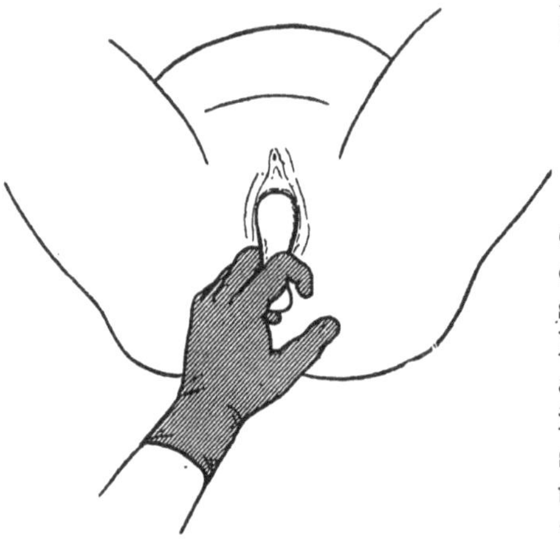

Abb. 140. Ganze Extraktion (1): Fassen des vorliegenden Fußes und Vorziehen vor die Vulva

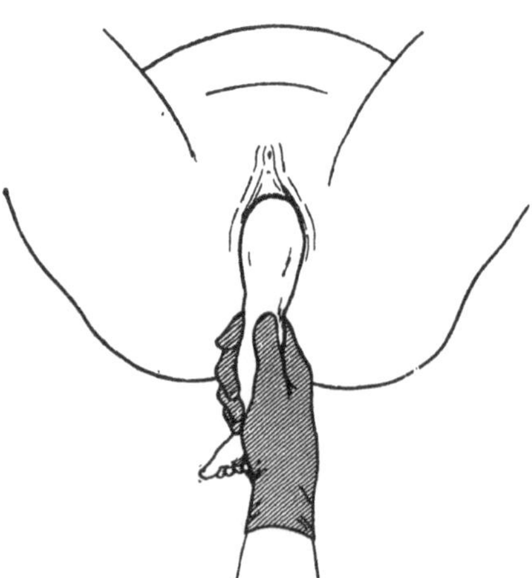

Abb. 141. Ganze Extraktion (2): Umfassen des Unterschenkels mit der ganzen Hand. Steil nach abwärts ziehen!

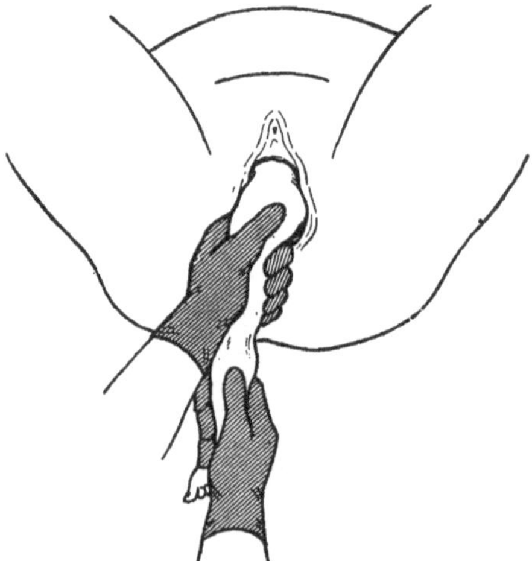

Abb. 142. Ganze Extraktion (3): Nachgreifen! Am höchsten am Oberschenkel muß die **gleichnamige** Hand liegen. Steil nach unten ziehen, bis die vordere Hüfte ganz entwickelt ist.

Hand am linken Oberschenkel!). Die Beachtung dieser einen Regel ist für den weiteren glatten Ablauf der Extraktion entscheidend:

Am Oberschenkel muß stets die gleichnamige Hand liegen!

Der Daumen dieser Hand kommt auf die Gesäßbacke neben das Kreuzbein, die übrigen Finger umfassen voll und kräftig den ganzen Oberschenkel.

Die Zugrichtung ist dabei immer noch weiter steil nach unten gerichtet!! So lange in Richtung auf den Fußboden ziehen, **bis die vordere Hüfte voll entwickelt ist!**

Abb. 143: Nach Geburt der vorderen Hüfte ändert sich sofort die Zugrichtung: von jetzt ab muß man das Bein genau in entgegengesetzter Richtung

steil nach oben ziehen!!

um auch die hintere Hüfte über den Damm zu bringen. Schon beim ersten Anheben des Steißes (Abb. 142) hakt sich die freie Hand (in unserem Beispiel, Abb. 143, ist die „freie" Hand die rechte, die linke Hand bleibt jetzt **dauernd** am Oberschenkel) mit dem **Zeigefinger** (niemals mit zwei Fingern! **Oberschenkelfraktur!!**) in die hintere Hüftbeuge ein. Der Daumen kommt auf die hintere Gesäßbacke, so daß die Daumen etwa parallel neben dem Kreuzbein liegen. Kräftig zufassen und **mit beiden Händen in immer der gleichen Haltung steil nach oben ziehen, bis der untere Rand des vorn gelegenen Schulterblattes sichtbar wird.**

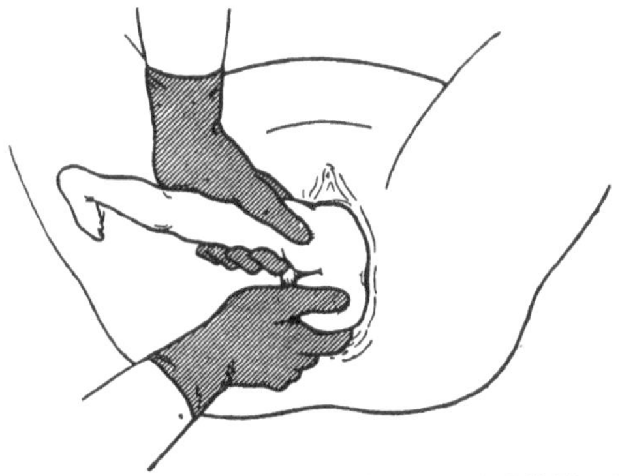

Abb. 143. Ganze Extraktion (4): Die „freie" Hand hakt sich mit dem Zeigefinger in die hintere Hüftbeuge ein, sobald diese zu fassen ist

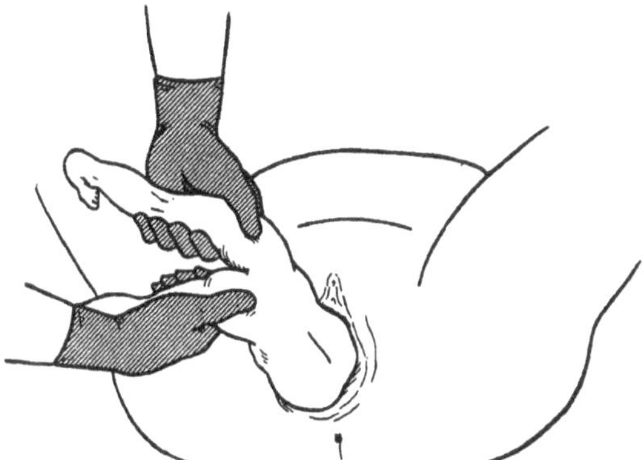

Abb. 144. Ganze Extraktion (5): Mit beiden Händen steil nach oben ziehen, bis der untere Rand des vorn gelegenen Schulterblattes sichtbar wird

In die hintere Hüftbeuge geht also

bei der **linken** BEL	der **rechte** Zeigefinger,
bei der **rechten** BEL	der **linke** Zeigefinger,

das heißt also:

in die **rechte** Hüftbeuge geht der **rechte** Zeigefinger,
in die **linke** Hüftbeuge geht der **linke** Zeigefinger!

Stets liegen die Daumen auf den gleichnamigen Gesäßbacken.

Das muß man sich einmal richtig klarmachen! **Aber niemals auswendig lernen wollen!**

Die richtige Ausführung ergibt sich von selbst, wenn man nur darauf achtet, daß bei Entwicklung des vorliegenden Beines am Oberschenkel stets die diesem Oberschenkel gleichnamige Hand liegen muß.

Kurze Zusammenfassung:

Es gibt bei der ganzen Extraktion **nur zwei Zugrichtungen:**

Den vorliegenden Fuß fassen und unter „Nachgreifen" dauernd

steil nach unten ↓ **bis die vordere Hüfte ganz entwickelt ist!** (Abb. 140—143)

ziehen

Dann entgegengesetzt

steil nach oben ↑ **bis der untere Rand des vorderen Schulterblattes sichtbar wird!**
Sobald die **hintere** Hüftbeuge zu fassen ist, hakt sich dort der **Zeigefinger** der freien Hand ein (Abb. 143 u. 144).

ziehen

Danach

klassische Armlösung und Kopfentwicklung nach Veit-Smellie } s. **Halbe Extraktion** (S. 166).

Häufig gemachte Fehler:

1. Es wird zuerst nicht genügend steil nach unten und später nicht genügend steil nach oben gezogen. Es gibt **nur diese beiden Zugrichtungen!**

2. Die ganze Extraktion kann man sich dadurch sehr erschweren, daß der Oberschenkel mit der falschen Hand erfaßt wird:

Am Oberschenkel muß stets die gleichnamige Hand liegen!

Erfaßt man ihn mit der ungleichnamigen Hand, so kann die andere Hand niemals richtig in die hintere Hüftbeuge heran; die Hände stören sich gegenseitig.

3. Um angeblich „besser ziehen zu können", wird bei unvollkommener Fußlage von Anfängern gern der **zweite** (hochgeschlagene) Fuß **vorzeitig herabgeholt! Grober Fehler!** Der vorangehende Teil bei unvollkommener Fußlage hat einen Umfang von etwa **25,5 cm,** bei vollkommener Fußlage einen solchen von nur etwa **24 cm!** Die weichen Geburtswege werden also bei vollkommener Fußlage durch den vorangehenden Teil weniger vorgedehnt als bei unvollkommener Fußlage! Man macht sich die Passage des nachfolgenden großen Kopfes unnötig noch schwerer als sie schon ist. Also:

Bei unvollkommener Fußlage niemals den zweiten Fuß vorzeitig herabholen!

4. In die Hüftbeuge **nur mit dem Zeigefinger, niemals mit zwei Fingern eingehen! Oberschenkelfraktur!!**

5. Es wird oft viel zu früh mit der Armlösung begonnen! Stets erst dann beginnen, wenn der untere Rand des **vorderen Schulterblattes** sichtbar wird, nicht früher!

6. Allzuoft vergißt der mit der Ausführung der Operation in Anspruch genommene Anfänger, die Hebamme anzuhalten, kräftig **mit beiden Händen von oben mitzudrücken.** Wenn er einmal erfahren hat, wie dieser Druck von oben die Ausführung der ganzen Operation erleichtert, wird er es nie wieder vergessen! Außerdem wird dadurch verhindert, daß die Arme sich nach oben schlagen!

7. Bei keinem der Handgriffe dürfen die Hände den **Bauch** des Kindes berühren!

2. Fall: Unvollkommene Fußlage, hinterer Fuß vorliegend

Gezogen wird am vorliegenden hinteren Fuß! **Niemals den anderen Fuß vorzeitig herabholen!** Siehe oben: **Häufig gemachte Fehler, Punkt 3!**

Ausführung wie bei 1, nur muß hier natürlich zuerst die **hintere** Hüfte entwickelt werden. Dabei muß in diesem Fall die **Zugrichtung solange steil nach unten gerichtet sein, bis auch die vordere Hüfte entwickelt ist.** Dann weiter wie bei der unvollkommenen Fußlage mit vorliegendem vorderen Fuß.

Kurze Zusammenfassung:

Den vorliegenden (hinteren) Fuß fassen und
dauernd

steil nach unten ↓
ziehen

bis **1. die hintere Hüfte und**
2. auch die ganze vordere Hüfte entwickelt ist und
3. der **Zeigefinger** der freien Hand in die **vordere Hüftbeuge** eingegangen ist!

Jetzt — und nicht früher —

steil nach oben ↑
ziehen

bis der untere Rand des vorderen Schulterblattes sichtbar wird!

Zieht man früher nach oben, so muß die vordere Gesäßbacke bzw. Hüfte hinter der Symphyse bzw. hinter dem Schambein hängen bleiben (= „reiten").

Anschließend

Klassische Armlösung und
Kopfentwicklung nach Veit-Smellie } **s. Halbe Extraktion** (S. 166).

Noch einmal, da sehr wichtig:

Bezüglich der Wahl der Hände ergibt sich für **beide** Fälle von unvollkommener Fußlage **eine** Regel mit dem **Stichwort: „gleichnamig"!**

Stets muß die **gleichnamige** Hand den **Oberschenkel** erfassen!

Stets muß der **gleichnamige Zeigefinger** hakenförmig in die hintere Hüftbeuge eingehen!

Das heißt: liegt der

linke Oberschenkel vor, so erfaßt ihn die **linke** Hand,
rechte Oberschenkel vor, so erfaßt ihn die **rechte** Hand.

Ist die hintere Hüftbeuge

die **linke** Hüftbeuge, so geht der **linke** Zeigefinger ein,
die **rechte** Hüftbeuge, so geht der **rechte** Zeigefinger ein.

3. Fall: Vollkommene Fußlage

Gezogen wird an beiden Füßen!

Die Hände fassen die gleichnamigen Füße. Unter- bzw. Oberschenkel richtig fassen: **Daumen auf die Beugeseiten,** die Finger umfassen voll die Schenkel!

Erst beide Beine ganz steil nach unten ziehen

und dabei mit den Händen möglichst hoch **„nachgreifen"**, d. h. an den Beinen abwechselnd rechts und links **„hochklettern"**, bis beide Hüften ganz entwickelt sind.

Beide Daumen liegen jetzt parallel neben dem Kreuzbein, die übrigen Finger umfassen voll die Oberschenkel. Unter Beibehaltung dieses Handgriffes nun **steil nach oben ziehen,** bis der untere Rand des vorn gelegenen Schulterblattes sichtbar ist.

Danach

Klassische Armlösung und
Kopfentwicklung nach Veit-Smellie } s. **Halbe Extraktion** (S. 166).

4. Fall: Steißfußlage

Jede ganze Extraktion bei der Steißfußlage wird stets als Extraktion

an einem Fuß

ausgeführt.

Bei der

vollkommenen Steißfußlage wird nur **ein** Fuß, und zwar der **vordere Fuß, herabgeholt** und an diesem extrahiert.

Bei der

unvollkommenen Steißfußlage wird der **vorliegende** Fuß **herabgeholt** und an diesem extrahiert.

Die Steißfußlage wird also in jedem Fall erst in eine unvollständige Fußlage verwandelt und dann an dieser die ganze Extraktion ausgeführt.

Daß bei der vollkommenen Steißfußlage stets der vordere Fuß herabgeholt wird, hat seinen guten Grund: einmal ist die Extraktion am vorderen Fuß, der stets etwas tiefer steht als der hintere, technisch einfacher als die am hinteren Fuß; außerdem übernimmt nach dem Geburtsmechanismus stets das, was vorn liegt, die Führung (Stoeckel).

5. Fall: Knielage

Bei der vollkommenen Knielage werden zur Extraktion beide Füße, bei der unvollkommenen der vorliegende Fuß herabgeholt.

6. Fall: Reine Steißlage

Die Ausführung der ganzen Extraktion bei der reinen Steißlage ist verschieden je nach dem Stande, in dem man den Steiß im Becken antrifft.

3 Möglichkeiten:

1. **Der Steiß steht noch über dem Becken (= hochstehender Steiß),**
2. **Der Steiß steht im Becken (BE, BM), läßt sich aber noch herausschieben,**
3. **Der Steiß steht schon so tief im Becken, daß man ihn auch in tiefer Narkose nicht mehr nach oben schieben kann.**

1. Der Steiß steht noch über dem Becken (= hochstehender Steiß)

Ist unter diesen Umständen die Beendigung der Geburt dringend indiziert, so ist die Methode der Wahl das

Herunterholen des vorderen Fußes,

d. h. also, man verwandelt die reine Steißlage in eine unvollkommene Fußlage mit vorliegendem vorderen Fuß und hat so eine bequeme Handhabe, die ganze Extraktion am Fuß auszuführen. Dieser Eingriff verläuft unvergleichlich viel einfacher und auch für das Kind schonender als die Extraktion am Steiß.

Das Herunterholen des Fußes ist auch bestens bewährt als **vorbeugende** Maßnahme (natürlich ohne Extraktion)

= **prophylaktisches Herunterholen des vorderen Fußes**

zur Umgehung der sehr schwierigen und für das Kind stets lebensgefährlichen ganzen Extraktion am Steiß (vgl. S. 164). Das gilt besonders bei Mehrgebärenden mit BEL, denen eine **Gefahr**, z. B. ein eklamptischer Anfall **droht.** Unter diesen Umständen wird man gut daran tun, **vorsorglich** einen Fuß herunterzuholen, wenn der Steiß noch beweglich über oder im BE steht (S. 183). In solchen Fällen einfach abwarten zu wollen, wäre ein völlig **mißverstandener Konservatismus.** Kommt es nämlich zu einem Anfall, wenn der Steiß in BM steht, so besteht bei aller Erfahrung und Technik des Geburtshelfers für das Kind keine allzu große Aussicht, besonders, wenn noch andere ungünstige Momente, wie hochgeschlagene Arme, ein großes Kind oder rigide Weichteile einer alten Ipara hinzukommen. **Das Kind kommt meist asphyktisch zur Welt, die Wiederbelebung ist sehr schwierig oder erfolglos, oder die Kinder gehen im Verlauf der ersten 3—4 Tage an ihrer traumatischen Schädigung (Tentoriumriß, Hirnblutung) zugrunde.**

Darin besteht die große Kunst der Beckenendlagen-Behandlung bei drohenden Komplikationen: Vor Beginn oder im Beginn der Geburt bei noch beweglichem hochstehendem Steiß muß man sich unter Berücksichtigung aller Umstände dieses speziellen Falles
(I. oder Mehrpara! Vorzeitiger Blasensprung! Enges Becken! Großes Kind! Wehen! Eklampsismus usw.!)
darüber klar werden, ob man diese Geburt spontan ablaufen lassen kann, oder ob man klüger tut, vorbeugend zu handeln, z. B.

bei der **Mehrgebärenden** mit **Eklampsismus**
bei der **alten Erstgebärenden** mit **vorzeitigem Blasensprung** oder **großem Kind**
bei BEL und (sekundärer) **Wehenschwäche**
} einen **Fuß herunterzuholen,**

bei der **Erstgebärenden** mit **engem Becken** die **Schnittentbindung** auszuführen.

Alles das mit dem einen Ziel:

Vermeidung der Extraktion am Steiß unter allen Umständen!

Denn praktisch gilt:
Extraktion am Steiß = Asphyxie des Kindes
und zwar **meist mit tödlichem** Ausgang!!!

Wie schon gesagt, darf man mit dem Entschluß zu einem solchen Vorgehen nicht warten, bis der Steiß schon tief und fest im BE oder sogar noch tiefer steht. Liegt eine Komplikation vor, die einen spontanen Ablauf der BEL-Geburt von vornherein nicht wahrscheinlich macht, so muß man sich

zum prophylaktischen Herunterholen des vorderen Fußes möglichst schon dann entschließen, wenn der Steiß noch beweglich über dem Becken steht oder nur mit einem kleinen Segment eingetreten ist!!

Man darf aber mit dem Herunterholen des Fußes auch **nicht zu früh** beginnen:

Falls der Höhenstand des Steißes es zuläßt, wird mit dem Herunterholen des Fußes so lange gewartet, bis der Mm etwa kleinhandtellergroß, mindestens aber für drei Finger durchgängig ist.

Viel leichter ist es natürlich, mit der ganzen Hand im Uterus arbeiten zu können. Aber man wird nicht immer warten können, bis der Mm das erlaubt: der tiefer tretende Steiß wird in vielen, ja wohl in den meisten Fällen ein früheres Eingehen verlangen.

Vorgehen: Tiefe Narkose. Eingehen mit der **ganzen Hand,** und zwar mit der Hand, die der **Bauchseite** des Kindes entspricht. Vom Steiß aus tastet man sich an den **vorn** gelegenen **Oberschenkel** und dann weiter an den dazugehörigen **Fuß** heran. Fassen des Fußes mit Zeige- und Mittelfinger (Abb. 145). Beugen des Knies und Herunterziehen des Fußes, bis er in der Vulva erscheint. Wenn es sich bei dem Eingriff um eine vorbeugende Maßnahme handelte, so ist er damit beendet.

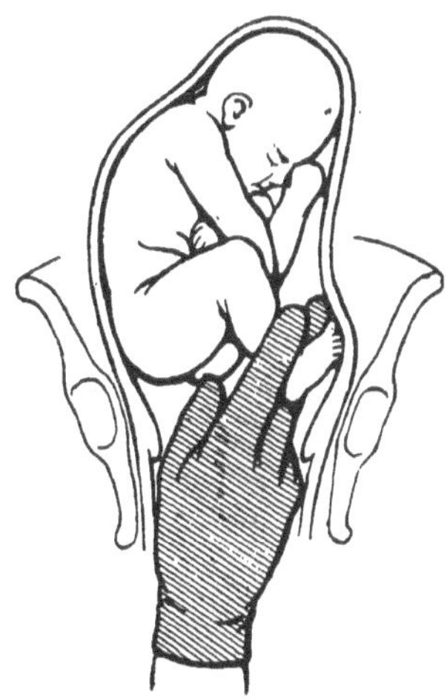

Abb. 145. Herunterholen des vorderen Fußes

Die **Extraktion** (Ausführung wie bei Fall 1) darf nur dann angeschlossen werden, wenn der Mm **vollständig** erweitert ist.

Es sei hier nochmals dringendst vor der Extraktion gewarnt, bevor der Mm vollständig erweitert ist. Mutter (Zervixriß!!!) und Kind (schwerste Asphyxie) kommen dadurch in unmittelbare Lebensgefahr!!

Die Erfahrung zeigt, daß sich der Mm nach Herabholen eines Fußes im allgemeinen ziemlich schnell erweitert.

Merke ferner:

> **Beim Herunterholen des Fußes wird stets der vordere Fuß gefaßt!**

Gründe:

1. Die Extraktion am **vorderen** Fuß ist **viel leichter** als am hinteren Fuß.

2. Die Extraktion am vorderen Fuß hat zur Folge, daß der **vorn** liegende **Rücken** auch **vorn bleibt,** was die spätere Entwicklung des Kopfes sehr erleichtert.

3. Bei der Extraktion am hinteren Fuß kann sich die vordere Hüfte leicht an der Symphyse festhaken („Reiten" der vorderen Hüfte). Außerdem kann der Rücken sich nach hinten drehen und — was allerdings selten vorkommt — sich das Kinn hinter der Symphyse festhaken.

Das Herunterholen eines Fußes bei der reinen Steißlage ist durchaus nicht immer so einfach. Manchmal kommt man mit der Nabelschnur in Kollision, oder die Schnur droht vorzufallen. Man muß bei langer Nabelschnur auch darauf achten, daß man sie nicht zwischen die Beine bringt. Auch das **Fassen des Fußes** macht manchmal Schwierigkeiten, zumal wenn der zu fassende vordere Fuß besonders hoch im Fundus vor dem Gesicht des Kindes liegt. Vignes (Paris) weist auf einen Handgriff seines Lehrers **Pinard** hin, wodurch das Erreichen des Fußes sehr erleichtert wird: Man legt die Finger der eingeführten Hand **auf die Beugeseite des vorderen Oberschenkels und drückt ihn kräftig gegen den Bauch** des Kindes. Dadurch kommt es zu einer leichten Beugung, und der Fuß, der dadurch Bewegungsfreiheit erlangt, fällt herab und kann leicht gefaßt werden.

2. Der Steiß steht im Becken (BE, BM), läßt sich aber (vielleicht) noch herausschieben.

Auch in diesem Falle wird man unter allen Umständen **versuchen,** einen **Fuß,** und zwar den **vorderen** Fuß herunterzuholen! Steht der Steiß mehr oder weniger beweglich im BE, so macht es keine besonderen Schwierigkeiten, ihn in tiefer Narkose aus dem Becken heraus nach oben hochzuschieben und dann den vorderen Fuß herunterzuholen. Viel schwieriger ist das schon. wenn der Steiß tiefer und fester im Becken, etwa in BM steht. **Da aber die ganze Extraktion am Steiß allein ohne das vorbereitende Herabholen des vorderen Fußes eine besonders ermüdende, sehr schwierige und für das Kind höchst gefährliche Operation ist, muß auch bei diesem Stande des Steißes in tiefer Narkose wenigstens noch der Versuch gemacht werden, den Steiß aus dem Becken herauszuschieben,** um dann außerhalb des kleinen Beckens den vorderen Fuß herunterholen zu können und an ihm die ganze Extraktion auszuführen.

Bei reiner Steißlage niemals einen Fuß herunterzuholen versuchen, wenn man den Steiß nicht aus dem kleinen Becken herausschieben kann!

Gelingt das nicht, dann bleibt bei dringender Indikation nur noch übrig, so wie bei Fall 3 vorzugehen.

Aus meinen eigenen Erfahrungen kann ich nur sagen, daß es manchmal gar nicht schwer ist, einen schon in BM stehenden Steiß noch hochzuschieben, allerdings unter einer Voraussetzung: **tiefste Narkose.**

3. Der Steiß steht schon so tief im Becken, daß man ihn auch in tiefer Narkose nicht mehr aus dem kleinen Becken herausschieben kann.

In diesem Fall muß leider auf die bequeme Handhabe des vorderen Fußes verzichtet werden: es bleibt nichts anderes übrig, als das Kind am Steiß allein herauszuziehen. Diese Extraktion wird als

Extraktion an der vorderen Hüfte (Hüftbeuge, Schenkelbeuge)

ausgeführt.

Vorgehen: Tiefe Narkose. Bei dieser Extraktion empfiehlt sich sehr ein ausgiebiger **Scheidendammschnitt** (Episiotomie), bei Erstgebärenden ein Dührssen-Schuchardt-Schnitt (S. 195).

Bei der **rechten** Steißlage
geht der **rechte** Zeigefinger
in die **rechte** (= vordere) Hüftbeuge ein!
Bei der **linken** Steißlage
geht der **linke** Zeigefinger
in die **linke** (= vordere) Hüftbeuge ein!

Die andere Hand zieht mit ganzer Kraft mit, indem sie die innere Hand oberhalb des Handgelenkes fest umfaßt (Abb. 146). **Kräftig von oben her mitdrücken lassen!** Sehr wichtig bei dieser anstrengenden Art der Extraktion, weil die ganze Kraft beider Hände nur durch einen Finger allein auf das Kind übertragen wird. Jetzt

Zug steil nach abwärts,

bis die vordere Hüfte geboren ist. Danach

Zug steil nach oben,

um an die hintere Hüftbeuge herankommen zu können. Sobald man an diese heran kann, geht

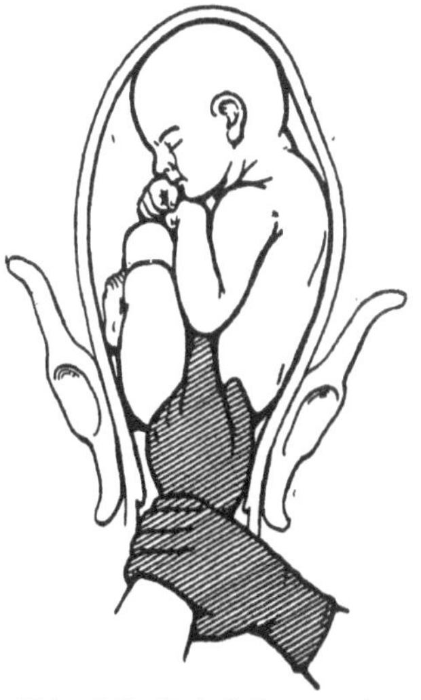

Abb. 146. Extraktion an der vorderen Hüftbeuge: Der hakenförmig gekrümmte Zeigefinger der gleichnamigen Hand geht in die vorn gelegene Hüftbeuge ein

der Zeigefinger der zweiten Hand hakenförmig in diese Hüftbeuge ein, während der Daumen sich auf die hintere Gesäßbacke parallel dem Daumen der anderen Hand neben das Kreuzbein legt. Entwicklung des Rumpfes bis zum unteren Rande des vorderen Schulterblattes usw.

Drei Hilfsmittel bei der Extraktion an der vorderen Hüfte

Die Extraktion an der vorderen Hüfte ist immer sehr schwierig und von allen geburtshilflichen Operationen die anstrengendste. Nicht selten gelingt sie mit dem Finger allein überhaupt nicht. Man muß dann versuchen, Instrumente zur Hilfe zu nehmen. In Frage kommen drei Hilfsmittel:

1. die Wendungsschlinge,
2. der Steißhaken,
3. die Zange am Steiß.

1. Die Wendungsschlinge (Hecker)

Ein festes Leinenband, das zu einer Rolle aufgerollt und von vorn her in die vordere Hüftbeuge hineingebracht wird. Ein- und Durchschieben, so daß die Rolle zwischen den Beinen hindurch wieder herauskommt.

In jedem Falle ist sehr darauf zu achten, daß die Schlinge auch richtig in der Hüftbeuge und nicht zu weit zum Oberschenkel hin liegt (Oberschenkelfraktur!). Gezogen wird niemals an der Schlinge allein, sondern, wenn eben möglich, muß sich der Zeigefinger mit in die Hüfte einhaken und mitziehen.

Ich habe diese Methode nie angewandt und niemals anwenden gesehen. Zu empfehlen ist sie bestimmt nicht.

2. Der Steißhaken (Smellie)

Der Steißhaken (Abb. 147, nach Küstner) wird genau wie der Zeigefinger in die vordere Hüftbeuge eingeführt. Auch dieser Haken dient nicht als Ersatz des ziehenden Zeigefingers, sondern Haken und Zeigefinger müssen gemeinsam an der vorderen Hüfte ziehen.

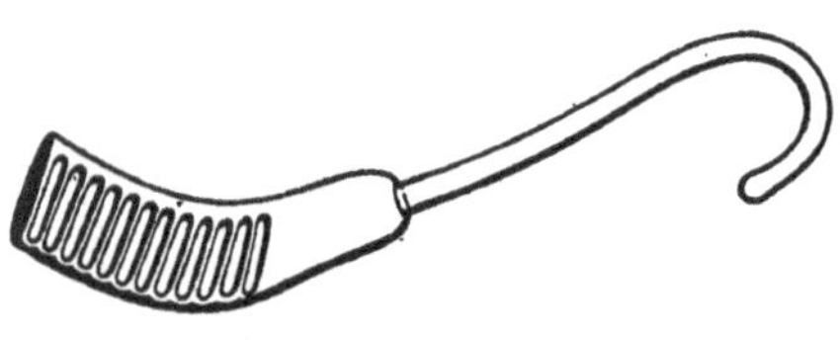

Abb. 147. Steißhaken nach Küstner

Zur Einführung des Hakens geht zunächst die dem kindlichen Rücken entsprechende **ganze** Hand ein und legt sich zum Schutze der Weichteile auf die Gesäß-Rückengegend. Dann erst wird der Haken zwischen Hand und Rücken eingeführt, das lange Ende des Hakens mit dem Griff nach hinten, das kurze Ende nach vorn gerichtet. Nun läßt man den Haken vorsichtig über die vordere Gesäßbacke bis zur vorderen Hüfte wandern und führt ihn von da in die Hüftbeuge ein. Vor Beginn der Extraktion stets nachtasten, ob der Haken richtig liegt. — Wegen der Verletzungen, die der Steißhaken setzen kann, soll er **nur bei toten Kindern** angewandt werden.

Es gibt aber verzweifelte Fälle, in denen es erlaubt sein mag, den Hakengriff ausnahmsweise einmal bei einem lebenden Kind anzuwenden. Ich selber entsinne mich sehr deutlich eines solchen Falles: Hausentbindung, 35jährige I para, reine Steißlage, Steiß zwischen BM und BB, schlechte HT. Versuch, den Steiß in tiefer Narkose noch aus dem Becken herauszuschieben, ist völlig erfolglos. Also Extraktion an der vorderen Hüfte nach Anlegen einer sehr ausgiebigen Episiotomie. Bei stärkster Kraftaufwendung kommt der Steiß kaum oder nur sehr wenig voran. Zange beim Auspacken unsteril geworden. Da größte Eile not tut, Einführen des Steißhakens (zum ersten und — für mich bisher einzigen Male bei einem lebenden Kinde). Die Extraktion geht jetzt, da Zeigefinger und Haken zusammen ziehen, wesentlich besser und schneller vor sich. Beim Faßbarwerden der hinteren Hüfte Abnehmen des Steißhakens. Entwicklung eines stark asphyktischen Kindes, das nach etwa einhalbstündigen Bemühungen zum Schreien gebracht werden konnte und sogar am Leben blieb.

3. Die Zange am Steiß (Levret)

ist schon seit langem von vielen erfahrenen Geburtshelfern (Döderlein, v. Jaschke, Brandt, v. Vaso u. a.) empfohlen worden. Die Zange wird quer oder schräg an den Steiß gelegt. **Niemals darf ein Löffel auf den Bauch des Kindes zu liegen kommen.** In einer ganzen Reihe von Fällen haben wir an unserer Klinik den in BM oder auf BB stehenden Steiß mit der Zange entwickelt und ich muß sagen, daß die Zange ein sehr wertvolles Hilfsmittel ist, wenn man mit der Extraktion an der Hüfte nicht oder nur zu langsam weiter kommt. Die Naegele-Zange läßt sich an den tief sitzenden Steiß eigentlich immer gut anlegen, am besten hat sich aber die Kjellandzange als Steißzange bewährt.

Bei schwierig zu entwickelnden Fällen von reiner Steißlage kommt in der Klinik die Ausführung der **Schnittentbindung** in Betracht.

Vorgehen bei sicher totem Kinde

Ist das Kind **mit Sicherheit tot,** so wird bei **reinen** Steißlagen mit dem Haken nach Küstner extrahiert (s. S. 186). Bei großem Kopf und Gefahr der Weichteilverletzung ist der nachfolgende Kopf zu perforieren. Bei **Steißfußlagen** und **Fußlagen** schlingt man den Fuß an und belastet mit einem Zuggewicht. Die ganze Extraktion ist zwar die gefährlichste Operation für das Kind. Sie ist aber auch für die Mutter in hohem Maße gefährlich. Die Hauptgefahr, besonders nach vorangegangener Wendung, ist die Uterusruptur, ferner der Zervixriß, daher:

Nach jeder ganzen Extraktion muß die Uterushöhle ausgetastet und die Zervix mit großen Spiegeln eingestellt und kontrolliert werden!

Schwierigkeiten bei der ganzen Extraktion

A. Schwierigkeiten bei der Armlösung

I. Ein Arm oder beide Arme sind hochgeschlagen oder sogar in den Nacken geschlagen. Wegen dieser abnormen Haltung der Arme können die Schultern nicht geboren werden.

Hochgeschlagene Arme sind stets eine sehr unangenehme Komplikation, vor allem deswegen, weil ihre Behandlung die Zeitdauer der Extraktion verlängert.

Zur erfolgreichen und schnellen Lösung hochgeschlagener Arme gehört viel Erfahrung und Geschick sowie die Fähigkeit, rasch entschlossen zu handeln.

Vorgehen: Bei nicht allzu großem Kinde kommt man oft schon durch Lösung **mit der ganzen Hand** nach der üblichen Methode zum Ziel.

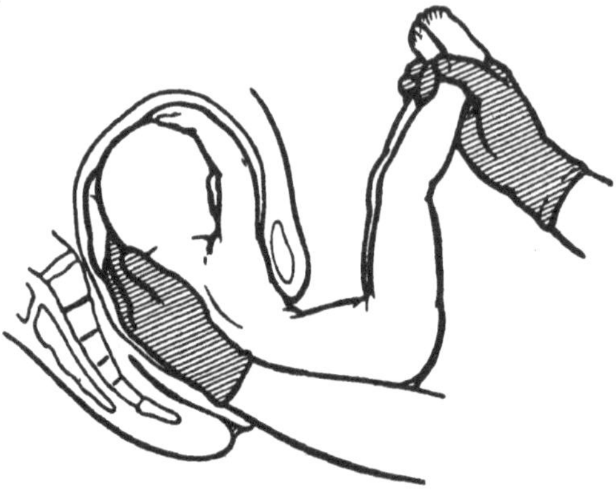

Abb. 148. Lösung des hochgeschlagenen Armes mit der ganzen Hand (verändert nach Winter)

Zunächst wird der kreuzbeinwärts gelegene Arm gelöst: die gleichnamige ganze Hand geht vom Rücken her tief in die Kreuzbeinhöhle ein und erfaßt den Unterarm oder wenn möglich den Unter- und Oberarm und bewegt den Arm seitlich am Kopf vorbei nach abwärts (Abb. 148). — Danach den vorderen Arm in die Kreuzbeinhöhle bringen und ebenso lösen.

Das einfachste Verfahren zur Lösung eines hochgeschlagenen Armes ist seine Lösung mit der ganzen Hand nach der üblichen Methode.

Ist dieses Verfahren ohne Erfolg, so wende man sofort die Methode nach Sellheim an, wobei der hochgeschlagene Arm durch Drehung des Kindes um die Längsachse (wie beim Stopfen) zum Heruntergleiten gebracht werden kann.

1. Möglichkeit: **Vorderer Arm hochgeschlagen und im Nacken liegend**
Vorgehen: Erst den hinten gelegenen Arm in der üblichen Weise lösen. Sodann das Kind mit raschen stopfenden Bewegungen um seine Längsachse drehen, und zwar

in der Richtung, in die der Arm des Kindes zeigt!

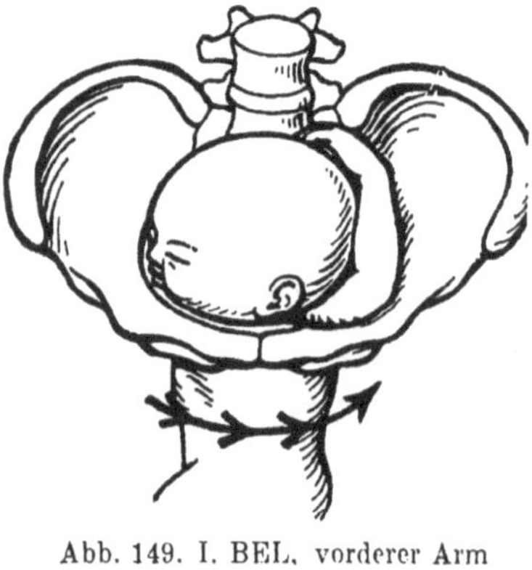

Abb. 149. I. BEL, vorderer Arm in den Nacken geschlagen

Abb. 149. I. (Linke) BEL, vorderer (linker) Arm hoch- und in den Nacken geschlagen. Nach Lösung des hinteren Armes Drehung des Kindes in die Richtung, in die der Arm zeigt, also im Sinne des Pfeils (im Uhrzeigersinn). Die Drehung erfolgt hierbei entgegen der sonst bei Drehungen üblichen Regel insofern, als der Bauch die Symphyse passiert. — Aufhören mit der Drehung, wenn der Arm am Gesicht des Kindes liegt. Lösung in typischer Weise in der Kreuzbeinhöhle.

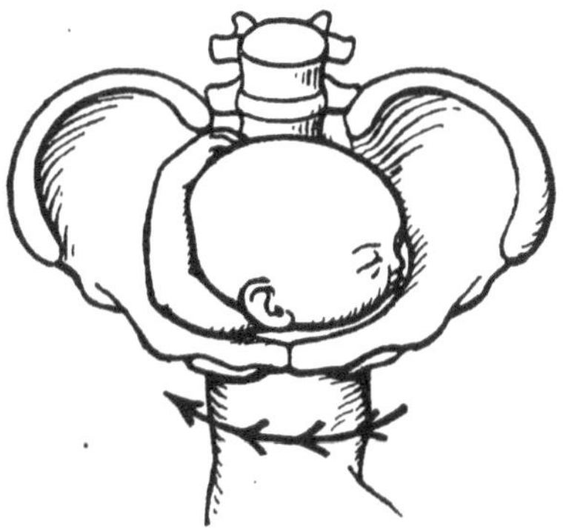

Abb. 150. II. BEL, vorderer Arm in den Nacken geschlagen

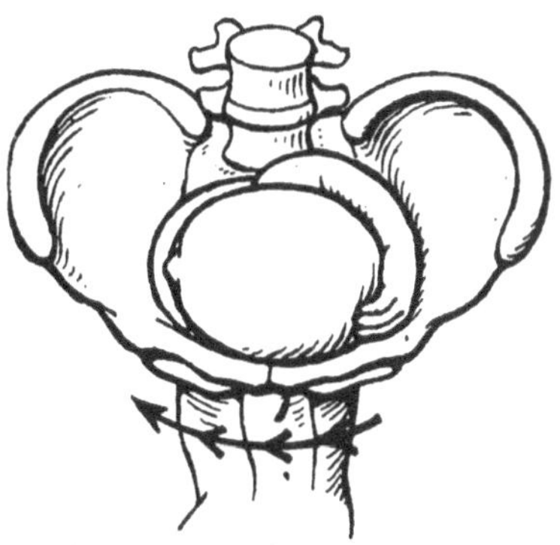

Abb. 151. I. BEL, hinterer Arm in den Nacken geschlagen

Zur Lösung eines hochgeschlagenen Armes wird das Kind stets in der Richtung gedreht, in die der hochgeschlagene Arm zeigt!

Abb. 150. II. (Rechte) BEL, vorderer (rechter) Arm hoch- und in den Nacken geschlagen. Der hintere nicht vorgefallene Arm wurde schon gelöst. Drehung des Kindes in die Richtung, in die der hochgeschlagene Arm zeigt, also im Sinne des Pfeils (entgegen dem Uhrzeigersinn). Auch hier geht der Bauch „über vorn". Aufhören mit der Drehung, wenn der Arm am Gesicht des Kindes liegt. Lösung in der Kreuzbeinhöhle.

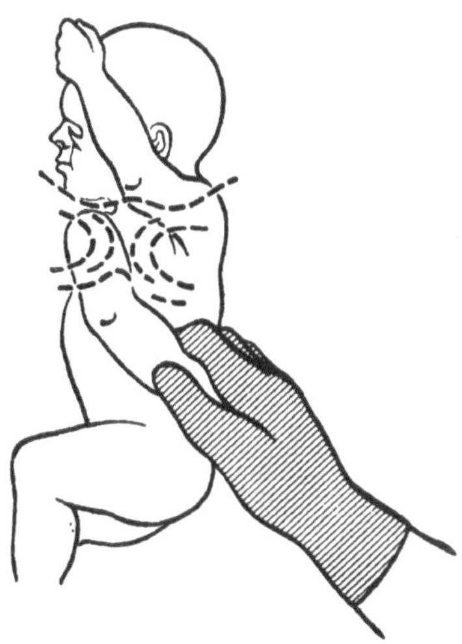

Abb. 152. Lösung des vorderen hochgeschlagenen Armes nach Brindeau

Ein anderes Vorgehen bei hochgeschlagenem vorderen Arm empfiehlt Brindeau (Abb. 152): Man erfaßt den gelösten hinteren Arm und zieht an ihm kräftig in der in Abb. 152 dargestellten Weise. Dadurch wird sowohl der Rücken wie der Kopf gedreht. Gleichzeitig wird der hochgeschlagene vordere Arm nicht nur nach hinten gebracht, sondern auch mehr oder weniger herabgezogen, so daß er von der Kreuzbeinhöhle her gelöst werden kann.

2. Möglichkeit: **Hinterer Arm hoch- und in den Nacken geschlagen.** Vorgehen: zuerst den vorderen Arm nach hinten bringen und dort in der üblichen Weise lösen. Dann weiterdrehen in derselben Richtung. Der vorher hochgeschlagene Arm bleibt immer mehr zurück und liegt schließlich am Gesicht. Dann Lösung in typischer Weise.

Abb. 151. I. (Linke) BEL, vorderer Arm gelöst. Hinterer (rechter) Arm hoch- und in den Nacken geschlagen: Drehung in die Richtung, in die dieser Arm zeigt, also im Sinne des Pfeils (entgegen dem Uhrzeigersinn). Der Rücken geht über vorn. Aufhören mit der Drehung, wenn der Arm am Gesicht des Kindes liegt. Typische Lösung in der Kreuzbeinhöhle.

Abb. 153. II. (Rechte) BEL, vorderer Arm gelöst. Hinterer (linker) Arm hoch- u. in den Nacken geschlagen: Drehung in die Richtung, in die der hochgeschlagene Arm zeigt (im Uhrzeigersinn). Rücken geht über vorn. Aufhören mit der Drehung, wenn der Arm am Gesicht des Kindes liegt usw.

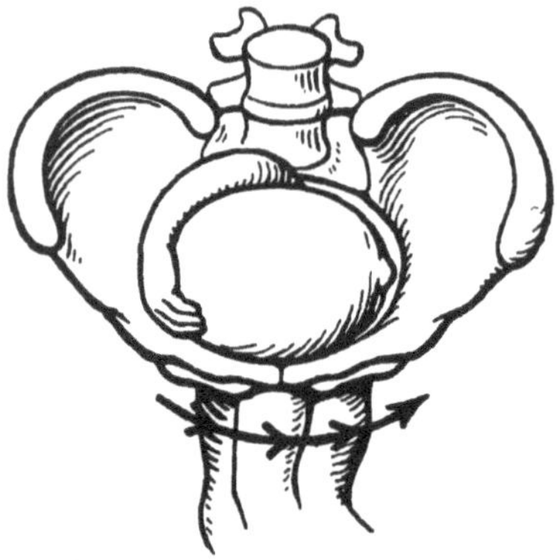

Abb. 153. II. BEL, hinterer Arm in den Nacken geschlagen

3. Möglichkeit: Beide Arme hochgeschlagen: Selten! Schwierigster Fall! Vorgehen: Erst den vorderen Arm durch Drehung frei machen, nach hinten bringen und lösen. Dann den anderen Arm durch entgegengesetzte Drehung an das Gesicht bringen und hinten lösen (Nürnberger).

II. Erschwerung der Armlösung dadurch, daß Gesicht und Bauch nach vorn (der Rücken nach hinten) gerichtet ist.

Selten! Außerordentlich ungünstiger Fall! Meist sind außerdem die Arme noch hochgeschlagen. Auch in diesem Fall dreht man das Kind um die Längsachse, bis der Rücken seitlich steht und ein Arm nach hinten gebracht ist. Jetzt versucht man zunächst die Lösung des hinten liegenden Armes mit der ungleichnamigen Hand von vorn, also von der Bauchseite des Kindes her. Die ganze Hand geht hinten seitlich ein und schiebt sich bis zum Gesicht vor (der zu lösende Arm findet sich meist in der Gesichtsgegend). Vorsichtiges Herausleiten. — Findet sich der Arm dort nicht, so geht die den Rücken entsprechende, also gleichnamige Hand auf ihrer Seite hinten ein, um den Arm dort zu lösen.

Auch für erfahrene Geburtshelfer ist die Lösung hochgeschlagener Arme oft nicht leicht. Gerade hier zeigt es sich, ob ein Geburtshelfer wirklich von Natur aus geschickt ist oder nicht. Es genügt in solchen Situationen eben nicht, nur die Regeln zu beherrschen. Vielmehr ist es Sache des geburtshilflichen Einfühlen-Könnens, wie man sich am besten aus einer solchen höchst gefährlichen Situation heraushilft. Wenn alle Versuche der Armlösung mißlingen, gibt es immer noch

Zwei Auswege:

1. Man gibt die Armlösung auf und versucht den Veit-Smellieschen Handgriff ohne vorherige Armlösung auszuführen (**Bumm**), d.h. also den Kopf zusammen mit den hochgeschlagenen Armen aus dem Becken herauszuleiten.

2. Kommt man auch damit nicht zum Ziel, so bleibt als letztes Mittel der rasche Entschluß, den Oberarm in der Mitte durch hakenförmiges Umfassen mit einem Finger oder durch Druck zu brechen (Bumm, G. Winter, Guggisberg u. a.). Danach kann man dann den Arm leicht herausziehen. — Es ist wohl jedem klar, daß dieses **heroische Verfahren nur als allerletztes Mittel in**

Notfällen bei ganz besonders schwierigen Armlösungen angewandt werden darf, wenn alle anderen Möglichkeiten erschöpft sind. Bumm sagt mit Recht:

> **Ein lebendes Kind mit gebrochenem Arm ist immer noch besser als ein totes mit unverletztem Arm.**

B. Schwierigkeiten bei der Kopfentwicklung

I. Rücken nach hinten gerichtet (Arme gelöst, Kopf im Becken), Gesicht sieht nach vorn, Kinn unter der Symphyse.

Findet sich nach Armlösung dieser Zustand, so ist der

umgekehrte Veit-Smelliesche Handgriff

anzuwenden (Abb. 154).

Die **äußere Hand** geht unter dem Rücken des Kindes an seinen Hals und umfaßt diesen mit dem zweiten und dritten Finger gabelförmig von hinten (Abb. 154). Das Kind reitet jetzt rücklings auf dem Unterarm der äußeren Hand.

Die **innere Hand** geht mit dem Zeigefinger in den hinter der Symphyse stehenden Mund des Kindes ein, bringt den Kopf in den geraden Dm und zugleich das Kinn an die Brust. Zug nach unten, bis die Stirnhaargrenze erscheint. Dann ganz langsamer Zug (Dammriß!!) nach oben um den Stemmpunkt: Stirnhaargrenze, wodurch Hinterhaupt und Vorderhaupt entwickelt werden.

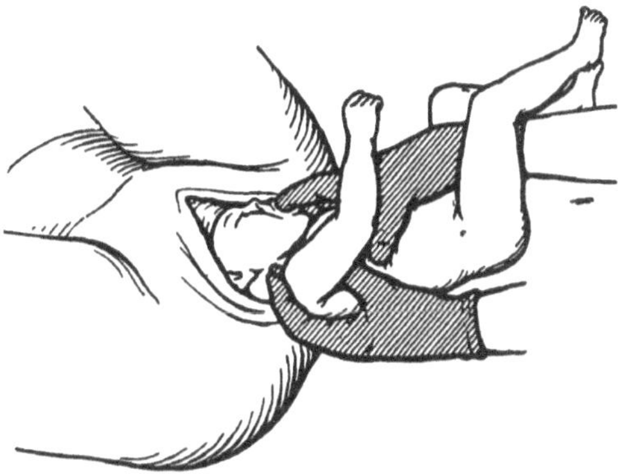

Abb. 154.
Umgekehrter Veit-Smelliescher Handgriff

II. Kopf tritt nicht ins Becken, Rücken vorn oder seitlich vorn.

Ein beim engen Becken, also beim Mißverhältnis zwischen Kopf und Becken, vorkommendes Ereignis.

Typischer Fall: 25 j. I para, II. BEL, ganze Extraktion mit Episiotomie. Die Arme sind gelöst. Bei dem Versuch, anschließend sofort den Veit-Smellieschen Handgriff auszuführen, zeigt sich, daß das gar nicht geht: man kommt überhaupt nicht an den Hals heran, um ihn gabelförmig umfassen zu können, er steht noch zu hoch hinter der Symphyse.

Unter solchen Umständen auf keinen Fall lange mit Versuchen und Manipulationen aufhalten! **Sofort an das einzig Mögliche denken: enges Becken!!** Kopf noch gar nicht **im** Becken, sondern noch **über** dem Becken! Ein einziger Griff bestätigt diese Annahme: auf den Bauch oberhalb der Symphyse fassen! (**Der Bauch muß bei jeder geburtshilfl. Operation steril abgedeckt sein!**) Dort fühlt man dann den Kopf noch **in seiner ganzen Größe oberhalb des Beckens stehen!**

Macht nach der Armlösung die Ausführung des Veit-Smellieschen Handgriffes Schwierigkeiten, sofort an enges Becken denken! Mit der Hand auf den Bauch oberhalb der Symphyse fassen! Kopf steht noch über dem Becken, noch nicht im Becken!!

Abhilfe:

Wiegand-Martin-v. Winckelscher Handgriff, kurz: „Dreimännerhandgriff"

genannt.

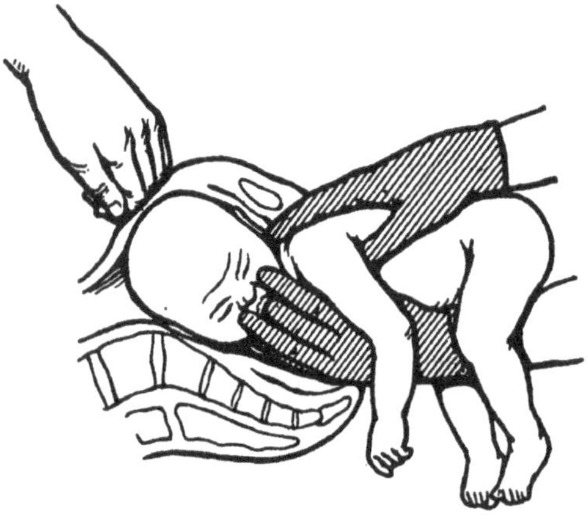

Abb. 155.
Wiegand-Martin-v. Winckelscher Handgriff

In die Scheide geht, wie beim Veit-Smellieschen Handgriff, diejenige Hand ein, nach der das seitlich stehende Gesicht hinsieht.

Diese Hand — und zwar möglichst die ganze Hand — geht von der Bauch-Brustseite her seitlich hinten in die Scheide ein und schiebt sich an der Vorderseite des ausgezogenen Halses entlang, bis sie an das Kinn und den Mund herankommt (Abb. 155).

Mittelfinger in den Mund einführen,

zweiten und dritten Finger von außen auf die Fossae caninae (Jochbeine) legen, Cave Augenverletzung!

1. Kopf in den queren Dm drehen, d. h. so drehen, daß die Pfeilnaht im queren Dm des BE steht,

2. etwas beugen, damit der kleine quere Kopfdurchmesser (Abb. 156), der **bitemporale** (= 8 cm) und nicht der große quere Dm, der biparietale (= 9¼ cm) in den Engpaß der zu kurzen Conj. vera zu liegen kommt. — Beugt man zu stark, also, daß das Kinn das

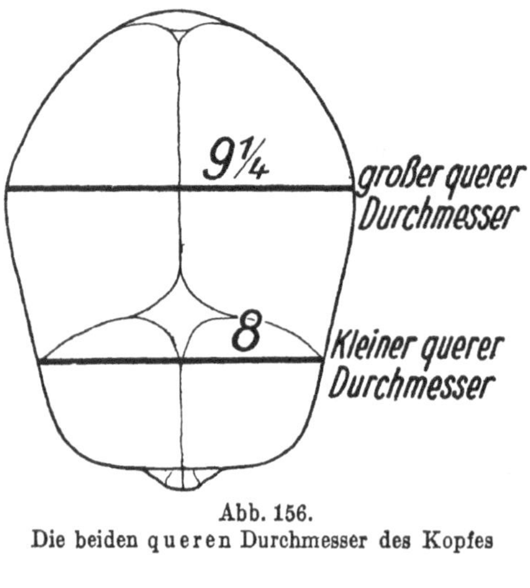

Abb. 156.
Die beiden queren Durchmesser des Kopfes

Brustbein berührt, so kommt der biparietale Dm des Kopfes in den geraden Dm des Beckens.

Allerdings gilt dieses Vorgehen nur für den Fall des platten, also des geradverengten Beckens. Beim allgemein verengten Becken muß der Kopf so stark wie möglich gebeugt werden. Die Entscheidung darüber, ob man den Kopf weniger oder mehr beugen muß, um ihn ins Becken hineinzubekommen, ergibt sich bei der Ausführung des W. M. W.schen Handgriffes gefühlsmäßig.

Die **äußere Hand** faßt gabelförmig über die Schultern, sobald das möglich ist. Durch **Druck von außen** (Hebamme) und gleichzeitigen Zug von innen wird nun der quergestellte Kopf in das Becken hineingebracht. Ist der Kopf auf BB angekommen, so wird er durch den Veit-Smellieschen Handgriff herausgeleitet.

Niemals den Dreimännerhandgriff anwenden, ohne die Frau zugleich in **Walchersche Hängelage** (S. 335) zu bringen. Neuerdings habe ich zeigen können, daß man auch bei diesem Handgriff mit Erfolg das Symphysenpendeln nach Knebel anwenden kann.

Der Wiegand-Martin-v. Winckelsche Handgriff und der Veit-Smelliesche Handgriff haben eine gewisse äußerliche Ähnlichkeit. Sie unterscheiden sich durch folgendes:

Wiegand-Martin-v. Winckelscher Handgriff:

Zweck: Der **über** dem Becken, also noch nicht **im** Becken stehende Kopf (enges Becken!) soll **in** das Becken **hinein**gebracht werden.

Ausführung: Der im geraden oder schrägen Dm stehende Kopf wird in den **queren** Dm gedreht (Beckeneingang) und zugleich **gestreckt** (geradverengtes-plattes Becken! Kleiner bitemporaler Dm des Kopfes soll in den Engpaß!) gehalten.

Veit-Smelliescher Handgriff:

Zweck: Der **im** Becken, und zwar schon auf Beckenboden stehende Kopf soll **aus** dem Becken **heraus**geleitet werden. Teil der halben Extraktion.

Ausführung: Der meist in einem schrägen Dm stehende Kopf wird in den **geraden** gedreht und zugleich **gebeugt** (entsprechend dem normalen Geburtsmechanismus!).

III. Kopf tritt nicht ins Becken ein, Rücken hinten, Kinn vorn, hinter der Symphyse oder dem horizontalen Schambeinast hängengeblieben (verhakt). Seltener Fall.

Da man bei dieser Situation an den Mund nicht herankommen kann, müssen beide Hände außerhalb des Kopfes angreifen.

2 Methoden: **Umgekehrter Prager Handgriff** oder **Zange am nachfolgenden Kopf.**

1. Methode: **Umgekehrter Prager Handgriff.**

Die dem Rücken entsprechende Hand geht von hinten her an die Schultern heran und umfaßt diese gabelförmig wie beim umgekehrten Veit-Smellieschen Handgriff mit Zeige- und Mittelfinger (Abb. 157). Die andere Hand erfaßt die Füße in der Knöchelgegend.

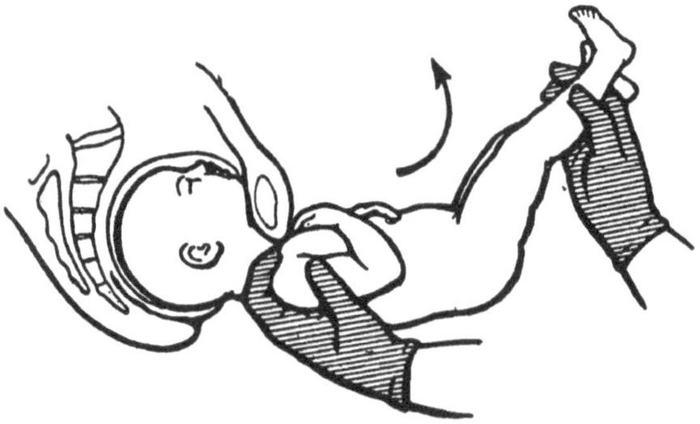

Abb. 157. Umgekehrter Prager Handgriff

Zunächst das Kind an den Schultern kräftig nach abwärts ziehen. Dann unter Beibehaltung dieses kräftigen Zuges nach abwärts den ganzen Kindskörper mit einem gewissen Schwung (Abb. 157) im Bogen auf den Bauch der Mutter umlegen, wobei das Kinn von der Symphyse frei kommt. Hinterhaupt, Vorderhaupt, Stirn und Gesicht mit dem umgekehrten Veit- Smellieschen Handgriff nacheinander über den Damm gehen lassen.

Bleibt der umgekehrte Prager Handgriff erfolglos, so versuche man

2. die Zange am nachfolgenden Kopf.

Ausführung siehe Seite 174.

Übersicht
über die Behandlung der Schwierigkeiten bei der Kopfentwicklung

	Kopf im Becken	Kopf über dem Becken
Rücken **vorn**	**Veit-Smelliescher Handgriff**	**Wiegand-Martin-v. Winckelscher Handgriff** und **„Knebeln"**
Rücken **hinten**	**umgekehrter Veit-Smelliescher Handgriff**	**Umgekehrter Prager Handgriff** oder **Zange am nachfolgenden Kopf** und **„Knebeln"**

Bei jeder Extraktion, bei der der Kopfeintritt in das Becken Schwierigkeiten machte, muß die **Uterushöhle ausgetastet** werden.

(Die Abb. 148, 149 und 151 sind verändert nach G. Winter).

Tiefer Scheidendammschnitt

= Scheiden-Damm-Beckenbodenschnitt = Dührssen-Schuchardt-Schnitt

Definition: Seitlich angelegter, ausgedehnter Schnitt durch Scheide, Vulvaring und Damm, der so tief geführt wird, daß auch die tiefe Beckenbodenmuskulatur mit gespalten wird. Hilfsschnitt bei großen geburtshilflichen Eingriffen zur Aufhebung des Beckenbodenwiderstandes.

Bedeutung:

Verkürzung des Geburtskanals auf die Hälfte (Rieck),
Wegfall der Krümmung (des Knies) (Rieck),
Erweiterung auf das Doppelte (Stoeckel).

Die außerordentlichen Vorteile dieses so einfachen Schnittes, durch den der **Geburtskanal also kurz, gerade** und **weit** wird, sollte sich jeder, der Geburtshilfe treibt, einprägen, damit er im gegebenen Augenblick daran denkt und den Schnitt anwendet.

Anwendung: Überall da, wo **enge Weichteilverhältnisse** vorliegen, vor allem bei **Erstgebärenden,** insbesondere bei alten Erstgebärenden, und wo andererseits die Entwicklung des noch **hochstehenden** vorangehenden Kindsteils durch die **Scheide** nicht zu umgehen ist und möglichst schnell durchgeführt werden soll. Der tiefe Scheidendammschnitt ist daher notwendig

bei der **Wendung** und **Extraktion** aus Quer- oder Kopflage **bei Erstgebärenden,**
bei der **ganzen Extraktion reiner Steißlagen** besonders bei Erstgebärenden,

er ist ferner zu empfehlen

bei **schwierigen Zangenextraktionen,** besonders bei den möglichst zu vermeidenden Zangen:

Hohe Zange,

Zange aus BM mit ungünstiger Kopfeinstellung:

bei Hinterer Hinterhauptslage,
Vorderhauptslage,
Gesichtslage,
Stirnlage (!),

bei der **Embryotomie,**

bei der **Hysterotomia anterior** (vaginale Schnittentbindung), besonders **Erstgebärender,** die man möglichst umgehen soll.

Wendung und Extraktion bei Erstgebärenden sucht man wegen der unvorbereiteten Weichteile nach Möglichkeit zu **vermeiden.** Muß man sich aber dazu entschließen, das Kind durch eine enge und noch nicht vorgedehnte Scheide hindurchzuziehen, dann nur nach vorhergegangener breiter Spaltung des Beckenbodens.

Bei **reinen Steißlagen** ist die **ganze Extraktion** auch bei Mehrgebärenden eine der allerschwierigsten Operationen, wenn der Steiß noch verhältnismäßig hoch steht und man ihn doch nicht mehr zum Herunterholen eines Fußes aus dem Becken herausschieben kann. Schon das Herankommen an die vordere Hüfte, an der man jetzt mit eingehaktem Finger extrahieren muß, ist eine Schwierigkeit für sich. Erst recht unangenehm wird diese Extraktion, wenn sich dabei die Arme hochschlagen.

Alle diese Schwierigkeiten sind Weichteilschwierigkeiten!
Sie verschwinden mit einem Schlage, wenn man gleich zu Anfang der Operation einen ausgiebigen tiefen Scheidendammschnitt anlegt.

Meines Erachtens wird der Scheidendammschnitt zu wenig angewandt.

Ausführung: Der Schnitt wird stets links angelegt.

Wichtig ist zunächst das kräftige Anspannen des linken seitlichen Scheiden- und Dammteils. Hat man niemanden zur Hilfe, so spannt man sich das Gewebe mit dem zweiten und dritten Finger der linken Hand selbst an (Abb. 158). Andernfalls hakt man den Zeigefinger der linken Hand in der Gegend der hinteren Kommissur in die Vulva und läßt so — wie es die Abbildung zeigt — einen Assistenten mit seinem rechten Zeigefinger seitlich einhaken und kräftig nach auswärts ziehen.

Nun wird mit einem scharfen und nicht zu kleinen Messer der Beckenboden in einem Zuge von innen nach außen gespalten. Man beginnt im mittleren Teil der Scheide links seitlich von der Columna rugarum — s. die Schnittführung in der Abb. 158 —, durchtrennt dann den Vulvaring etwa 2—3 cm links seitlich von der hinteren Kommissur und geht

in **geradem** Schnitt weiter in Richtung auf die Gegend zwischen Tuber ossis ischii und After,

oder im flachen **Bogenschnitt** zwei Finger breit am After vorbei.

Das Ergebnis zeigt Abb. 159.

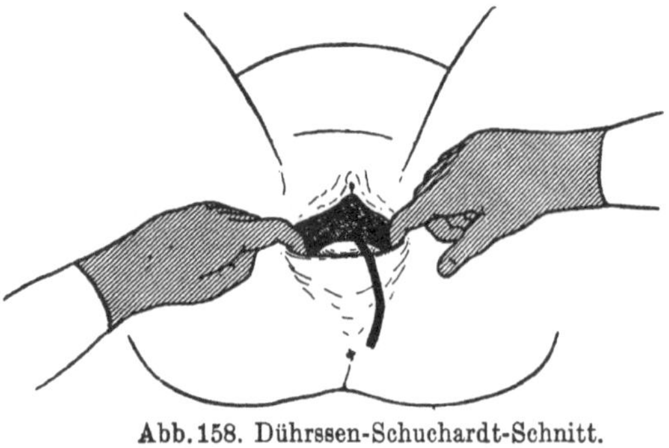

Abb. 158. Dührssen-Schuchardt-Schnitt. Schnittlinie.

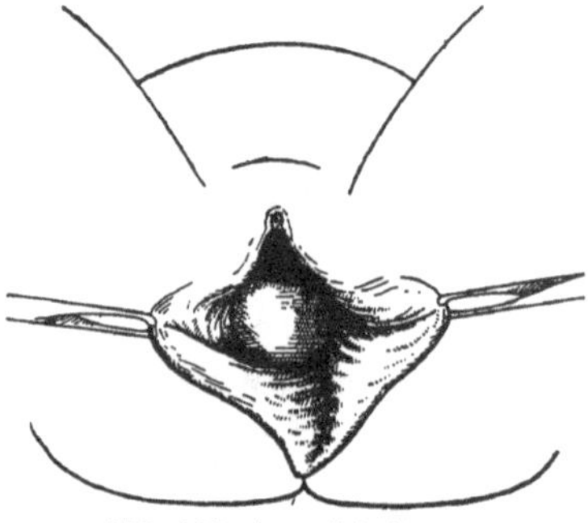

Abb. 159. Ausgeführter Dührssen-Schuchardt-Schnitt.

Dem weniger Geübten empfehle ich, zunächst nur den geraden Schnitt auszuführen.

Anatomie: Der Schnitt geht durch Schleimhaut und Haut, den M.bulbocavernosus, den M.transversus perinei profundus und einen mehr oder weniger großen Teil des M.levator ani.

Naht: Zur Naht läßt man sich zweckmäßig die große Wunde mit zwei eingesetzten Kugelzangen breit auseinander halten. Die Blutung ist meist nicht besonders stark. Einige blutende Gefäße werden nach Entwicklung des Kindes abgeklemmt und umstochen.

Die Naht ist einfach. Eine Reihe von versenkten Katgutnähten für die Tiefe. Dann weiter wie bei einer Episiotomie.

Gerade bei dieser großen Wunde ist aber sehr darauf zu achten, daß beim Legen der tiefen Nähte keine Wundtaschen entstehen! Vgl. Dammnaht! (S. 87). **Stets Drain in den unt. Wundwinkel einnähen.**

Querlage (QuL)

Definition: QuL = jede Kindslage, bei der die Achse des Kindes die der Mutter in einem rechten oder spitzen Winkel (= Schräglage, Schieflage) schneidet. Der geringste Grad der Schräglage ist der abgewichene Kopf.

Einteilung: Man unterscheidet

nach der Lage des **Kopfes**

Kopf links **I. QuL**
Kopf rechts = **II. QuL**

nach der Stellung des **Rückens**

Rücken nach vorn = **dorsoanteriore QuL**
Rücken nach hinten = **dorsoposteriore QuL**
Rücken funduswärts = dorsosuperiore QuL
Rücken beckenwärts = dorsoinferiore QuL

Viel häufiger sind Übergangsstellungen (Brakemann) zwischen diesen Hauptstellungen.

Häufigkeit: QuL machen etwa 1% aller Geburten aus (Bumm 0,5%, Kubiak 1,8%, Schuhrig 0,75%, Martius 1%), sie finden sich

zu etwa 75% bei Mehrgebärenden,
zu etwa 25% bei Erstgebärenden (Gaethgens).

Untersuchungsbefund, Diagnose:

I. Äußere Untersuchung

4 charakteristische Kennzeichen (s. Abb. 160):

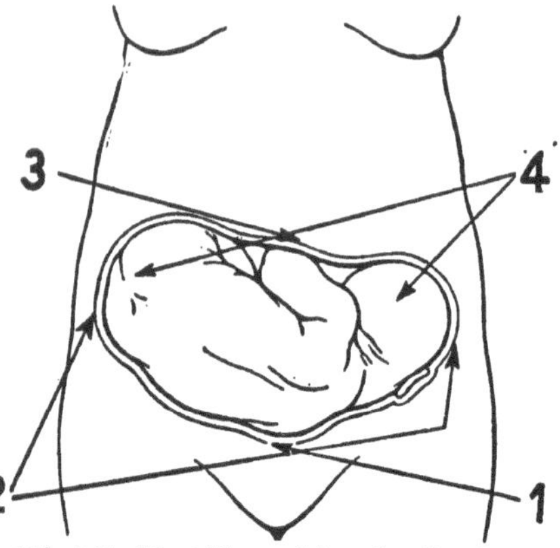

Abb. 160. Die 4 Kennzeichen der Querlage bei der äußeren Untersuchung: 1. Fehlen eines vorangehenden Teils. 2. Leib mehr queroval als längsoval ausgedehnt. 3. Der Fundus uteri steht auffallend tief. 4. Auf beiden Seiten fühlt man große Teile.

1. Fehlen eines vorangehenden Teils!

Versucht man mit einer Hand oberhalb der Symphyse den vorangehenden Teil zu fassen (= **3. Leopoldscher Handgriff**), so fällt sofort auf, daß das „Kopfgefühl" fehlt, man fühlt überhaupt keinen vorangehenden großen Kindsteil. Dasselbe gilt auch für den **4. Leopoldschen Handgriff:** drängt man mit den Fingerspitzen der flach auf die Bauchdecken gelegten Hände langsam in die Tiefe, so ist dort von einem Kopf oder Steiß nichts zu fühlen.

2. Leib mehr queroval als längsoval ausgedehnt!

3. Der Fundus uteri steht auffallend tief, etwas über Nabelhöhe!

Die Entfernung des Fundus vom rechten Rippenbogen ist viel größer, als nach der Schwangerschaft zu erwarten wäre.

4. Auf beiden Seiten des querovalen Uterus fühlt man **große Teile,** auf der einen den Kopf, auf der anderen den Steiß!

In vielen Fällen genügt die äußere Betrachtung und Abtastung des Leibes um die QuL zu erkennen. Niemals aber genügt das Vorhandensein eines der drei ersten Zeichen allein, um die Diagnose der QuL zu stellen, bes. auch nicht das 1. Zeichen allein: Fehlen eines vorangehenden Teils. In unklaren Fällen muß **rektal** untersucht werden. Aber stets sehr zart und vorsichtig untersuchen, um Blasensprung zu vermeiden! Denn

Solange die Blase steht, ist bei Querlagen eine direkte Gefahr noch nicht vorhanden!

Bei dieser rektalen Untersuchung könnte man z. B. feststellen, daß der Kopf nur deswegen von oben nicht zu fühlen ist, weil er schon in BM oder auf BB steht, daß also überhaupt keine QuL vorhanden ist!

Herztöne: meist in der nächsten Umgebung des Nabels, manchmal etwas darunter oder darüber. Nicht selten sind bei QuL die HT überhaupt nicht oder nur schlecht zu hören, ohne daß das Kind geschädigt ist. **Merke: das Nichthören kindlicher HT ist kein sicheres Zeichen dafür, daß das Kind nicht mehr lebt!**

Schon vor der äußeren Untersuchung ist die für jede QuL wichtigste Frage zu stellen,

Die Frage, um die sich bei der Querlage alles dreht:
Steht die Blase noch oder ist sie schon gesprungen?

II. Innere Untersuchung

1. Rektale Untersuchung

Erweist sich eine innere Untersuchung zur Klärung der Diagnose unbedingt als notwendig, so wird sie — solange die Blase noch steht — nur rektal ausgeführt. Der Praktiker in der Stadt, der jede QuL der Klinik überweisen muß, untersucht **überhaupt in jedem Fall nur rektal.** Noch einmal: so zart und vorsichtig wie nur möglich untersuchen, da man sonst den bei den QuL so sehr gefürchteten vorzeitigen Blasensprung leicht künstlich herbeiführen kann. **Alles muß getan werden, um die Blase solange wie möglich stehend zu halten.**

Rektal ist festzustellen, daß das **kleine Becken leer** ist und daß das **Becken nicht zu eng** ist (vorspringendes Promontorium!). Auch die Größe des Mm läßt sich rektal gut feststellen.

Wichtigster Grundsatz für den Praktiker in der Stadt:
Niemals vaginal untersuchen!

Ist durch äußere oder durch äußere und rektale Untersuchung die QuL festgestellt oder wenigstens der Verdacht auf QuL vorhanden, so ist damit alles getan, was der Praktiker tun muß und was er tun darf. Für ihn heißt es jetzt:

Hände weg von der Querlage!

Andererseits darf man niemals eine QuL sich selbst überlassen!

Daher:

Sofortige Einweisung in die Klinik!!

Bei der QuL hängt alles davon ab, ob rechtzeitig und richtig eingegriffen wird. Wird nicht eingegriffen, so bedeutet das fast stets den Tod von Mutter und Kind. — Beachte für den Transport: Verlegung nur mit Krankenwagen! Dabei **Hochlagerung des Beckens** zur Vermeidung des Blasensprungs bzw. wenn Blase schon gesprungen, zur Vermeidung des Vorfalls der Nabelschnur oder des Arms! Die Querlage ist die gefährlichste aller Lageanomalien.

2. Vaginale Untersuchung

Alle weiteren jetzt hier folgenden Ausführungen gelten nur für den auf sich selbst gestellten Praktiker auf dem Lande, der nicht in der Lage ist, klinische Hilfe in Anspruch zu nehmen. Auch er muß sich zunächst auf eine vorsichtige rektale Untersuchung beschränken (s. o.).

Sobald die Blase springt, muß sofort das Becken hochgelagert und **vaginal** untersucht werden (mit ganzer Hand). Dabei ist festzustellen

die Größe des **Mm,**
die genaue **Kindslage,**
ob ein **enges Becken** oder
welche andere **Ursache** der QuL vorliegt,
ob ein **Arm,** die **Nabelschnur** oder ein Fuß vorgefallen ist.

Genaueste Diagnose ist jetzt entscheidend wichtig! Weder mit der äußeren noch mit der rektalen Untersuchung kommt man bei gesprungener Blase aus! Allein die vaginale Untersuchung führt jetzt sicher zum Ziel! Untersuchung am besten in Chloräthylrausch!!

Die **Lage des Kopfes** ergibt sich aus der Betastung der Achselhöhle: die Achselhöhle ist nach der Seite geschlossen, nach der der Kopf liegt:

Achselhöhle nach **links** geschlossen **I.** Querlage,
Achselhöhle nach **rechts** geschlossen = **II.** Querlage.

Die **Lage des Rückens:** Abtasten des Rumpfes vor und hinter der Achselhöhle;

bei **dorsoanterioren** Lagen
fühlt man vorn ein Schulterblatt und die Dornfortsätze der Wirbelsäule

bei **dorsoposterioren** Lagen
fühlt man vorn Rippenbogen, Schlüsselbein, Bauchwand und Ansatz der Nabelschnur.

Über die Diagnose des **engen Beckens** s. S. 317.

Die Conj. vera muß mindestens 8 cm, die Conj. diagonalis also etwa 9,5 cm lang sein, wenn die Wendung und Extraktion eines normal großen Kindes ohne besondere Schwierigkeiten gelingen soll!

Ist bei der QuL ein **Arm vorgefallen,** so ist die Lagebestimmung wesentlich leichter. Beachte: **Arm niemals zurückzustopfen versuchen!**

Arm sofort anschlingen!

Seitenbestimmung des vorgefallenen Arms (abgesehen von ganz seltenen Fällen kann nur der Arm vorfallen, dessen Schulter vorliegt): Paßt beim Handgeben die vorgefallene Hand zur Hand des Untersuchers, so sind die Hände gleichnamig und umgekehrt.

Besser ist folgende **Regel:** Handfläche der vorgefallenen Hand nach vorn drehen; zeigt dann der Daumen nach der rechten Seite der Mutter, so ist der vorgefallene Arm der rechte und umgekehrt. — Ist man sich darüber klar, ob es sich um einen rechten oder linken Arm handelt, so wird durch vaginale Untersuchung die Lage des Kopfes (Achselschluß!) (s. o.) festgestellt, womit die Diagnose eindeutig gestellt ist.

Es ist zwar etwas schülerhaft, aber trotzdem sehr zu empfehlen, sich selbst im Uterus liegend vorzustellen. Mit dieser Vorstellung werden auch die beiden folgenden schematischen Zusammenstellungen klarer, die sich nicht nur im Phantomkurs, sondern auch in der Praxis bewährt haben:

A. Querlagen ohne Armvorfall:

Man tastet vorn	Achselhöhle	Diagnose
Schulterblatt, Dornfortsätze	nach links geschlossen nach rechts geschlossen	I. dorso**anteriore** QuL II. dorso**anteriore** QuL
Schlüsselbein, Rippen, Rippenbogen, Bauchwand	nach links geschlossen nach rechts geschlossen	I. dorso**posteriore** QuL II. dorso**posteriore** QuL

B. Querlagen mit Armvorfall:

Vorgefallen	Achselhöhle schließt sich	Diagnose
rechter Arm	nach links nach rechts	I. dorso**anteriore** QuL II. dorso**posteriore** QuL
linker Arm	nach links nach rechts	I. dorso**posteriore** QuL II. dorso**anteriore** QuL

Prognose: Die QuL ist eine gebärunfähige, absolut ungünstige Lage. Jeder Arzt muß sich darüber klar sein, daß die sich selbst überlassene QuL so gut wie immer zum Stillstand der Geburt, zum Vorliegen einer Schulter und schließlich zum Endzustand, zur verschleppten QuL führen muß. Bei der QuL hängt alles davon ab, ob rechtzeitig und richtig eingegriffen wird. **Wird nicht eingegriffen, so bedeutet das den sicheren Tod von Mutter und Kind.**

Ätiologie: QuL finden sich **1. bei abnorm großer Beweglichkeit des Kindes:**

Mehr- und Vielgebärende (Uteruswand und Bauchdecken schlaff und nachgiebig), Frühgeburten (kleine Frucht bei verhältnismäßig großer Fruchtwassermenge), Hydramnion, totes Kind.

2. bei Hindernissen für die normale Einstellung im BE:

Enges Becken. Hauptanteil: Erstgebärende. Daher **bei jeder QuL** bes. bei Erstgebärenden, **an enges Becken denken!** Wer ohne genaue Beckenuntersuchung eine Wendung ausführt, begeht einen groben **Kunstfehler!** Er läuft Gefahr, daß er nicht extrahieren kann, weil sich der Kopf nicht in das Becken hineinbringen läßt.

Weitere Hindernisse: Placenta praevia, Hydrozephalus, zweiter Zwilling, Uterus arcuatus u. a.

Gaethgens ist der Ansicht, daß die QuL eine physiologische Übergangshaltung des Kindes bei der Umwandlung der in den ersten Monaten vorhandenen Beckenendlagen zur Schädellage am Schwangerschaftsende ist. Diese Übergangshaltung wird eine bleibende Querlage unter bestimmten Voraussetzungen: schlaffe Bauchdecken, Anomalien der Uterushöhle, Placenta praevia, Beckenverengerung usw.

Komplikationen: 1. Vor- oder frühzeitiger Blasensprung, da sich infolge Fehlens eines vorangehenden Teils der volle Wehendruck ungeschwächt auf den unteren Blasenpol auswirkt.

2. Wehenschwäche; Grund: Fehlen eines vorangehenden Teils (= fehlender Druck auf die Zervikalganglien), besonders auffällig nach dem Blasensprung.

3. Armvorfall: nach dem Blasensprung senkt sich in der Hälfte der Fälle (Martius) der nach vorn liegende Arm in den Halskanal oder in die Scheide herab. Kein besonders beachtenswertes Ereignis, aber insofern von Bedeutung, da unter Umständen die Schulter schneller in den BE zentriert und so eine Verschleppung vorbereitet wird.

4. Nabelschnurvorfall: der Vorfall der Nabelschnur ist bei Querlagen genau wie der Armvorfall etwas sehr Gewöhnliches und kommt in etwa 20% der Fälle (Halter) vor. Jedenfalls ist der Nabelschnurvorfall kein besonders alarmierendes Ereignis wie bei der Schädellage, da die vorgefallene Nabelschnur zunächst nicht komprimiert wird. Fällt aber neben der Nabelschnur ein Arm vor oder senkt sich die Schulter gegen den Beckeneingang, so kommt es unweigerlich zur Abquetschung der Nabelschnur und damit zur **akuten Lebensgefahr** für das Kind.

5. **Abknickung der Fruchtachse, Verschleppung.** Da das Kugelventil des vorangehenden Kopfes fehlt, muß beim Blasensprung ein größerer Teil des Fruchtwassers abfließen. Dadurch kommt die Innenwand des Uterus in enge Berührung mit dem Fruchtkörper und umschließt diesen nach und nach fast ganz. Das Kind wird aber in seiner ungünstigen Lage nicht nur festgehalten, indem Kopf und Steiß seitlich gegen die Beckenschaufeln gedrückt werden, sondern es kommt mit jeder weiteren Wehe zu einer **Abknickung der Fruchtachse,** und zwar am meisten in der am leichtesten verbiegbaren Halswirbelsäule. Dabei wird die dem BE näherstehende Schulter gegen diesen hingedrückt. Die Schulter wird zum vorangehenden Teil, aus der QuL ist eine **Schulterlage** geworden. Tritt die Schulter so tief in das kleine Becken ein, daß sie nicht mehr herausgeschoben werden kann, dann ist damit der Endzustand, die

verschleppte Querlage

eingeleitet. Bei der Entstehung der Schulterlage fällt besonders leicht ein Arm vor. Ob eine Verschleppung nur eingeleitet oder ob eine QuL schon verschleppt ist, läßt sich nicht so ohne weiteres sagen. Ausschlaggebend ist allein die vaginale Untersuchung. Man muß sehr vorsichtig und mit zartester Hand vaginal untersuchen und muß dabei versuchen, die Schulter sanft etwas nach oben zu drängen. Nur so allein kann man feststellen, ob sich die Schulter noch langsam nach oben wegschieben läßt oder ob sie mit Gewalt in den BE hineingepreßt wird.

Behandlung der Querlage

Jeder Arzt muß wissen:

Niemals darf man eine Querlage einfach liegenlassen!!!

Für den Stadtarzt gilt
noch einmal: **Niemals vaginal untersuchen!!!**
Sofortige Einweisung in die Klinik!!!

Denn:

Jede sich selbst überlassene QuL bedeutet den sicheren Tod für Mutter und Kind!

Für die nicht erkannte oder sich selbst überlassene QuL gibt es nur zwei Möglichkeiten: die Frau stirbt entweder infolge Uterusruptur oder infolge Sepsis.

Querlage = absolut gebärunfähige Lage!

Darüber muß man sich also klar sein: auch ohne daß im Augenblick eine akute Gefährdung von Mutter und Kind besteht, muß bei jeder QuL einmal nach den geltenden geburtshilflichen Regeln eingegriffen werden.

Jede Querlage an sich ist — früher oder später — eine Indikation zu einem Eingriff!

Dem praktischen Arzt in der Stadt bleibt also als alleinige Aufgabe, durch äußere und, wenn nötig, durch rektale (niemals vaginale) Untersuchung die Diagnose der QuL zu stellen. Dann heißt es für ihn (s. o.): **Hände weg von der QuL!** Er hat die QuL sofort in klinische Behandlung einzuweisen (Krankenwagen! Beckenhochlagerung beim Transport [s. o.]!). Nur in dringendsten Ausnahmefällen wird er einmal die Behandlung einer QuL übernehmen müssen (Transportunfähigkeit wegen drohender Uterusruptur, vielleicht auch einmal wegen schlechter HT bei Nabelschnurvorfall).

Dem **Landarzt** gibt man am besten folgende

Kurzanweisung für die Querlage:

1. Sowohl bei **stehender** wie bei **gesprungener** Blase wird (unter strengster Bettruhe und Beckenhochlagerung) solange **abgewartet,** bis der **Mm vollständig** ist. Dann sofort eingehen (bei stehender Blase diese sprengen), das Kind wenden und (nach einer Pause) extrahieren. **Gewendet wird also unabhängig vom Blasensprung immer erst dann, wenn der Mm vollständig ist!!**

2. Ausnahmefall: Ist bei **gesprungener** Blase und noch **nicht vollständigem Mm** der Arzt einmal **ausnahmsweise** außerstande, sich bei der Geburt länger aufzuhalten, so greife er **sofort** ein: Wendung, Anschlingen des Fußes und Belastung mit ½—1 Pfund. Dieses Vorgehen hat den großen Vorteil, daß das **Leben der Mutter** auch in diesem Fall gesichert ist. Niemals kann es zu einer verschleppten Querlage kommen.

Allerdings muß zugegeben werden, daß das Kind bei dem Vorgehen nach 2 häufig absterben wird. Das ist sicherlich sehr bedauerlich; viel wichtiger ist aber bei dieser gefährlichen Situation, daß der Arzt das Leben der Mutter mit Sicherheit vor der Gefahr der Uterusruptur rettet.

Die im folgenden aufgestellten

Richtlinien der Querlagenbehandlung

haben **nur für den Landarzt** Geltung, der die QuL behandeln **muß** und der meist

1. **keine klinische Hilfe** in Anspruch nehmen kann und der

2. auch leider nicht in jedem Fall imstande ist, **viele** Stunden bei einer Querlagengeburt zuzubringen.

Man hebe hier nicht belehrend den Finger: Wer sich keine Zeit nehmen will treibe keine Geburtshilfe. So einfach liegen die Dinge in der Praxis nicht immer. Man muß einmal die Tätigkeit eines vielbeschäftigten Landarztes kennengelernt haben, um das richtig beurteilen zu können. Bei der besten inneren Grundeinstellung für sein geburtshilfliches Arbeiten können die Umstände einen solchen Arzt doch einmal zwingen, die Kreißende schon nach kurzer Zeit wieder verlassen zu müssen. Er darf natürlich in einem solchen Ausnahmefall die Kreißende nicht einfach liegenlassen: die Mutter muß außer Gefahr gebracht werden. Für einen solchen Fall ist in der „Kurzanweisung“ das Vorgehen unter 2 empfohlen.

Die in den Lehrbüchern beschriebene Möglichkeit der spontanen Entwicklung einer QuL (= **Selbstentwicklung**) ist bekanntlich ein so seltenes Ereignis, daß in der Praxis niemals damit gerechnet werden darf. (Selbstentwicklung gibt es nur bei kleinen, d. h. frühgeborenen oder bei abgestorbenen Kindern.)

Die **äußere Wendung** (S. 221) mag versucht werden, sie führt selten zu einem wirklichen Erfolg, da die eigentliche Ursache der QuL nicht behoben wird.

Die Beeinflussung einer QuL durch geeignete Lagerung zum Ingangbringen der Selbstwendung hat in manchen Fällen von **Schräglage oder abgewichenem Kopf** Aussicht auf Erfolg:

Allgemeine Lagerungsregel:
Die Kreißende wird stets auf die Seite gelagert, nach der der Kindsteil abgewichen ist, der vorangehen soll!

Besondere Bereitschaft zur Selbstwendung haben die dorsosuperioren QuL (Brakemann).

In der weitaus größten Zahl der Fälle kann eine QuL nur durch einen **inneren Eingriff** behandelt werden, d. h. für den Praktiker durch eine **Wendung** oder — bei vollständigem Mm — durch **Wendung mit anschließender Extraktion.**

Fall 1: 35jährige V. para, dorsoanteriore QuL, Blase steht. Mm vollständig erweitert. Mäßige Wehen. Normales Becken.

Günstigster Fall, wenn sofort eingegriffen wird. Der günstigste Zeitpunkt für die Wendung ist der, in dem der Mm vollständig erweitert ist und die Blase noch steht. Weiteres Abwarten wäre sinnlos, da die Situation niemals besser angetroffen werden kann.

Gewendet wird möglichst dann, wenn der Mm vollständig ist, weil nur dann die Extraktion angeschlossen werden darf.

Vorgehen: Blasensprengung, daran anschließend sofort mit derselben Hand Wendung (S. 223) auf den unteren Fuß. **Kurze Pause!** Dann die Extraktion (s. S. 174) anschließen.

Fall 2: 28jährige III. para, dorsoposteriore Qul, Mm: 3 cm Durchmesser, Blase steht, gute Wehen. Normales Becken.

Dieser Fall ist für den Landarzt wesentlich schwieriger zu behandeln, weil seine richtige Behandlung Zeit erfordert.

Nicht sofort eingreifen, sondern abwarten! Es muß alles getan werden, um den Blasensprung bis zur völligen Eröffnung des Mm hinauszuschieben. Also:

Das gewendete Kind hat nur dann gute Lebensaussichten, wenn es anschließend sogleich extrahiert werden kann. Das ist aber nur möglich, wenn man mit der Wendung wartet, bis der Mm vollständig ist.

Umhergehen verbieten. Strengste Bettlagerung; der Frau gut zureden, damit sie sich ruhig verhält: vor allem nicht mitpressen lassen, daher Seitenlagerung. Wenn keine Wehen vorhanden sind, größte Vorsicht und Zurückhaltung mit Wehenmitteln!

Möglichst überhaupt keine Wehenmittel geben!!!

Warme Tücher, Heizkissen auflegen! Kommt man gar nicht ohne medikamentöse Wehenmittel weiter, dann nur in allerkleinsten Dosen (kleinste Chinindosen, nicht über 0,1)! Später höchstens $^1/_{10}$—$^2/_{10}$ ccm von 3 Einheiten eines Hinterlappenpräparates sowie Dolantin zur schnelleren Erweiterung des Mm (s. S. 37).

Sobald der Mm vollständig, **Blasensprengung, Wendung** auf beide Füße und (nach kurzer Pause) anschließend **Extraktion.** Nochmals:

Zur Wendung mit anschließender Extraktion
gehört unbedingt ein vollständiger Muttermund!

Springt die Blase vor völliger Eröffnung des Mm, so mag der geburtshilflich besonders erfahrene Praktiker einen **Metreurynter** einlegen (s. 217 Metreuryse), bis der Mm vollständig ist.

Ob der Praktiker sich mit der **Metreurynterbehandlung** befassen soll oder nicht, ist eine Frage für sich. Bei Betrachtung aller Umstände möchte ich eher davon abraten. Erstens ist die Metreuryse ein innerer Eingriff mit allen seinen Gefahren. Zweitens muß das Einlegen gekonnt sein. Sodann: Metreurynter werden selten gebraucht, sind daher meist undicht, wenn man sie benutzen will. Ein weiterer Gegengrund ist der: von dem Augenblick an, in dem der Praktiker den Metreurynter einlegt, darf er die Kreißende unter gar keinen Umständen mehr verlassen. Er muß so lange bei der Frau bleiben, bis der Metreurynter ausgestoßen ist, weil dann sofort eingegriffen werden muß. Und das kann viele Stunden dauern!

Andererseits gibt es gerade auf dem Lande nicht selten geburtshilflich gut ausgebildete Kollegen, die mit Hingebung Geburtshilfe treiben. Sie finden bei jedem Geburtshelfer Verständnis, wenn sie mit Nachdruck behaupten, ohne Metreurynter überhaupt nicht auskommen zu können.

Fall 3: 40jähr. IX. para, dorsoposteriore QuL, Mm handtellergroß, Blase vor 2 Std. gesprungen. Mäßige Wehen.

Die geburtshilfliche Situation ist hier insofern ungünstig, als schon ein beträchtlicher Teil des Fruchtwassers abgeflossen ist.

Vorgehen: Den nicht ganz vollständigen Mm erweitert man am besten mit der in die Scheide eingeführten ganzen Hand. Das macht bei einer Mehrgebärenden sicher keine Schwierigkeiten. Prüfung auf Vollständigkeit: des Mm:

man spreizt den Mm mit den Fingern so weit wie man kann. Fühlt man dann am Saum des Mm keinen Widerstand mehr, so ist der Mm praktisch vollständig (Leopold-Richter). Anschließend **Wendung** auf beide Füße und **Extraktion.**

Fall 4: 31jähr. IV. para, dorsoanteriore QuL, Mm: etwa 5 cm im Durchm., Blase seit 6 Std. gesprungen. Mäßige Wehen.

Vorgehen: Ist der Arzt ausnahmsweise einmal gänzlich außerstande, sich bei der Geburt aufzuhalten, so führt er die **Zweifingerwendung nach Braxton Hicks** aus und rettet dadurch mit Sicherheit das Leben der Mutter vor der Ut. ruptur.

Der Fuß wird herausgeleitet, angeschlungen, der Zug über die Bettkante geleitet. Belastung mit einem Gewicht von etwa 1—2 Pfund. — Damit hat der Arzt das Wichtigste getan, er hat die gebärunfähige und lebensbedrohliche QuL beseitigt, er hat sie in eine unvollkommene Fußlage umgewandelt. Die Mutter ist aus der ihr drohenden Gefahr herausgebracht; ob allerdings das Kind bis zur vollständigen Eröffnung des Mm durchhalten wird, ist sehr zweifelhaft. Trotzdem ist dieses Vorgehen bei einem vielbeschäftigten Praktiker als einwandfrei zu bezeichnen! Niemand wird ihm später einen Vorwurf machen können. Normalerweise muß sich der Arzt die Zeit nehmen, sich dem Fall zu widmen, und muß unter **Hochlagerung des Beckens** abwarten, bis der Mm vollständig ist, oder, falls er besonders geübt ist, einen Metreurynter einführen. Bei vollständigem Mm Wendung auf den unteren Fuß und **Extraktion.** Allerdings muß bei diesem Vorgehen der Geburtsverlauf ganz besonders sorgfältig kontrolliert werden, da bei vorzeitigem Blasensprung und weiteren Wehen eine große Gefahr besteht, nämlich das Vorrücken der Schulter gegen den BE, der

Beginn der Einkeilung der Schulter,
also der verschleppten Querlage!

Diese Gefahr muß unter allen Umständen früh genug erkannt werden. Das kann man aber nur durch dauernde ärztliche Kontrolle des Geburtsverlaufs erreichen, eine Forderung, die der vielbeschäftigte Praktiker wohl nicht immer erfüllen kann. Ist der Arzt außerstande, sich der Geburt zu widmen, dann muß er kurzentschlossen handeln, die Zweifingerwendung ausführen und auf die sofortige Extraktion verzichten.

Fall 5: 34jähr. VI. para, dorsoposteriore QuL, Blase soeben gesprungen, Vorfall des rechten Arms, Mm vollständig erweitert, keine Wehen. Normales Becken.

Das häufige Ereignis des Armvorfalls bei QuL ist nur insofern von Bedeutung, als dadurch die baldige Verschleppung vorbereitet wird. Die Schulter wird durch den Arm in der Scheide gewissermaßen gegen den BE zentriert.

Vorgefallenen Arm bei Querlage niemals reponieren!
Arm anschlingen und locker halten lassen!

Vorgehen: Da hier der Mm vollständig ist, darf keinen Augenblick mehr gezögert werden: es wird sofort die **Wendung** (auf beide Füße) ausgeführt und die **Extraktion** angeschlossen. Dabei wird der angeschlungene Arm locker angezogen gehalten.

Warum vorgefallenen Arm niemals reponieren?

Den Arm zu reponieren ist

1. völlig **zwecklos**, da er doch wieder vorfällt,
2. **gefährlich**, da bei solchen Versuchen die **Nabelschnur** erfahrungsgemäß leicht vorfällt und das Kind dadurch in akute Lebensgefahr gebracht wird; außerdem: Infektionsgefahr für die Mutter!
3. deswegen **nachteilig**, weil der vorgefallene Arm die Wendung nicht erschwert, sondern erleichtert, denn er braucht später nicht mehr gelöst zu werden.

Bei totem Kind hört man manchmal, daß es zweckmäßig sei, den vorgefallenen Arm abzutragen, da dadurch mehr Raum gewonnen würde. Ein solches Vorgehen ist absolut falsch und höchst nachteilig. Nichts erleichtert die Ausführung der Dekapitation so sehr wie ein vorgefallener Arm, an dem man sich die Schulter entgegenziehen kann, so daß man so viel leichter an den Hals herankommen kann. Stoeckel weist mit Recht darauf hin, daß man am vorgefallenen Arm den Kopf ausgezeichnet fixieren kann.

Also:

Bei totem Kinde niemals einen vorgefallenen Arm abtragen!

Zurück zu unserem Fall:

Ist der Mm bei vorgefallenem Arm noch nicht vollständig erweitert, so ist dem Praktiker im allgemeinen auch die Ausführung der Wendung zu empfehlen. Kann er sich für den Fall Zeit nehmen, so wird bei Beckenhochlagerung und genauer Kontrolle des Geburtsverlaufs (Nabelschnurvorfall! Schultereinkeilung!) abgewartet, bis der Mm vollständig ist. Dann Wendung und Extraktion.

Fall 6: 41 jähr. V. para, Ruf der Hebamme wegen schlechter HT. Dorsoanteriore QuL (bisher nicht erkannt), HT = 84/Min, wechselnd und stolpernd, Blase vor 2 Std. gesprungen.

Sofortige **vaginale Untersuchung:** Mm für 4 Finger bequem durchgängig, man kommt sofort an die eine Schulter. Den Rücken tastet man vorn, den Kopf links. Die Schulter ist beweglich und läßt sich noch wegschieben. **Diagnose:** Beginnende Einkeilung der Schulter bei 1. dorsoanteriorer QuL; schlechte HT.

Überlegung, das Wesentliche an diesem ungünstigen Fall sind nicht die schlechten HT des Kindes. Ganz im Vordergrund steht hier die beginnende Schultereinkeilung, die Mutter und Kind in größte Gefahr bringt. Die schlechten HT entstehen dadurch, daß die gegen den BE geschobene Schulter die Nabelschnur komprimiert.

Vorgehen: das Allerwichtigste ist hier, die Mutter aus der ihr drohenden Gefahr zu befreien, auch wenn dabei das Kind, dem es sowieso schon schlecht geht, geopfert werden muß. In der Hausgeburtshilfe bleibt nur ein sicherer Weg zur Verhütung der Einkeilung: die **Zweifingerwendung nach Braxton Hicks.** Die Mutter wird durch diesen Eingriff außer Gefahr gebracht und zugleich so schonend wie möglich entbunden; das schon vorher sehr geschädigte Kind wird bei diesem Vorgehen möglicherweise absterben. Der Erfahrene und Geübte, aber nur dieser und nicht der Anfänger, mag nach Herausleitung des Fusses noch einen **Versuch zur Rettung des Kindes** unternehmen, indem er an 2 oder 3 Stellen den Muttermund mit kleinen etwa 1—1½ cm langen Schnitten inzidiert und dann mit allergrößter Vorsicht und zartestem Vorgehen einen Extraktionsversuch macht. Da es sich um eine V. Gebärende mit gut vorbereiteten Weichteilen handelt, mag der Versuch gelingen.

Fall 7: 34jähr. V. para, II. dorsoposteriore QuL, Mm = 3—4 cm, Blase vor 10 Min. gesprungen, dabei fiel die Nabelschnur in einer Länge von etwa 8—10 cm vor. Keine Wehen. HT gut. Bei der Untersuchung kommt man im Uterus zunächst an einen Arm, dann an die Schulter, also **drohender Armvorfall.**

Vorgehen: hier ist Gefahr im Verzuge. Gewiß ist der Nabelschnurvorfall bei QuL kein alarmierendes Ereignis, aber nur solange nicht, als die **Schnur** nicht durch eine vorgefallene Extremität komprimiert wird. In diesem Fall kann aber der über dem Mm getastete Arm in jedem Augenblick vorfallen und damit zunächst das Kind in höchste Gefahr bringen, vor allem deswegen, weil der Mm noch lange nicht eröffnet ist.

Nabelschnurvorfall und Extremitätenvorfall machen den Nabelschnurvorfall bei QuL genau so gefährlich wie den Nabelschnurvorfall bei Schädellage,

besonders dann, wenn der Mm noch nicht vollständig eröffnet ist.

Das einfachste und sicherste Vorgehen in der Hausgeburtshilfe ist in diesem Fall die sofortige **Zweifingerwendung nach Braxton Hicks.**

Besser ist natürlich die konservative Behandlung: sofortige Beckenhochlagerung zur Verhinderung des Armvorfalls!! Unter genauester Kontrolle der HT kann man abwarten, besonders, wenn die mehrfach unternommenen rektalen Untersuchungen ein Fortschreiten der Mm-Eröffnung ergeben. Genaueste Beachtung des Geburtsverlaufs. Jeden Augenblick kann bei einer Wehe der Arm vorfallen: Nabelschnurkompression, Beginn der Einkeilung!! Gute HT sind der beste Beweis dafür, daß die Nabelschnur noch nicht komprimiert wird. Ist der Mm vollständig: **Wendung und Extraktion.**

Von einem **Repositionsversuch** wird im allgemeinen abgeraten (S. 251).

Wird jedoch auf das Kind besonderer Wert gelegt, verfügt der Praktiker über genügende Erfahrung, so könnte man abweichend von der allgemeinen Regel hier einmal den Versuch machen, die Schnur zurückzustopfen, Ausführung s. S. 248, und anschließend einen Metreurynter einführen.

Es braucht nicht besonders erwähnt zu werden, daß ein Nabelschnurvorfall bei vollständig erweitertem Mm durch sofortige **Wendung und Extraktion** behandelt werden muß.

Fall 8: 35jähr. I para. Ruf der Hebamme wegen verschleppter Querlage.

Nach Angaben der Hebamme geht der Geburtsverlauf schon über 2½ Tage. Zuerst wurde eine Beckenendlage angenommen. Nach Nachlassen der zuerst mittelkräftigen Wehen wurde von der Hebamme am Montag nachmittag 17.30 Uhr die Blase gesprengt (!). (Der Mm war zu der Zeit 5-Mark-Stück groß.) Am Dienstag morgen wurde eine Ärztin zugezogen, die eine Zange (!!) anzulegen versuchte, was mißlang. Ein zweiter Kollege stellte eine QuL fest. Wendungsversuch, der nicht gelang. Danach Armvorfall und völliges Aufhören der Wehen. Seit Dienstag abend 19 Uhr Einsetzen kräftiger Wehen, die sich schnell zu heftigen, schmerzvollen Wehen steigerten. Seit Dienstag nachmittag hört die Hebamme keine HT mehr.

Befund: 35jährige Ipara, aus der Scheide hängt der blaurötlich verfärbte (linke) Unterarm. Die Kreißende ist sehr unruhig, sieht blaß und ängstlich aus. Die Wehen, die sehr kräftig sind und sehr rasch aufeinanderfolgen, werden als außerordentlich schmerzhaft empfunden. Schlechtes Allgemeinbefinden. Temp. 38,9, Puls 120, leicht unterdrückbar, unregelmäßig. Es geht übelriechendes, schmutziges Fruchtwasser ab.

Äußere Untersuchung: der Leib ist so stark kontrahiert, daß man Kindsteile nicht fühlen kann. Jede Berührung des Bauches ist auffallend schmerzhaft. Am empfindlichsten ist die Bauchgegend zwischen Nabel und Symphyse (= unteres Uterinsegment); schon bei leisester Berührung schreit die Kreißende laut auf.

Am auffallendsten ist die schräg von li. unten nach re. oben über den Leib verlaufende Furche (≙ **Kontraktionsring!** = obere Grenze des unteren Uterinsegmentes). Die Ligg. rotunda sind beiderseits stark ausgezogen und als derb gespannte Stränge zu fühlen, re. deutlicher als li.; HT nicht mehr zu hören.

In der Fundusgegend perkutiert man einen tympanitischen Schall (= **Tympania uteri**).

Vaginale Untersuchung: Scheide mittelweit, ziemlich gut dehnbar. Promontorium vorspringend. Conj. diag. = 9,5, C. vera = 7,5 cm (platt rach. Becken!). Dem in der Scheide liegenden Arm folgend, kommt man an den etwa handtellergroßen Mm und an die Schulter. Die Achselhöhle ist nach re. geschlossen. Man fühlt vorn deutlich die Skapula und die Dornfortsätze der Hals- und oberen Brustwirbel. Nach re. tastet man den stark abgeknickten Hals, den man mit einem Finger umfassen kann. Bei einem sehr vorsichtig und zart ausgeführten Versuch, die Schulter etwas nach oben zu drängen, fühlt man erst, mit welcher Gewalt die Schulter in den BE hineingepreßt wird; es ist kein Zweifel, daß hier eine

eingekeilte Schulterlage = verschleppte Querlage

vorliegt. Die Kreißende befindet sich in **akutester Lebensgefahr,** sie bietet alle Zeichen der **drohenden Uterusruptur** (S. 212). In jedem Augenblick kann es zur tödlichen Ruptur kommen. Ein einziges Mittel gibt es nur, die Ruptur zu verhüten: die **sofortige Entbindung in tiefster Narkose.**

Zusammenfassung: es handelt sich um eine QuL-Geburt bei einer alten Ipara mit engem Becken, die jetzt über 60 Stunden geht. Die Blase ist vor über 24 Stunden gesprengt worden (!). Die Kreißende ist schwer infiziert (Temp. 38,9, Tympania uteri!). Das **Blasensprengen** der Hebamme war nicht nur sinnlos, sondern ein **Kunstfehler.** (Nach § 34 der HebDO ist der Hebamme das Sprengen der Blase nur erlaubt, wenn die Blase in der Vulva sichtbar wird). Gewiß wirkt das Blasensprengen bei nicht vollständig eröffnetem Mm in gewissen Fällen wehenerregend, besonders dann, wenn sehr reichlich Fruchtwasser vorhanden ist, das den Uterus erfahrungsgemäß an kräftigen Kontraktionen hindert. Das gilt aber nur für Kopflagen, niemals für Querlagen, bei denen vorzeitiges Blasensprengen strengstens verboten ist (S. 70). Auch die zugezogene Ärztin hat die Lage völlig verkannt (**Zange** bei Kind in QuL!!). Daß der Wendungsversuch des zweiten Arztes nicht gelang, ist nicht verwunderlich, nachdem zu dieser Zeit das Fruchtwasser schon seit über 24 Stunden abgeflossen war. Dieser Fall ist ein Schulbeispiel dafür, was aus einer QuL wird, wenn sie nicht rechtzeitig erkannt und daher nicht rechtzeitig und nicht richtig behandelt wird.

Kennzeichen der verschleppten QuL:

Für den Praktiker liegt immer dann eine verschleppte QuL vor, wenn die Schulter „federnd" dem BE aufgepreßt ist und sich diese auch in tiefer Narkose nicht mehr hochdrängen läßt.

Das Tiefertreten der Schultern bewirkt reflektorisch eine Verstärkung der Wehen, es kommt zu immer heftigeren Wehen, die sich allmählich zu fast pausenlos auftretenden **Krampfwehen** und schließlich zum Tetanus uteri (pausenlose, heftigste Dauerkontraktionen) steigern.

Fassen wir noch einmal zusammen die

Zeichen der drohenden Uterusruptur bei Querlage.

1. **Gesichtsausdruck:** ängstlich und gequält. — **Die Kreißende ist sehr unruhig.**
2. **Puls:** leicht unterdrückbar, beschleunigt, oft flatternd.
3. **Stand des Kontraktionsringes** (= Bandlsche Furche = obere Grenze des unteren Uterinsegments). Mit zunehmender Ausziehung des unteren Uterinsegments steigt der Kontraktionsring als eine schrägverlaufende Furche in die Höhe. Ruptur steht unmittelbar bevor, wenn die Furche in kurzer Zeit bis oder über Nabelhöhe steigt. Bei Erstgebärenden tritt allerdings die Ruptur nicht so rasch ein wie bei Mehrgebärenden.
4. **Auffallende Druckempfindlichkeit der Gegend zwischen Nabel und Symphyse** (= unteres Uterinsegment).
5. **Unerträgliche Wehenschmerzen.**
6. **Fast pausenlos folgt eine Wehe auf die andere,** so daß der Uterus dauernd kontrahiert ist (Wehensturm, höchster Grad: Tetanus uteri).
7. **Drahtartige Spannung** eines oder beider **Ligamenta rotunda** (manchmal nur angedeutet, nicht selten fehlend).
8. **Vaginal: Die Schulter ist dem BE „federnd“ aufgepreßt.**

Wie hätte die 35 jährige I. para mit Querlage behandelt werden müssen? Die QuL hätte durch äußere Untersuchung erkannt und ohne vaginale Untersuchung in die Klinik zwecks Schnittentbindung eingewiesen werden müssen. Auch sehr konservative Kliniken erkennen heute die folgenden Indikationen für die Schnittentbindung bei Querlage an: (alte) I para, vorzeitiger und frühzeitiger Blasensprung mit gleichzeitigem Nabelschnurvorfall, fieberfreie Fälle von verschleppter QuL.

Behandlung der verschleppten Querlage.

Es muß sofort und zugleich so **schonend** wie möglich entbunden werden.

Kann aus irgend einem Grunde nicht sofort an die operative Entbindung herangegangen werden, so gibt man **0,02 g Morphin. hydrochlor.** als das Mittel der Wahl, das wenigstens noch für eine kurze Zeitspanne eine weitere Überdehnung hinten anhalten kann.

Jeder Versuch einer Wendung bei verschleppter Querlage ist ein schwerer Kunstfehler!!

Eins aber ist vor allen anderem zu merken: wenn man zu einer verschleppten QuL gerufen wird und die Untersuchung bestätigt die angenommene Diagnose, so ist die allererste Frage einmal die, ob diese Frau **noch transportfähig** ist, oder ob der Eingriff im Hause vorgenommen werden muß. Kommt man zu dem Ergebnis, daß sich zwar eine Ruptur anbahnt, die Zeichen aber noch nicht allzu bedrohlich sind, so wird man sich vielleicht noch zu einem Transport in die nächstgelegene Klinik entschließen. In diesem Fall gibt man auch sofort 0,02 g Morphin als das Mittel der Wahl.

Niemals vergessen:
Vor dem Transport einer verschleppten Querlage in die Klinik stets
0,02 g Morphin
verabreichen!

Hat man aber den Eindruck, daß die Ruptur in Kürze eintreten kann oder unmittelbar bevorsteht, so ist jeder Transport, auch der kürzeste, ausgeschlossen. Jetzt gibt es keinen anderen Ausweg mehr, als den Eingriff im Hause der Patientin vorzunehmen.

Eine verschleppte Querlage mit unmittelbar bevorstehender Uterusruptur darf auf keinen Fall mehr transportiert werden!

Vor allem anderen wird jetzt mit der **Narkose** der Frau begonnen. Die Narkose, und zwar die tiefe **Inhalationsnarkose,** ist das Allerwichtigste bei drohender Uterusruptur. Niemals Evipan oder Eunarkon versuchen. Auch soll die Frau nie vor Beginn der Narkose gelagert werden.

Erst tief narkotisieren,
dann erst zur Operation auf das Querbett lagern!

Erfahrene Geburtshelfer haben den Truptureintritt in dem Augenblick beobachtet, in dem die Hebamme unaufgefordert z. B. eine korpulente Frau an einem Schenkel auf dem Bett herumzerrte.

Wie soll nun operativ vorgegangen werden? Ausgeschlossen ist jedes Verfahren, bei dem das eng umklammerte Kind ausgedehntere Bewegungen machen müßte, wodurch es unweigerlich sofort zur Zerreißung des aufs höchste angespannten papierdünnen unteren Uterinsegmentes kommen müßte. Ein grober Kunstfehler wäre also schon der Versuch einer Wendung.

Da man also nicht wenden kann, ist es auch nicht möglich, das Kind als ganzes herauszuholen. Es bleibt nur der eine Weg, das Kind irgendwo durchzuschneiden, das heißt also, es in zwei Teile zu teilen und die Teile einzeln nacheinander herauszuholen. Wie man das macht, entscheidet die jeweilige Situation: man durchschneidet den Kindsteil, an den man am besten herankommen kann. Meist, aber durchaus nicht immer, ist das der Hals. Dann macht man eine Dekapitation = Abtrennung des Kopfes in der Halswirbelsäule (S. 231). Kommt man an den Hals nicht heran, so nimmt man eine andere Art der Embryotomie vor: Eröffnung des Thorax, Exenteration, Durchtrennung der Wirbelsäule und Entfernung beider Körperhälften (S. 234). Immer aber kann die Methode der Wahl nur die Verkleinerung des Kindes, eine zerstückelnde Operation in tiefster Narkose sein.

Zuletzt noch ein guter Rat:

Nach jedem Eingriff bei Querlage taste man den Uterus aus!

und überzeuge sich davon, daß der Uterus intakt ist.

Wie nach jedem anderen größeren Eingriff sind auch hier Muttermund und Scheide mit großen Spiegeln einzustellen und zu kontrollieren (S. 111). Tut man das nicht, so ist man niemals sicher, ob nicht doch an einer Stelle ein Riß entstanden ist.

Im Anschluß an die Zeichen der drohenden Ruptur folgen jetzt zusammengefaßt die

Zeichen der eingetretenen Uterusruptur

1. **Plötzliches Aufhören der Wehen!!!:** Sicherstes Zeichen.
2. **Rupturschmerz:** Die Frau gibt an, das Gefühl gehabt zu haben, daß „etwas in ihrem Bauch gerissen" sei.
3. **Kollaps und Anämie** als Folge einer schweren inneren Blutung: kleiner frequenter Puls. Blasses, ausgesprochen verfallenes Aussehen, große Unruhe, zunehmende Atemnot.
4. Bei der kompletten Ruptur kann das Kind in die freie Bauchhöhle austreten, so daß man **dicht unter den Bauchdecken Kindsteile** durchtasten kann. („Man kann dem Kind beinahe durch die Bauchdecken die Hand geben!".)
5. **Vaginal:** Die **Schulter,** die vorher fest auf dem BE aufgepreßt oder in den BE eingekeilt war, ist jetzt **beweglich** und fast frei verschieblich geworden.

Das sind die klassischen Zeichen der eingetretenen Ruptur. Für den weniger Erfahrenen ist es nun sehr wichtig zu wissen, daß eine große Anzahl von Rupturen mit weitaus geringeren, gelegentlich fast gar keinen, jedenfalls besonders dem Unerfahrenen kaum auffallenden Zeichen verlaufen. Die Erkennung einer Ruptur kann sehr schwierig sein. Gewiß, eine symptomlose Uterusruptur gibt es nicht,

(Blinder) und ein Zeichen wird man bei der Ruptur so gut wie niemals vermissen, sofern es sich um einen größeren Riß handelt: man kann nach Eintritt jeder größeren Gebärmutterzerreißung kindliche Teile dicht unter den Bauchdecken durchtasten. Auch wird das verfallene Aussehen nach eingetretener Ruptur nur selten fehlen. Aber doch muß ich nach eigner Erfahrung nachdrücklichst betonen, daß auch dieses Zeichen jedenfalls für einige Zeit fehlen kann, daß vor allen Dingen die Wehen durchaus **nicht immer** schlagartig aufhören und auch der Rupturschmerz gar nicht so selten nicht verspürt wird. Und doch ist der Uterus gerissen! Zehn und fünfzehn Zentimeter lange Risse habe ich gesehen, ohne jeden Rupturschmerz und ohne deutliches Aufhören der Wehen (vergl. hierzu den Fall von H. Siegmund und die von Stingl und Acker, s. Schrifttum). Eines steht fest: Der Akt der Ruptur kann sich zu Beginn auch der sorgfältigsten Beobachtung entziehen.

Für jeden gewissenhaften Arzt, der eine Ruptur nicht übersehen will, gilt daher:

1. Grundsätzlich immer nachtasten nach jedem Eingriff, bei dem mit Instrumenten oder Händen oberhalb des inneren Muttermundes zwecks Extraktion des Kindes oder kindlicher Teile gearbeitet wurde.

2. Es wird also immer nachgetastet nach jedem größeren geburtshilflichen Eingriff, insbesondere nach folgenden Operationen:

nach jeder Art der **ganzen Extraktion**

nach jeder **Dekapitation**

nach jeder **Embryotomie**

nach jeder **Perforation,** wenn der Kopf noch nicht tief im Becken stand, besonders wichtig bei **Hydrozephalus**!

nach jeder **Metreuryse** (ganz besonders wichtig bei **Placenta praevia**!)

nach jeder Art der **halben Extraktion,** die **Schwierigkeiten** machte, besonders wenn der Kopf noch **oberhalb** des kleinen Beckens stand.

nach jeder **schweren Zange** (insbesondere der **hohen** Zange)

Die Unterlassung der Nachtastung unter den genannten Umständen ist ein typischer Kunstfehler geburtshilflicher Anfänger. Nach jeder dieser Operationen ist auch die Zervix mit großen Spiegeln einzustellen und zu kontrollieren.

Und darüber hinaus:

3. Grundsätzlich immer nachtasten, wenn nur der geringste Verdacht auf die Möglichkeit einer Ruptur besteht.

Die beiden

großen Gefahren der Uterusruptur

sind

1. **Verblutung,** wenn die A. uterina aufgerissen ist,
2. **Tödliche Peritonitis** durch das infizierte Fruchtwasser.

Zweifel beginnt sein Kapitel Uterusruptur mit dem Satz: „Die Gebärmutterzerreißung ist das Schlimmste, was einer gebärenden Frau widerfahren kann."

Jede Frau mit Uterusruptur ist schnellstens in eine Klinik zu überführen!

Anweisung für den Transport in die Klinik.

1. In jedem Falle sofort **0,02 g Morphin. hydrochlor.!**
2. **Aortendrosselung,** am besten mit der Faust gegen die Wirbelsäule!
3. **Niemals Herz- oder Kreislaufmittel geben!** (— Erhöhung des Blutdrucks = stärkere Blutung.)
4. Das Kind ist vor dem Transport zu entfernen, und zwar
   a) wenn es sich noch im Uterus befindet, durch Dekapitation oder Embryotomie. Verzichtet man darauf, wie das manchmal geschieht, so besteht die Gefahr, daß das Kind durch den Riß in die freie Bauchhöhle tritt. Dadurch würde der Riß vergrößert und aus einer vielleicht noch unvollständigen eine vollständige Ruptur entstehen.

   Man unterscheidet:

   Ruptura uteri incompleta = unvollständige Gebärmutterzerreißung Riß lediglich in der Uterusmuskulatur,
   Ruptura uteri completa = vollständige Gebärmutterzerreißung = Zerreißung aller Schichten des überdehnten Abschnittes einschließlich des Bauchfells.

   b) wenn das Kind schon in die freie Bauchhöhle getreten ist: Aufsuchen des Fußes in der freien Bauchhöhle (!) und vorsichtigste Extraktion. Herausziehen der Plazenta an der Nabelschnur.
5. Liegt eine drohende Uterusruptur bei **engem Becken** mit unüberwindlichem Mißverhältnis zwischen Kopf und Becken oder ein **Hydrozephalus** vor, so ist die Perforation des Kopfes **vor** dem Transport vorzunehmen. Dadurch wird jede Gefahr schlagartig beseitigt. Wohlgemerkt: lediglich die **Perforation** wird vorgenommen, nicht die Entwicklung des Kindes. In Ermangelung eines Perforatoriums erfüllt in der Not auch eine lange kräftige Schere oder auch eine kräftige Kornzange denselben Zweck.
6. Wenn die Blutung nur gering ist, **nicht tamponieren.** Der Nachteil (Infektion, Peritonitis, Gefahr der Rißvergrößerung, Einreißen des vielleicht noch stehenden Peritoneums) ist viel größer als der mögliche Erfolg!

7. **Fester Kompressionsverband:** (T-Binde oder ähnliches); zusammengerolltes Handtuch als Gegenlager auf die Rißseite.

8. **Stets hat der Arzt die Patientin in die Klinik zu begleiten!**

Die weitaus größere Zahl der Rupturen ereignet sich außerhalb der Klinik im Privathaus. Wichtig ist ferner, daß die meisten Frauen nicht an Verblutung, sondern an ihrer **Infektion** (Peritonitis) zugrunde gehen.

Metreuryse

Definition: Einlegen eines kegelförmigen Gummiballons, des **Metreurynters,** in die Gebärmutterhöhle (Abb. 161).

Indikationen: Die Metreuryse kann angewandt werden

1. zur **Geburtsbeschleunigung** in der Eröffnungsperiode
   a) beschleunigte und dabei gleichmäßige u. schonende Erweiterung des Muttermundes,
   b) Anregung der Wehentätigkeit (Druck auf die Zervikalganglien). Kann unterstützt werden durch kleinste Gaben von **Wehenmitteln.** Manchmal hat man den Eindruck, daß man mit **Spasmolytizis** weiterkommt, so z. B. mit 1—2 Amp. Dolantin subkutan; noch wirksamer ist manchmal eine Mischspritze mit 0,001 Dilaudid und 0,01 Pantopon.

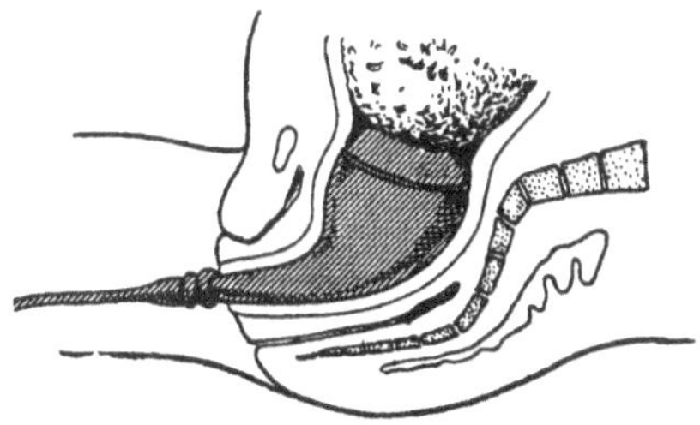

Abb. 161. Metreuryse

   Besondere Indikationen zur beschleunigten Durchführung der Geburt sind

   hochgradige primäre Wehenschwäche,
   vorzeitige Lösung der richtig sitzenden Plazenta,
   Nabelschnurvorfall,
   Eklampsie (s. aber S. 218: Gegenindikation),
   plötzlich auftretende schwere Erkrankung der Mutter (Kollaps).

2. Prophylaktisch bei **vorzeitigem oder frühzeitigem Blasensprung** zur Verhinderung weiteren Fruchtwasserabflusses bei Querlagen, insbesondere bei Mehr- und Vielgebärenden.

3. Bei **Placenta praevia** zur Blutstillung. Der Metreurynter wirkt hier als Tampon, der das abgelöste Plazentarstück gegen seine Haftfläche drückt.

4. Zur **Geburtseinleitung** bei Übertragung, wenn vorher die medikamentöse Einleitung mehrere Male vergeblich versucht wurde und die Übertragung wirklich als sicher angenommen werden kann.

Vorbedingungen:

1. Der Muttermund bzw. der Zervikalkanal müssen so weit sein, daß man den zusammengerollten Metreurynter hindurchschieben kann, d. h. der Mm. muß mindestens für 2 Querfinger gut durchgängig sein.
2. Der vorangehende Teil muß noch etwas beweglich sein.
3. Es muß sich um eine Kreißende bzw. Schwangere mindestens im 8. Lunarmonat handeln (sonst Gefahr der Uterusruptur und des Zervixrisses).

Gegenindikationen:

1. Vorhandensein einer **intrauterinen Infektion.**
2. Vorhandensein infektiöser Prozesse am Schedieneingang oder in der Scheide.
3. Bei Eklampsie ist Vorsicht geboten. Schon die Manipulationen beim Einlegen können Anfälle auslösen.

Gefahren und Nachteile: Infektionsgefahr (Fieber im Wochenbett, Sepsis), Zervixriß, Portioabriß, Verschlechterung der Kindslage: nicht selten wird der vorliegende Kindsteil zum Abweichen gebracht (K. Richter). Nabelschnurvorfall nach Ausstoßen des Ballons, Zusammenschnurren des Mm nach der Ausstoßung. Übrigens ist der Mm nach der Ausstoßung niemals vollständig erweitert, sondern höchstens handtellergroß. Die Vorbedingungen zu einer sofortigen Geburtsbeendigung sind in den seltensten Fallen erfüllt. Ich stehe daher heute auf dem Standpunkt, daß man möglichst versuchen soll, ohne Metreurynter auszukommen, was in den allermeisten Fällen auch möglich sein wird. Dem Erfahrenen sind die Gefahren und Nachteile des Metreurynters nur zu gut bekannt, so daß er die Metreuryse auch in der Hausgeburtshilfe wenn eben möglich vermeiden wird.

Ausführung der Metreuryse. Strengste Asepsis! Vor jedem Einlegen eines Metreurynters muß dieser probeweise prall mit steriler Kochsalzlösung gefüllt und auf Dichtigkeit hin untersucht werden. Am besten merkt man sich auch die zur prallsten Füllung notwendige maximale Flüssigkeitsmenge, normalerweise 400—450 ccm. — Flüssigkeit ablassen, den Metreurynter zigarrenähnlich falten, mit der Metreurynterzange fassen (dabei muß die Ballonspitze stets die Zangenspitze überragen) und auf steriler Unterlage bereitlegen.

Bei weitem Scheideneingang arbeitet man am besten unter Kontrolle des Auges. Die Portio wird mit breiten Spiegeln eingestellt; Muttermund, Portio und deren Umgebung werden mit desinfizierender Flüssigkeit (S. 83) energisch abgewischt. Anhaken der Portio mit 1—2 Kugelzangen und den aufgerollten Metreurynter in den Zervikalkanal einschieben. Ist die Scheide eng (I-para), so entfernt man die Spiegel nach Anhaken der Portio. Man läßt die Kugelzange von einem Assistenten anziehen und führt nun den Metreurynter auf 2—3 Fingern der in der Scheide befindlichen linken Hand ein.

Metreurynter stets nach der Seite hin einführen, auf der der Nacken des Kindes liegt!!

Das ist die Seite, wo die Nabelschnur gewöhnlich nicht zu liegen pflegt! **Also niemals zur Stirnseite hin einführen (Nabelschnurvorfall)!** Der Metreurynter muß mit zarter Hand stets so eingelegt werden, daß die Blase nicht springt. Mit einer Ausnahme wird der Metreurynter immer außerhalb der Blase (extraovulär) eingelegt. Diese eine Ausnahme ist die Placenta praevia, wobei die Blase natürlich gesprengt werden muß, um die Tamponwirkung zu erreichen. — Ist die Blase schon gesprungen (Querlage!) und erscheint die Metreuryse angebracht, so muß man eben die jetzt wesentlich erhöhte Infektionsgefahr in Kauf nehmen.

Ist man davon überzeugt, daß der Metreurynter gut im Uterus, d. h. oberhalb des inneren Muttermundes liegt, so wird zunächst die gefüllte Spritze (am besten eine Janet-Spritze) angesetzt (Hebamme) und **danach** erst die Metreurynterzange vorsichtig **geöffnet** (aber noch nicht herausgezogen!) Erst wenn nach 3—4 Spritzen der Metreurynter immer noch gut liegt (Kontrolle mit den Fingern der linken Hand, die dauernd an der Portio liegen müssen), wird die Zange mit großer Vorsicht langsam herausgezogen. Dabei halten die Finger der linken Hand den Ballon in seiner Lage.

Mit wieviel Flüssigkeit man den Ballon auffüllt, hängt vor allem von der Größe des kindlichen Kopfes ab (etwa 300—450 ccm). Ist der Metreurynter gefüllt, so wird das Schlauchende gedoppelt und mit zwei Klemmen abgeklemmt.

Anbringen eines Gewichtszuges, der mit 1½ bis 2 Pfund belastet wird (nicht mehr!).

Beachte: Werden nach dem Einlegen die Wehen in sehr kurzer Zeit sehr stark und kommt es überraschend schnell zur Ausstoßung des Metreurynters, so ist an die Möglichkeit eines **Zervixrisses** zu denken: Einstellung des Mm mit großen Spiegeln auf genaue Kontrolle!

Dauer der Metreuryse:

Der Metreurynter bleibt etwa 7—8 Stunden liegen, bei Placenta praevia ist er aber schon nach etwa 5 Stunden zu entfernen!

Allen jungen und unerfahrenen Geburtshelfern zur Kenntnis:
Wer einen Metreurynter einlegt, darf die Kreißende nicht eher verlassen, bis der Ballon ausgestoßen und die Geburt beendet ist.

Die Wendung (Übersicht)

Definition: Wendung = künstliche Umdrehung des Kindes im Uterus, meist zur Umwandlung einer ungünstigen Kindslage in eine günstigere.

Einteilung der Wendungsoperationen

Man unterscheidet je nach der Lage, aus der gewendet wird,

I. Die Wendung aus Querlage,
II. Die Wendung aus Kopflage.

Die

I. Wendung aus Querlage

kann einmal durch rein äußere Handgriffe vorgenommen werden =

1. Äußere Wendung aus Querlage (S. 221)

Wird angewandt, um das Kind ohne inneren Eingriff aus Quer- oder Schräglage in Längslage zu bringen. Gewendet wird in der Regel auf den Kopf. Steht der Steiß dem BE sehr nahe, so kann auch auf den Steiß gewendet werden.

Viel häufiger wird die Wendung aus Querlage durch äußere und innere Handgriffe ausgeführt. Diese Art der Wendung wird im Gegensatz zur äußeren Wendung am besten kurz als

2. Innere Wendung aus Querlage (S. 223) oder genauer als
= Wendung aus Querlage durch innere und äußere Handgriffe

bezeichnet. Gewendet wird in diesem Fall stets auf einen oder beide Füße.

Die innere Wendung wird möglichst dann ausgeführt, wenn der Mm vollständig ist, um die Extraktion anschließen zu können. Ist man gezwungen, bei nicht vollständigem Mm zu wenden, so geschieht dies durch die

Zweifingerwendung nach Braxton Hicks (S. 290)
= Innere Wendung bei noch nicht vollständig erweitertem Mm
= Vorzeitige Wendung,

wobei die beiden eingeführten Finger unter Mithilfe der äußeren Hand einen Fuß aufsuchen und herunterholen. Diese Unterart der inneren Wendung wird sowohl bei Querlage wie auch bei Kopflage angewandt.

Die

II. Wendung aus Kopflage (S. 285)

wird **nur** mit äußeren **und** inneren Handgriffen vorgenommen.

Es gibt daher nur, wie man kurz sagt, eine

Innere Wendung aus Kopflage oder genauer
= Wendung aus Kopflage durch innere und äußere Handgriffe.

Auch bei dieser inneren Wendung wird stets auf einen oder beide Füße gewendet. Ist man bei Kopflage gezwungen, bei nicht vollständigem

Mm zu wenden, so führt man wie unter denselben Verhältnissen bei der Querlage die

Zweifingerwendung nach Braxton Hicks (S. 290)

aus.

Merke schon hier:

Die Wendung ist die gefährlichste Operation für die Mutter!

Äußere Wendung aus Querlage

Definition: Umdrehung des Kindes aus Querlage in Längslage allein durch äußere Handgriffe in der Hoffnung, daß die hergestellte Längslage spontan geboren wird.

Größter Vorteil: Ungefährliche Methode, da nicht innerlich eingegangen wird.
Vorbedingung:

Das Kind muß sich leicht drehen lassen.

Die Blase muß also möglichst noch stehen. Wenn die Blase erst vor kurzem gesprungen ist, läßt sich die äußere Wendung manchmal auch noch ausführen. Bei Mehrgebärenden mit schlaffen Bauchdecken ist das Kind viel leichter durch äußere Handgriffe drehbar als bei Erstgebärenden. Dicke Bauchdecken machen eine äußere Wendung unmöglich.

Günstigster Zeitpunkt: Am Ende der Schwangerschaft oder im Beginn der Geburt (Eröffnungsperiode).

Ausführung

In der Regel wendet man auf den **Kopf.** Steht jedoch der Steiß dem BE sehr nahe, so kann man auch den Steiß auf den BE bringen.

Man wendet deswegen auf den Kopf,

1. **weil die Kopflage die Lage mit den günstigsten Aussichten für Mutter und Kind ist,**
2. **weil sich bei der äußeren Wendung der Kopf viel leichter fassen und bewegen läßt als der Steiß.**

Technik: Von außen her durch die Bauchdecken hindurch mit der einen Hand den Kopf, mit der anderen den Steiß umfassen, und langsam den Kopf beckenwärts, den Steiß funduswärts schieben (s. Abb. 162).

Unter der Geburt kann man nur in der Wehenpause wenden. Bei Auftreten einer Wehe den Kopf in der schon erreichten Stellung festhalten, bis die Wehe vorbei ist.

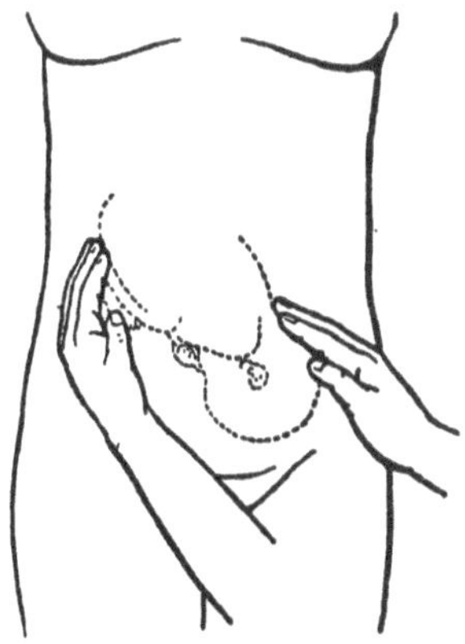

Abb. 162. Äußere Wendung

Sicherung der Längslage: Nach erfolgter Wendung muß der vorangehende Teil des in Längslage gebrachten Kindes über dem BE in seiner Einstellung fixiert werden.

Drei Mittel:

1. Lagerung: Die Frau ist stets auf die **Seite** zu lagern, und zwar auf **die** Seite auf der sich der jetzt über dem BE befindliche Teil vorher befand, d. h.

Lagerung der Frau auf die Seite, nach welcher der vorangehende Teil abgewichen war.

Beispiel: Kopf auf die **rechte** Beckenschaufel abgewichen. Nach erfolgter äußerer Wendung muß die Frau auf die **rechte** Seite gelagert werden. Wirkung: Der Uterus sinkt der Schwere nach mit dem Fundus nach **rechts** hinüber. Der Druck der Fruchtachse wirkt dann von oben **rechts** nach schräg unten **links,** der Kopf wird also auf diese Weise über dem BE gehalten.

Mehrgebärenden mit Schräglage gebe ich nach einer Anregung von Vignes (Paris) mit Erfolg seit langem die Anweisung, auf der Seite zu schlafen, nach der der vorangehende Teil abgewichen ist. v. Mikulicz hat damit auch Erfolge bei Erstgebärenden gesehen.

2. Leib mit breiter Binde fest wickeln. Ein oder zwei Handtücher zu einer Rolle zusammenrollen; diese Rolle kommt beim Wickeln einseitig auf die Seite, nach welcher der jetzt über dem BE stehende Teil vorher abgewichen war. — Die Bandagierung hat keinen großen Zweck (s. u.), unter der Geburt kann man überhaupt nicht bandagieren; die Hebamme muß dann wohl oder übel den Kopf **mit der Hand** über dem BE halten.

3. Blasensprengung: Diese manuelle Fixation muß fortgesetzt werden, bis der Mm vollständig oder (bei Mehrgebärenden) fast vollständig ist. In diesem Stadium ist dann die Sprengung der Blase ein unter Umständen angebrachtes Mittel, den Kopf über und im BE besser einzustellen. Nach Abfluß des Fruchtwassers muß, besonders wenn die Wehen gut sind, der Kopf dem BE näher kommen und sich schließlich dem BE fest aufsetzen.

Zwei gute Ratschläge:

1. Nach erfolgter Umwandlung einer Querlage in eine Längslage sprenge man niemals die Blase, bevor der Mm vollständig oder (bei Mehrgebärenden) fast vollständig ist. Stellt sich nämlich der Kopf nicht so ein, wie man sich das gedacht hat, so kann man dann sofort die innere Wendung machen und anschließend **extrahieren.**

2. Niemals diese Frau verlassen, bevor die Leitstelle des Kopfes in der I-Ebene oder nur wenig darüber steht, der Kopf sich also fest im BE (S. 24) **befindet.**

Bedeutung der äußeren Wendung für die Praxis

Der geburtshilfliche Praktiker hält nicht allzuviel von der äußeren Wendung:

1. Mit der Bandagierung in der letzten Zeit der Schwangerschaft erreicht man meist nicht viel. **Jeder erfahrene Geburtshelfer weiß, daß ein einmal abgewichener Kopf auch nach erfolgter äußerer Wendung immer wieder dahin will, wohin er abgewichen war.**

2. Unter der Geburt muß man nach erfolgter äußerer Wendung den Kopf **dauernd mit der Hand über dem BE festhalten.** Diese Methode führt in geeigneten Fällen zum Erfolg, wovon ich mich selbst des öfteren überzeugt habe. Mit Recht sagt aber Stoeckel von diesem Verfahren, daß es ein „höchst mühseliges Geschäft" sei.

3. **Oft ist die äußere Wendung überhaupt nicht durchzuführen:** Bei fetten Frauen sind die Bauchdecken so dick, daß man Kopf und Steiß gar nicht durchtasten kann. Man hat in solchen (häufigen) Fällen gar keine Handhabe, um die Wendung ausführen zu können. Andere Frauen wieder spannen so sehr, daß schon deswegen eine äußere Wendung nicht möglich ist.

4. Viele Geburtshelfer sind deswegen gegen die äußere Wendung, weil dadurch **Nabelschnurkomplikationen** (Vorlagern und Vorfall der Nabelschnur) geradezu hervorgerufen werden, was man nicht bestreiten kann.

38jährige V. para, Hängebauch, I. dorsoanteriore **Querlage,** kommt mit guten und regelmäßigen Wehen zur Aufnahme. **Blase steht, Mm fast vollständig.** Zwischen zwei aufeinanderfolgenden Wehen wird die **äußere Wendung** mit Erfolg ausgeführt. Kurz bevor der Kopf über dem BE angekommen ist, **springt die Blase,** wobei die **Nabelschnur** in einer Länge von etwa 20 cm **vorfällt.** Sofortige innere Wendung und Extraktion rettet das Kind.

5. Ein **Hauptgrund gegen die äußere Wendung** ist dieser:

Jede Querlage hat eine Ursache (enges Becken, Hängebauch usw.). Die äußere Wendung muß deswegen so häufig ohne Erfolg sein, weil man damit die eigentliche Ursache der Querlage weder wegschaffen noch überwinden kann.

Trotz dieser Einwände muß man sich auf den Standpunkt stellen, daß man in geeigneten Fällen im Beginn der Geburt bei stehender Blase die äußere Wendung versuchen muß. Man kann doch manchmal einen schönen Erfolg damit buchen. Der Gefahr einer Nabelschnurkomplikation begegnet man dadurch, daß man die Frau nicht eher verläßt, bis der normale Ablauf der Geburt aller Voraussicht nach gesichert erscheint **(Kopf fest im BE!).**

Innere Wendung aus Querlage (QL)

Definition: Umdrehung des Kindes durch innere und äußere Handgriffe zur Umwandlung einer Quer- oder Schräglage in eine Längslage, und zwar in eine Beckenendlage. Die so hergestellte BEL ist entweder eine unvollkommene Fußlage (Wendung auf einen Fuß) oder eine vollkommene Fußlage (Wendung auf beide Füße).

Es wird also stets auf einen Fuß oder beide Füße gewendet.

Wer Fehler und Gefahren bei der Wendung vermeiden will, halte sich strikte an die

Vorbedingungen:

1. **Der Mm muß mindestens für zwei Finger durchgängig sein.**
2. **Das Kind muß genügend drehfähig sein (Stoeckel).**
3. **Das Becken darf nicht zu eng sein.**

Zu 1. Je größer der **Mm,** um so leichter die Wendung! Ist der Mm nur für zwei Finger durchgängig, und ist die Wendung auf keinen Fall mehr aufschiebbar, so muß sie als **Zweifingerwendung nach Braxton Hicks** (s. S. 290) ausgeführt werden. Das ist schwierig, ganz besonders für Ungeübte. Wesentlich günstiger ist es natürlich, wenn man die **ganze Hand** in den Uterus einführen kann; dazu muß der Mm aber mindestens **handtellergroß** sein. Soll, wie das in den meisten Fällen beabsichtigt ist, anschließend **extrahiert** werden, so muß der Muttermund vollständig eröffnet sein. Das gilt unter allen Umständen ausnahmslos für Erstgebärende, und grundsätzlich auch für Mehrgebärende.

Praktisch wichtig ist, daß man bei **Mehrgebärenden** in dringenden Fällen ausnahmsweise bei einem nicht ganz vollständig erweiterten Mm extrahieren darf, wenn sich der Mm als genügend nachgiebig erweist. Um das zu prüfen, gibt Leopold (Richter) den Rat, den Muttermundsaum auf die Spitzen von Zeige- und Mittelfinger zu nehmen und diesen ad maximum zu spreizen. **Der Mm gilt als „praktisch vollständig", wenn man bei dieser maximalen Spreizung keinerlei Widerstand am Muttermundsaum fühlt. Es sei aber schon an dieser Stelle vor jeder Forcierung der Extraktion dringendst gewarnt.**

Zu 2. Die **Drehfähigkeit** des Kindes im Uterus hängt ab vom Gehalt der Gebärmutter an Fruchtwasser. Die Drehfähigkeit ist am größten bei stehender Blase, sie ist um so geringer, je länger der Blasensprung zurückliegt. Bei verschleppter QL ist ein Kind überhaupt nicht mehr drehfähig. Schon der Versuch einer Wendung bei verschleppter QL kann zur **Uterusruptur** und damit zum raschen **Verblutungstode** der Mutter führen.

Die Wendung ist die gefährlichste Operation für die Mutter!
Bei verschleppter Querlage niemals eine Wendung versuchen!!

Zu 3. Ist man in bezug auf das Becken im Zweifel, so mißt man mit raschem Griff die **Conj. diagonalis** (s. S. 319), die mindestens **9,5 cm** lang sein muß, wenn man ein Kind mit einem normal großen Kopf extrahieren will.

Wer wendet und nachher nicht extrahieren kann, weil ein Mißverhältnis zwischen Kopf und Becken besteht, hat einen groben Fehler begangen! Es bleibt nur noch die Perforation des Kindes übrig.

Etwas anderes ist es natürlich, wenn die Wendung als Notoperation ausgeführt und von vornherein auf die Extraktion eines lebenden Kindes verzichtet werden mußte.

Bzgl. Diagnose der QL und der verschleppten QL siehe Querlage (S. 198 u. 211).

Zeitpunkt der Wendung: Am günstigsten ist es, die Wendung auszuführen
bei vollständigem Mm und
bei stehender Blase;

bei vollständigem Mm, weil anschließend das Kind sofort extrahiert werden kann. Wie schon gesagt, sind die **Lebensaussichten des Kindes** nur dann gut, wenn die Extraktion sogleich an die Wendung angeschlossen werden kann.

Zur Wendung mit anschließender Extraktion gehört unbedingt ein vollständiger Muttermund!

Bei stehender Blase, weil dann die Beweglichkeit und damit die Drehfähigkeit des Kindes am größten ist. Ob und wie ein Kind bei gesprungener Blase drehfähig ist, läßt sich von außen schwer beurteilen; man muß es versuchen. **Es ist eine uralte Erfahrung, daß die Ergebnisse der Wendungsoperation von dem Zeitpunkt des Blasensprunges abhängig sind.**

Ausführung der inneren Wendung aus Querlage

Keine innere Wendung ohne tiefe Narkose! Völlige Entspannung der Gebärmutter und der Bauchdecken ist unbedingt notwendig. Sie kann nur in tiefer Narkose erreicht werden. Würde man ohne Narkose wenden, so würde die Frau pressen und es würde zur Auslösung von Wehen kommen, wodurch die Wendung sehr erschwert, ja unmöglich würde. Außerdem könnten bei diesem Vorgehen ein Arm oder die Nabelschnur vorfallen. Also:

Wendung ohne tiefe Narkose = Kunstfehler

Daran ändert auch nichts die Tatsache, daß ein sehr geschickter und erfahrener Geburtshelfer aus irgendwelchen Gründen gelegentlich einmal eine Wendung ohne Narkose ausführen konnte. Die Ausführung der Wendung ohne tiefe Narkose ist und bleibt ein Kunstfehler, weil sie so auch für den Geübten eben nicht nur viel schwieriger, sondern auch sehr viel gefährlicher ist. Dem Ungeübten gelingt es ohne Narkose meist nicht einmal, an ein Bein heranzukommen!

Sorgfältige äußere Untersuchung und Diagnosenstellung von größter Wichtigkeit! Wenn man nicht weiß, auf welcher Seite die **Beine** (Steiß) liegen, kann man auch nicht die richtige Hand zum Wenden auswählen!

Die **Desinfektion der Hände und Unterarme** (s. S. 81) ist bei der Wendung mit ihrer großen Infektionsgefahr besonders sorgfältig vorzunehmen, ebenso ist darauf zu achten, daß die benutzten Gummihandschuhe einwandfrei sterilisiert sind. Ferner ist hier auf die richtige **Vorbereitung der Kreißenden** (s. S. 81) ganz besonders Wert zu legen und ist gerade hier energisch durchzuführen. Niemals vorherige **Entleerung der Blase** vergessen!

Wahl der inneren Hand:

Man führt stets die Hand in den Uterus ein, die dem Beckenende (= den Füßen) des Kindes entspricht,
die Hand also, die den Füßen unmittelbar gegenüberliegt,

d. h. bei **I.** oder **linker** Querlage
(Kopf links, Steiß rechts) die **linke** Hand (s. Abb. 163)
bei **II.** oder **rechter** Querlage
(Kopf rechts, Steiß links) die **rechte** Hand (s. Abb. 164)

Derartige Regeln niemals auswendig lernen, sondern durch praktische Vorstellung, siehe die Abb. 163 und 164, genau einprägen!

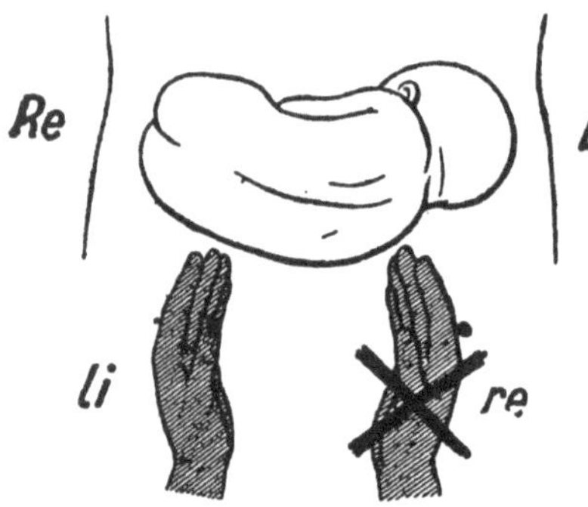

Abb. 163. Linke Querlage, Wahl der inneren Hand

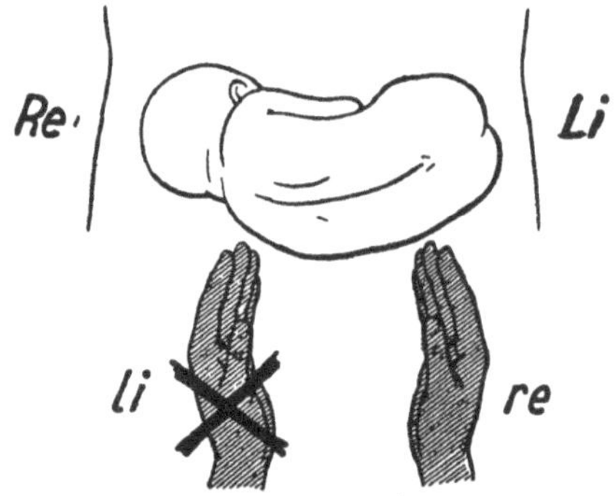

Abb. 164. Rechte Querlage, Wahl der inneren Hand

Wahl des Fußes, auf den gewendet werden soll:

Man wendet bei **dorsoanteriorer** Querlage auf den **unteren** Fuß,
bei **dorsoposteriorer** Querlage auf **beide** Füße.

Stoeckel sagt hierzu: „Es kommt darauf an, das Kind so herumzudrehen, daß sein Rücken bei dorsoanterioren Lagen **vorn bleibt** und bei dorsoposterioren Lagen **nach vorn kommt.**“

Viele **namhafte** Autoren wenden bei dorsoposterioren Lagen **auf den** oberen Fuß, was Stoeckel als einen „schlechten Rat“

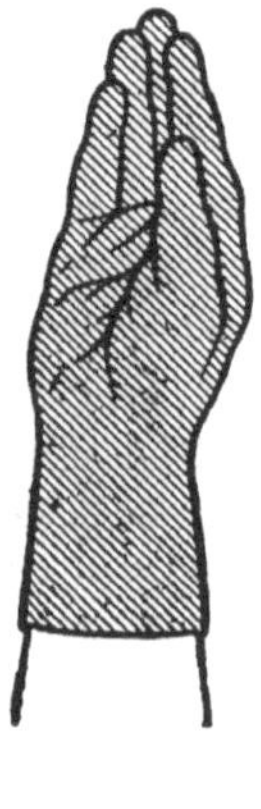

Abb. 165. Haltung der „inneren“ Hand beim Eingeben

bezeichnet. Wahl hat in den letzten Jahren immer auf den nächstliegenden, d. h. fast immer auf den unteren Fuß gewendet, gleichgültig ob es sich um eine dorsoanteriore oder dorsoposteriore Lage handelte. Wendungsschwierigkeiten traten dabei niemals auf.

Für die Praxis genügt m. E. die Unterteilung in dorsoanteriore und -posteriore Lagen. Die am häufigsten vorkommende Einstellung ist die dorsoanteriore, Kommt einmal eine ausgesprochene dorsosuperiore Lage vor, so wendet man sie stets auf den vorderen Fuß, die dorsoinferiore Lage auf beide Füße.

Jede Wendung ist mit ganz langsamen und ruhigen Bewegungen auszuführen!

Dabei ist die Uteruswand möglichst wenig zu berühren; es kann sonst zur Auslösung von Wehen oder zur Ausbildung eines inneren Schnürringes kommen, wodurch die Beweglichkeit des Kindes natürlich sehr beeinträchtigt wird. Bester Rat in solchen Fällen: **Ruhig und regungslos abwarten!** (Leopold).

Die innere Wendung aus Querlage wird ausgeführt in drei Tempi:

Tempo I:	Tempo II:	Tempo III:
Beide Hände am Kopfende!	Beide Hände am Steiß!	Äußere Hand wieder am Kopf! Innere Hand am Fuß!

Tempo I = Beide Hände am Kopfende! (Abb. 166)

Zweck: **Freimachen des Beckeneinganges,** d. h. Zurückschieben des vorliegenden Teils, also der Schulter, vom Beckeneingang, um mit der Hand überhaupt in die Gebärmutterhöhle hineinkommen zu können. Dazu drängt die äußere Hand den Kopf vom BE nach oben weg, also funduswärts. Die innere

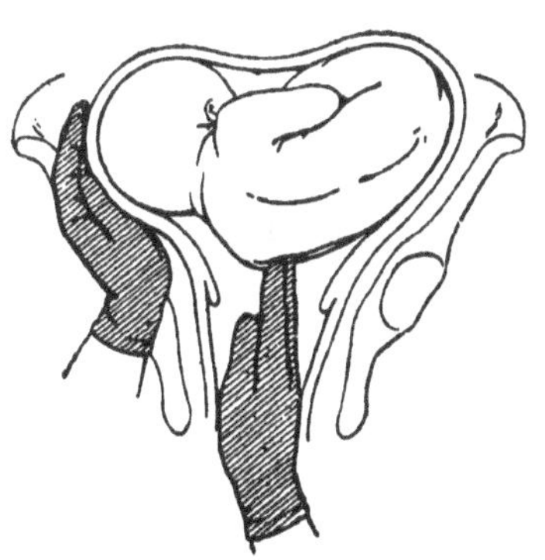

Abb. 166. Wendung aus Querlage (1): Tempo I = Beide Hände am Kopfende!

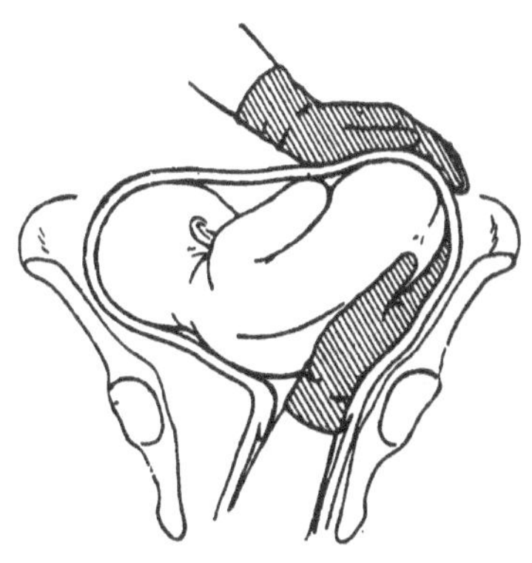

Abb. 167. Wendung aus Querlage (2): Tempo II: = Beide Hände am Steiß!

Hand ist mit konisch zusammengelegten Fingern (Abb. 165) unter Drehbewegungen in den Uterus eingeführt worden und schiebt die Schulter nach oben in dieselbe Richtung, in die der Kopf weggeschoben wird.

Tempo II = Beide Hände am Steiß! (Abb. 167)

Zweck: **Erfassen des Fußes.** Zunächst einmal muß jetzt die äußere Hand den Steiß kräftig beckenwärts der inneren Hand entgegenschieben. Dann erst, nicht früher, geht die innere Hand von der Schulter aus **an der Seitenkante des Kindes entlang** auch an den Steiß heran, der ihr von der äußeren Hand entgegengeschoben wird. **Die innere Hand tastet sich vom Steiß zum Oberschenkel, vom Oberschenkel zum Fuß bzw. den Füßen.** Fassen des Fußes bzw. der Füße, aber zunächst noch nicht daran ziehen!

Vorsicht!
Nicht eine Hand fassen!
Genau abtasten, ob man Hand oder Fuß gefaßt hat.

Merke: Das wichtigste Kennzeichen des Fußes ist die **Ferse** (Fersenbein, Calcaneus). Beim Übergang vom Unterschenkel zum Fuß fühlt man die Ferse als **Spitze.** Der Übergang ist **winklig!** Der Übergang vom Arm zur Hand ist flach, die Hand ist die gerade Verlängerung des Unterarms! Außerdem:

die Zehen sind kürzer als die Finger,
die Zehen sind etwa gleichlang,
die Finger nicht (Daumen!),
der Daumen ist abspreizbar,
die große Zehe nicht!

Sobald man im Zweifel ist, ob man einen Fuß oder eine Hand gefaßt hat, so braucht man eigentlich nur nach dem für den Fuß charakteristischen Fersenhöcker zu tasten. Hält man sich streng an die Regel, mit der inneren Hand immer an der Flanke des Kindes entlang bis zum Steiß zu tasten, so kommt man gar nicht mehr an die Hand heran.

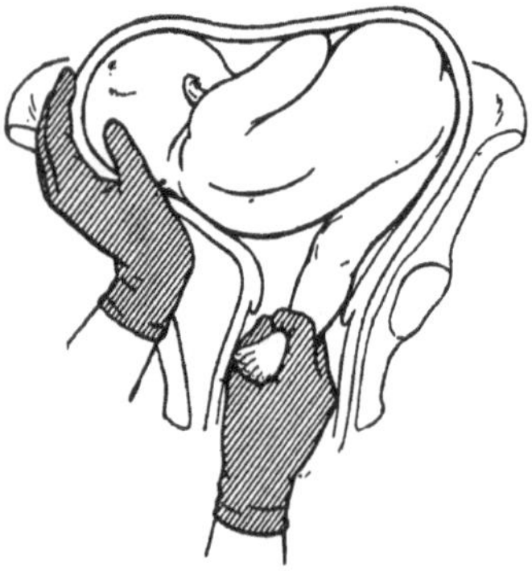

Abb. 168. Wendung aus Querlage (3): Tempo III = Äußere Hand wieder am Kopf. Innere Hand am Fuß!

Die äußere Hand ist bei der Wendung genau so wichtig wie die innere Hand! Von dem richtigen Zusammenarbeiten beider Hände hängt der Erfolg der Wendung ab!

Tempo III = Äußere Hand wieder am Kopf! Innere Hand am Fuß! (Abb. 168)

Beginn der eigentlichen Wendung: Wieder beginnt zunächst die äußere Hand: sie geht jetzt an den seitlich stehenden Kopf zurück und schiebt ihn nach oben (= funduswärts). **Danach** erst — **nicht** aber zugleich oder sogar vorher — wird der von der inneren Hand gefaßte Fuß (bzw. die Füße) nach unten gezogen und herausgeleitet. **Niemals umgekehrt erst den Fuß herausziehen und dann erst den Kopf nach oben drängen wollen.**

Die Wendung ist vollendet, wenn man den Kopf im Fundus fühlt und das Knie des Kindes in der Vulva erscheint.

Man kann auch sagen: **Die Wendung ist beendet, wenn das Knie in der Vulva erscheint und darin bleibt!!!**

Wenn das Knie nicht in der Vulva bleibt, so ist der Kopf noch nicht richtig im Fundus angekommen. Man muß dann dafür sorgen, daß der Kopf in den Fundus gebracht wird. Am besten wendet man in einem solchen Falle den Handgriff der Justine Siegemundin (s. u.) an. — Jedenfalls ist es falsch, was man häufig hören kann: Die Wendung ist beendet, wenn das Knie in der Vulva erscheint.

Ein Arm ist vorgefallen: Hierfür gilt folgender wichtiger Grundsatz:

Vorgefallenen Arm niemals reponieren!
Arm anschlingen und locker halten lassen!

Eine Reposition wäre völlig sinnlos. Die Ausführung der Wendung wird durch den vorgefallenen Arm in keiner Weise behindert, die Extraktion würde dagegen wesentlich erschwert, da der vorgefallene Arm nach Reposition von neuem gelöst werden müßte.

Sehr wichtig ist es, den angeschlungenen Arm von einer Hilfskraft ganz **locker** halten zu lassen. Wird die Schlinge zu sehr angespannt, so kann man den Kopf natürlich nicht in den Fundus bringen.

Wahl einer falschen Hand: Merkt man nach dem Eingehen, daß man die falsche Hand eingeführt hat, so wird sie niemals zurückgezogen (Infektionsgefahr!), sondern die Wendung mit dieser Hand ausgeführt.

Wahl eines falschen Fußes: Man mache sich zunächst folgendes zur Unterscheidung des unteren und oberen Fußes klar. Beim unteren Fuß sieht, wenn man den Fuß schon etwas angezogen hat, die kleine Zehe zur Symphyse, die große zum Kreuzbein, umgekehrt beim oberen Fuß. Dem Ungeübten sei empfohlen, froh zu sein, überhaupt einen Fuß gefunden zu haben und die Wendung auf diesen Fuß auszuführen. Der Geübte wird sich in Ruhe den richtigen Fuß suchen und dann auf diesen oder auf beide Füße wenden. Handelt es sich um eine schwierige Wendung, so wird jeder auf den Fuß wenden, den er gerade fassen kann.

Die Wendung gelingt nicht! Was nun?

Zwei Hilfsmittel:

1. Herabholen des zweiten Fußes.

Wenn dann immer noch kein Erfolg,

2. Gedoppelter Handgriff der Justine Siegemundin (Chur-Brandenburgsche Hoff-Wehe-Mutter, beschrieben in ihrem Hebammenlehrbuch, Berlin, 1690): Der sehr merkenswerte Grundgedanke dieses heute noch sehr wichtigen Handgriffes ist folgender: Die Ausführung auch jeder schwierigen Wendung wird dadurch stets erreicht, daß man nicht, wie bisher, nur mit einer Hand, sondern jetzt **mit zwei Händen im Innern des Uterus arbeitet.** Die bisher innere Hand bleibt an den Füßen, während die andere (vorher äußere) Hand jetzt **von innen her** den Kopf funduswärts schiebt, wodurch die Wendung gelingen muß. Der Sinn des Handgriffs besteht also darin, die bisher außen arbeitende Hand, die „äußere" Hand, auch mit in den Uterus einzuführen, mit der Aufgabe, den Kopf von innen her beweglich zu machen. Da aber zwei Hände praktisch nicht in den Uterus hinein können, wird die eine innere Hand, und zwar die, die an den Füßen zog, durch eine an dem Fuß bzw. den Füßen befestigte und nach außen herausgeleitete Wendungsschlinge ersetzt: an ihr zieht diese vorher innere Hand, wodurch sie gewissermaßen zu einer „indirekten" inneren Hand wird.

Ausführung: (Abb. 169) An dem bis in den Scheideneingang vorgezogenen vorderen Fuß (bzw. an beiden Füßen) befestigt man eine Wendungsschlinge, an der die bisher am Fuß direkt ziehende „innere" Hand nun außen zieht. Die bisher äußere Hand wird durch die Scheide in den Uterus eingeführt. Sie drängt den Kopf kräftig funduswärts. Zieht jetzt die andere Hand an ihrer Schlinge, so gelingt die Wendung auf jeden Fall, wenn nicht ausnahmsweise eine Besonderheit (Mißbildung oder ähnliches) vorliegt.

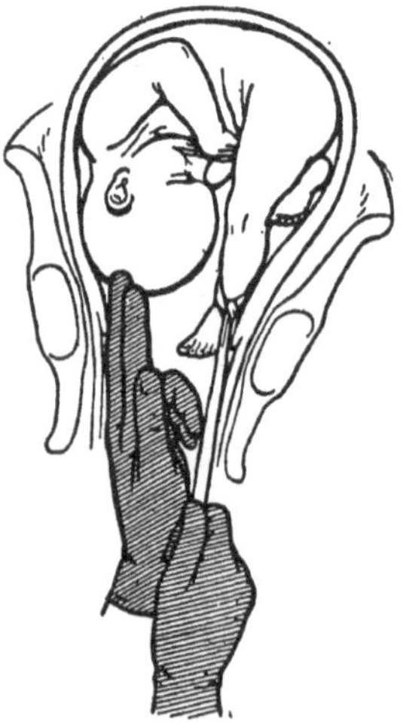

Abb. 169. Handgriff der Justine Siegemundin (1690)

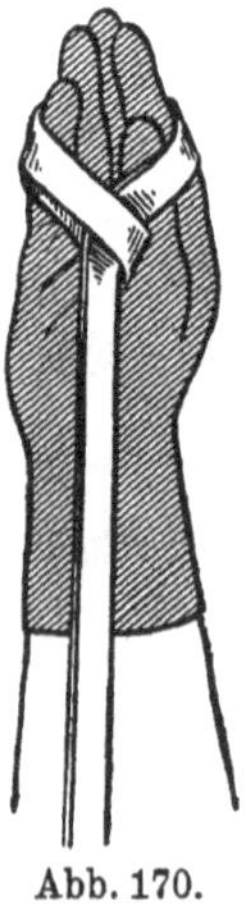

Abb. 170. Vorbereitung der Wendungschlinge

Pause zwischen Wendung und Extraktion!

Wird (bei vollständigem Mm) an die Wendung die Extraktion angeschlossen, so ist folgende Regel zu beachten:

Zwischen Wendung und Extraktion muß unbedingt eine Pause von etwa einer Minute eingeschoben werden!

Dabei muß der Fuß vollkommen losgelassen werden. Der Sinn dieser Vorschrift besteht weniger darin, das Kind nach der Wendung sich „erholen" zu lassen. Vielmehr erreicht man durch das Loslassen des Fußes und Einschieben einer Pause, daß die durch die Wendung aus ihrer normalen Haltung herausgebrachten Arme und der Kopf wieder in ihre physiologische Haltung zurückfinden. Extrahiert man nach der Wendung gleich in einem Zuge weiter, so wird die Entwicklung der Arme und des Kopfes leicht schwierig.

Die obige Darstellung der „Wendung aus Querlage" hat einen vollständigen oder fast vollständigen Mm zur Voraussetzung. Besitzt der Mm jedoch nur das in den Vorbedingungen geforderte Mindestmaß, also eine Durchgängigkeit für nur zwei Finger, so wird die innere Wendung aus Querlage in technisch etwas anderer Form als

Zweifingerwendung nach Braxton Hicks

= **Wendung bei nicht vollständig erweitertem Mm**

= **Vorzeitige Wendung**

ausgeführt; s. S. 290.

Zerstückelnde Operationen I

Dekapitation

= operative Trennung des Kopfes vom Rumpf.

Indikation: verschleppte Querlage.

Vorbedingung: 1. Mm muß möglichst handtellergroß sein,
2. Vera nicht unter 6 cm.

Scharfes Verfahren: 1. mit der großen Siebold schen **Schere,**
2. mit **Draht-** oder **Kettensäge.**

Stumpfes Verfahren: Dekapitation mit dem **Braun**schen **Schlüsselhaken.**

1. Dekapitation mit der großen Sieboldschen Dekapitationsschere (Abb. 171)

Die einfachsten Instrumente sind immer die besten. Ich versuche die Dekapitation stets zuerst mit der Sieboldschen Schere. Während der ganzen Operation ist tiefste Narkose von allergrößter Bedeutung, um die **Uterusruptur** zu vermeiden.

Technik:

1. Tempo: Subkutanes Knopfloch. Der Assistent zieht kräftig an dem vorgefallenen Arm nach unten und der dem Kopf entgegengesetzten Seite, um so das Kind gut zu fixieren und den Hals möglichst weit herauszubekommen. Der Operateur geht mit Zeige- und Mittelfinger der linken Hand um den Hals des

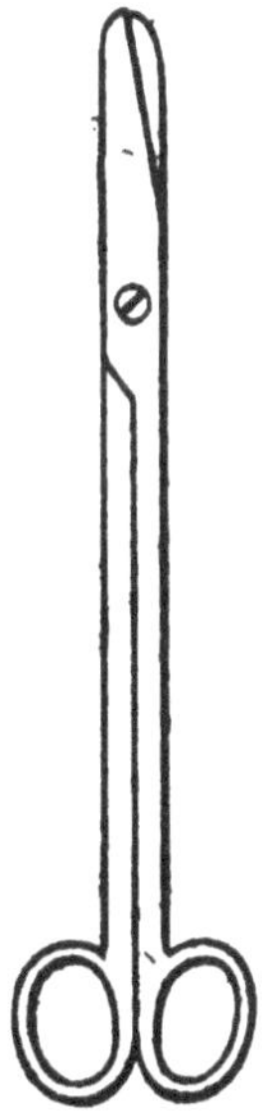

Abb. 171. Sieboldsche Schere

Kindes herum und schützt so die Weichteile. Die rechte Hand macht mit der großen Schere von Siebold jetzt einen Schnitt von 1—2 cm Länge in die Haut des Halses und führt dann die Schere geschlossen in das „Knopfloch“ ein.

Je nach Lage des Kopfes ist es durchaus nicht immer ganz leicht (und manchmal sogar unmöglich) an den Hals heranzukommen. Tiefe Narkose und kräftiges Vorziehen des Halses mit der linken Hand erleichtern das Arbeiten sehr.

2. Tempo: Durchschneiden der Halswirbelsäule. Die eingeführte Schere wird jetzt geöffnet, und mit kleinen Schlägen werden die Muskeln schrittweise und langsam durchtrennt. Man kommt sehr bald an die Halswirbelsäule, wobei immer sehr darauf geachtet werden muß, daß die Schere **unter der Haut** bleibt, die Haut des Halses also an gar keiner Stelle irgendwie verletzt wird. **Dauernder Weichteilschutz durch die linke Hand!** Die beiden Finger der linken Hand müssen jede, auch die kleinste Bewegung der Scherenbranchen decken!! Die Durchschneidung der Halswirbelsäule ist manchmal gar nicht so einfach, da man mit der Schere manchmal blind auf einen Wirbelkörper oder -bogen einschneidet, ohne in den günstigen Zwischenraum zwischen zwei Wirbeln kommen zu können. Mit dem Finger wird öfter die Tiefe und das Fortschreiten des Schnittes geprüft.

Ganz langsam und in größter Ruhe vorgehen! Ab und zu kurze Pausen machen, da sonst die linke Hand zu sehr ermüdet!

3. Tempo: Weitere Durchschneidung der Weichteile. Wenn die Wirbelsäule durchschnitten ist, schneidet man mit der Schere gegen die hakenförmig gekrümmten Finger sehr vorsichtig die Hautbrücke durch, die den Kopf noch mit dem Rumpf verbindet.

4. Tempo: Extraktion des Rumpfes. Stets wird der Rumpf zuerst herausgezogen, und zwar durch Zug am vorgefallenen Arm. Darauf achten, daß scharfe Knochenränder und -splitter nicht die Weichteile der Mutter verletzen. Der Kopf wird stets nachher herausgeholt. Der Zeigefinger oder ein Haken wird in den Mund eingehakt. Entwicklung evtl. durch den Wiegand-Martin-Winckelschen und danach den Veit-Smellieschen Handgriff. Wenn nötig, werden zwei oder drei Klemmen mit scharfen Krallen an dem Halsstumpf angesetzt, um das Herausziehen zu erleichtern. Unter Umständen muß man auch den Kopf perforieren. In jedem Fall muß dabei der Kopf von außen her vulvawärts gedrückt und fixiert werden.

Bei engem Becken oder stark gespanntem unterem Uterinsegment führt man am besten die **Perforation** aus.

Während der ganzen Operation ist tiefste Narkose von größter Bedeutung, um die Uterusruptur zu vermeiden.

Neuerdings hat Thiessen empfohlen, die Dekapitation so vorzunehmen, daß der eine Arm am Kopf verbleibt, um eine bessere Handhabe zur Extraktion des Kopfes zu haben.

2. Dekapitation mit der Drahtsäge.

Für den Praktiker kommt wohl nur die Gigli-Säge in Frage, die zum Anlegen in den Blondschen Fingerhut (Abb. 172) eingehängt wird. Den Fingerhut setzt man auf den Daumen der inneren Hand auf und umgreift mit Zeigefinger und Daumen den Hals des Kindes. Das ist nicht immer ganz leicht. Ebenso schwierig ist es meistens, mit dem Zeigefinger den Fingerhut vom Daumen abzunehmen, um so die Gigli-Säge um den Hals herumzuführen. Das Durchsägen muß unter Deckung durch mindestens einen Finger ganz langsam und sehr vorsichtig geschehen, um Nebenverletzungen, die leicht möglich sind (Blase!) zu vermeiden. In der Klinik benutzt man die völlig ungefährliche Kettensäge von Ribemont-Bong, die für die Hauspraxis nicht geeignet ist.

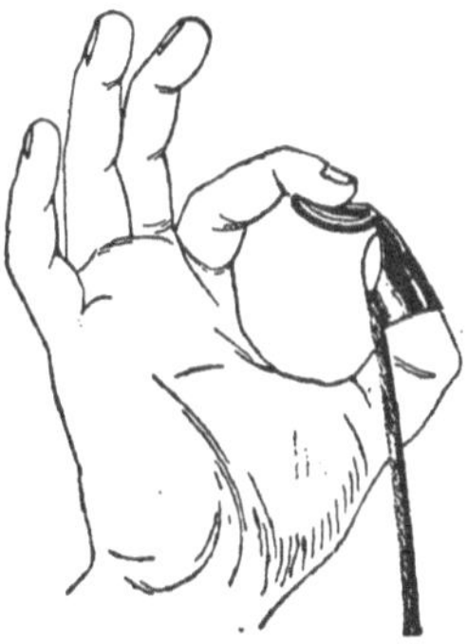

Abb. 172.
Blondscher Fingerhut

3. Dekapitation mit dem Braunschen Schlüsselhaken (Abb. 173).

Innere Hand: bei I. Querlage die rechte Hand,
bei II. Querlage die linke Hand.

Mit der eingeführten Hand wird der Hals des Kindes fest umgriffen, und zwar mit Daumen (vorn) und Zeigefinger (hinten!), noch besser mit Zeigefinger und drittem Finger (hinten). Vorgefallenen Arm kräftig anziehen (stets zum Beckenende des Kindes hin).

Schlüsselhaken stets quergestellt
vorn
einführen!

Griff beim Einführen stark **senken!** Keine Bewegung ohne Kontrolle durch die innere Hand!! Knopf des Hakens nach **hinten** drehen und dann über den Hals des Kindes haken. Genaue Kontrolle der inneren Finger, ob der Haken gut am Halse liegt. Der Knopf des Hakens soll sich in die Halsmuskulatur einbohren.

Nicht eher mit dem Dekapitieren beginnen,
bis der Haken gut am Halse liegt!!!

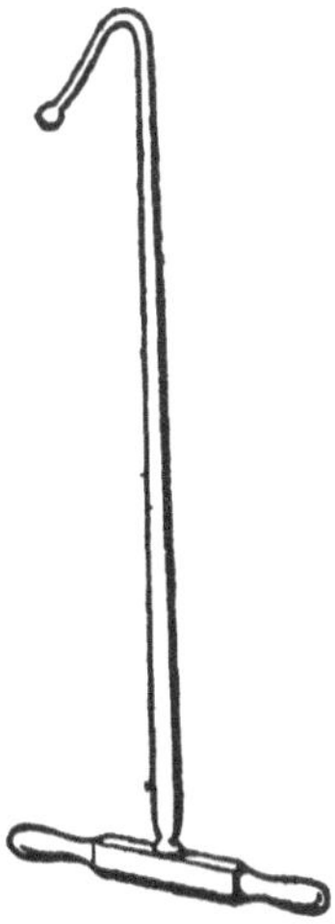

Abb. 173.
Braunscher
Schlüsselhaken

Dekapitation: Drehbewegungen des Hakens nach beiden Seiten, wie „ein Schlüssel im Schlüsselloch" bei abwechselndem Auf- und Zuschließen. Dadurch werden die Weichteile zerrissen und die Wirbelsäule zerbrochen. Dann erst den Rumpf am Arm herausziehen, danach den Kopf durch Einhaken des gekrümmten Fingers in den Mund. Dabei von oben außen her kräftig drücken lassen!

Merke:

Bei drohender Uterusruptur
niemals mit dem Schlüsselhaken
dekapitieren!

Die Drehungen mit dem Schlüsselhaken müssen mit ziemlicher Gewalt ausgeführt werden und steigern die Gefahr der Uterusruptur! Wie bei jeder anderen größeren geburtshilflichen Operation gilt auch für die Dekapitation:

Nach jeder Dekapitation sind
Uterus und Scheide
auszutasten!!

Insbesondere ist das untere Uterinsegment peinlichst genau zu kontrollieren: die **Rupturstelle ist an der Kopfseite zu vermuten,** also:

bei **I.** Querlage **links,**

bei **II.** Querlage **rechts.**

Zum Schluß stets die Nachgeburt manuell lösen und Uterus und Scheide austasten!

Nicht vergessen zu

kathetern!

Bei blutigem Harn Dauerkatheter (s. S. 333)!

Embryotomie

In seltenen Fällen liegt bei einer verschleppten Querlage der Hals so hoch, daß man trotz aller Bemühungen nicht herankommen kann. Dann bleibt nichts anderes übrig, als auf die Dekapitation

= Embryotomia cervicalis

zu verzichten und eine

Embryotomia thoracalis,
= Embryotomie i. e. S.

also eine Durchschneidung der Wirbelsäule an anderer Stelle, meist im Brustabschnitt vorzunehmen.

Technik:

Mit großen Spiegeln den im Mm stehenden Kindsteil einstellen. Vorgefallenen Arm kräftig anziehen lassen. Abtasten des vorliegenden Teils. Möglichst in der Nähe der Wirbelsäule mit kräftiger Schere ein Loch einschneiden.

Vorgehen nach Stoeckel: Die Ränder des Loches werden mit kräftigen Collinschen Klemmen möglichst breit gefaßt, kräftig auseinander gezerrt und **stark nach abwärts** gezogen. Nach der **Wirbelsäule** tasten und schrittweise auf sie zuschneiden. Die bei der Eröffnung der Brust oder Bauchhöhle vorfallenden Eingeweide werden entfernt, weil sie sonst stören. Durchtrennung der Wirbelsäule zwischen zwei Wirbeln. Durchtrennung der restlichen Weichteile. Zuerst die Steißhälfte (mit Hilfe von Faßzangen oder an einem Fuß) extrahieren, danach die Kopfhälfte (am Arm). **Nach jeder zerstückelnden Operation sind Uterus und Scheide auszutasten** (s. S. 215)! **Kathetern** nicht vergessen!

Zwillinge

Häufigkeit: Auf 80 bis 90 Geburten kommt eine Zwillingsgeburt (eine Zahl, die sich an den verschiedensten Stellen der Literatur findet).

Diagnose: Zwillinge werden in der Schwangerschaft oft nicht erkannt. Das Hauptmittel der Feststellung ist, abgesehen vom Röntgenverfahren, das immer zum Ziel führt, aber vom praktischen Arzt nur selten angewendet werden kann, die **Palpation.** Gerade diese ist aber in sehr vielen Fällen so erschwert (fette Bauchdecken, Ödem der Bauchdecken, Hydramnion, hintereinanderliegende Früchte), daß man keine Einzelheiten durchfühlen kann. Sehr oft ist aber auch der Arzt an einer Fehldiagnose schuld, weil er einfach gar nicht an Zwillinge gedacht hat.

Verdacht auf Zwillinge ergeben die folgenden Zeichen:

1. **Leibesumfang auffallend groß,** am Ende der Schwangerschaft über **100 cm.** Differentialdiagnose: 1. ein großes Kind, 2. Hydramnion.

2. **Sehr hoch stehender Fundus** bedeutet einen besonderen Hinweis, wenn man einen großen Teil des vorangehenden Kindes schon im BE tasten kann.

3. **Viele lebhafte Kindsbewegungen** gleichzeitig an verschiedensten Stellen des Bauches.

4. **Fühlen von vielen kleinen Teilen** seitlich links und rechts, oben und unten.

5. **(Mediane) Furche,** die die Gebärmutter in zwei Hälften teilt.

6. **Übergroße Steißkopflänge.** Die Steißkopflänge des im Uterus liegenden reifen Kindes beträgt normalerweise etwa **25 cm** (mit dem Beckenzirkel gemessen). Mißt man also eine intrauterine Steißkopflänge von z. B. 36 cm, so ist damit bewiesen, daß Kopf und Steiß nicht derselben Frucht angehören können, sondern daß es sich um zwei Früchte handeln muß, von denen die eine durch die andere verdeckt wird. Allgemein kann man sagen: beträgt die Steißkopflänge **mehr als 30 cm,** so kann man annehmen, daß die beiden getasteten Teile nicht einer Frucht angehören.

Sichere Zwillingszeichen:

1. Nachweis von zwei Köpfen oder drei großen Teilen.

Manchmal fühlt man zwei große Teile nebeneinander liegen.

2. Hören von zweierlei HT, die eine Frequenzdifferenz von mindestens 10 Schlägen/Min. haben. Abhören durch zwei geübte Untersucher zu gleicher Zeit.

3. Röntgenologischer Nachweis von zwei Früchten; vom fünften Monat ab möglich.

In jedem Fall muß der praktische Arzt wenigstens daran denken, daß Zwillinge vorliegen könnten. Die Diagnose Zwillinge in der Schwangerschaft mit Sicherheit zu stellen, ist in der Außenpraxis häufig nicht möglich. **Zu einer Vermutungsdiagnose muß aber auch der praktischen Arzt in jedem Falle kommen und sie der Schwangeren gegenüber auch aussprechen!!**

Differentialdiagnose: ein großes Kind, Hydramnion; hochstehender Fundus infolge engen Beckens oder Placenta praevia (totalis).

> **Von Zwillingen überrascht zu werden, ist**
> **für den Arzt oft,**
> **für die Eltern immer — peinlich!** **Ernst Bumm.**

Schwangerschaft: Infolge der Mehrbelastung kommt es bei Zwillingsmüttern viel häufiger und meist in einem viel stärkeren Grade zu **Schwangerschaftsbeschwerden** (Kurzatmigkeit infolge Zwerchfellhochstand, starke Varizenbildung u. a.) und **Schwangerschaftstoxikosen** (Oedeme, Schwangerschaftsnephrose, Eklampsismus und Eklampsie). Häufige Schwangerschaftsuntersuchungen sind daher dringend erforderlich!

Geburtsverlauf: In ungefähr der Hälfte aller Fälle verlaufen Zwillingsgeburten spontan und normal.

Zwilling I

Eröffnungsperiode: Meist verzögert infolge mäßiger Wehen = typische **primäre Wehenschwäche** infolge Überdehnung der Uterusmuskulatur. Behandlung s. S. 64.

Geburtsdauer daher häufig verlängert!!

Austreibungsperiode: Verläuft meist kürzer als normal (kleine Frucht!).

Nach der Geburt des Zwillings I tritt eine

Wehenpause

von 20—30 Minuten, selten länger als eine Stunde, ein.

Zwilling II

Meist beginnen die Wehen schon 20—30 Minuten nach Geburt des ersten Zwillings wieder von neuem, die zweite Blase stellt sich, springt und mit wenigen kräftigen Preßwehen wird der Zwilling II geboren.

Nachgeburtsperiode: Erst nach Ausstoßung beider Früchte kommt es zur Geburt ihrer Nachgeburtsteile. Infolge der Überdehnung des Uterus sind **Atonien häufig.**

Komplikationen des Geburtsverlaufs

Komplikationen sind häufig und charakteristisch. Sie werden in der Hauptsache durch zwei Faktoren bedingt:

1. Abnorme Lage und Haltung der Kinder,

2. Überdehnung des Uterusmuskels.

ad. 1. Durch die **abnorme Lage oder Haltung** eines oder beider Kinder, insbesondere durch ihre gegenseitige Behinderung an der Einstellung, steht der vorangehende Teil oft hoch über dem BE, so daß das untere Uterinsegment nach unten nicht richtig abgeschlossen ist. Die notwendige Folge ist der

a) **vorzeitige Blasensprung,**

ein für die Zwillingsgeburt charakteristisches Ereignis, das sehr häufig 8—14 Tage und früher vor dem eigentlichen Termin auftritt. Dadurch kommt es als weitere Folge zu der ebenso kennzeichnenden

b) **Frühgeburt bei Zwillingen.**

Nach Mikulicz-Radecki beginnen 35% aller Zwillingsgeburten mit vorzeitigem Blasensprung.

Bei vorzeitigem Blasensprung und einem das untere Uterinsegment nicht gut abschließenden kleinen Kopf oder Steiß kann es leicht zum

c) **Nabelschnurvorfall**

kommen. Behandlung s. S. 244.

ad. 2. **Überdehnung des Uterus.**

Häufige Folgen: a) **primäre Wehenschwäche,** charakteristisch für den ganzen Verlauf der Eröffnungsperiode.

b) **Lange Geburtsdauer,** die häufig zu beobachten ist. Gefahren: Schlechte HT, Absterben der Kinder (Asphyxie), steigende Infektionsgefahr für die Mutter (Temperatursteigerung, Fieber), Drucksymptome (Kompression der Beckenorgane: Vulvaödem, blutiger Harn), Erschöpfung der Mutter.

c) **Gefahr der vorzeitigen Lösung der Plazenta** (S. 278) **des zweiten Zwillings nach Geburt des ersten Zwillings = Erstickungsgefahr für den zweiten Zwilling.**

Nach der Geburt des ersten Zwillings fällt die überreckte Uteruswand zusammen, ihre Außen- und Innenwandfläche verkleinert sich. Dadurch verkleinert sich auch der Teil der Innenwand, in dem die Plazenten haften. Da außerdem der Gegendruck durch den ersten Zwilling fehlt, kommt es nicht selten zur Ablösung der ersten Plazenta, wodurch auch manchmal ein Teil der zweiten Plazenta mitgelöst wird.

d) **Atonie des Uterus in der Nachgeburtsperiode.**

Geburtsleitung

Geburt des ersten Zwillings

Durch genaue äußere und rektale Untersuchung wird zunächst Lage und Haltung des vorangehenden Zwillings festgestellt. Liegt er in normaler Längslage, so gilt der Grundsatz:

Völlig konservative Geburtsleitung!!

So lange ruhig abwarten und nichts tun, als nur eben möglich!!

Genaue Kontrolle der HT. Die übliche primäre **Wehenschwäche** wird mit Wehenmitteln behandelt.

Die Geburt des ersten Zwillings soll, wenn irgend möglich, spontan ablaufen! Niemals ist das Vorhandensein von Zwillingen eine Indikation zu einem Eingriff!

Nur beim Vorliegen einer dringlichen mütterlichen oder kindlichen Indikation, aber auch nur dann, ist einzugreifen. Muß der erste Zwilling operativ entbunden werden, so gilt als Regel:

Bei operativer Entbindung des ersten Zwillings ist anschließend in derselben Narkose auch der zweite Zwilling operativ zu entwickeln!

Diese Regel gilt vor allem deswegen, weil der zweite Zwilling erfahrungsgemäß häufig operativ entbunden werden muß und der Mutter so eine Narkose erspart wird.

Nach der operativen Entbindung des ersten Zwillings ist eine **kurze Pause** einzuschieben, bevor mit der Entwicklung des zweiten begonnen wird. Damit wird dem überdehnten und schnell entleerten Uterus etwas Zeit gelassen, sich zusammenzuziehen und sich der Entleerung anzupassen.

Ich empfehle sehr, unmittelbar nach der Entbindung des ersten Kindes 0,2 bis 0,3 ccm von 3 VE (= 1 ccm) eines Hinterlappenpräparates intramuskulär zu spritzen.

Beachte:

Die Nabelschnur des ersten Kindes muß auch zum Uterus hin gut abgebunden werden!

Bei eineiigen Zwillingen besteht eine Kommunikation der Plazentargefäße. Würde das plazentare Ende der Schnur nicht fest unterbunden, so könnte sich der zweite Zwilling durch die Nabelschnur des ersten verbluten. Ob eineiige oder zweieiige Zwillinge vorliegen, kann man vorher nicht wissen.

Es ist Pflicht des Arztes, mit darauf zu achten, daß der erstgeborene Zwilling als solcher gekennzeichnet wird (Erstgeburtsrecht).

Verhakung: Daß ein Kind das andere am Austritt hindert, ist in verschiedenster Weise möglich, kommt aber in Wirklichkeit doch sehr selten vor. Ich habe bei dem großen Material unserer Klinik in sieben Jahren einmal eine

typische Verhakung

bei einer 23jährigen Erstgebärenden mit weitem Becken gesehen. Zwilling I befand sich in Beckenendlage, Zwilling II in Schädellage. Die Entwicklung der Beckenendlage ging zuerst spontan vor sich, kam dann aber bald nach Geburt des Steißes zum Stillstand. Die vaginale Untersuchung ergab als Ursache eine Verhakung des Kopfes. Der zugleich mit dem Steiß I in das Becken eingetretene Kopf II stand tiefer im Becken als der Kopf I und hinderte diesen am Austritt. Es gelang nach einigen Schwierigkeiten, beide Köpfe nach oben zu schieben und danach Kopf I an Kopf II vorbeizuleiten.

Geburt des zweiten Zwillings

Nach der Geburt des ersten Zwillings besteht für den zweiten eine große Gefahr, nämlich die der **vorzeitigen Ablösung seiner Plazenta** (s. Komplikationen). Es gibt nur ein sicheres Mittel, sich von dem Wohlergehen des zweiten Kindes zu überzeugen, das ist die

Sorgfältige und dauernde Kontrolle der HT nach Geburt des ersten Zwillings!

Beim Schlechterwerden der HT sofortiges Eingreifen!

Auch ist auf etwa auftretende **Blutungen** (als Zeichen der vorzeitigen Plazentaablösung!) zu achten!

Durch äußere und rektale Untersuchung ist nun zunächst genau festzustellen, ob das zweite Kind in Längslage liegt oder nicht.

Liegt das zweite Kind in Längslage, und sind die HT gut, so wird zunächst abgewartet!!

Etwa ½ Stunde nach Geburt des ersten Kindes treten neue Wehen auf und in etwa der Hälfte aller Fälle kommt es zur Spontangeburt auch des zweiten Zwillings. Allerdings können auch viele Stunden, ja Tage vergehen, ehe sich das zweiten Kind zur Geburt stellt. Deshalb gibt jeder erfahrene Geburtshelfer, falls in etwa 20—30 Minuten nach Entbindung des ersten Zwillings noch keine Wehen aufgetreten sind, **Wehenmittel** (1—2 VE intramuskulär). In vielen Fällen kommen daraufhin die Wehen in Gang und jedes weitere Eingreifen wird erspart.

Dabei muß man sich zwischendurch durch äußere Untersuchung überzeugen, ob der zweite Zwilling auch wirklich noch in Längslage liegt: häufig lagert er sich sekundär in **Querlage** um! Dann können natürlich auch die besten Wehen keinen Erfolg haben! Sofort äußere Wendung ausführen, s. unten!

Tritt trotz einigermaßen kräftiger Wehen der vorangehende Teil nicht ein oder der eingetretene Teil nicht tiefer, so wird die **Blase gesprengt.** (Vorsicht! Größte Gefahr des Vorfalls der Nabelschnur und der kleinen Teile!)

Sind zwei Stunden seit Geburt des ersten Zwillings vergangen, ohne daß (trotz Wehenmittel und Blasensprengung!) die Geburt in Gang gebracht werden konnte, so gilt heute die Regel, nun nicht mehr länger zu warten, sondern die Geburt operativ zu beenden:

Läßt die Spontangeburt des zweiten Zwillings länger als zwei Stunden auf sich warten, so wird das Kind operativ entbunden!

Vorgehen:

bei hochstehendem Kopf	**Wendung** auf den Fuß und **Extraktion,**
bei eingetretenem Kopf (Kopf etwa in BM),	**Zangenentbindung**
bei reiner Steißlage (Steiß beweglich im BE).	**Herunterholen eines Fußes** und **Extraktion**

(Bezgl. der übrigen Formen der BEL s. S. 174: Ganze Extraktion!)

Vor jeder operativen Entbindung des zweiten Zwillings gebe ich 2—3 VE eines HHL-Präparates intramuskulär.

Begründung für dieses aktive Vorgehen:

1. Erfolgt die Geburt des zweiten Zwillings nicht nach ein bis zwei Stunden, so zieht sie sich erfahrungsgemäß **noch über viele Stunden hin.**

2. Nach vielen Stunden muß dann schließlich doch noch **operativ** entbunden werden, jetzt aber unter **viel ungünstigeren Umständen** für Mutter und Kind.

3. **Gefahr der langen Geburtsdauer:**

Steigende Infektionsgefahr für die Mutter (Fieber),
schlechte HT, Absterben des Kindes (Asphyxie, S. 75),
Drucksymptome (Vulvaödem, blutiger Harn),
Erschöpfung der Mutter.

Das Gefährlichste bei der langdauernden Geburt ist die **Infektion,** der die Mutter mit Sicherheit ausgeliefert wird.

Merke:

Offene Geburtswege = Infektionsbereitschaft!!
Die Gefahr der aufsteigenden Infektion ist um so größer, je länger der Uterus offen bleibt!!!

Findet man bei der Untersuchung nach Geburt des ersten Kindes das zweite in

Querlage,

so wird meist empfohlen, die äußere Wendung (S.221) auszuführen, die hier sehr oft leicht gelingt. Ich bin kein Freund von diesem Vorgehen, weil man damit die Zwillingsgeburt im gefährlichsten Augenblick (Gefahr der vorzeitigen Lösung, Atonie, Blutung, Asphyxie) aus der Hand gibt. Beim querliegenden 2. Zwilling führe ich nach kurzem Abwarten stets die **innere Wendung und Extraktion** (S. 223) aus.

Nachgeburtsperiode: In jedem Fall sind sofort nach Geburt des 2. Zwillings **Wehenmittel** (3 VE eines Hinterlappenpräparates i. m.) zu spritzen, da der überreckte Uterus sonst zu langsam in einen Kontraktionszustand übergeht.

Typisch sind

Atonien,

wie immer, wenn ein überdehnter Uterus entleert wird (s. S. 293). Die Atoniegefahr ist besonders groß, wenn beide Kinder operativ entbunden werden mußten.

Nach Ausstoßung des 2. Zwillings stets an die drohende Atoniegefahr denken!!!

Häufig kommen auch **Lösungsschwierigkeiten** der Plazenten vor.

Besonders sorgfältige **Kontrolle der Plazenten auf Vollständigkeit.**

Nach vollständiger Ausstoßung der Plazenta bzw. Plazenten

1 ccm Gynergen oder Neo-Gynergen i.m.

Auch nach Ausstoßung der Nachgeburten ist die Neigung des Uterus zur Erschlaffung noch sehr groß!

Atoniegefahr besteht noch über mehrere Stunden nach vollständiger Ausstoßung der Plazenta bzw. Plazenten!!
Während der ganzen Zeit sorgfältige Uteruskontrolle!!
Gefahr der „Spätatonie"!!

Eineiige oder zweieiige Zwillinge (Zw.)?

Bisher nahm man folgendes an: eineiige Zw. werden in einer gemeinsamen Eihaut, zweieiige in getrennten Eihäuten geboren. Eineiige Zw. besitzen also eine gemeinsame Plazenta, ein gemeinsames Chorion und zwei Amnien (auch diese können einfach sein, so daß die Früchte ohne jede Scheidewand in einer gemeinsamen Eihöhle liegen). Zweieiige Zw. sind vollkommen getrennte Zw., sie besitzen zwei Plazenten, zwei Chorien und zwei Amnien. An der Scheidewand zwischen den beiden Eihäuten lassen sich vier Membranen isolieren, nämlich zwei Amnien und zwei Chorien, während die Scheidewand bei eineiigen Zw. nur aus den beiden Amnien besteht.

Diese Lehrmeinung wurde im letzten Jahrzehnt durch die **Zwillingsforschung** wesentlich korrigiert. **Heute gilt:**

1. **Zw. mit nur zwei trennenden Eihäuten (Amnien) sind stets eineiig.**
2. **Zw. mit vier Eihäuten (Amnion-Chorion + Chorion-Amnion) können sowohl eineiig wie zweieiig sein.**

Sind die Zw. **ungleichen Geschlechts,** so ist diese Frage von vornherein beantwortet: die Zw. müssen **zweieiig** sein.

Handelt es sich aber bei vier trennenden Häuten um **gleichgeschlechtliche Zw.,** so muß die Frage, ob eineiig oder zweieiig zunächst offen bleiben, da sie jetzt nur auf Grund der **Ähnlichkeitsdiagnose** (Siemens) beantwortet werden kann. Diese relativ einfach anzuwendende Methode kann aber erst durchgeführt werden, wenn die Zw. etwa zwei Jahre alt sind; sie besteht darin, daß man bei den Partnern eines Paares zahlreiche Merkmale vergleicht, von denen man durch die Erfahrung in der Familienforschung weiß, daß sie vorwiegend erbbedingt sind, z. B. Haarfarbe und -form, Augenfarbe, Sommersprossen, Tastlinien an den Fingerkuppen, Blutgruppen usw.

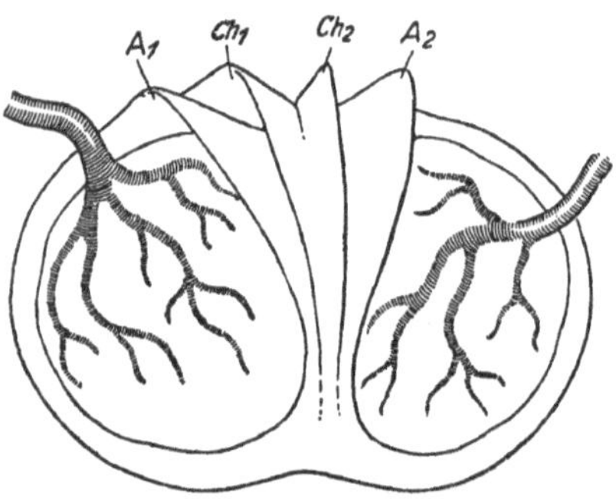

Abb. 174.
Zwei Amnien, zwei Chorien

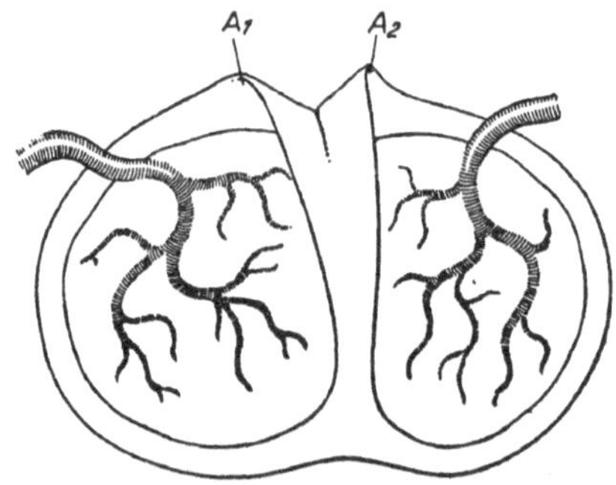

Abb. 175.
Zwei Amnien, ein gemeinsames Chorion

Nabelschnurvorliegen

Definition:

Nabelschnurvorliegen = Fühlen der Nabelschnur bei stehender Blase vor oder neben dem vorangehenden Kindesteil.

Bedeutung: Das Vorliegen der Nabelschnur ist die Vorstufe des bes. bei Kopflagen früher oder später sehr gefährlich werdenden Nabelschnurvorfalls. Solange die Nabelschnur nur vorliegt, wird sie fast nie gedrückt. Das Nabelschnurvorliegen macht daher fast nie Erscheinungen.

Vorgehen: alle zu treffenden Maßnahmen haben den Zweck, den Blasensprung, durch den es zum Nabelschnurvorfall kommen würde, hinauszuschieben und zwar solange, bis der Mm vollständig ist. Das geschieht durch

1. **Beckenhochlagerung** (Unterschieben von zwei Keilkissen), damit die vorliegende Schlinge zurückschlüpfen kann. Noch besser ist dazu die Knie-Ellenbogenlagerung (S. 248) geeignet. Danach

2. **Seitenlagerung:**

die Kreißende wird mit erhöhtem Becken

auf die der Nabelschnur entgegengesetzten Seite

gelagert. Liegt z. B. die Nabelschnur rechts neben dem nach links abgewichenen Kopf vor, so wird die Kreißende in Beckenhochlagerung auf die linke Seite gelagert. Durch die Beckenhochlagerung kann die Schlinge zurückschlüpfen, durch die linke Seitenlagerung wird der Kopf gegen die rechte Beckenseite gedrückt und verschließt die Lücke. (Der Kopf macht stets die Bewegung des Steißes in entgegengesetzter Richtung mit.)

3. **Sorgfältige Kontrolle der HT!**

Sollten die HT ausnahmsweise schon bei vorliegender Nabelschnur schlecht werden, so wird so vorgegangen, als wenn die Nabelschnur vorgefallen wäre (s. S. 244).

Ist der Mm vollständig, so wird die Blase (rekto-vaginal) **gesprengt.** Technik S. 272. Gleichzeitig läßt man von der Hebamme den Kopf von außen kräftig in das Becken hineindrücken (Abb. 223). Fühlt man die Schlinge beim Sprengen der Blase noch vorliegen, so muß man versuchen, den Kopf zu lüften und die Schnur an dem Kopf vorbei nach oben zu schieben.

Gelingt dies, so wird unter sorgfältiger HT-Kontrolle abgewartet.

Fällt dagegen die Nabelschnur vor, so darf man sich auf keinen Fall mit einem weiteren Repositionsversuch aufhalten, sondern führt z. B. bei **Schädellage** sofort die

Wendung und wenn möglich (vollständiger Mm!) die Extraktion

aus. Bezüglich des Vorgehens bei **Beckenendlagen** siehe Nabelschnurvorfall.

Merke:

Nabelschnurvorliegen + enges Becken
= Indikation zur Sektio!

Nabelschnurvorfall

Definition: man unterscheidet Vorfall und Vorliegen der Nabelschnur.

Nabelschnur**vorfall:** bei **gesprungener** Blase
Nabelschnur**vorliegen:** bei **stehender** Blase
} fühlt man die Nabelschnur vor oder neben dem vorangehenden Teil.

Im folgenden wird nur vom Nabelschnurvorfall gesprochen.

Ursache: die Nabelschnur kann nur dann vorfallen, wenn eine **Lücke** zwischen der Uteruswand und dem vorliegenden Kindsteil vorhanden ist. Je größer die Lücke ist, um so leichter kann die Nabelschnur vorfallen.

Ursachen von seiten der **Mutter:** enges Becken oder sehr weites Becken; von seiten des **Kindes:** Querlage, Schräglage, Hydramnion, vorzeitiger Blasensprung, zu lange Nabelschnur, Tiefliegen der Nabelschnur am Ende der Schwangerschaft.

Häufigkeit: 5,8 : 1000 (Mengert und Longwell, bei rd. 10000 Geburten), 2,5 : 1000 (Hillis), 7 : 1000 (König, Universitätsklinik Rostock), 8 : 1000 (Siegmund). Eigene Fälle 5,3 : 1000 (5000 Fälle).

Vorkommen: der Nabelschnurvorfall ist

am **häufigsten** bei **Querlagen,**
häufig bei **Fußlagen,**
seltener bei **Steißlagen,**
am **seltensten** bei **Kopflagen.**

Bei **Kopflagen** kommt es zum Nabelschnurvorfall nur

bei seitlich abgewichenem Kopf,
bei hochstehendem Kopf in der Eröffnungsperiode,
bei Deflexionshaltung im BE,

am häufigsten hervorgerufen durch das **enge Becken.**

Begünstigend für den Nabelschnurvorfall sind:

vorzeitiger Blasensprung,
tiefer Sitz der Plazenta,
abnorme Länge der Nabelschnur

In allen diesen Fällen, in denen eine **Lücke zwischen vorangehendem Teil und Beckenwand** besteht, muß man **beim Blasensprung** daran denken, daß die **Nabelschnur vorfallen kann!!!**
Unbedingt notwendig ist **gewissenhafte Kontrolle der HT** über längere **Zeit!!!**

Bedeutung: der Nabelschnurvorfall ist stets ein gefährliches Ereignis mit ungünstiger Prognose für das Kind. In der Wehe muß die Nabelschnur zwischen dem vorangehenden Teil, z. B. dem Kopf und der Beckenwand zusammengedrückt werden. Die Blutzirkulation in den Nabelschnurgefäßen wird dadurch zunächst vorübergehend beeinträchtigt. Nach und nach, mit dem Tiefertreten des Kopfes, kommt es zur **dauernden Kompression** der Nabelschnur und damit zur völligen Unterbrechung der Blutzufuhr. **Das Kind muß ersticken, wenn nicht innerhalb weniger Minuten die Kompression behoben wird.** Die Gefahr für das Kind ist aber bei den verschiedenen Lagen sehr verschieden groß:

Die Gefahr des Nabelschnurvorfalls ist.

am größten	bei **Kopflagen,**
weniger groß	bei **Beckenendlagen** bes. bei **Fußlagen,**
relativ gering	bei **Querlagen.**

Bei **Kopflagen** ist die Gefahr am größten. Fast immer kommt es sofort nach dem Vorfall der Nabelschnur zur Kompression in dem engen Spalt zwischen den harten Knochenteilen von Kopf und Becken. Neben dem weichen **Steiß** kann die Nabelschnur unter Umständen längere Zeit liegen bleiben, ehe es zur völligen Kompression kommt; das gilt noch mehr für die **Fußlage.** Bei der **Querlage** ist der Nabelschnurvorfall solange eine harmlose Komplikation, als nicht auch noch ein Arm vorfällt oder die Schulter tiefer tritt und die Schnur zudrückt.

Prognose: das Leben des Kindes ist stets in großer Gefahr, die Aussichten für die Mutter werden nur dann verschlechtert, wenn man einen Eingriff ausführen muß. Die **Mortalität** der Kinder beträgt nach Seitz etwa 50%, nach Jaschke 25—30%, nach Mengert und Longwell 46,6%, nach Hillis 16%, nach Siegmund 42% (davon 75% intrakranielle Blutungen!).

Zeitpunkt des Vorfalls: in den meisten Fällen geht dem Nabelschnurvorfall ein **Vorliegen** der Schnur voraus. Im Augenblick des Blasensprungs schwemmt das Fruchtwasser die Nabelschnur durch die Lücke zwischen vorangehendem Teil und Beckenwand herunter.

An Nabelschnurvorfall ist stets zu denken, wenn die HT unmittelbar nach dem Blasensprung schlecht werden!!!

Nicht selten beobachtet man, daß nach dem Blasensprung auch längere Zeit vergeht, ehe sich gefährliche Kompressionserscheinungen der Schnur bemerkbar machen, besonders dann, wenn keine oder nur sehr mäßige Wehen bestehen. In allen Fällen, in denen überhaupt an die Möglichkeit eines Nabelschnurvorfalls gedacht werden muß, sind also die HT über längere Zeit öfter als gewöhnlich zu hören!

Unterschied zwischen Erst- und Mehrgebärenden: bei Mehrgebärenden ist der Nabelschnurvorfall 4—6mal häufiger als bei der Erstgebärenden, da bei ersteren der Abschluß des unteren Uterinsegmentes zu Beginn der Geburt weniger dicht ist (Seitz).

Diagnose des Nabelschnurvorfalls: der einigermaßen Geübte wird die Diagnose schon aus dem

Schlechterwerden der HT nach dem Blasensprung

stellen. Charakteristisch ist hierbei: **auffallende Verlangsamung der HT während und nach jeder Wehe.** Die Verlangsamung beginnt meist mit dem Anschwellen der Wehe und wird besonders deutlich nach dem Aufhören der Wehe.

Auch ohne Nabelschnurvorfall kommt es häufig gleich nach dem Blasensprung zu einer Verlangsamung der HT: der plötzliche Abfluß einer größeren Fruchtwassermenge führt zu einer erheblichen Verkleinerung des Uterusraumes. Die Wände fallen zusammen, desgleichen auch die Masse des Plazentargewebes. Die Folge ist eine **Lumenverengung der Uteroplazentargefäße,** die sich aber rasch wieder ausgleicht, so daß die hierdurch bedingte **HT-Verlangsamung nur vorübergehend** zu beobachten ist.

Besteht dringender Verdacht auf Nabelschnurvorfall, so muß **innerlich** (rektal, besser vaginal) untersucht werden, wodurch man stets genauen Aufschluß darüber bekommt, ob die Nabelschnur vorgefallen ist oder nicht. Die Nabelschnur kann man mit keinem anderen Organ verwechseln: man fühlt einen kleinfingerdicken, rundlichen, glatten Strang. Oft kommt man beim Untersuchen nur an eine Kuppe der Schnur heran, ein anderes Mal fühlt man eine oder mehrere Schlingen oder man sieht sogar die ganze Nabelschnur aus der Scheide heraushängen. Wenn **Pulsation** vorhanden ist, so fühlt man sie deutlich.

In ganz seltenen Fällen sind Darmschlingen für die Nabelschnur gehalten worden, die durch einen Riß im hinteren Scheidengewölbe in die Scheide vorgefallen waren.

Prophylaxe: s. unter Nabelschnurvorliegen (S. 243).

Behandlung des Nabelschnurvorfalls.

Vorbedingung: Genaueste äußere und vaginale Untersuchung!

Das Allerwichtigste ist, sich schnell und gründlich zu orientieren über

Kindslage,
Stand der Geburt,
Herztöne,
Weite des Mm,
Beckenverhältnisse.

Pulsiert die Nabelschnur schon lange nicht mehr, so wird abgewartet und die Austreibung des toten Kindes den Naturkräften überlassen!

Kommt man aber gerade in dem Augenblick an das Gebärbett, in dem die Pulsationen schon sehr nachlassen, dann kann nach meinen eigenen Erfahrungen ein Eingreifen durchaus noch Erfolg haben, auch dann noch (unter günstigen

Umständen), **wenn inzwischen die Pulsationen vollkommen aufgehört haben!** In allen Fällen von Nabelschnurvorfall hat es sich mir seit langem als sehr vorteilhaft erwiesen, der Mutter

1—2 ccm Cardiazol intravenös

zu verabfolgen, und zwar am besten in die Vene der vorgefallenen Nabelschnur (vgl. a. Kobes).

Vorgehen bei den verschiedenen Lagen:

1. Nabelschnurvorfall bei Kopflagen:

1. Fall: Mm vollständig erweitert, Kopf noch beweglich im BE.

Relativ günstiger Fall!

Behandlung: Niemals eine Reposition versuchen!! Sondern sofortige **Wendung und Extraktion!!!**

Allerdings muß man sich vorher genau über die **Beckenverhältnisse** und die **Weite des Mm** klar werden: man muß sich die Frage beantworten, ob das Becken nicht zu eng ist, um nach der Wendung den Kopf durch das Becken hindurchzuleiten.

Wer wendet und nachher nicht extrahieren kann, weil ein Mißverhältnis zwischen Kopf und Becken besteht, hat einen groben Fehler begangen!! Es bleibt nur noch die Perforation des Kindes übrig!

In der Klinik würde eine Sektio (bei I. Gebärender abdominal, bei Mehrgebärender vaginal) Hilfe bringen können. Das muß allerdings vom Augenblick des Entschlusses bis zur Entwicklung des Kindes sehr, sehr schnell gehen, **will man nicht als Effekt ein totes Kind und eine um diesen Preis in beachtliche Gefahr gebrachte Mutter haben!!** Bezgl. der Sektio aus kindlicher Indikation s. S. 80.

2. Fall: Mm vollständig erweitert, Kopf in BM oder fast in BM.

Große Ausnahme! Bei diesem Stande des Kopfes kommt nur sehr selten ein Nabelschnurvorfall vor, solange das Kind lebt.

Behandlung: Niemals eine Reposition versuchen!
Sofortige Entbindung mit der **Zange!**
Achtung: Nabelschnur nicht mitfassen!

3. Fall: Mm noch wenig erweitert, Kopf beweglich über BE.

Nicht reponieren!!

Behandlung der Wahl:

Zweifingerwendung nach Braxton Hicks!

Es ist Sache der Erfahrung und der Statistik, daß man bei noch nicht vollständig erweitertem Mm mit der Zweifingerwendung nach Braxton Hicks immer noch weiterkommt als mit allen Repositionsmanövern, vorausgesetzt, daß die Zweifingerwendung überhaupt ausführbar ist (beweglicher noch zurückschiebbarer Kopf!).

Vorgehen in der **Klinik: Schnittentbindung,** bei Erstgebärenden abdominal (falls die Vorbedingungen [S. 341] erfüllt sind), bei Mehrgebärenden vaginal.

4. Fall: Mm noch wenig erweitert, Kopf tief und fest im BE.

Behandlung: in tiefer Narkose vorsichtiger und zarter **Versuch,** den Kopf noch aus dem Becken herauszuschieben. Gelingt das ohne besondere Schwierigkeiten, dann **Zweifingerwendung nach Braxton Hicks** ausführen. Gelingt es nicht, den Kopf freizubekommen, so wäre dies ein Fall, bei dem man in der Außenpraxis einmal die sonst mit Recht verpönte **Reposition** versuchen könnte.

Ausführung der Reposition

Die Lehrbücher empfehlen dazu allgemein die **Beckenhochlagerung.** Ich ziehe seit einer Reihe von Jahren auf den Rat eines alten Praktikers hin die **Knie-Ellenbogenlage** vor. Die Reposition glückt so häufiger, als man zunächst meinen sollte, manchmal sogar ohne Narkose. Durch die Knie-Ellenbogenlage der Frau fallen die Eingeweide so weit nach dem Zwerchfell zu, daß die vorgefallenen Nabelschnurteile wie angesaugt in den Uterus zurückfallen. Ist der Effekt nicht ganz derartig, so muß man möglichst mit der ganzen Hand eingehen und die Schlinge rasch am Kopf vorbeischieben. Manchmal gelingt es auch, die Schnur an einem Arm oder Bein aufzuhängen. Nach erfolgter Reposition wird die Frau in Beckenhochlagerung umgedreht, ohne das Becken allzusehr zu senken. — Anschließend sofort **Seitenlagerung:**

Seitenlagerung nach erfolgter Reposition!!
Die Kreißende wird auf die Seite gelagert, auf die die Nabelschnur nicht vorgefallen ist!!

HT kontrollieren! Wenn die HT gut, **Wehenmittel** geben, um den Kopf fest ins Becken zu bekommen.

Wenn in diesem Fall, bei dem die Zweifingerwendung nach Braxton Hicks sich nicht mehr ausführbar zeigte, die Nabelschnur nach der Reposition von neuem wieder vorfällt, dann muß das Kind leider aufgegeben werden.

Niemals ein zweites Mal reponieren!!

In der **Klinik** käme bei diesem Fall die Schnittentbindung wie bei Fall 3 in Frage.

Im folgenden noch einmal kurz die Methoden der Behandlung des ganz besonders für den bei Kopflagen so gefährlichen Nabelschnurvorfalls:

Immer kommt es in erster Linie auf die Weite des Mm und auf den Stand des Kopfes an!!

Zusammenstellung der Behandlung des Nabelschnurvorfalls bei Kopflagen

Mm	Kopfstand	Behandlung in der Außenpraxis	Behandlung in der Klinik
1. vollständig erweitert	beweglich im BE	Wendung und Extraktion	bei Mehrgebärenden Wendg. u. Extrakt.; bei Erstgebärenden: abdominale Sektio
2. vollständig erweitert	in BM oder fast in BM	Zangenentbindung	Zangenentbindung
3. noch wenig erweitert	beweglich im BE	Zweifingerwendung nach Braxton Hicks	bei Erstgebärenden: abdominale Sektio beiMehrgebärenden: vaginale Sektio
4. noch wenig erweitert	fest und tief im BE	Reposition und Seitenlagerung	bei Erstgebärenden: abdominale Sektio beiMehrgebärenden: vaginale Sektio

Bemerkenswert sind 2 Fälle von Nabelschnurvorfall bei Schädellagen Mehrgebärender, über die Flämrich (Amreich) berichtet. In beiden Fällen war der Mm nicht vollständig, in dem einen Fall der Kopf über dem Becken beweglich, in dem anderen dem BE fest aufgepreßt. In beiden Fällen gelang es durch Hineinpressen des Schädels mit der Hand (nach Peter Müller) und „maximales Kristellern" das Kind in 4 bzw. 3½ Minuten zu entwickeln.

2. Nabelschnurvorfall bei reinen Steißlagen und Steißfußlagen.

Bei Steißlagen bringt der Vorfall der Nabelschnur noch lange nicht immer sofort einen schädlichen Druck auf die Nabelschnur mit sich.

Also **abwarten! Eingegriffen wird erst dann, wenn die HT schlecht werden!**

1. Fall: Mm vollständig erweitert, Steiß beweglich über BE.

Relativ günstiger Fall!

Behandlung: Herabholen des vorderen Fußes und Extraktion.

2. Fall: Mm vollständig erweitert, Steiß in BM oder fast in BM.

Seltener Fall: bei diesem Stande des Steißes fällt die Nabelschnur sehr selten vor.

Behandlung: Manchmal gelingt es auch bei diesem Stande des Steißes noch, ihn in tiefster Narkose zurückzuschieben, so daß man dann den großen Vorteil hat, den vorderen Fuß herabholen zu können. Sonst muß man bei reinen Steißlagen die **Extraktion am Steiß** vornehmen (schwieriger Eingriff).

Bei Steißfußlagen **Herabholen des vorderen Fußes und Extraktion** an diesem.

3. Fall: Mm noch wenig erweitert, Steiß beweglich über BE.

Behandlung: Herabholen eines Fußes, dabei Reposition der Nabelschnur (s. oben), Zugbelastung des Fußes mit ½—1 kg.

In der **Klinik:** Schnittentbindung, bei Erstgebärenden abdominal, bei Mehrgebärenden vaginal.

3. Vorgehen bei Fußlage

Bei Fußlagen liegen die Verhältnisse noch günstiger als bei den übrigen Beckenendlagen; neben dem kleinen und weichen Fuß wird die Nabelschnur zunächst nicht gedrückt. **Auch hier wird also abgewartet und erst dann eingegriffen, wenn die HT schlecht werden.**

1. Fall: Unvollkommene Fußlage, Mm vollständig erweitert, Steiß beweglich im BE, schlechte HT

Behandlung: Steiß anheben, Nabelschnur über den Steiß zurückschieben, Extraktion am Fuß.

2. Fall: Unvollkommene Fußlage, Mm noch wenig erweitert, Steiß beweglich über dem BE, schlechte HT

Behandlung: auf keinen Fall extrahieren! In der Außenpraxis ist der Fall für das Kind sehr ungünstig. Versuch der Reposition (Ausführung s. oben). Bei Gelingen Seitenlagerung auf die dem Nabelschnurvorfall entgegengesetzten Seite. Anschlingen des Fußes und Belastung mit etwa 1—2 Pfund. In der Klinik: Sektio, falls die Vorbedingungen (S. 341) erfüllt sind.

4. Vorgehen bei Querlage (QuL):

Bei QuL ist der Nabelschnurvorfall eine häufige Komplikation, da das untere Uterinsegment zu Beginn der Geburt überhaupt keinen Abschluß hat. Der Nabelschnurvorfall ist hier zunächst kein alarmierendes Ereignis, aber nur solange nicht, als diese nicht durch eine ebenfalls vorgefallene Extremität komprimiert wird:

Nabelschnur- und Armvorfall
machen den Nabelschnurvorfall bei Querlage genau so gefährlich
wie bei Schädellage!!!

Das gilt besonders dann, wenn der Mm noch wenig eröffnet ist.

Herabholen eines Fußes bei Beckenendlagen.

Bestes und sicherstes Verfahren im Privathaus, wenn die Blasensprengung nicht zum Ziel führt oder die Blase nicht gesprengt werden kann. Zweck: Tamponade durch den Steiß, das heißt Andrücken des abgelösten Plazentalappens durch den heruntergeholten Steiß und Oberschenkel, gegen die blutende Uteruswand. Technik: s. 290. — **Besonderheiten bei Pl. pr.:** Die Zweifingerwendung, die nicht leicht ist, wird hier noch durch die im Wege liegende Plazenta erschwert. Vor allem ganz besonders zart und vorsichtig mit den Fingern eingehen, da das untere Uterinsegment durch den falschen Sitz der Plazenta und die dadurch bedingte Vaskularisation außerordentlich zerreißlich ist. Je größer der Mm, um so leichter geht die Wendung bzw. das Herunterholen eines Fußes. Ist der Mm nur für einen Finger durchgängig, so kann man trotzdem die „Zweifinger"-Wendung ausführen, indem man zuerst mit einem Finger eingeht, die Öffnung langsam weitet und den zweiten Finger vorsichtig nachschiebt. Alter Grundsatz: ein für einen Finger durchgängiger Mm kann stets auch für den zweiten Finger durchgängig gemacht werden. Hat man zwei Finger im Uterus, dann muß es auch gelingen, an einen Fuß heranzukommen. Welchen Fuß man herabholt, ist bei Pl. pr. gleichgültig, da man ja niemals extrahieren, sondern nur wenden und tamponieren darf. Man nimmt daher den Fuß, an den man am leichtesten herankommen kann. Nach Wendung den Fuß anschlingen, das Band über die untere Bettkante leiten und mit etwa einem Pfund belasten. **Niemals extrahieren!** Spontanausstoßung abwarten!

Wer nach Wendung auf den Fuß bzw. nach Herunterholen eines Fußes
bei Placenta praevia extrahiert,
bringt das Leben der Frau in höchste Gefahr!
Daher noch einmal:
Bei Pl. pr. niemals extrahieren!!

Niemals! Auch dann auf gar keinen Fall, wenn der **Mm vollständig** ist und die Ausführung der Extraktion noch so lockt. Man muß der Versuchung widerstehen, auch wenn man untätig dabei stehen muß, wie das Kind zugrunde geht, was in rd. **50%** der Fälle eintritt. (Goecke 44,4%) Eloignez le stéthoscope! Legen Sie das Stethoskop beiseite! sagen die Franzosen. Die große Gefahr ist der fast stets mit Sicherheit auftretende **Zervixriß** und der anschließende Verblutungstod:

Ein Zervixriß ist stets eine sehr gefährliche Angelegenheit,
ein Zervixriß bei Placenta praevia ist ausgesprochen lebensbedrohend,
ein Zervixriß bei Placenta praevia in der Hauspraxis bedeutet den Tod der Mutter!
Niemals darf man einen Zervixriß riskieren!

Bei Pl. pr. reißt die Zervix schon beim Versuch einer Extraktion der Länge nach weit auf, und zwar natürlich in dem Teil, in dem die falsch sitzende Plazenta ihren Sitz hatte, also in einem weichen, schwammigen, äußerst zerreißlichen und dazu höchst blutreichen Gewebe. Schon beim Versuch einer Naht schneidet die Nadel durch und findet keinen Halt. Gelingt es, einen Faden zu legen, so wird das fast kavernöse Gewebe mit Sicherheit beim Knoten durchschnitten. Das Blut rinnt unaufhaltsam, der Puls wird immer kleiner und der „Geburtshelfer" sitzt machtlos vor seinem Werk. Das Kind lebt, die Mutter stirbt, wenn es nicht gelingt, nach Anlegung eines Momburgschlauches oder eines Kompressoriums die Frau noch schnell in eine Klinik zu bringen. — Der praktische Arzt, der im Privathause entbinden muß, merke sich:

Im Privathaus hat man nur die Wahl zwischen dem Leben der Mutter und dem des Kindes. Das Leben beider kann man mit großer Wahrscheinlichkeit nicht retten, wenn die Blasensprengung nicht durchführbar ist. Wendet man und tamponiert mit dem Steiß, so hört die Blutung mit Sicherheit sofort auf: die Mutter lebt!

Extrahiert man anschließend, so hat man wohl ein lebendes Kind. Aber der mit Sicherheit gesetzte lange Zervixriß muß der Mutter in der Hauspraxis den Tod durch Verblutung bringen.

Noch eine Besonderheit bei **Pl. pr. totalis:** die Plazenta muß hier mit dem Finger durchbohrt werden, was dem Anfänger meiner Erfahrung nach nicht immer ohne weiteres gelingt. Auf keinen Fall darf man die Plazenta dabei absichtlich weiter ablösen, anstatt sie zu durchbohren, nur, „um besser an die Eihäute heranzukommen". Schon bei richtigem Vorgehen läßt sich nicht vermeiden, daß ein Teil der Plazenta noch weiter abgeschoben wird, weshalb die Blutung im ersten Beginn der Operation meist noch etwas stärker wird. Dadurch darf man sich aber auf keinen Fall stören lassen. Man arbeitet in Ruhe weiter, bis der Fuß gefaßt und heruntergeholt ist.

Die Prognose für das Kind ist stets mehr als schlecht, die Kinder sind größtenteils verloren (starke Kompression der Plazenta, Aufhebung der Sauerstoffzufuhr zum Kinde).

Nachdem die Wendung bzw. das Herabholen eines Fußes beendet ist, sind sofort Wehenmittel zu geben:

Die symptomatische Kompressionstherapie bei der Praevia hat keinen Zweck, wenn nicht anschließend sofort Wehenmittel gegeben werden!!

Ferner empfehle ich dringendst die Einlieferung in eine Klinik, besonders wegen der **Gefahren in der Nachgeburtsperiode** (s. u.)

Immer dreht sich bei der Praeviabehandlung alles um die Rettung der Mutter. Dazu kommt noch, daß die Kinder oft lebensschwache Frühgeburten und die Mütter vorwiegend Mehrgebärende sind, also schon Kinder haben.

III. Behandlung in der Klinik

Für alle schweren Fälle von Pl. pr. totalis und marginalis ist besonders seit den Arbeiten von Krönig, Sellheim und Pankow die **abdominale Schnittentbindung** die Methode der Wahl. Die Erfolgsstatistiken (Naujoks, v. Ammon, Winter, Granzow, Winkler und Linden, Gut u. a.) haben dieser Auffassung bis zum heutigen Tage durchweg recht gegeben. Vertreten wird sie heute von den meisten Geburtshelfern, insbesondere von Stoeckel, v. Jaschke, Heynemann, Martius, Puppel, u. a.; Bickenbach (Martius) hält die abdominale Schnittenbindung für grundsätzlich berechtigt. Gauss dagegen führt die Sektio bei Pl. pr. im wesentlichen aus kindlicher Indikation aus.

Eine der ersten Maßnahmen in der Klinik muß die Blutgruppenbestimmung sein.

Handelt es sich um mäßige Schwangerschaftsblutungen bei noch nicht lebensfähigem Kinde, so wird zunächst **konservativ** behandelt (s. o.).

Auch in der Klinik wendet man beim ausgetragenen Kind in vielen Fällen die **Blasensprengung** eventuell mit Verabreichung von **Wehenmitteln** an, besonders bei Pl. pr. marginalis.

Bei Einlieferung einer blutenden Schwangeren ohne Wehen am Geburtstermin untersuche ich zunächst nicht vaginal, sondern stelle nur den äußeren Mm mit großen sterilen Bummschen Spiegeln ein. Bei Frauen am Geburtstermin wird erst dann vaginal untersucht, wenn eingegriffen werden muß, und zwar in **Operationsbereitschaft.**

Bei Praeviaverdacht nur in Operationsbereitschaft vaginal untersuchen!

Die abdominale Schnittentbindung bedeutet Rettung für Mutter **und** Kind. Bei der Schnittentbindung fällt die Ursache der Blutung, nämlich die Dehnung des unteren Uterinsegments fort, sie ist eine **kausale** Therapie. Wendung und Blasensprengung stillen nur die Blutung, stellen also nur eine **symptomatische** Behandlung dar. Allerdings sind drei sehr wichtige **Gegenindikationen** für die Ausführung der Schnittentbindung zu beachten:

1. **Infektionsverdächtige (vaginal untersuchte bzw. tamponierte) und infizierte Fälle.**

Nach v. Jaschke ist bei Placenta praevia die

Infektionsgefahr 20—30 mal größer

als bei normal sitzender Plazenta!

2. Hochgradige Anämie.

3. Unreifes oder totes Kind.

In diesen beiden Fällen kommt die Sektio nur bei sehr starker Blutung und ausgesprochener Verblutungsgefahr der Mutter in Betracht, andernfalls Blasensprengung bzw. Wendung nach Braxton Hicks.

In Anbetracht der großen Überlegenheit der Schnittentbindung allen anderen Methoden gegenüber denke also der Praktiker immer daran:

Schnittentbindung kommt **nur bei reinen Fällen** in Frage, das heißt bei solchen, die draußen **nicht vaginal untersucht** und erst recht **nicht tamponiert** worden sind.

Die Schnittentbindung bei Pl. pr. wird grundsätzlich abdominal ausgeführt. Von der vaginalen Schnittentbindung (Hysterotomia anterior), die von A. Döderlein, F. Martin u. a. für die Placenta praevia empfohlen wurde, ist man wohl ganz abgekommen (Döderlein hatte bei 225 vaginalen Schnittentbindungen wegen Pl. pr. einen Verlust von 30 Frauen, 8 Frauen starben an Sepsis, 22 an Verblutung). Ed. Martin (1941: 255 Fälle, kein mütterlicher Todesfall) empfiehlt diese Methode.

In neuerer Zeit wird bei Kopflagen in der Klinik gelegentlich auch die

Kopfschwartenzange (Henkel, Willet, Gauss)

angewandt, und zwar nach Blasensprengung bei partiellen und marginalen Fällen. Sie ist auch ein Tamponadeverfahren.

Das Ansetzen der Zange, einer Art Faßzange, ist ziemlich einfach. Der Kopf wird von außen ins Becken hineingedrückt und fixiert gehalten. Unter Führung von Zeige- und Mittelfinger wird die Zange an der tiefsten Stelle des Kopfes in die Kopfschwarte eingesetzt und fest geschlossen. Dauerzug mit Gewichtsbelastung. Die gesetzten Wunden sind manchmal ziemlich erheblich, heilen aber erstaunlich gut. Ich selbst habe das Verfahren in einer Reihe von Fällen angewandt. Ganz besonders geeignet erscheint dieses Verfahren bei lebensunfähigen Frühgeburten. Die kleinen Köpfe schließen den BE nicht gut ab und werden durch den Zug der Kopfschwartenzange schnell und sicher in das Becken hineingebracht.

Bei der Placenta praevia totalis ist von der Anlegung der Kopfschwartenzange unbedingt abzuraten, hauptsächlich wird man sie bei der Placenta praevia partialis anwenden.

F J. Browne (England) berichtet über 252 Fälle von Kopfschwartenzangen bei Pl. pr. mit einer mütterlichen Mortalität von 3,5 % und einer kindlichen von 46,4 % (nach Oliveira 60%) und lehnt dieses Verfahren ab, besonders weil die Kopfschwartenzange zu Zerreißungen in einem infektionsgefährdeten Gebiet führt, eine Gefahr, die für die Mutter besonders groß ist, wenn zwischen dem Absterben des Kindes und der Geburt ein größerer Zeitraum liegt.

Nachgeburtsperiode bei Pl. pr.

Mit der Geburt des Kindes ist die Blutungsgefahr bei Pl. pr. noch nicht vorbei! In der Nachgeburtsperiode sind größere Blutungen geradezu charakteristisch. Die Nachgeburtsperiode ist daher sehr genau zu überwachen.

Bei der Praevia ist die Geburt des Kindes der Beginn einer neuen Gefahrenperiode: der Nachgeburtsperiode!!

Während der Geburt wurde die Blutstillung durch Kompression des vorliegenden Plazentalappens erreicht. Ist das Kind geboren, so hört die Kompression auf. Der Lappen löst sich wieder von der Haftfläche ab und es muß von neuem zu Blutungen kommen. Außerdem ist beim unteren Uterinsegment also gerade der Stelle, aus der die Blutung bei Pl. pr. stammt, die komprimierende, blutstillende Kraft am schwächsten.

Vorgehen: Sofort nach Geburt des Kindes 3 VE eines HHL-Präparates intramuskulär oder besser langsam i. v. spritzen. Lösungszeichen abwarten, wenn Blutung gering. Herausdrücken der Plazenta mit dem Credéschen Handgriff. — Wegen der großen Infektionsgefahr geht man bei Pl. pr. nur ungern an eine manuelle Lösung heran. Bei starken Blutungen und schlechtem Allgemeinzustand, ferner auch nach vorangegangenen großen Blutverlusten, wenn die Frauen keinen Tropfen mehr verlieren dürfen, kann man die manuelle Lösung nicht umgehen. Unter solchen Umständen nicht mehr abwarten, sondern die Plazenta nach Geburt des Kindes **sofort manuell lösen!**

Transfusion muß vorbereitet sein.

Vorzeitige Lösung der normal sitzenden Plazenta (VL)

(in schweren Fällen = Utero-plazentare Apoplexie)

Definition: Teilweise oder vollständige Ablösung der richtig (im Fundus uteri) sitzenden Plazenta von ihrer Haftfläche während der letzten Monate der Schwangerschaft oder unter der Geburt (meist in der Eröffnungszeit), wodurch es zu Blutungen aus mütterlichen Gefäßen kommt.

Vorkommen: vorwiegend bei **Mehrgebärenden** (73% nach Ballin).

Ursache der VL:

1. Schwangerschaftsintoxikationen

stellen sicher die Hauptursache der **schweren** lebensgefährlichen Fälle von VL dar: chronische Nierenerkrankungen, Eklampsismus, Eklampsie, hochgradige Hyperemesis, Hypertonie, Herz- und Gefäßkrankheiten u. ä. Die Folge sind Zirkulationsveränderungen an der Plazentarhaftstelle, die zur VL führen.

2. Mechanische Ursachen

Von vielen nur als auslösendes Moment angesehen! Sicherlich werden schwere Fälle von VL nur sehr selten durch mechanische Ursachen allein ausgelöst.

a) **Traumen:** Fall auf den Unterleib, Stoß, Hufschlag, Kohabitation.

b) **Zu kurze Nabelschnur:** entweder angeboren zu kurze Nabelschnur oder durch Umschlingung zu kurz gewordene Nabelschnur. Durch Zerrung an der Nachgeburt kommt es beim Tieferrücken des Kindes zur VL.

c) **Zu starke Retraktion des Uterus:** nach Blasensprung bei Hydramnion, sowie nach Geburt des zweiten Zwillings. Folge: rasche Verkleinerung der Plazentahaftstelle, wodurch es leicht zur Ablösung eines Teils der Plazenta kommen kann.

Prognose: Die VL ist stets ein sehr gefährliches Ereignis, wenn es sich um Ablösung eines größeren Bezirks (1/3 und mehr) handelt. Die Mutter kann an innerer Blutung zugrunde gehen, wenn nicht rasch Hilfe kommt. Das Kind ist in schweren Fällen so gut wie immer verloren (Sauerstoffmangel).

Häufigkeit: Schwere Fälle mit den klassischen Symptomen (s. u.) sind selten. Ich selbst habe unter rund 7800 Geburten dreimal lebensbedrohliche Zustände wegen VL beobachtet (= 0,38 ‰). Vignes gibt 1‰, Kahr 2‰ (mütterliche Sterblichkeit 25%, kindliche 90%) an. Leichte Fälle und solche, die ganz symptomlos verlaufen, die man also überhaupt erst nach der Geburt der Plazenta erkennt (s. unten), kommen gar nicht so selten vor.

Zustandekommen der Blutung: Die Blutung beginnt mit der Ablösung der Plazenta von ihrer Haftfläche. Das Blut stammt aus mütterlichen Gefäßen. Die Blutung ist um so stärker, je größer die abgelöste Fläche ist.

Ein Verschluß der blutenden Gefäße durch Kontraktion der Gebärmutterwand (Verkleinerung der Plazentarhaftfläche) ist bei der VL nicht möglich: das Kind ist noch nicht ausgestoßen, der Uterus hat noch seinen vollen Inhalt.

Drei mögliche Richtungen der Blutung:

1. **Blutung nach innen:** Das ausgeflossene Blut sammelt sich in dem Raum zwischen den abgelösten Bezirken der Plazenta und der Uterusinnenwand an. Bildung eines Blutergusses hinter der Plazenta, genauer zwischen Plazenta und Uterusinnenwand =

retroplazentares Hämatom.

Das ist der Fall, wenn die Ablösung mehr in der Mitte der Plazenta stattfindet.

2. **Blutung nach außen:** Das Blut bahnt sich einen Weg zwischen den Eihäuten und der Uterusinnenwand und fließt durch den Zervikalkanal und die Scheide nach außen. Nur möglich, wenn nicht oder nicht nur zentrale Partien, sondern auch ein Teil des Plazentarrandes abgelöst wurde. Ob es bei der VL aus der Scheide blutet oder nicht, hängt also nicht von der Stärke der Blutung, sondern lediglich von der Art der Ablösung ab.

Bei der Vorzeitigen Lösung ist die wahrnehmbare Blutung aus der Scheide niemals ein Maßstab für den gesamten Blutverlust. Die Blutung bei VL ist vor allem eine innere Blutung!

3. Blutung in die Uterusmuskulatur hinein (Utero-plazentare Apoplexie). Als Folge dieser blutigen Infiltration des Muskels zeigt sich

unter der Geburt: hochgradige Wehenschwäche bis zur völligen Wehenlosigkeit in schweren Fällen. Ursache ist die Kontraktionsunfähigkeit des Muskels infolge blutiger Infiltration,

in der Nachgeburtsperiode: Gefahr der schweren Atonie, aus demselben Grunde,

im Wochenbett: Möglichkeit der Infektion der intramuskulären Hämatome.

Typische Symptome eines schweren Falls von VL:

Die VL kann plötzlich ohne irgendein vorhergehendes Zeichen auftreten. Meist aber hat die Patientin vorher an Oedemen gelitten, hat über Kopfschmerzen und Sehstörungen geklagt. Die daraufhin vorgenommene Untersuchung ergab Eiweiß und Zylinder im Harn, sowie erhöhten Blutdruck.

1. Subjektive Symptome:

1. Allererstes Symptom ist sehr häufig der **Schmerz.** Die Patientinnen geben an, vor allen anderen Erscheinungen einen heftigen, ganz plötzlich auftretenden Schmerz im Unterleib verspürt zu haben. Der Schmerz unterscheidet sich von den Wehenschmerzen deutlich durch seine Dauer.
2. Anschließend werden die Patientinnen ziemlich schnell von einem **allgemeinen Unwohlsein** verbunden mit Angstgefühl, Schwindel, Schwarzwerden vor den Augen, Atemnot, Ohnmacht befallen. Manchmal wird auch über Völlegefühl und Spannung im Leib geklagt.
3. Die Schwangere fühlt **keine Kindsbewegungen** mehr.

2. Objektive Symptome:

1. Auffallende **Blässe des Gesichts,** farblose Lippen, ausgeblutete Hände, schneller, leicht unterdrückbarer Puls. Besonders die oft beängstigend schnell auftretende und rasch zunehmende **Gesichtsblässe** weist schon von Anfang an auf die Schwere des Krankheitsbildes hin. Ursache ist sicher nicht nur die Anämie, es handelt sich wohl zum Teil auch um eine Schockwirkung. Sofort die Blutgruppe, Hb und die Erythrozyten bestimmen!

Bei ziemlich plötzlich auftretender und rasch zunehmender
Anämie
in den letzten Monaten der Schwangerschaft oder im Verlauf der Geburt ist stets an Vorzeitige Lösung zu denken!

2. **Blutung.** Die Blutung nach außen ist in den meisten schweren Fällen gering. Sta ke Blutungen nach außen sind bei VL überhaupt selten. Häufig blutet die Frau gar nicht nach außen.

In den meisten schweren Fällen steht der geringe Blutverlust nach außen in einem krassen Gegensatz zu der hochgradigen Blässe des Gesichts. Ursache ist die schwere innere Blutung.

In rascher Folge stellen sich jetzt die weiteren Symptome ein:

3. **Der Uterus fühlt sich auffallend gespannt bis hart an** (l'utérus de bois, der „Holzuterus"), als wenn er in einem Zustand der Dauerkontraktion wäre. In Wirklichkeit ist die starke Spannung eine Folge des wachsenden Blutergusses zwischen Uteruswand und Plazenta.
4. **Der Uterus ist sehr druckempfindlich,** oft so stark, daß schon der Versuch, äußerlich zu untersuchen, aufgegeben werden muß. Manchmal ist schon leichte Berührung schmerzhaft. Ursache: Überdehnung des Perimetriums (Uterusserosa).
5. **Der Uterus ist vergrößert.** Der Fundus steht höher, als es dem Alter der Schwangerschaft entspricht. Das ahnt man oft mehr, als man es beweisen kann. Sicher ist, daß der Uterus nach einiger Zeit bei einer zweiten Untersuchung höher steht als bei der ersten. Ursache der Vergrößerung ist die Vermehrung des Inhalts durch die wachsende Blutung.
6. **Die Kindesteile sind schlecht durchzufühlen.** In vorgeschrittenen Fällen ist es unmöglich, auch nur einen Teil des Kindes durchzutasten.
7. **Die Herztöne** sind entweder nur sehr leise und dabei stark beschleunigt oder verlangsamt oder — das ist bei schweren Fällen immer der Fall — überhaupt nicht mehr zu hören.
8. **Aufhören der Wehentätigkeit.** Folge der blutigen Infiltration des Uterusmuskels.

Dazu kommt: Hypertonie,
Ödeme,
Eiweiß und Zylinder im Harn
und überhaupt, die **Anamnese:** Nierenerkrankung oder ähnliches!

Alle diese Erscheinungen können völlig fehlen oder sind nur angedeutet vorhanden, wenn die Ablösung nur geringfügig ist. In solchen Fällen wird die VL erst nach Geburt der Nachgeburt erkannt: im Bereich der vorzeitig abgelösten Stelle ist die Plazenta napfförmig eingedellt. In der Delle stecken festhaftende geronnene Blutklumpen. Diese leichten Fälle finden sich relativ häufig, schwere Fälle von VL sind selten.

Zusammenstellung der

Hauptsymptome der schweren Vorzeitigen Lösung:

Auffallende **Gesichtsblässe ohne** oder **mit Blutung nach außen,**
Gespannter bis harter, sehr druckempfindlicher Uterus,
Kindsteile kaum oder gar nicht durchzufühlen,
H.T. sehr leise oder gar nicht mehr zu hören,
Geringe oder keine Wehen.

Dazu: Hypertonie, Ödeme; Eiweiß und Zylinder im Harn.

Differentialdiagnose: In schweren Fällen nicht erforderlich:

> **Auch wer niemals eine schwere Vorzeitige Lösung gesehen hat, muß sie erkennen, sofern er mit den klassischen Symptomen vertraut ist!**

Leichte Fälle werden erst nach Ausstoßung der Nachgeburt erkannt, hier kommt auch keine Differentialdiagnose in Frage. Es gibt aber mittelschwere Fälle mit Blutungen nach außen, bei denen man an Blutungen aus anderer Ursache denken muß, in erster Linie an die Placenta praevia (bei Pl. pr. fehlt der Schmerz und die Spannung des Uterus), ferner auch an alle unter Placenta praevia (S. 265) angegebenen möglichen Blutungsursachen.

Behandlung der Vorzeitigen Lösung

> **Bei allen schweren Fällen von Vorzeitiger Lösung**
> **muß man sofort handeln,**
> **d. h. operativ eingreifen!!!**

Es gibt nur ein sicheres Mittel, die Blutung bei VL zum Stillstand zu bringen: die Uteruswand muß sich so stark kontrahieren und dadurch die Uterusinnenfläche sich derart verkleinern können, daß die geöffneten mütterlichen Gefäße der Plazentarhaftstelle dadurch verschlossen werden. Eine solche Kontraktion ist nur möglich, wenn der Uterus leer ist, also nur nach Geburt des Kindes. Das **Ziel** jeder Behandlung muß also die **rasche Entleerung des Uterus** bei möglichster Schonung der Mutter sein.

> **Ziel jeder Therapie bei Vorzeitiger Lösung:**
> **Uterus so schnell und so schonend wie möglich entleeren**
> **oder ihn mindestens verkleinern!!!**

I. In der Außenpraxis

Erfolgreiches Eingreifen ist in der Außenpraxis meist sehr schwierig und darf hier nur dann ausnahmsweise durchgeführt werden, wenn Einweisung in eine **Klinik** gar nicht möglich ist. Der Hauptgrund ist der, daß die VL meist schon dann auftritt, wenn die Portio noch erhalten und der Muttermund vollständig geschlossen oder nur wenig eröffnet ist, also am Ende der Schwangerschaft oder im Beginn der Eröffnungsperiode. Alle Fälle von VL sind schon aus diesem Grunde **reine Klinikfälle.**

Entscheidend für die Art des Vorgehens in der Hauspraxis ist in jedem Falle der Allgemeinzustand der Mutter: der Grad der Anämie, die Pulsbeschaffenheit, das Allgemeinbefinden.

Also, wenn irgend möglich, Transport in die **Klinik.**

Sollte der Zustand einmal so bedrohlich sein, daß man einen Transport nicht mehr wagen möchte, so kann man als erstes zunächst die

Blasensprengung S. 272

(Wirkung: Gebärmutterverkleinerung, Folge: Wehenanregung und Verschluß der Gefäße [Ahlfeld]) versuchen und Wehenmittel geben, um die Geburt rasch in Gang zu bringen; dabei ist es gleichgültig, ob der Mm schon weit oder fast noch gar nicht eröffnet ist.

> **Bei hochgradiger Anämie und schlechtem Allgemeinzustand,** wenn eine Klinik nicht oder nicht schnell genug erreicht werden kann, muß man sich sofort entschließen, das Kind ohne Schaden für die Mutter **so rasch wie möglich auf vaginalem Wege zu entbinden.**

A. Kind lebt und ist lebensfähig:

1. Mm vollständig eröffnet (selten!):

Kopflage: bei beweglichem Kopf innere Wendung und Extraktion. Steht der Kopf schon in BM, so kann man ihn mit der Zange entwickeln. Das kommt aber nicht häufig vor.

Beckenendlage: bei beweglichem Steiß Herunterholen des vorderen Fußes und Extraktion. (Bei Fußlage: Extraktion am vorliegenden Fuß bzw. den Füßen.)

Querlage: Innere Wendung und Extraktion (s. Querlage).

2. Mm für zwei Finger durchgängig.

Kopflage: Zweifingerwendung nach Braxton Hicks Beckenendlage: wenn möglich Herunterholen des vorderen Fußes mit zwei Fingern Querlage: Zweifingerwendung nach Braxton Hicks	Anschlingen und Belasten des Fußes mit 1 bis 2 Pfund. Bei vollständigem Mm Extraktion

3. Mm geschlossen.

Metreurynter einlegen, um den Mm zu eröffnen (Gewichtsbelastung mit etwa 1 kg). Im günstigsten Falle dauert die Eröffnung mit dem Metreurynter 20—30 Minuten, manchmal auch viele Stunden. Anschließend wie oben vorgehen.

B. Das Kind ist tot:

Metreuryse bis Mm vollständig, dann

Kopflage: Perforation des vorangehenden Kopfes und Extraktion.

Beckenendlage: Extraktion, Perforation des nachfolgenden Kopfes.

Querlage: Innere Wendung, Extraktion, Perforation des nachfolgenden Kopfes. (S. 359).

II. Behandlung in der Klinik

Alles dreht sich darum, mit den Mitteln der Klinik rasch und schonend zu entbinden. Bei den meisten schweren, lebensbedrohlichen Fällen von VL wird in der Klinik die

Schnittentbindung (per laparotomiam)

ausgeführt. Das gilt als Regel für alle Fälle von VL, die man nicht anders entbinden kann, vorausgesetzt daß die Vorbedingungen (S. 276) erfüllt sind.

Man kann die Schnittentbindung auch als **vaginale** Sektio ausführen. Diesen Weg wird man besonders bei Mehrgebärenden sowie auch bei nicht reifen Kindern bevorzugen.

Gegenindikationen: enges Becken,
Erstgebärende (bei reifem Kind).

Im einzelnen folgendes:

A. Das Kind lebt und ist lebensfähig:

1. Mm geschlossen oder **nicht vollständig eröffnet,** Kopf hochstehend, Erstgebärende:

abdominale Schnittentbindung.

Desgleichen Mehrgebärende:

vaginale Schnittentbindung mit anschließender Wendung und Extraktion

2. Mm vollständig:

Vorgehen wie in der Außenpraxis (s. IA). Jedoch bevorzugt man bei Erstgebärenden die abdominale Schnittentbindung gegenüber der manuellen Extraktion.

B. Das Kind ist tot:

Vorgehen wie in der Außenpraxis (siehe IB).

Bei schweren Ausblutungen spielt auch der Gedanke an die in der Nachgeburtsperiode voraussichtlich eintretende **schwere Atonie** mit neuer Blutungsgefahr eine wesentliche Rolle. Um diese Gefahr von vornherein auszuschalten, wird in solchen Fällen unter Umständen der

Kaiserschnitt nach Porro = abdominale Totalexstirpation der Gebärmutter

(ohne den Uterus zu eröffnen, also mit seinem Inhalt) ausgeführt. Einfacher ist die **supravaginale Absetzung** der Gebärmutter unter Zurücklassung der Adnexe.

Nachgeburtszeit

Genau wie bei der Placenta praevia ist auch bei der VL der Nachgeburtszeit größte Beachtung zu schenken. Infolge der blutigen Infiltration der Uteruswand (s. o.) kann sich der Uterus nur sehr schlecht kontrahieren.

Nach Geburt des Kindes ist bei vorzeitiger Lösung mit lebensbedrohlichen Blutungen wegen Atonie zu rechnen!

Bei allen hochgradigen Ausblutungen **sofort** die

manuelle Plazentarlösung

ausführen.

Sonst: nach Geburt des Kindes

1. langsam 3 VE eines HHL-Wehenmittels i. v. spritzen.
2. Credéscher Handgriff nach Anreibung einer Wehe.

Nach Ausstoßung der (vollständigen) Plazenta ist bei VL stets sofort 1 ccm Gynergen (besser: Neogynergen) intravenös zu geben!!!

Steht die Blutung noch nicht: Vorgehen nach Schema bei Nachgeburtsblutungen, siehe S. 299.

Immer im Auge behalten: Die Entbundene ist bei VL noch mehrere Stunden nach Ausstoßung der Nachgeburt in Gefahr. **Nicht eher weggehen, bis man davon überzeugt ist, daß die Blutung endgültig steht!!!**

Wegen der großen Bedeutung, die die „Innere Wendung aus Kopflage" für die Placenta praevia wie auch für die Vorzeitige Lösung besitzt, lasse ich diese Operation anschließend folgen.

Innere Wendung aus Kopflage

Definition: Umdrehung des Kindes durch äußere und innere Handgriffe zur Umwandlung einer Kopflage in die andere Art der Längslage, die Beckenendlage, bei bestimmten Indikationen.

Die Wendung aus Kopflage ist wesentlich schwieriger als die aus Querlage, vor allem deswegen, weil das Kind nicht nur um 90°, sondern hier um 180° gedreht werden muß.

Indikationen: Einteilung am besten in zwei große Gruppen:

I. Indikationen von seiten der **Mutter.**

II. Indikationen von seiten des **Kindes.**

I. Indikationen von seiten der Mutter

1. bei **Placenta praevia,** zur Blutstillung. Weitaus häufigste Indikation! **Niemals** anschließend extrahieren!!
2. Bei **Lebensgefahr der Mutter** aus anderer Ursache (wenn der Kopf noch beweglich im BE steht):
   Eklamptischer Anfall,
   Vorzeitige Lösung der normal sitzenden Plazenta,
   Kreislaufkollaps,
   Hohes Fieber u. ä.

II. Indikationen von seiten des Kindes

1. bei **Nabelschnurvorfall,** wenn der Kopf noch beweglich im BE steht (s. Vorbedingungen!),
2. bei **ungünstigen Kopfeinstellungen** (besonders bei Mehrgebärenden), wenn der Kopf noch beweglich im BE steht,
   a) bei **Stirneinstellung,**
   b) bei **Gesichtseinstellung** mit nach hinten gerichtetem Kinn,
   c) bei **Hinterscheitelbeineinstellung,**
3. bei Blutung infolge Insertio velamentosa.

Allgemein kann man sagen: die innere Wendung aus Kopflage ist indiziert, wenn die Geburt beendet werden muß, die Vorbedingungen für die Zangenoperation noch nicht erfüllt sind und eine Schnittentbindung aus irgendeinem Grunde (nicht erfüllte Vorbedingungen) nicht in Frage kommt.

Wenn man vor der Wahl steht: Wendung oder hohe Zange, so wird jeder Erfahrene unter allen Umständen die Wendung bevorzugen.

Für jede innere Wendung gilt ein wichtiger Grundsatz:

Das gewendete Kind hat nur dann gute Lebensaussichten, wenn es anschließend sogleich extrahiert werden kann. Das ist aber nur möglich, wenn man mit der Wendung bis zur vollständigen Eröffnung des Muttermundes wartet!

Man wartet also mit der Ausführung der Wendung möglichst solange, bis der Mm. vollständig ist. Ist das nicht möglich (schlechte HT), so kann man evtl. mit Inzisionen des Mm. zum Ziel kommen. Das wird bei Mehrgebärenden, bei denen der Mm. schon etwa handtellergroß ist, nicht besonders schwierig sein. Wendung und Extraktion ist bei Erstgebärenden wegen der unvorbereiteten Weichteile stets eine sehr schwere Operation, die der Erfahrene möglichst nicht ausführt.

Bezüglich der an die Wendung anzuschließenden Extraktion gibt es eine sehr wichtige **Ausnahme:**

Im Anschluß an die Wendung bei Placenta praevia darf niemals extrahiert werden, auch dann auf keinen Fall, wenn der Mm vollständig ist!!!

Mit dem heruntergeholten Oberschenkel und Steiß wird der abgelöste Plazentarlappen gegen seine Unterlage gedrückt, wodurch die Blutung tamponiert wird. Würde man jetzt einen Extraktionsversuch machen, so käme es mit Sicherheit zu tiefen Rissen in die Zervixwand hinein, die stets lebensgefährliche Blutungen zur Folge haben. Kein Arzt kann derartige Blutungen im Privathaus stillen. Daher:

Bei Placenta praevia nach Wendung stets Spontanausstoßung abwarten!!!

Sogar bei Spontanausstoßung kommen bei Placenta praevia Zervixrisse vor! Deswegen empfiehlt es sich, nach Ausstoßung des Kindes stets den **Mm** mit **großen Spiegeln einzustellen!**

Vorbedingungen:

1. Der Mm muß mindestens für 2 Finger durchgängig sein.

Je größer der Mm, um so leichter die Wendung. Bei vollständigem Mm — aber auch nur dann — kann das Kind anschließend an die Wendung extrahiert werden. Ist der Mm nur für 2 Finger durchgängig, so wird die Wendung als

Zweifingerwendung nach Braxton Hicks

ausgeführt (s. d.).

2. **Der Kopf muß beweglich über BE** oder
beweglich im BE oder
jedenfalls noch so hoch stehen, daß man ihn in tiefer Narkose
aus dem kleinen Becken herausschieben kann.

3. **Das Kind muß (noch) drehfähig** (Stoeckel) **sein.**

4. **Das Becken darf nicht zu eng sein,**

das heißt, es darf zwischen dem Kind und dem Becken kein solches Mißverhältnis bestehen, daß sich nach der Wendung die Extraktion des Kindes als nicht möglich erweist.

> **Wer wendet und nachher nicht extrahieren kann, weil ein Mißverhältnis zwischen Kopf und Becken besteht, hat einen groben Fehler begangen!**
> **Es bleibt nur noch die Perforation des Kindes übrig!**

Das gilt natürlich nicht, wenn die Wendung als Notoperation ausgeführt wurde und auf das Kind von vornherein verzichtet wurde (Placenta praevia).

Unterste Grenze bei normal großem Kinde und plattrachitischem Becken: **Vera = 8 cm.**

Die

Ausführung der inneren Wendung bei Kopflage

ist ganz ähnlich wie die bei innerer Wendung aus Querlage.

Tiefe Narkose zur Ausschaltung der Bauchpresse!

Wahl der inneren Hand:

> **Man führt stets die Hand in den Uterus ein,**
> **die den Füßen (also der Bauchseite)**
> **des Kindes entspricht.**

Das heißt also:

bei **I.** oder **linker** Kopflage die **linke** Hand (Abb. 186),
bei **II.** oder **rechter** Kopflage die **rechte** Hand (Abb. 187).

Wahl des Fußes, auf den gewendet wird:

> **Bei Kopflage wendet man stets auf den vorderen Fuß oder auf beide Füße.**

Man wendet deswegen auf den vorderen Fuß, 1. weil die anschließend auszuführende Extraktion am vorliegenden vorderen Fuß technisch leichter ist, 2. weil der (stets tiefer stehende) vordere Fuß leichter zu erreichen ist, 3. weil dadurch der Rücken nach vorn kommt und so die Möglichkeit des Anstemmens der vorderen Hüfte gegen die Symphyse wie auch das Verhaken des Kinns hinter die Symphyse verhindert wird.

Es faßt also

bei **I.** Kopflage die **linke** Hand den **rechten** Fuß (Abb. 186),
bei **II.** Kopflage die **rechte** Hand den **linken** Fuß (Abb. 187).

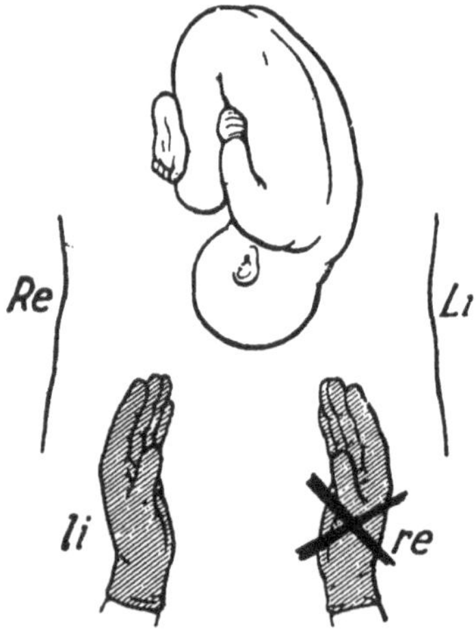

Abb. 186. Wahl der Hand bei I. Kopflage

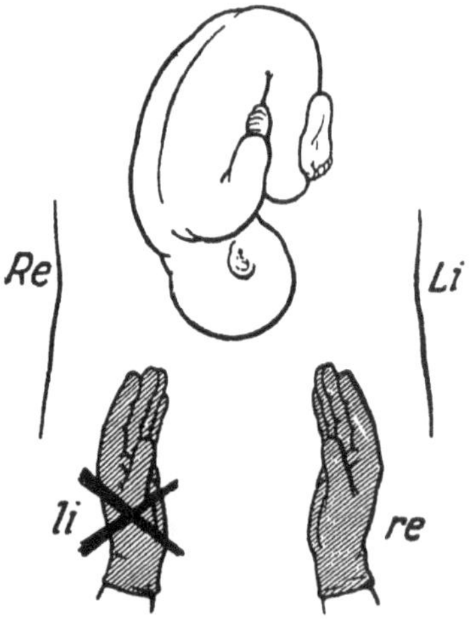

Abb. 187. Wahl der Hand bei II. Kopflage

Die Wendung wird ausgeführt in 3 Tempi:

Tempo I = Beide Hände am Kopfende! (Abb. 188).

Äußere und innere Hand drängen den Kopf vom BE weg, so daß die innere Hand ganz in den Uterus eingeführt werden kann. Merke allgemein:

> **Jede Wendung ist mit ganz langsamen und ruhigen Bewegungen auszuführen!**

Dabei ist die Uteruswand möglichst wenig zu berühren! Grund: Gefahr der Auslösung von Wehen oder Ausbildung eines inneren Schnürringes (vgl. S. 227).

Tempo II = Beide Hände am Steiß! (Abb. 189).

Die äußere Hand drückt den Steiß kräftig zum BE hin, der inneren Hand entgegen. Die innere Hand **hält sich stets am Kind,** sie tastet sich innen zum Steiß hoch und von da am vorderen Oberschenkel zurück bis zum vorderen Fuß. Fassen des vorderen Fußes.

Vorsicht! Nicht eine Hand fassen!

Genau abtasten, ob man Hand oder Fuß gefaßt hat!!

Merke: Das wichtigste Kennzeichen des Fußes ist die **Ferse** (Fersenbein, Calcaneus). Beim Übergang vom Unterschenkel zum Fuß fühlt man die Ferse als Spitze, der Übergang ist winklig! Der Übergang vom Arm zur Hand ist flach, die Hand ist die gerade Verlängerung des Unterarmes. Außerdem:

die Zehen sind kürzer als die Finger,
die Zehen sind etwa gleichlang,
die Finger nicht (Daumen!),
der Daumen ist abspreizbar,
die große Zehe nicht.

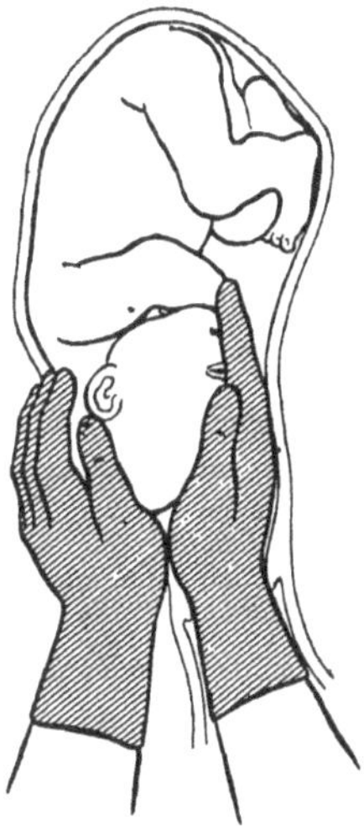

Abb. 188.
Tempo I = Beide Hände am Kopfende

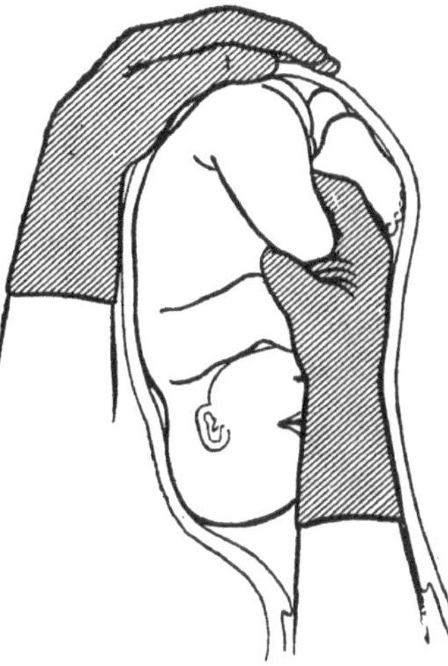

Abb. 189.
Tempo II = Beide Hände am Steiß)*

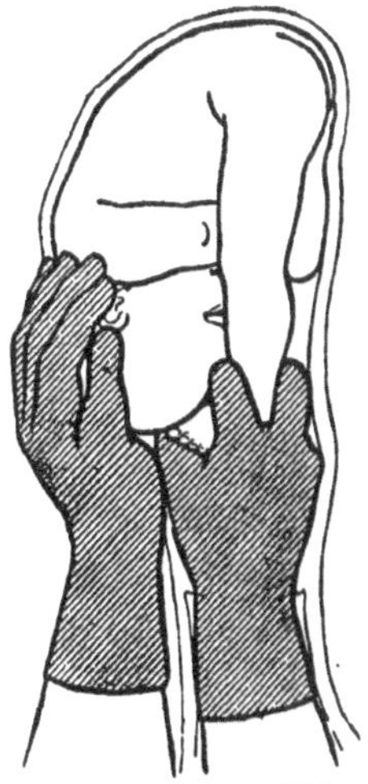

Abb. 190. Tempo III = Äußere Hand am Kopf! Innere Hand am Fuß!

*) In der Abb. hat die innere Hand schon den vorderen Fuß gefaßt

Tempo III = Äußere Hand am Kopf! — Innere Hand am Fuß! (Abb. 190).

Stets mit der äußeren Hand beginnen: sie stemmt sich von außen durch die Bauchdecken hindurch gegen den Kopf und drängt ihn langsam funduswärts. Das muß gelingen! Erst wenn man fühlt, daß der Kopf dem Druck von außen langsam folgt, wird jetzt — **und niemals früher** — mit der inneren Hand am gefaßten Fuß gezogen und der Fuß herausgeleitet.

Die Wendung ist noch nicht beendet, wenn das Knie in der Vulva sichtbar ist, sondern erst dann, wenn man auch den Kopf im **Fundus** fühlt, oder, wie man auch sagen kann:

> Die Wendung ist beendet, wenn das Knie in der Vulva erscheint **und darin bleibt.**

Bleibt das Knie nicht in der Vulva, sondern zieht sich wieder zurück, dann ist auch der Kopf noch nicht richtig im Fundus angekommen. Um ihn vollständig dahin zu bringen, werden dieselben beiden Hilfsmittel wie bei der inneren Wendung aus Querlage (s. dort!) angewandt:

1. **Herabholen des zweiten Fußes,**
2. **Gedoppelter Handgriff der Justine Siegemundin** (S. 230).

Wendet man auf den vorderen Fuß, so wird dadurch hergestellt

aus der I. Kopflage — eine II. unvollkommene Fußlage,
aus der II. Kopflage — eine I. unvollkommene Fußlage,
in beiden Fällen mit vorliegendem vorderen Fuß.

Zweifingerwendung nach Braxton Hicks*)

(= Wendung bei noch nicht vollständig erweitertem Mm = Vorzeitige Wendung)

Definition: Technische Unterart der „Inneren Wendung aus Querlage" (S. 223), sowie der „Inneren Wendung aus Kopflage" (S. 285) für den Fall, daß der Mm **nicht für die ganze Hand** durchgängig ist; dadurch unterscheidend gekennzeichnet, daß hier nicht mit der ganzen Hand, sondern nur mit 2 Fingern im Inneren des Uterus gearbeitet wird.

Indikationen:

1. **Bei Querlagen:** Diejenigen Querlagen, die bei nicht vollständigem Mm gewendet werden müssen (vgl. Anweisung für den Landarzt bei innerer Wendung aus Querlage, S. 204);

*) Braxton Hicks wird ohne Bindungsstrich geschrieben, da Braxton der Vorname von Hicks ist.

2. **Bei Kopflagen:** Hier kommen alle Indikationen der inneren Wendung bei Kopflage (S. 285) in Frage, bei denen man nicht bis zur vollständigen Eröffnung des Mm warten kann. Die häufigste Indikation ist die Blutung bei **Placenta praevia.**

Ausführung: In die Scheide mit der **ganzen** Hand, in den Uterus nur mit **Zeige- und Mittelfinger** eingehen. **Viel wichtiger als die beiden innen arbeitenden Finger ist hier die äußere Hand:** Sie drückt den Uterus zunächst kräftig beckenwärts, sonst können die inneren Finger überhaupt nicht an einen Fuß herankommen (Abb. 191). Den von den inneren Fingern gefaßten kleinen Teil genau abtasten: Verwechslung von Fuß mit Hand wäre hier besonders unangenehm! — **Die eigentliche Wendung wird von der äußeren Hand praktisch allein ausgeführt.** Die inneren Finger haben ihre Aufgabe zunächst erfüllt, wenn sie einen Fuß gefaßt haben und ihn festhalten. Die äußere Hand drängt nun den Kopf langsam funduswärts und führt damit die Wendung aus. Die inneren Finger, die den Fuß zunächst nur etwas angezogen hielten, leiten ihn jetzt vorsichtig heraus. **Niemals extrahieren!** Anschlingen des Fußes und Belastung (1—2 Pfund).

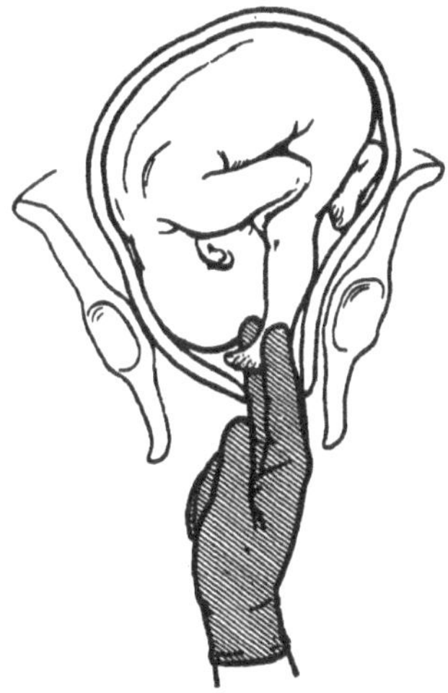

Abb. 191.
Zweifingerwendung nach Braxton Hicks bei Kopflage

Nachgeburtsblutung

Definition: Nachgeburtsblutung = jede in der Nachgeburtsperiode auftretende Blutung über 500 ccm.

Ursache: entweder **atonische Blutung**
oder **Rißblutung** oder **beides.**

Differentialdiagnose: entscheidend ist die Konsistenz des Uterus.

Atonische Blutung:	**Rißblutung:**
= Blutung aus der schlaffen Uteruswand	= Blutung aus verletzten Weichteilen (Zervix-, Klitoris- und Labienriß, seltener Episiotomiewunde oder isolierter Scheidenriß, ganz selten blutender Dammriß)
1. Uterus schlaff, weich, groß;	1. Uterus hart, fest kontrahiert, klein;
2. Die Blutung setzt erst einige Minuten nach der Geburt des Kindes ein;	2. Die Blutung setzt sofort nach Geburt des Kindes ein;

3. Ist der Uterus schlaff,

so wird er nach Massage oder nach Wehenmitteln *nicht* hart. In diesem Falle liegt mit Sicherheit eine atonische Blutung vor, wobei aber das gleichzeitige Bestehen einer Rißblutung möglich ist.

so wird er nach Massage oder nach Wehenmitteln sofort hart, während die Blutung **nicht** aufhört.

Auch nach Spontangeburten kommen Zervixrisse vor!

Eine **Rißblutung** muß unter allen Umständen mit Sicherheit ausgeschlossen werden. In jedem Falle empfiehlt sich daher eine genaue Kontrolle des Mm mit großen Spiegeln bei **guter Beleuchtung.**

Daher stets: Einstellen der Zervix mit großen Spiegeln!

Fassen der Mm-Lippen mit Kugelzangen oder *Museux*schen Klemmen. Kräftig nach unten ziehen und den Rand des Mm **Zentimeter für Zentimeter** genau nach Einrissen absuchen! Gleichzeitig muß auch die Scheide auf einen **isolierten** Scheidenriß hin kontrolliert werden!

Auch aus einem isolierten Scheidenriß kann sich eine Frau verbluten!

Nicht selten blutet es aus einer Plazentarstelle **und** aus einem Riß!

Einteilung: Bei der atonischen Blutung (= *Atonie*) unterscheidet man 3 Grade:

Atonie 1. Grades: Blutung von 500—1000 ccm.

Atonie 2. Grades: Blutung zwischen 1000 und 1500 ccm.
Achtung! Sehr bedrohlich!

Atonie 3. Grades: Blutung über 1500 ccm.
Achtung! Ausgesprochene Lebensgefahr!

Der physiologische = normale Blutverlust in der Nachgeburtsperiode beträgt 200—500 ccm.

Jede Blutung über 1000 ccm (= 1 Liter) ist sehr bedrohlich!
Jede Blutung über 1500 ccm (= 1½ Liter) bedeutet *Lebensgefahr*!

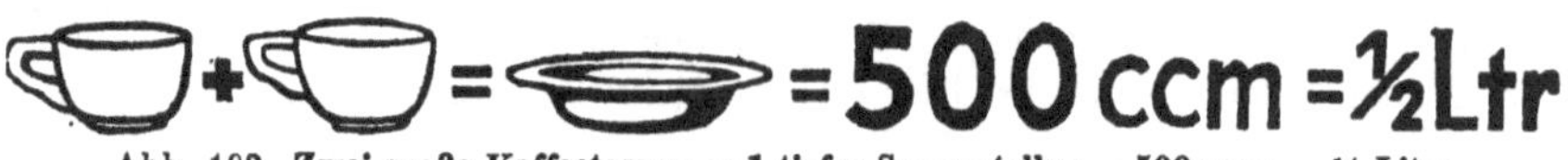

Abb. 192. **Zwei große Kaffeetassen = 1 tiefer Suppenteller = 500 ccm = ½ Liter**

Diese Zahlen geben aber nur ganz grobe Anhaltspunkte. Blutverluste werden individuell sehr verschieden vertragen. Es gibt Frauen, die bei einem Verlust von nicht einmal 1000 ccm fast schon ad exitum kommen und andere, die weit über 1000 ccm verlieren und nur geringe Erscheinungen zeigen. Außerdem ist nicht nur die absolute Menge, sondern auch das Tempo (Lüttge) der Blutung von Bedeutung.

Ursachen der Atonie:

Ursache:	Mit Atonie ist also zu rechnen bei:
1. der in der Nachgeburtsperiode **falsch behandelte** Uterus;	1. Störung des normalen Ablaufs der Nachgeburtsperiode durch Drükken, Massieren, Reiben des Uterus, unnötiges Verabfolgen von Wehenmitteln; zu früh ausgeführter Credéscher Handgriff (Auspressen der Nachgeburt vor Lösung der Plazenta!);
2. der **überdehnte** Uterus;	2. Zwillinge, großes Kind, Hydramnion;
3. der **zu rasch entleerte** Uterus;	3. a) nach operativen Entbindungen, insbesondere nach Zangen und Wendungen mit Extraktion; b) nach Sturzgeburten;
4. der **übermüdete** Uterus;	4. nach Verabreichung von zuviel Wehenmitteln, nach Überwindung eines Mißverhältnisses zwischen Kopf und Becken; lang andauernde Geburt;
5. der **(zu) häufig beanspruchte** Uterus;	5. bei Vielgebärenden mit rasch aufeinanderfolgenden Geburten, besonders von großen Kindern;
6. der **wehenschwache** Uterus;	6. bei vorangegangener primärer oder sekundärer Wehenschwäche;
7. der **geschwulstig veränderte** Uterus.	7. Uterus myomatosus, Myom der Gebärmutter.

Behandlung.

Die sachgemäße Behandlung einer Nachgeburtsblutung ist von allergrößter Wichtigkeit. Jeder Arzt muß genau wissen, wie er sich bei Nachgeburtsblutungen zu verhalten hat. **Wissen und rasches Handeln entscheiden hier über Leben und Tod der Frau!** Unwissen, Zögern und ganz besonders falsches Einschätzen des

Zustandes der Frau können nicht wiedergutzumachende Folgen haben. Auch hier spielt natürlich die Erfahrung die ausschlaggebende Rolle. Aber auch der erfahrene Geburtshelfer wird zugeben müssen, daß auch er schon das traurige Ereignis eines raschen Verblutungstodes infolge Atonie selbst erlebt hat.

Die Behandlung der Nachgeburtsblutungen erfolgt in jeder Klinik nach einem feststehenden Schema, einem Behandlungsplan oder therapeutischem Programm. Diese Programme gehen alle auf den von Stoeckel (Fritsch) angegebenen klassischen Behandlungsplan zurück. An unserer Klinik wird folgendermaßen vorgegangen:

I. Atonische Blutung bei noch nicht geborener Plazenta.

Behandlungsprogramm:

1. **Blase entleeren!**
2. **Wehenmittel intramuskulär!**
3. **Wehenmittel intravenös!**
4. **Uterus halten! Eisblase!**
5. **Leichte Massage des Uterus!**
6. **Credéscher Handgriff ohne Narkose!**
7. **Credéscher Handgriff in Narkose!** (dazu Wehenmittel i. v.)
8. **Manuelle Plazentarlösung!**

1. Blase entleeren: Solange die Harnblase (und der Mastdarm) gefüllt sind, kann der Uterus sich nicht kontrahieren. Ich habe schwere atonische Nachblutungen gesehen, die einzig und allein durch Entleerung der Blase zum Stillstand kamen.

Volle Blase = Wehenbremse!!

2. Wehenmittel intramuskulär: Injektion von 3 VE eines HHL-Präparates (Pituigan, Pituglandol oder ä., bei erhöhtem Blutdruck Orasthin) i. m.

3. Wehenmittel intravenös: Injektion von 3 VE eines HHL-Präparates intravenös.

Ganz langsam spritzen! Puls und Gesichtsfarbe beobachten! Bei intravenöser Injektion von Wehenmitteln kommt es nicht selten zu einem **Kollaps.**

4. Halten des Uterus: Fundus der Gebärmutter ähnlich wie beim Credé mit einer Hand umfassen (aber nur ganz sanft und ohne Druck) und ins Becken hineinschieben. In dieser Stellung wird der Uterus zart gehalten. Nicht drücken oder reiben! Der Uterus kann nicht mehr hoch steigen, es kann also nicht mehr unbemerkt nach innen bluten. Außerdem fühlt die aufgelegte Hand jede Tonusänderung der Uterusmuskulatur. **Eisblase** auflegen! Bleibt der Uterus trotzdem schlaff, so folgt

5. **Leichte Massage des Uterus:** Die Massage muß mit ganz leichter Hand ausgeführt werden, jedes derbe Pressen und grobe Drücken ist ein Kunstfehler. „On doit seulement le chatouiller!" Nur kitzeln darf man ihn! Neben leichten kitzelnden Bewegungen empfehle ich das „Klavierspielen" auf dem Fundus, das leichte Trommeln mit den Fingern beider Hände! Leopold: Man muß so massieren, wie man „den Kopf eines großen Hundes krault". Wird der Uterus dabei nicht sehr bald hart, so kann man zwischendurch auch einmal den Uterus ganz vorsichtig ausdrücken, um das angesammelte Blut zu entfernen.

6. **Credéscher Handgriff ohne Narkose** (Leipzig, 1860): Beine der Frau aufstellen lassen, Uterus in die Mitte bringen und durch leichtes Reiben eine Wehe anregen. Uterusfundus mit einer Hand oder mit zwei Händen umfassen, und zwar so, daß die Daumen auf der Vorderwand, die übrigen Finger auf der Hinterwand liegen (Abb. 193). Auf der Höhe der Wehe wird der Uterus kräftig in Richtung der Führungslinie ausgedrückt. Dabei fließt die Harnblase, sofern sie gefüllt war, aus; entleert sie sich nicht, so muß kathetert werden. Hat der Credé beim erstenmal keinen Erfolg, so wird er mehrere Male wiederholt.

Die erfolgreiche Ausführung des Credéschen Handgriffes ist also an eine Reihe von **Vorbedingungen** geknüpft, die erfüllt sein müssen:

1. Der meist rechts seitlich stehende Uterus muß **in die Mitte** gebracht werden. Andernfalls ist die Druckrichtung ungünstig und verhindert den Austritt der Plazenta.
2. Es muß eine **Wehe** erzeugt werden, der Uterus muß hart sein. Den weichen Uterus kann man nicht ausdrücken (Inversionsgefahr).
3. Man muß **in Richtung der Beckenachse drücken** und darauf achten, daß die Uterusachse nicht abgeknickt und dadurch der Austritt der Plazenta erschwert wird.
4. Die **Blase** muß leer sein, oder sie muß sich während der Ausführung des Handgriffs leicht entleeren.

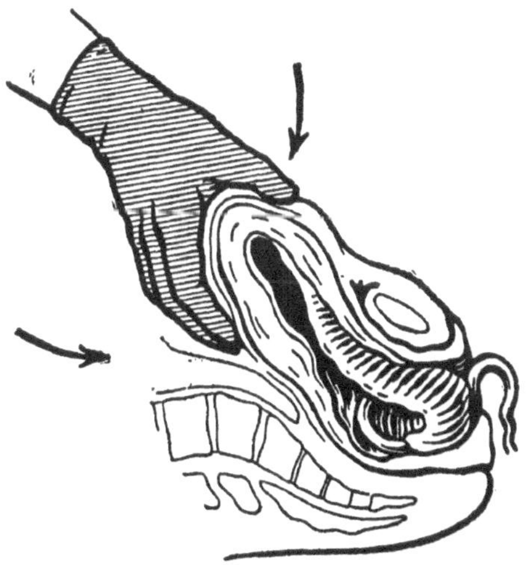

Abb. 193.
Credéscher Handgriff (nach De Lee)

7. **Credéscher Handgriff in Narkose:** Wiederholung des Credéschen Handgriffes in Narkose. Der Vorteil ist dabei der, daß die Bauchdecken erschlafft sind und die Patientin nicht mehr gegenpressen kann, der Nachteil, daß der Uterus mit erschlafft. Um die unbedingt notwendige Wehe zu erzeugen, werden daher 3 VE eines HHL-Präparates i. v. gespritzt. Dann wird durch leichtes Reiben das Auftreten der Wehe beschleunigt und anschließend sofort der Credésche Handgriff ausgeführt.

8. **Manuelle Plazentarlösung:** Ausführung in derselben Narkose unmittelbar im Anschluß an die erfolglose Ausführung des Credéschen Handgriffes in Narkose. Der Operateur muß sich gründlichst nach Vorschrift waschen! Man halte sich immer das große Wort von Ernst Bumm vor Augen:

Die Gefahr kommt von außen!

Während der Vorbereitung die Frau nicht außer acht lassen: **die Aorta mit der Faust abdrücken lassen!** (aber nicht länger als 15—20 Minuten!)

Nur in ganz großen und sehr dringenden Ausnahmefällen kann man sich mit dem Überziehen langer steriler Handschuhe begnügen, die jeder Geburtshelfer in seiner Tasche mitführen muß. Sorgfältiges, mehrfaches gründliches Abwaschen der äußeren Genitalien mit Desinfektionslösung, z. B. ½—1%ige Sagrotanlösung (S. 83).

Die manuelle Plazentarlösung ist wegen denkbar größter Infektionsgefahr die allergefährlichste geburtshilfliche Operation!!!

Die manuelle Plazentarlösung zu einer ungefährlichen Operation zu machen, ist nicht möglich. Die Hand, die in den Uterus eingeht, muß durch die Scheide hindurch geschoben werden. Auch bei bester Technik läßt es sich daher niemals vermeiden, daß die auf der Scheidenschleimhaut stets vorhandenen infektiösen Keime bis an die große Plazentarwunde herangebracht und von dort in die Blutbahn großer Gefäße hineingedrückt werden. Stoeckel nennt daher die manuelle Plazentarlösung den **gefährlichsten geburtshilflichen Eingriff.**

Die manuelle Plazentarlösung kann der Mutter sehr gefährlich werden! Sie soll daher nur unter dringenden Umständen ausgeführt werden.

Ausführung: Ich empfehle stets, mit der **linken** Hand einzugehen und die **rechte** Hand als **äußere** Hand zu verwenden. Die **größere** Kraft wird von der **äußeren** Hand verlangt, die der inneren den Uterus hinschieben und hinhalten muß (Abb. 194).

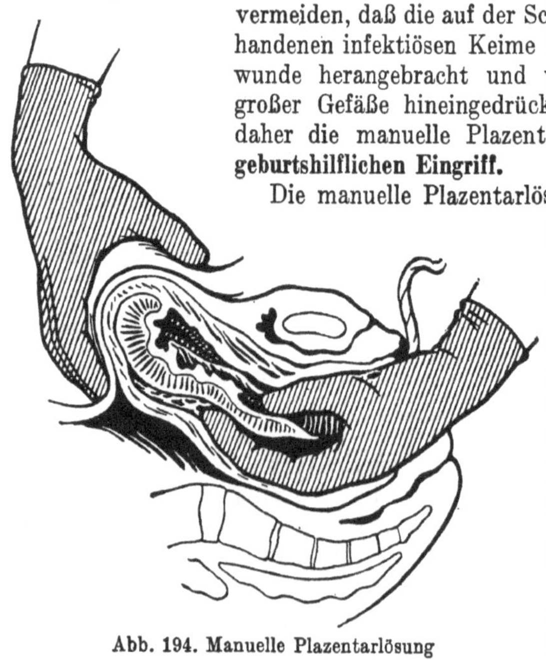

Abb. 194. Manuelle Plazentarlösung

Stets beginnt die äußere (rechte) Hand: sie faßt über und hinter den Fundus und drückt den Uterus kräftig nach unten in das Becken hinein, und zwar möglichst so weit, daß der äußere Mm fast in der Vulva sichtbar wird. Jetzt erst, nicht früher, geht die innere (linke) Hand ein, und zwar ohne Berührung der Scheide unmittelbar in den äußeren Mm, indem die kurze Strecke: Vulva — Introitus — äußerer Muttermund durch große Bummsche Spiegel entfaltet und dadurch überbrückt wird. Die äußere Hand kann jetzt einen Augenblick den Uterus loslassen und die außen heraushängende Nabelschnur straff anziehen, so daß die innere Hand an der gespannten Schnur entlang sich schnell bis zum Sitz der Nachgeburt hochtasten kann. Aufsuchen des abgelösten Randes der Nachgeburt. Die innere Hand dringt jetzt flach zwischen Plazenta und Uteruswand ein. Auf die richtige Schicht achten! Die äußere Hand schiebt der inneren mit ziemlicher Kraft den noch festsitzenden Teil der Plazenta entgegen, den dann die innere Hand am besten mit der Kleinfingerseite langsam und vorsichtig (Cave Uterusperforation!) abschält. Die ganze Kraft muß von der äußeren Hand ausgehen. Die innere hat die Plazenta gewissermaßen nur in Empfang zu nehmen. Auf Nichtbeachtung dieser Vorschrift beruhen die meisten Mißerfolge. Keine Plazentarteile abreißen! Nicht eher herausgehen, bis man den Eindruck hat, daß die ganze Plazenta abgelöst ist.

Kontrolle der Haftfläche. In jedem Falle halte ich nach Ablösung der Plazenta eine Kontrolle ihrer Haftfläche für notwendig. **Ein zweites Eingehen wird vermieden, indem man folgendermaßen vorgeht:** Nach der Lösung der Plazenta wird diese durch kräftigen Zug der äußeren Hand an der Nabelschnur aus Uterus und Scheide herausgezogen. Die innere Hand, die ununterbrochen im Uterus bleibt, kann sich jetzt frei bewegen und die Haftstelle noch einmal gründlich abtasten, ob nicht doch noch ein Stück Plazenta zurückgeblieben ist. Diese Technik wurde in ähnlicher Weise schon angegeben von Kilian (1849) und von Schauta (1892).

Kontrahiert sich der Uterus auch jetzt noch nicht und blutet es weiter, so wird nach II. Atonische Blutung nach Ausstoßung der Plazenta vorgegangen.

Findet der Arzt bei seinem Eintreffen einen lebensbedrohlichen Zustand vor, so verzichtet er natürlich auf alle übrigen Programmpunkte und macht kurzentschlossen **sofort** die manuelle Plazentarlösung. In diesem Falle ist es sehr zu empfehlen, vor Beginn 3 VE eines HHL-Präparates langsam intravenös zu spritzen:

Kurzprogramm

bei schweren Blutungen:

Sofortige manuelle Plazentarlösung!!

Nichts **schwächt** die Widerstandkraft des Organismus gegenüber einer Infektion so sehr, wie **starke Blutungen,** nichts hilft besser eine Infektion überwinden, als die Vermeidung eines großen Blutverlustes. Die manuelle Plazentalösung **vor** starken Blutungen ist daher viel weniger gefährlich als zu einem Zeitpunkt, an dem die Frau schon viel Blut verloren hat. Man warte deswegen bei Blutungen, die von vornherein stark und bedrohlich sind, nicht zu lange mit der manuellen Plazentarlösung.

Schwierigkeiten bei der manuellen Lösung der Plazenta

Ungeübten macht die manuelle Plazentalösung manchmal Schwierigkeiten. Das liegt entweder daran, daß die Hände kraftmäßig falsch eingesetzt werden oder daß die innere Hand die Lösung in der falschen Schicht versucht. Es wurde schon gesagt, daß die **ganze Kraft** von der **äußeren** Hand ausgehen muß und daß die innere Hand die Plazenta gewissermaßen nur in Empfang zu nehmen hat. Die innere Hand hat sich in die lockere Schicht zwischen Plazenta und Uteruswand (spongiöse Schicht der Decidua basalis) einzuschieben, was eigentlich nur einem technisch Ungewandten mißlingen kann. Ist das alles beachtet und macht die Lösung dennoch Schwierigkeiten, so liegt eine der folgenden Regelwidrigkeiten vor:

Placenta adhaerens: Fehlen der lockeren Spongiosaschicht. Die Compacta sitzt der Uterusmuskulatur auf.

Placenta accreta: Fehlen der Spongiosa und Compacta, also der ganzen Decidua basalis. Die Chorionzotten sind mit der Muskulatur fest verwachsen.

Placenta increta: Höherer Grad der Placenta accreta. Die Chorionzotten sind tief in die Uterusmuskulatur eingedrungen.

Placenta incarcerata: Inkarzeration der gelösten Plazenta durch Krampf des inneren Muttermundes.

Die **Placenta adhaerens** löst sich meist — aber durchaus nicht immer — spontan evtl. erst nach Anwendung des Credé'schen Handgriffes. Die außerordentlich seltene (nach Stoeckel 1 : 5000) **Placenta accreta** (increta) kommt niemals spontan. Aber auch die manuelle Lösung gelingt selbst unter Aufwendung von einiger Kraft **(Perforationsgefahr!)** wohl niemals vollständig. Man erreicht wohl die Ablösung einiger Teile, andere dagegen sind derartig innig mit der Muskulatur verwachsen, daß man einfach nicht weiter kommt. Für diese seltenen und schweren Fälle empfiehlt Stoeckel die vaginale Totalexstirpation.

Wenn bei der **inkarzerierten Plazenta** Narkose und Credé nicht zum Ziel führen, muß die Plazenta mit Hilfe von Faßzängen gefaßt und langsam durch Nachfassen und gleichzeitigem Druck von oben herausbefördert werden.

Decidua basalis = die zwischen Eibasis und Uterusmuskulatur gelegene Uterusschleimhaut in Sekretionszustand, besteht aus einer lockeren, weitmaschigen Schicht **(Spongiosa)** und einer kompakten Schicht **(Compacta).**

II. Atonische Blutung nach Ausstoßung der Plazenta (= Atonie im engeren Sinne).

A. Plazenta erweist sich als nicht vollständig.

Ursache der Blutung: Plazentarrest oder zurückgebliebene Nebenplazenta.

Therapie: Sofortige **Nachtastung!**

Genaueste Besichtigung der Plazenta und der Eihäute ist die wichtigste Voraussetzung für eine erfolgreiche Blutungsbekämpfung!!

Fehlt ein mehr als bohnengroßes Stück im Plazentargewebe, oder finden sich abgerissene Gefäße in den Eihäuten, so muß unbedingt sofort nachgetastet werden!

Abgerissene Gefäße in den Eihäuten, die vom Rande der Plazenta herkommen, beweisen das Vorhandensein einer oder mehrerer Nebenplazenten (Placenta succenturiata), die im Uterus zurückgeblieben sind. Sie müssen sofort entfernt werden.

Lieber einmal zu viel als einmal zu wenig nachtasten! Die Mortalität und Morbidität nach richtig ausgeführter Nachtastung sind fast gleich Null!!

Ausführung der Nachtastung: Vorgehen wie bei der manuellen Lösung.

Eine Nachtastung, die als notwendig erkannt worden ist, muß unter allen Umständen **sofort** ausgeführt werden. Es gibt gar keinen Grund, eine nach obigem Grundsatz (ein über bohnengroßes Stück fehlt, abgerissene Gefäße in den Eihäuten!) notwendige Nachtastung aufzuschieben. Jedes Abwarten verschlechtert die Situation.

Eine notwendige Nachtastung stets sofort ausführen!

Auch falls **keine oder nur geringe Blutungen** bestehen, kann man deswegen

nicht etwa noch abwarten wollen,

bis Blutungen auftreten oder sich verstärken! Daß die Frau nicht blutet, ist hier gar kein Gesichtspunkt; entscheidend ist allein die Tatsache, daß die **Plazenta nicht vollständig** ist!! Jedes Aufschieben einer erforderlichen Nachtastung ist vom Übel! Mit jeder weiteren Stunde vergrößert sich die Gefahr der Infektion ins Riesenhafte! Im Zweifelsfalle gilt:

In jedem Falle, in dem die Plazenta nicht sicher vollständig ist, gilt sie als unvollständig und es muß nachgetastet werden!

Sind nach der Geburt der Plazenta mehr als 5—6 Std. vergangen, so würde ich nicht mehr zur Nachtastung eingehen.

B. Plazenta vollständig, es blutet trotzdem.

Behandlungsprogramm:

1. **Blase entleeren!**
2. **Wehenmittel!**
3. **Uterus halten! Eisblase!**
4. **Kräftige Massage des Uterus von den Bauchdecken aus!**
5. **Piskaczekscher und Fritschscher Handgriff.**
6. **Nachtasten zur Entfernung von Blutklumpen aus dem Uterus! Zweifelscher Handgriff. Intrauterine Kompression.**
7. **Feste Tamponade des Uterus und der Scheide!**
8. **Aortenkompression!**
9. **Parametrienabklemmung nach Henkel!**

(10. Totalexstirpation des Uterus!)

1. Blase entleeren, s. I, 1.

2. Wehenmittel: 1 ccm Pituglandol (oder ä.) + 1 ccm Gynergen intramuskulär. Bei stärkeren Blutungen: 1 ccm Pituglandol + ½ ccm Gynergen **intravenös!** Oder: 1 ccm **Neogynergen intravenös.**

Höchstmaß an Wirkung!! Beginn der Kontraktion in etwa ½ Minute, Dauer ½—2 Stunden. **Langsam spritzen! Kollapsgefahr!**

3. Uterus halten: s. I, 4.

4. Kräftige Massage des Uterus von den Bauchdecken aus: Im Gegensatz zur Massage des Uterus bei noch nicht geborener Plazenta (s. o. I, 5) müssen jetzt durch kräftiges Reiben des Fundus Wehen erzeugt werden. Zwischendurch wird der Uterus mit dem Credéschen Handgriff immer wieder ausgedrückt: nur am leeren Uterus ist die Massage wirksam! Merke:

Nur ein **vollständig leerer** Uterus
kann sich **vollständig** zusammenziehen!

Blutet es trotzdem weiter, so folgt

5. Piskaczekscher und **Fritschscher Handgriff.**

Piskaczekscher Handgriff:
Zusammendrücken des Uterus mit dreifachem Druckzangengriff.

Seit ich diesen Handgriff vor Jahren zum erstenmal in der Amreichschen Kinik in Wien sah, habe ich ihn eine ganze Reihe von Malen mit gutem Erfolg angewandt.

Der Arzt sitzt an der linken Seite der Frau, Gesicht gegen Gesicht. Beide Hände greifen zugleich am Uterus, und zwar **nur von außen,** an.

1. Zangengriff: die **linke** Hand wird weit gespreizt, etwa wie beim 3. Leopoldschen Handgriff (Kahr). Daumen und Mittelfinger oberhalb der Symphyse auf den Bauch setzen und möglichst tief hineindrücken. **Zangenförmiges Umfassen und kräftiges Zusammendrücken der Uteruskanten (Uteringefäße!).** Gleichzeitig wird der Uterus **kopfwärts angehoben.**

2. Zangengriff: die **rechte** Hand umfaßt den Fundus zangenförmig, etwa wie beim Credéschen Handgriff. **Durch kräftigen Druck auf die Vorder- und Hinterwand der Gebärmutter werden die Innenwände des Uterus fest aufeinandergepreßt.** — Zwischendurch werden mit der rechten Hand auch energische **massierende** Bewegungen am Fundus ausgeführt.

3. Zangengriff: die rechte Hand drückt außerdem gleichzeitig den **Fundusteil der Gebärmutter mit aller Kraft der linken Hand, die den Uterus energisch kopfwärts schiebt, entgegen,** wodurch auch der Uterus im ganzen gewissermaßen **in die Zange genommen** wird.
Nach einiger Zeit Hände wechseln.

Größter Vorteil dieses Handgriffs: Beide Hände greifen **außen** an, keine Infektionsgefährdung, wie etwa beim Zweifelschen Handgriff (Abb. 195) und erst recht bei der intrauterinen Kompression (Abb. 196).

Von ähnlicher Wirkung wie der Piskaczeksche Handgriff ist der **Fritschsche Handgriff:** die linke Hand ergreift energisch die Schamlippen und drückt sie mit ganzer Kraft in die Vulva hinein. Die rechte Hand umfaßt den Uterus wie beim Credéschen Handgriff und preßt ihn so kräftig wie möglich gegen die linke Hand. Zweck: Verminderung des leeren Raumes in der Gebärmutter.

6. Nachtasten zur Entfernung von Blutklumpen aus dem Uterus: Wenn nach Anwendung der Mittel 1—5 der Uterus sich immer noch nicht kontrahiert hat und es noch weiter blutet, so kann ich nur dringend empfehlen, zu einer Nachtastung einzugehen, um Blutklumpen und etwa vorhandene Eihautreste zu entfernen. Der therapeutische Effekt ist so

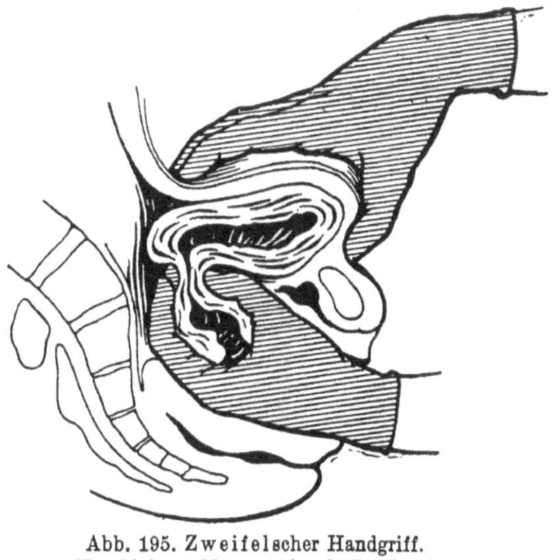

Abb. 195. Zweifelscher Handgriff. Kombinierte Massage (nach De Lee)

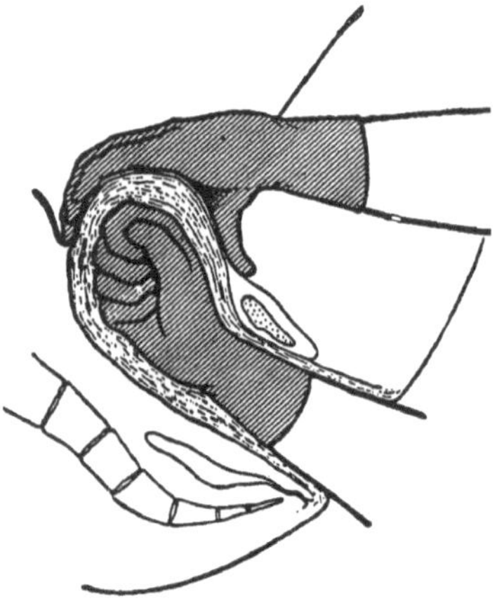

Abb. 196.
Intrauterine Kompression

gut wie immer ein ganz ausgezeichneter. Fast stets kommt es sehr bald zu guten Uteruskontraktionen. Alter Erfahrungsgrundsatz: Eine atonische Blutung kann erst dann stehen, wenn der Uterus vollständig entleert ist!

Die innere Hand bleibt zunächst noch in der Scheide. Bleibt der erwartete Effekt einmal aus, so wird sofort der **Zweifelsche Handgriff** = **Kombinierte Massage** ausgeführt: Die innere Hand in der Scheide umfaßt energisch die Zervix und drängt den unteren Teil der Gebärmutter der von oben drückenden äußeren Hand entgegen. Reibende und knetende Bewegungen beider Hände (Abb. 195). Oder man **läßt** die innere Hand **im** Uterus, ballt sie zur Faust, drängt so gegen die äußere Hand als Puffer an (Abb. 196). Gerade diese letztere **intrauterine Kompression** ist außerordentlich wirksam, sie kann außerdem lange Zeit fortgesetzt werden.

Mit der intrauterinen Kompression (Abb. 196) **bringt man jede Blutung zum Stillstand!**

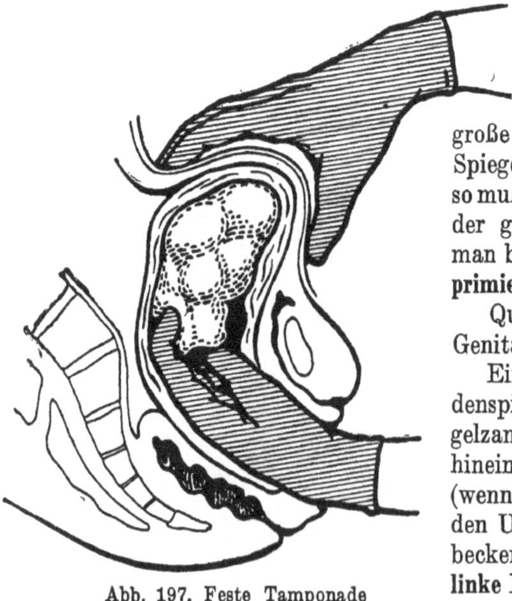

Abb. 197. Feste Tamponade des Uterus und der Scheide

7. Feste Tamponade des Uterus und der Scheide! Gebraucht werden dazu 2 große Dührßen-Büchsen mit steriler Vioformgaze, 2 große Spiegel, Kugelzangen. Sind keine Spiegel oder Kugelzangen vorhanden, so muß es auch ohnedem gehen. Während der ganzen Zeit des Ausstopfens läßt man bei starker Blutung die **Aorta komprimieren,** am einfachsten mit der Faust.

Querbett. Desinfektion der äußeren Genitalien.

Einstellen des Mm mit großen Scheidenspiegeln, Vorziehen des Mm mit Kugelzangen bis in den Scheideneingang hinein. Haltenlassen der Kugelzangen (wenn möglich). Die **rechte** Hand umfaßt den Uterus von außen und drückt ihn beckenwärts gegen die innen arbeitende **linke** Hand, die die Tamponade ausführt (Abb. 197). Ausstopfen des Uterus mit

Vioformgaze. Die Tamponade muß mit größter Ruhe und Sorgfalt ausgeführt werden, eine Lage nach der anderen wird mit Nachdruck in den Fundusteil und die Tubenecken hineingeschoben und fest angedrückt. Das ganze Kavum sorgfältig ausfüllen, bis nichts mehr hineingeht. Anschließend tamponiert man die Scheide, und zwar Zentimeter für Zentimeter von den Scheidengewölben bis zum Scheideneingang.

Die Uterusscheidentamponade wird gezogen frühestens nach 12 Stunden, spätestens nach 24 Stunden!

Zum Schluß wird stets ein **Kompressionsverband** angelegt. Eine fest gewickelte, dicke Handtuchrolle wird hinter den stark aufgerichteten Uterus tief ins Becken geschoben und diese Rolle und damit der Uterus durch einen breiten Kompressionswickel aus 2 kräftigen mit Sicherheitsnadeln zusammengesteckten Handtüchern in ihrer Lage gehalten.

Man kann den Kompressionsverband auch mit einer T-Binde machen und dann noch eine dicke Wattevorlage vor die Vulva pressen lassen.

8. Aortenkompression (Abb. 198), die besonders auch während der Tamponade, der Plazentarlösung und der Naht eines Zervixrisses sehr gute Dienste tut. Es kommt aber darauf an, sie schon möglichst frühzeitig anzuwenden.

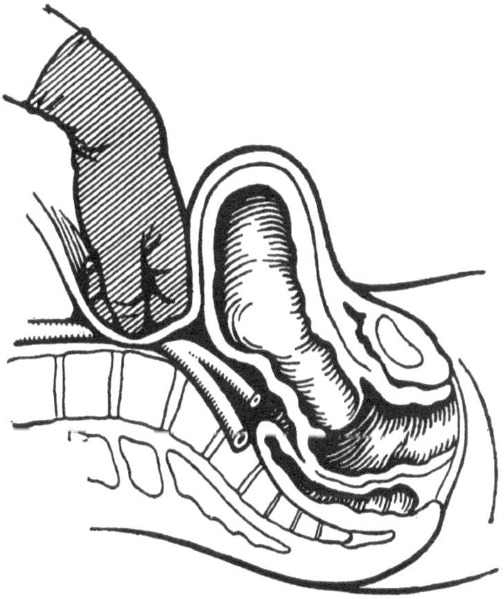

Abb. 198.
Aortenkompression (nach De Lee)

Am einfachsten und besten **mit der Faust:** Man richtet den Uterus in maximale Anteflexion auf und drückt unmittelbar hinter ihm mit der Faust die Aorta gegen die Wirbelsäule ab. Mit der anderen Hand tastet man den Puls der A. femoralis, der zum Verschwinden kommen muß.

Ausgezeichnete Methode, um eine schwere Blutung vorübergehend zu stillen.

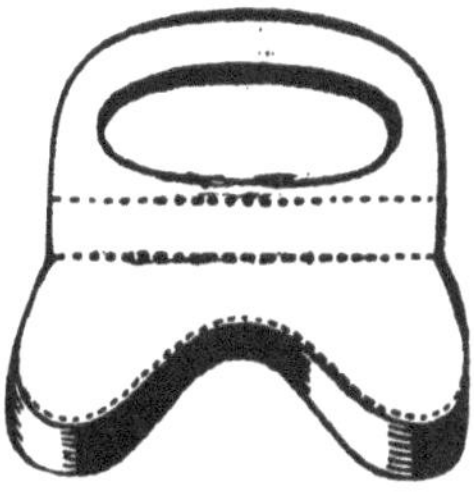

Abb. 199. Kompressorium nach Rissmann

Die Faust kann man ersetzen durch das Kompressorium von **Rissmann** (Abb. 199) oder den

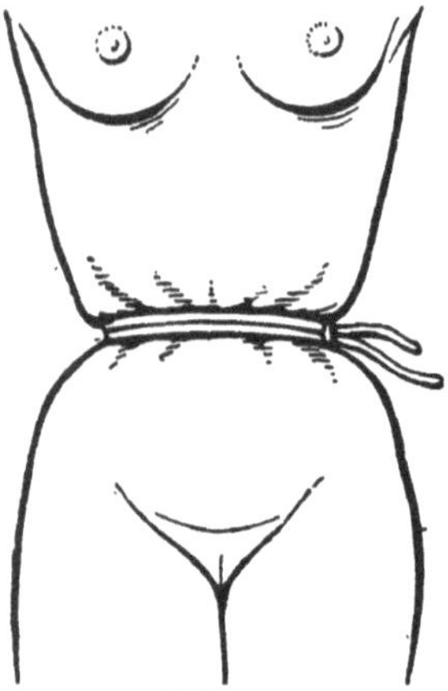

Abb. 200.
Momburg-Schlauch

Momburgschen Schlauch (Abb. 200). (Nur für Notfälle!) Besser als beides ist die Faust. In den Kliniken benutzt man (selten) größere Kompressorien nach Sehrt, Haselhorst u. a.

Die Aorta soll niemals länger als 15—20—25 Minuten komprimiert werden!

9. Parametrienabklemmung nach Henkel kommt vor allem bei stark blutenden Zervixrissen in Betracht, s. d. unter Zervixriß, S. 309.

Nach Bekämpfung jeder Atonie muß der Uterus mindestens zwei Stunden lang gehalten werden!!

Geschieht das nicht, so setzt man die Frau der Gefahr einer neuen jetzt sicher **tödlichen Blutung** aus.

In der Klinik kann man zwischen Massage des Uterus und der manuellen Entfernung von Blutklumpen eine

heiße Scheidenspülung

und — wenn ohne Erfolg — auch eine

heiße Uterusspülung

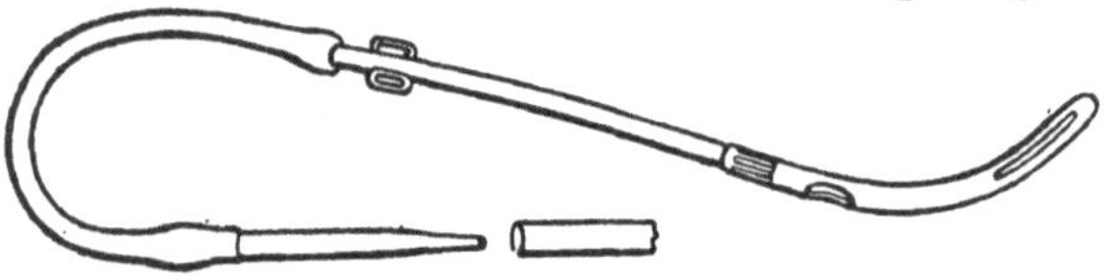

Abb. 201. Rücklaufkatheter

vornehmen, was in der Außenpraxis technische Schwierigkeiten macht. Die Scheide bzw. der Uterus wird mit je etwa 1000 ccm sterilem heißem Wasser von etwa 50° mit Rücklaufkatheter (Abb. 201) gut durchgespült.

Im übrigen wird in der Klinik genau so wie in der Außenpraxis vorgegangen.

Ein Eingriff bleibt der Klinik vorbehalten: die

10. Totalexstirpation des Uterus,

wenn alle anderen Mittel der Blutstillung versagen. Stoeckel hält diesen Eingriff bei Atonie für überflüssig.

Anhang: **Bekämpfung der Blutungsanämie.**

Tieflagerung des Kopfes
Hochstellen des Bettendes
Feste Umwicklung der Beine mit Trikotschlauchbinden (von den Zehen angefangen)
} = **Autotransfusion**

Wärmeflaschen an die Füße! Warm zudecken! 1 ccm Sympatol i. v., starker, heißer Bohnenkaffee oder schwarzer Tee, Sekt, Kognak, Wein, wenn kein Brechreiz (Narkose!). Viel trinken lassen! Am wirksamsten sind die **intravenöse Kochsalzinfusion** und die **Bluttransfusion.** Beide Methoden sind — abgesehen von Ausnahmen — aus praktischen Gründen der Klinik vorbehalten.

Bei der **intravenösen Kochsalzinfusion** werden 1000 ccm 0,9%ige Kochsalzlösung verwandt, der

½ ccm Suprarenin 1 : 1000
und 1 ccm Cardiazol,
bei Bedarf Coffein
und Strophanthin

zugegeben werden. Sind die Venen schlecht oder kollabiert und will man keine Venaesektio machen, so kann man die Infusion auch subkutan in die Oberschenkel oder submammär machen. In der Außenpraxis empfiehlt sich die

rektale Kochsalzinfusion:

In einem Liter gewöhnlichem Leitungswasser löst man einen gestrichenen Eßlöffel Kochsalz auf und läßt die Lösung mit Hilfe eines Irrigators oder mit einem tief in den Mastdarm eingeführten Darmrohr (oder einem Nelatonkatheter) **ganz langsam, in etwa 1—1½ Stunden** in den Mastdarm einfließen.

Die Wirkung ist stets eine sehr gute, wenn sie auch nicht so schnell wie bei der intravenösen Infusion eintritt.

Niemals eine Frau verlassen, wenn man nicht davon überzeugt ist, daß die Blutung für dauernd steht!

Rißblutung

Definition: In der Nachgeburtsperiode auftretende Blutung, die im Gegensatz zur atonischen Blutung (S. 291) aus zerrissenen Weichteilen stammt.

Ursache: Ursache der Rißblutung kann sein

ein **Zervixriß** (S. 306): Zervixrisse bluten sehr stark und sind lebensbedrohend, wenn der zervikale Ast der Uterinarterie mit aufgerissen worden ist. Ausgesprochene Lebensgefahr!

ein **isolierter Scheidenriß** (S. 311): auch hieraus kann es ziemlich stark bluten;

ein **Dammriß** (S. 90): daß es aus diesem stark blutet, ist eine große Ausnahme;

ein **Klitorisriß** (S. 94): wenn der Schwellkörper der Klitoris eingerissen ist, kann es zu ziemlich starken Blutungen kommen.

Wenn man von einer Rißblutung im Gegensatz zu einer atonischen Blutung (S. 291) spricht, so denkt man in erster Linie an einen stark blutenden **Zervixriß.**

Diagnose: starke Blutung post partum bei gut kontrahiertem Uterus. Nicht selten besteht aber gleichzeitig auch noch eine Atonie. Dann blutet es nach Behebung der Atonie hellrot weiter.

Blutungen bei gut kontrahiertem Uterus sind Rißblutungen! Scheide und Zervix mit großen Plattenspiegeln einstellen und kontrollieren!

Zervixriß

Definition: Am äußeren Muttermund beginnender, seitlich nach aufwärts verlaufender Riß der zu einem weiten Rohr gewordenen Zervix; kann bis zum inneren Muttermund reichen und führt bei Zerreißung des zervikalen Astes der A. uterina zu starken Blutungen. Ferner kommt es häufig zur weiten und tiefen Eröffnung des Parametriums.

Zervixrisse vermeiden
ist besser als Zervixrisse heilen!

Vorkommen: Die hoch hinauf reichenden gefährlichen Zervixrisse entstehen fast nur gewaltsam, das heißt bei **zu früh, falsch oder schlecht ausgeführten operativen Entbindungen,** insbesondere nach **Wendung mit anschließender Extraktion,** ferner auch nach **Zangenentbindungen;** in beiden Fällen besonders dann, wenn der **Mm nicht ganz vollständig** eröffnet war. Der Vorsichtige merkt sich folgenden Rat:

Nach jeder Wendung mit Extraktion und nach jeder Zangenextraktion muß die Zervix mit breiten Plattenspiegeln eingestellt und ringsherum auf einen Riß hin besichtigt werden!

Charakteristisch ist auch der Zervixriß bei einem immer noch vorkommenden Kunstfehler: der **Extraktion** des Kindes bei **Placenta praevia** nach Wendung auf den Fuß, was auch bei vollständig eröffnetem Mm strengstens verboten ist.

Nach Wendung auf den Fuß wegen Placenta praevia
niemals extrahieren!!!

Zervixrisse kommen ferner häufig vor durch Weiterreißen von Muttermundsinzisionen.

In seltenen Fällen erlebt man auch einmal bei einer **normalen** Entbindung einen Zervixriß (Mitpressenlassen, wenn der Mm noch nicht vollständig ist, Höhne), Sturzgeburt (Bumm), Spontangeburt bei Placenta praevia, übermäßig großes Kind u. a. Kleinere Einrisse der Zervix kommen bei jeder Geburt vor und werden nicht behandelt.

Sitz: stets seitlich (in der Gegend der III oder IX), Verlauf longitudinal. Meist treten sie nur auf einer Seite, manchmal auch auf beiden Seiten auf.

Symptome: es gibt nur ein Symptom: die **Blutung.** Häufig zeigen aber auch lange, das heißt hoch hinaufreichende Zervixrisse nicht die geringste Blutung. Im Gegensatz dazu ist die Blutung stets sehr stark, wenn der zervikale Ast der Uterinarterie aufgerissen ist. Fehlt die Blutung, so werden die Zervixrisse oft übersehen.

Diagnose: starke Blutung (hellrotes Blut) post partum bei gut kontrahiertem Uterus. Nicht selten besteht aber gleichzeitig eine Atonie. Nach Behebung der Atonie blutet es dann hellrot weiter.

Blutet es bei gut kontrahiertem Uterus, so ist sofort an Zervixriß zu denken!
Zervix mit breiten Plattenspiegeln einstellen und kontrollieren!

Gefahren: Hauptgefahr: die schwere, häufig lebensgefährliche Blutung!

Jeder blutende Zervixriß bedeutet höchste Lebensgefahr!

Spätfolgen: Spätblutung im **Wochenbett,** wenn die Rißblutung nach konservativen Maßnahmen stand und nicht genäht wurde.

Aufsteigende Infektion im **Wochenbett** durch Einwanderung von Erregern in die Blutbahn, ins Parametrium und Parakolpium. Auch der kleinste Zervixriß kann die Eintrittspforte für die tödliche Sepsis im Wochenbett sein. Zumindest bildet sich eine parametrane Infiltration aus, mit der die Frau jahrelang, wenn nicht ihr ganzes Leben lang zu tun hat.

Prophylaxe des Zervixrisses:
Keine Extraktion am Beckenende und keine Zange bei nicht völlig eröffnetem Muttermund! Möglichst keine Muttermundsinzisionen in der Außenpraxis!

Behandlung.

Vor allem anderen ist zunächst einmal die Plazenta durch Credéschen Handgriff herauszudrücken! Anweisung siehe Nachgeburtsblutung, S. 295.

Jeder Zervixriß muß kunstgerecht und schnell genäht werden. Das ist in der Außenpraxis nur in Ausnahmefällen möglich, da dort alle Voraussetzungen dafür fehlen: Übersicht über das Operationsgebiet, Assistenz, gute Beleuchtung, gute Narkose. Außerdem werden die allermeisten Praktiker keine besondere Erfahrung im Nähen von Zervixrissen haben. **Ich rate daher dringend davon ab, im Privathaus einen Zervixriß nähen zu wollen, es ist schon in der Klinik oft schwer genug!**

Jeder blutende Zervixriß gehört so schnell wie möglich in die Klinik!

Als **Notbehelf** und für den **Transport** kommt in der Außenpraxis in Frage:

1. Uterus-Scheidentamponade,
2. Abklemmen der spritzenden Gefäße,
3. Abklemmen des Parametriums nach Henkel.

1. Uterus-Scheidentamponade.

Soll das spritzende Gefäß einigermaßen fest komprimiert werden, so muß sowohl der Uterus, der Riß und auch die Scheide **sorgfältig und langsam** mit Gaze fest ausgestopft werden. Während der Tamponade stets **Aortenkompression mit der Faust.** Anschließend Kompressionsverband, am besten mit T-Binde (s. S. 303). Sehr wichtig: Wenn irgend möglich, begleite man die Frau persönlich auf dem Transport in die Klinik oder schicke die Hebamme mit: unterwegs können, besonders wenn nur tamponiert wurde, stärkere Blutungen auftreten. Dann muß die Aorta von neuem abgedrückt und gehalten werden oder der Momburgschlauch angelegt werden.

2. Abklemmen der spritzenden Gefäße.

Eine besondere Erfahrung läßt mich auf folgendes hinweisen: Entdeckt man nach Vorziehen der Zervix vor die Vulva ein spritzendes Gefäß oder mehrere am Rande des Risses oder am oberen Wundwinkel, so geht man nicht gleich an das durchaus nicht ungefährliche Abklemmen der Parametrien heran (Blasenscheidenfistel!), sondern versucht zunächst einmal ein viel einfacheres und weniger eingreifendes Verfahren: man setzt an die blutenden Stellen Kocherklemmen (zur Not kann man auch jede andere Klemme nehmen) und wartet unter Betupfen und Beobachtung etwas ab. Steht die Blutung einigermaßen, so wird die Frau schleunigst in eine Klinik geschafft. Die Klemmen bleiben während des Transportes liegen.

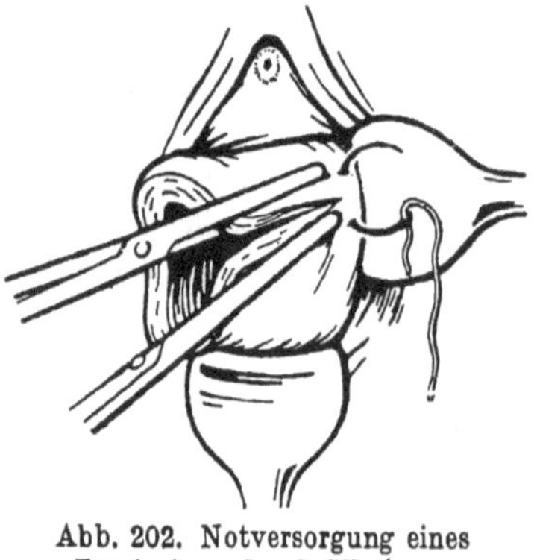

Abb. 202. Notversorgung eines Zervixrisses durch Klemmen

Anstatt die blutenden Stellen einzeln aufzusuchen und abzuklemmen, kann man auch (nach Zweifel) lange stumpfe Klemmen (Billrothklemmen) über die Ränder des Risses setzen (Abb. 202). Blutet es dann noch weiter, so hilft manchmal folgendes: Man geht zwischen den beiden gelegten Klemmen ein und setzt eine dritte lange stumpfe Klemme in den Wundwinkel hinein, wobei man das darüberliegende Gewebe etwa 1 cm weit mitfaßt. Hilft auch das nicht, so bleibt bei stärkerer Blutung nur noch das breite Abklemmen der Parametrien übrig.

3. Abklemmen der Parametrien nach Henkel (1902).

Ein Verfahren, das nur von solchen Ärzten ausgeführt werden sollte, die in der Geburtshilfe schon einige Erfahrung besitzen.

Vor allem anderen: Harnblase entleeren

Einstellen des Mm mit breiten Plattenspiegeln und Anhaken der Zervix mit 2 Kugelzangen oder Museux-Klemmen. **Kräftiges** Vorziehen bis vor die Vulva. Aufsuchen des Risses. Zug nach der dem Riß **entgegengesetzten** Seite, so daß der Riß und der darüberliegende nicht gerissene Zervixteil frei zugänglich ist. Es kommt jetzt darauf an, dieses oberhalb des Risses liegende Gewebe und damit das dort liegende zerrissene Gefäß abzuklemmen. Als Klemme eignet sich jede kräftige scharfe Klemme, ausgezeichnet ist die Museux-Klemme; weniger geeignet ist ein langer Kocher. Henkel hat eine Spezialklemme angegeben.

Kräftiges Vor- und Beiseiteziehen der Zervix. Die geöffnete Klemme wird auf der Seite des Risses gegen das Scheidengewölbe geführt. Dieses wird so hoch wie möglich hinaufgeschoben und dann die Klemme mit weit geöffnetem Maul in die Seitenkante des Uterus hineingeschoben, wobei die Achse der Parametrienklemme zu der des Uterus etwa einen rechten Winkel bilden soll. Unter Beibehaltung des Schubes gegen die Seitenkante des Uterus wird die Klemme langsam geschlossen (Abb. 203). Steht die Blutung noch nicht, so wird auf der anderen Seite genau so vorgegangen. Abnehmen der Klemmen nach 12—24 Stunden. Wenn man so wie oben beschrieben vorgeht, können die Ureteren nicht verletzt werden.

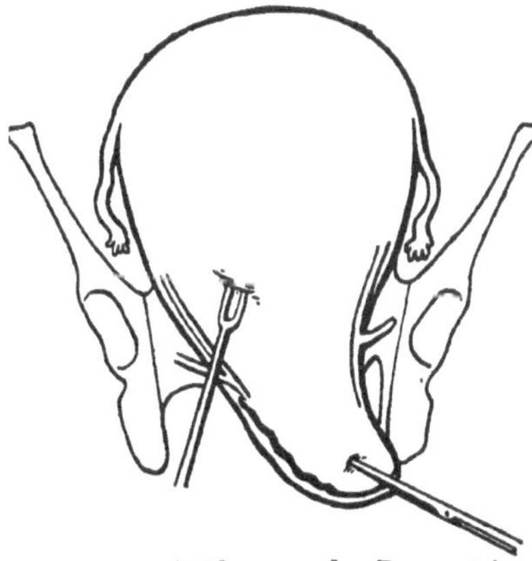

Abb. 203. Abklemmen der Parametrien nach Henkel

Naht des Zervixrisses

Sicherstes Verfahren der Blutstillung. Einstellen mit breiten Plattenspiegeln und Vorziehen wie oben. Der Riß sitzt immer seitlich. Fassen der vorderen und hinteren Muttermundslippe in der Nähe der Wundränder mit Kugelzangen und so nach unten und nach der entgegengesetzten Seite ziehen, daß möglichst viel vom Riß zu sehen ist. (Am besten läßt man sich dabei den Uterus von oben her ins Becken hineindrücken.) Vorderen Spiegel jetzt seitlich einsetzen.

Während der ganzen Zeit der Naht die Aorta mit der Faust abdrücken oder (weniger gut) Momburgschen Schlauch anlegen!

Genäht wird mit kräftigen Katgutnähten und nicht zu großer Nadel. Die erste Naht kann man bei längeren Rissen nie gleich an der höchsten Stelle des Wundwinkels anbringen. Sie wird einfach an diejenige Stelle des Risses gelegt, die man gerade noch bequem erreichen kann (R. Freund), und zwar durchgreifend durch die ganze Dicke der Zervix hindurch (Abb. 204). Faden lang lassen und an ihm den noch höher gelegenen Rißteil vorziehen und nähen. Auf diese Weise klettert man langsam bis zum obersten Wundwinkel hoch (Abb. 205). **Immer runde, niemals scharfe Nadeln benutzen!** Gefahr der Verletzung weiterer Gefäße!

Das Wichtigste bei der Zervixnaht ist nicht die sorgfältige Naht der Rißwunde, sondern das Umstechen des zerrissenen Astes der Uterinarterie.

Steht die Blutung nach vollkommenem Verschluß der Rißwunde noch nicht, was gar nicht selten vorkommt, so empfehle ich folgendes: Man legt noch eine Naht durch das nicht gerissene Zervixgewebe **oberhalb des obersten Wundwinkels** (s. Abb. 202) und wenn auch das ohne Erfolg ist, noch eine weitere etwas höher in die Seitenkante des kräftig nach seitlich außen gezogenen Uterus hinein. Dazu muß das Scheidengewölbe mit einem langen Seitenspiegel nach oben und seit-

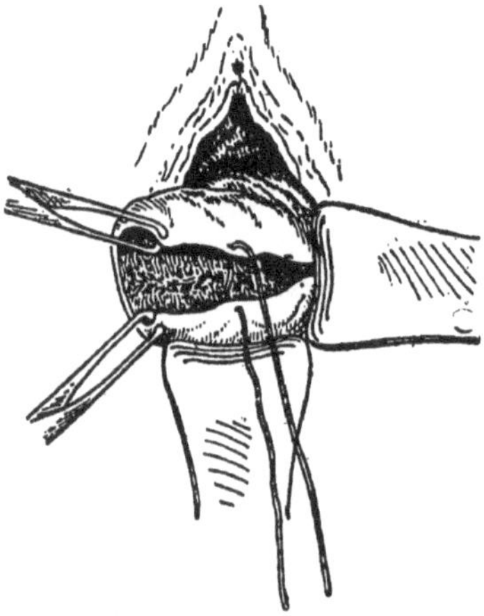

Abb. 204. Naht des Zervixrisses (1): erste Naht an der Stelle, die man gerade bequem erreichen kann

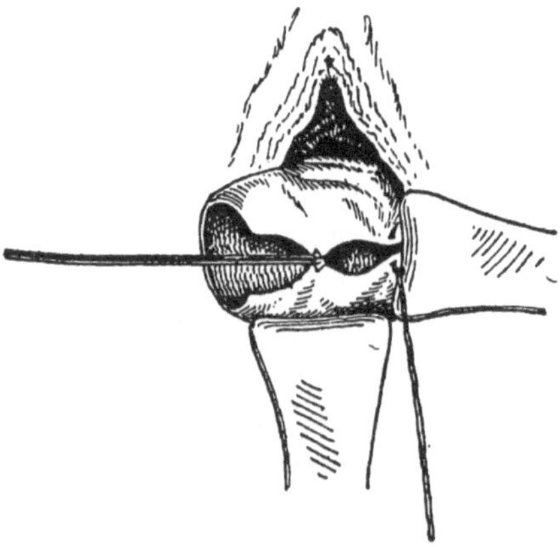

Abb. 205. Naht des Zervixrisses (2): Vorziehen des Risses am ersten Faden, Hochklettern bis zum obersten Wundwinkel

wärts geschoben werden. Dadurch wird die Blutung in vielen Fällen zum Stillstand kommen, da man auf diese Weise das ins Gewebe retrahierte Gefäß erfaßt. Gefährlich sind diese Nähte wegen der Ureternähe. Ich habe daher jetzt schon einige Male die Blase vorher abpräpariert und hochgeschoben.

Anschließend an jede Zervixnaht werden Uterus und Scheide sorgfältig tamponiert.

Zur richtigen Ausführung einer Zervixnaht gehört große Erfahrung und Übung. Schwierig wird die Naht schon dann, wenn sich das spritzende Gefäß nach oben retrahiert hat. Sehr schwierig ist besonders die Naht eines Zervixrisses, der nach **Extraktion bei Placenta praevia** (grober Kunstfehler!) entstanden ist.

In diesem Falle ist das Gewebe außerordentlich weich, dünn, schwammig und daher äußerst zerreißlich. Die Nadel schneidet dabei überall durch oder das Gewebe zerreißt beim Knoten, so daß schließlich die Ausführung der Naht aufgegeben werden muß. Die Blutung muß dann durch Parametrienabklemmung gestillt werden. Unter Umständen muß der Uterus sogar supravaginal amputiert werden. Das gilt so gut wie immer auch für die Fälle, bei denen der Riß über den inneren Mm hinausgeht.

Dem Praktiker aber, der sich mit einer solch schwierigen Naht eines Zervixrisses einließ und der ohne Assistenz und richtige Beleuchtung bei schlechter Narkose schwitzend vor Aufregung und Angst vor der immer blasser werdenden Frau sitzt und mit ungeübten Händen im blutspritzenden Gewebe erfolglos herumnäht, dem kommt mit besonderem Nachdruck ein uralter **Grundsatz** zur Erkenntnis, der für jeden Geburtshelfer gilt:

Man soll niemals so operieren,
daß man dabei einen Zervixriß riskiert!

und der andere:

Man soll, wenn eben möglich,
jeden Zervixriß in die Klinik
überweisen!

Isolierter Scheidenriß

Definition: seitlich und längs verlaufender, bis tief in das paravaginale Binde- und Fettgewebe hineingehender langer und spaltförmiger Einriß des Scheidenrohres. Als isolierter Scheidenriß bezeichnet, weil der Damm dabei völlig unversehrt ist.

Entstehung: Fast nur nach forcierten Entbindungen. Insbesondere sieht man diese stets links oder rechts seitlich verlaufenden langen und oft tiefen Risse nach **manuellen Extraktionen bei Erstgebärenden,** deren unvorbereitete Scheide nicht nachgeben kann und daher einreißt. Ferner auch besonders nach **Zangenentbindungen** bei noch schräg oder quer stehender Pfeilnaht, wobei der Kopf also noch gedreht werden muß. Mitentscheidend bei dem Zustandekommen eines solchen Risses ist ganz besonders die Beschaffenheit des Gewebes: ein anämisches, über Stunden gedrücktes und zerquetschtes Scheidenrohr (= „morsches" Gewebe wie „Zunder") reißt eher ein als ein noch gut durchblutetes Gewebe. — Bei großen Kindern kommt es ausnahmsweise auch einmal bei Spontangeburten zu isolierten Scheidenrissen.

Diagnose: Unter den genannten Umständen sollte man stets daran denken, daß ein solcher Riß entstanden sein könnte. Man braucht nur die seitlichen Teile des Scheidenrohres mit dem Finger abzutasten, um den Riß als klaffenden Wundspalt mit Sicherheit zu fühlen. Oft bluten diese langen und tiefen Risse stark, so daß man schon dadurch auf sie aufmerksam wird. Manchmal bluten sie aber auch so gut wie gar nicht. Von außen ist von dem Riß gar nichts zu sehen, da der Damm völlig intakt ist.

Komplikationen:
1. **Phlegmonöse** oder **chronisch entzündliche Prozesse** im Beckenbindegewebe.
2. Im Anschluß an 1. **Fisteln** gegen den Damm, das Rektum, die Blase und den Oberschenkel (Bumm).
3. **Mastdarmriß;** wenn dieser nicht bemerkt wurde, kommt es im Wochenbett zur Ausbildung einer Mastdarmscheidenfistel mit Abgang von Kot durch die Scheide.

Nach allen Zangenextraktionen, bes. solchen, bei denen der Kopf nicht nur gezogen, sondern auch noch gedreht werden muß, ferner nach allen ganzen Extraktionen (besonders bei Erstgebärenden) müssen Scheidenrohr und unteres Uterinsegment mit dem Finger*) auf seitliche Zerreißungen abgetastet werden!

Behandlung:

Die getasteten Risse werden mit großen breiten Scheidenspiegeln eingestellt und mit durchgreifenden Nähten genäht.

*) Richtiger ist es, die Scheide mit großen sterilen Spiegeln einzustellen, was aber in der Hauspraxis meist technische Schwierigkeiten macht.

Insertio velamentosa (I. v.)

Definition: Häutiger Ansatz der Nabelschnur. Die Nabelschnur setzt nicht unmittelbar an der Plazenta an, sondern endigt entfernt vom Rande der Plazenta zwischen den Eihäuten.

An irgendeiner Stelle der Fruchtblase teilt sich die Nabelschnur auf und ihre drei Gefäße (eine Vene, zwei Arterien), verlaufen frei zwischen Amnion und Chorion in mehrfachen Verzweigungen zur Plazenta.

Folgende Arten des Nabelschnuransatzes werden unterschieden:

Nabelschnuransatz an der Plazenta	Bezeichnung	
in der Mitte	Insertio centralis (Abb. 206)	Normal
außerhalb der Mitte	Insertio lateralis (Abb. 207)	
am Rande	Insertio marginalis (Abb. 208)	
außerhalb, in den Eihäuten	**Insertio velamentosa** (Abb. 209)	**Regelwidrig und sehr gefährlich für das Kind!**

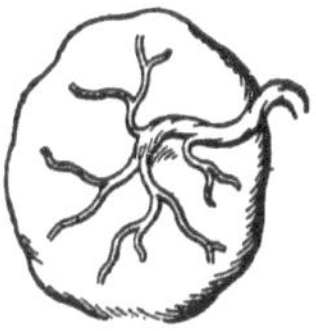

Abb. 206. Insertio centralis

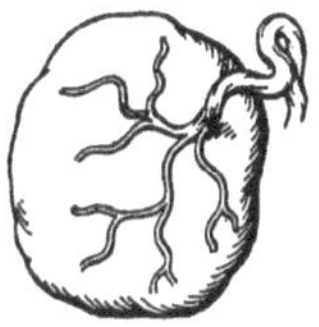

Abb. 207. Insertio lateralis

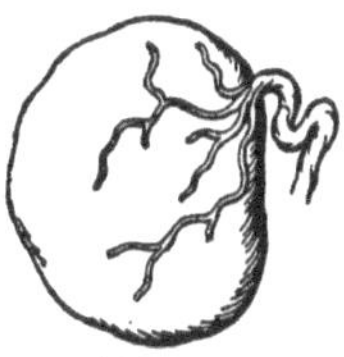

Abb. 208. Insertio marginalis

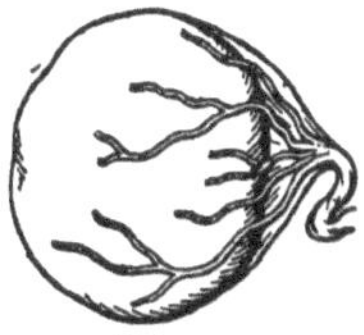

Abb. 209. Insertio velamentosa

Klinische Bedeutung erhält die I. v. erst dann, wenn diese frei und ungeschützt zwischen den Eihäuten verlaufenden Nabelschnurgefäße in den Bereich des Mm kommen oder wenn sie von einem Teil des Kindes, meist dem vorangehenden Teil, gegen die Beckenwand abgequetscht werden. Die I. v. bringt also mit sich

Zwei große Gefahren für das Kind:
1. Verblutung,
2. Erstickung.

1. **Verblutung des Kindes,** wenn beim Blasensprung ein größeres Gefäß reißt; das Kind stirbt dann meist sehr schnell ab.
2. **Erstickung des Kindes,** wenn ein freiverlaufendes Gefäß komprimiert wird (Abdrosselung der Sauerstoffzufuhr).

Beide Ereignisse kommen aber relativ *selten* vor, obwohl die I. v. an der *geborenen* Plazenta gar nicht so selten zu beobachten ist.

Die Gefahren der I. v. betreffen also stets nur das **Kind,** in keiner Weise die Mutter; das ausfließende Blut stammt nur vom Kinde (einziger Fall unter der Geburt).

Die Insertio velamentosa
ist der berühmte Ausnahmefall, bei dem kindliche Herztöne, die eben noch ausgezeichnet waren,
plötzlich
verschwinden können.
Dieses Ereignis kommt sonst so gut wie nie vor!

Diagnose: Nur in seltenen Fällen wird die I. v. vor dem Blasensprung diagnostiziert werden. Die Kennzeichen der I. v. sind

Vor dem Blasensprung:

Das Kennzeichen:

Das Fühlen von pulsierenden Gefäßen in den Eihäuten im Bereich des mehr oder weniger weit eröffneten Mm. — Dazu kommt

die Verschlechterung der HT (Beschleunigung — Verlangsamung), wenn der vorangehende Teil tiefer tritt und die frei in den Eihäuten verlaufenden Gefäße komprimiert werden.

Beim Blasensprung:

Plötzliches Auftreten einer **Blutung im Augenblick des Blasensprungs.**

Differentialdiagnose:

Placenta praevia oder tiefer Sitz: kommt gar nicht in Betracht. In diesen Fällen besteht die Blutung vor dem Blasensprung, im Augenblick des Blasensprungs hört sie plötzlich auf. Bei der I. v. beginnt sie ja gerade mit dem Blasensprung.

Vorzeitige Lösung: kommt auch nicht in Frage. Die VL tritt mit allen Zeichen einer schweren inneren Blutung auf, bei der I. v. ist der Allgemeinzustand der Mutter völlig unbeeinträchtigt, aber es blutet stark nach außen. Außerdem ist die Blasensprengung bei VL eine Möglichkeit der Behandlung.

In Frage käme höchstens die seltene Randsinusblutung bei normal sitzender Plazenta (S. 266).

Behandlung

Ziel: Es muß so rasch und so schonend wie möglich entbunden werden; rasch, weil das Kind in größter Lebensgefahr ist, schonend, weil der Gesundheitszustand der Mutter in gar keiner Weise geschädigt oder in Gefahr ist und jeder Eingriff nur des Kindes wegen erfolgt.

Hat man, was selten ist, die Diagnose vor dem Blasensprung gestellt und sind die HT gut, so kann man abwarten. Das gefahrbringende Ereignis des Blasensprungs muß möglichst solange hinausgeschoben werden, bis der Mm vollständig ist und der Kopf schon so tief steht, daß mit der Zange entbunden werden kann. Das Mittel zur Abstützung der Blase ist der

Kolpeurynter

dessen Einführung in diesem Falle sehr zu empfehlen ist.

Werden die HT schlecht, so muß so schnell wie möglich gehandelt werden.

Außenpraxis:

Kopf beweglich über BE: Wendung und Extraktion, wenn der Mm vollständig.

Kopf fest im BE: eine für die Außenpraxis sehr unangenehme Situation. Für die Zange steht der Kopf noch viel zu hoch:

In der Außenpraxis niemals eine Zange aus BE = Hohe Zange ausführen!

Für die Wendung steht der Kopf schon zu tief. Das Kind ist bei einer einigermaßen starker I. v.-Blutung außerhalb der Klinik kaum noch zu retten, znmal, wenn es sich um eine Erstgebärende oder um eine Mehrgebärende mit uoch wenig eröffnetem Zervikalkanal handelt:

Bei Insertio velamentosa kein Eingriff, der die Mutter gefährdet!!

Hat man die Diagnose vor dem Blasensprung, also vor dem Eintritt der Blutung gestellt, so kann man den Versuch der **Blasensprengung** machen: Eingehen mit der Kugelzange und Anreißen der Blase so weit wie möglich abseits von den frei verlaufenden Gefäßen. Wenn man Glück hat, ziehen sich die Eihäute über den Kopf hinweg zurück, ohne daß dabei ein Gefäß einreißt. Die HT erholen sich. Hat man mit dem Blasensprengen keinen Erfolg oder kommt es dabei zum Einriß eines Gefäßes, so ist das Kind in der Außenpraxis verloren.

Man halte sich bei allen Überlegungen immer vor Augen, daß das Kind bei I. v.-Blutung immer **sehr schnell abstirbt!!**

Kopf in BM: Bei stehender Blase zunächst die Blasensprengung versuchen. Erholen sich die HT nicht rasch genug, so wird das Kind sofort mit der Zange entwickelt. Ist der Mm noch nicht vollständig, dann kann der Geübte bei einer Mehrgebärenden auch in der Außenpraxis einige kleine Mm-Inzisionen (Y-Schnitt) wagen.

Kopf auf BB: Behandlung wie Kopf in BM.

Klinik:

Kopf beweglich über BE: bei Erstgebärenden abdominale Schnittentbindung, vorausgesetzt, daß die Vorbedingungen erfüllt sind und die HT noch gut sind. (Aber nur bei dringendem Kinderwunsch, vgl. das auf S. 80 über die Eingriffe aus kindlicher Indikation Gesagte.) Bei Mehrgebärenden innere Wendung und Extraktion, sofern der Mm vollständig ist. Bei nicht vollständigem Mm führt man vorher die Hysterotomia anterior (vaginale Schnittentbindung) aus.

Kopf fest im BE: Bei Erstgebärenden abdominale Schnittentbindung. Bei Mehrgebärenden evtl. Hysterotomia anterior und evtl. hoher Zangenversuch.

Kopf in BM und auf BB: Behandlung wie in der Außenpraxis.

Enges Becken

Definition: Unter „engem Becken" versteht man jedes Mißverhältnis zwischen Kopf und Becken.

Vier mögliche Ursachen:

1. der **knöcherne Geburtskanal** ist in einem Teil oder im ganzen verengt, der Kopf ist normal groß = **enges Becken im engeren = anatomischen Sinn,**
2. der knöcherne Geburtskanal ist normal weit, der Kopf ist größer als normal = **enges Becken im funktionellen Sinn,**
3. Kombination von 1. und 2.: Das knöcherne Becken ist mehr oder weniger verengt, der Kopf ist größer als normal.
4. **Wegverlegende Tumoren** im Becken. Dabei sind Ovarialtumoren als Geburtshindernis von größerer Bedeutung als z. B. Myome. Ein Myom läßt sich bis zum gewissen Grade zusammenpressen, ein gleichgroßer Ovarialtumor kann des Flüssigkeitsgehaltes wegen seine Größe nicht ändern. Ein Ovarialtumor von Hühnereigröße kann schon ein Geburtshindernis bedeuten.

Diese Erkenntnis muß jedem Geburtshelfer in Fleisch und Blut übergehen: beim engen Becken kommt es ganz und gar nicht nur auf das Becken an, sondern ebenso sehr auf den Kopf! Durch ein anatomisch verengtes Becken kann z. B. ein **kleiner** Kopf ohne Schwierigkeiten hindurchgehen, ebenso unter Umständen auch noch ein normal großer Kopf, wenn er sich gut anpaßt, sich gut modellieren oder wie wir sagen gut **„konfigurieren"** läßt. Auch muß es jedem klar sein, daß ein **normal weites** Becken für einen großen und harten, d. h. nicht einpassungsfähigen Kopf als **„eng"** bezeichnet werden muß. Das heißt also, das „enge Becken" ist eine **funktionelle** Bezeichnung: nicht bestimmte Maße und Formen sind das Kennzeichnende oder besser das Ausschlaggebende bei der Beurteilung, sondern maßgebend ist allein das Verhältnis eines bestimmten Kopfes zu seinem Becken. In diesem funktionellen Sinn wurde also oben definiert:

Enges Becken
= jedes Mißverhältnis zwischen Kopf und Becken!

Bedeutung des engen Beckens: Ob man mit viel Gelehrsamkeit oder mehr mit einem auf das Praktische gerichteten Blick an eine Kreißende mit engem Becken herangeht: auf eines kommt es einzig und allein an, nämlich **auf** die Beantwortung der

Kardinalfrage:
Geht der Kopf in das Becken hinein oder geht er nicht hinein?

Diese Fragestellung ist von größter Bedeutung. Die Antwort entscheidet über

konservatives und **aktives Vorgehen**

in der **Klinik** heißt das

Abwarten (Spontangeburt) oder **Schnittentbindung,**

in der **Hausgeburtshilfe** aber, wenn keine Klinik zu erreichen ist,

Abwarten oder **Perforation** (!)
= **Opferung des Kindes!**

Daher:

Jedes enge Becken gehört ausnahmslos in die Klinik!!

Erste grobe Beurteilung eines engen Beckens:

Befunde bei der Schwangerenuntersuchung und im Beginn der Geburt, die auf ein enges Becken hinweisen:

1. **Äußere Betrachtung:**

   O- und X-Beine; Hühnerbrust; kurze Arme, kurze Beine; Kyphoskoliose!
   Erstgebärende mit **Spitz**bauch!
   Mehrgebärende mit **Hänge**bauch!

2. **Äußere Untersuchung:**

   Vier Eigennamen als Stichwörter:
   Michaelis,
   Baudelocque,
   Leopold,
   Zangemeister.

Michaelissche Raute: Die normale Form ist ein gleichseitiges auf die Spitze gestelltes Viereck. Jede Abweichung davon ist verdächtig und weist auf ein enges Becken hin, insbesondere die **Windvogelform** (Abb. 5) und die **schmale Rautenform** (Abb. 6). Bei Verdacht auf enges Becken ist stets zuerst die Michaelissche Raute zu betrachten.

Baudelocque: Conjugata externa (Baudelocque) unter 18 cm verpflichtet, die Schwangere klinisch entbinden zu lassen (s. S. 8)!

Leopold: Ergibt der 3. und 4. Leopoldsche Handgriff bei einer Erstgebärenden am Termin einen frei beweglichen, noch nicht eingetretenen Kopf, so liegt meistens ein enges Becken vor, s. S. 10.

Zangemeister: Handgriff nach Zangemeister (Ausführung und Bedeutung s. S. 12), wichtigster Handgriff zur Untersuchung auf enges Becken kurz vor und unter der Geburt. Dieser einfache Handgriff leistet bei jeder Form des engen Beckens stets gute Dienste. Er ist besonders geeignet, ein erstes rasches Urteil abzugeben. Allerdings kann man das Mißverhältnis zwischen Kopf und Becken bei Ausführung des Zangemeisterschen Handgriffes sowohl über- wie unterschätzen. (Martius, G. H. Schneider), s. S. 13.

Bezüglich der Bedeutung der **Beckenmaße** für das enge Becken s. S. 7.

Ferner ist besonders zu beachten:

Eine
Beckenendlage
Kopfschieflage } bei **Erst**gebärender
Querlage
weisen mit Nachdruck auf ein
enges Becken
hin!

Die Feststellung einer dieser Regelwidrigkeiten bei einer **Erst**gebärenden genügt vollkommen, um ein enges Becken anzunehmen und **klinische** Entbindung anzuordnen!

3. Innere Untersuchung:

Bei engem Becken außerhalb der Klinik stets nur **rektal** untersuchen! Fast immer kommt man in der Außenpraxis allein mit der äußeren, ohne rektale Untersuchung zum Ziel.

Bei engem Becken, auch schon bei Verdacht, außerhalb der Klinik niemals vaginal untersuchen!

Wenn überhaupt, dann möglichst zart und vorsichtig **rektal** untersuchen, um vorzeitigen Blasensprung zu verhindern!

Für die **rektale Untersuchung** gilt zunächst einmal als Faustregel für den praktischen Arzt:

Erreicht man das Promontorium, so liegt stets ein enges Becken vor!

Vaginal wird **nur** in der **Klinik** untersucht und auch hier nur dann, **wenn die vaginale Untersuchung durch keine andere Untersuchungsart zu ersetzen ist,** so z. B. kurz vor der Schnittentbindung in Operationsbereitschaft (s. u.), sowie zur indirekten Bestimmung der Conjugata vera.

Bestimmung der Conjugata vera (Klinik!)

In der Schwangerschaft bzw. im Beginn der Geburt bei noch nicht eingetretenem Kopf wird in der Klinik unter Umständen vaginal untersucht, um die Vera zu bestimmen. Nach üblicher Vorbereitung (S. 81) werden Zeige- und Mittelfinger der linken Hand durch die Scheide in Richtung auf das Promontorium geführt, das bei verengtem knöchernem Geburtskanal vom Mittelfinger erreicht wird. Mit dem Nagel des rechten Zeigefingers markiert man auf dem untersuchenden Zeigefinger die Stelle, an dem dieser dem unteren Symphysenrand anliegt. Herausziehen des Zeigefingers in unveränderter Haltung beider Hände. Mit dem Beckenzirkel die Entfernung der Marke bis zur Spitze **des Mittelfingers** abmessen lassen. Dieses Maß entspricht der Länge der Conj. diagonalis. Aus dieser berechnet sich die Conj. vera durch Abzug von 1,5—2 cm, also

Conjugata vera = Conjugata diagonalis — 1,5 (2) cm

Der praktische Arzt sollte sich mit dem Bestimmen der Conjugata vera m. E. überhaupt nicht befassen, weil dabei für ihn so gut wie nie etwas herauskommt. Ganz abgesehen davon, daß zu dieser Messung oder besser Schätzung größte Erfahrung und Übung gehört, hat die ganze Messerei schon deswegen von vornherein wenig Wert, weil sie ja letzten Endes nur auf die Becken abzielt, deren C. v. unter 8 oder 7,5 cm liegt (S. 342). Von hundert engen Becken sind das aber glücklicherweise nur etwa vier oder fünf! Bei allen anderen „engen Becken", also denjenigen leichteren Grades und den sog. „Grenzfällen", sind die Beckenmaße ja nur **ein** Faktor unter mehreren anderen ebenso wichtigen (Größe, Form, Härte usw. des Kopfes, Wehen!). Und die Hauptsache: **Für den praktischen Arzt kommt es weniger darauf an festzustellen, welche Art und welcher Grad von engem Becken vorliegt, sondern darauf, daß überhaupt ein enges**

Becken vorliegt, um dann darauf zu dringen, daß diese Schwangere unter allen Umständen der klinischen Entbindung zugeführt wird. Die Bestimmung der C. diagonalis bzw. vera ist also für den Praktiker eine unnütze Manipulation und vor allem auch deswegen abzulehnen, weil sie ihn zur vaginalen Untersuchung evtl. kurz vor der Entbindung verleitet.

Noch einmal:

Alle Frauen mit engem Becken gehören ausnahmslos in die Klinik! Möglichst früh einweisen, d. h. vor Wehenbeginn, am besten 8 bis 10 Tage vor dem Termin! Vor allem: Niemals vaginal untersuchen!!!

Nur unter diesen Umständen hat der klinische Geburtshelfer freie Hand in seinen therapeutischen Entschlüssen.

Die beiden wichtigsten Formen des engen Beckens

In den Lehrbüchern der Geburtshilfe sind zahlreiche Formen des engen Beckens beschrieben. Für die Praxis genügt es, wenn man sich zunächst mit den zwei häufigsten und daher wichtigsten vertraut macht, nämlich dem

platt-rachitischen Becken

und dem

allgemein verengten Becken.

1. Platt-rachitisches Becken

Definition: Ein typisches plattes bzw. platt-rachitisches Becken liegt vor, wenn die Verengung einzig und allein in der Verkürzung des geraden Durchmessers des Beckeneinganges, also der Conjugata vera, besteht und alle anderen Maße weiter als normal sind.

Das platt-rachitische Becken ist also lediglich in einem einzigen Abschnitt des knöchernen Beckens verengt, nämlich dem Beckeneingang, und dieser wiederum nur in einem einzigen Maße, nämlich dem geraden Durchmesser.

Damit ist schon das Wesentliche über das platt-rachitische Becken gesagt.

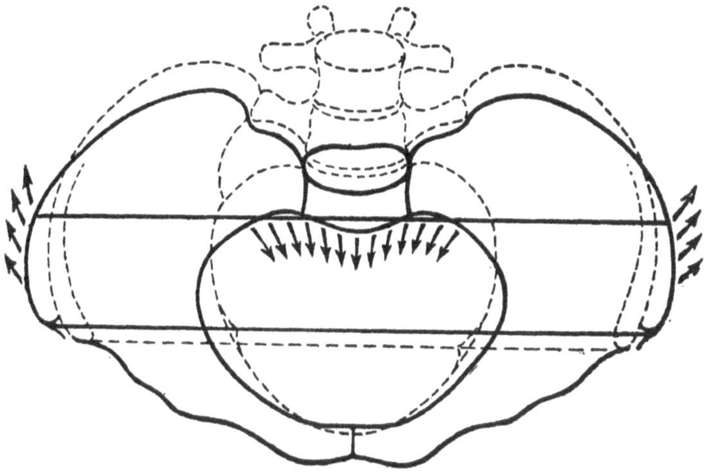

Abb. 210. Vergleich eines normalen Beckens (gestrichelt) mit einem platt-rachitischen (ausgezogen)

Bau des platt-rachitischen Beckens: In der Abb. 210 ist die Form des normalen Beckens (von oben gesehen) gestrichelt, die des platt-rachitischen Beckens ausgezogen gezeichnet. Durch den rachitischen Krankheitsprozeß ist das Kreuzbein eingesunken (siehe die Pfeile!). Infolgedessen springt das **Promontorium** mehr oder weniger weit in den freien Raum des kleinen Beckens vor (Abb. 211), wodurch als einziges Maß der gerade oder Längsdurchmesser des Beckeneingangs, die Conj. vera, verkürzt wird. Gleichzeitig kommt es zu einem weiten Auseinanderweichen der Darmbeinschaufeln. Die Sitzbeinhöcker stehen auch viel weiter als normal auseinander. Infolgedessen verläuft der **Schambogen** nicht rechtwinklig wie beim normalen Becken, sondern **stumpfwinklig.** Der Becken**ausgang** ist also im Gegensatz zum geradverengten Beckeneingang **auffallend weit.** Diese Weite des Beckenausganges ist das zweite charakteristische Kennzeichen des platt-rachitischen Beckens.

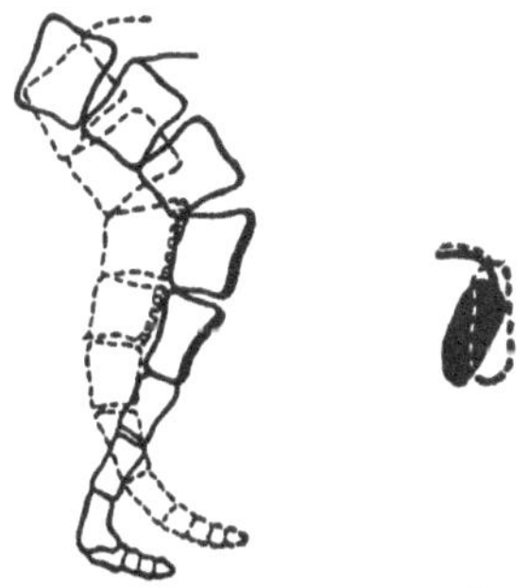

Abb. 211. Das Vorspringen des Promontoriums, wodurch als einziges Maß der gerade Durchmesser des Beckeneingangs verengt wird

Die **drei** am meisten ins Auge fallenden

Kennzeichen des platt-rachitischen Beckens:

1. **Verkürzung des geraden Durchmessers des Beckeneinganges.**
2. **Auffallende Weite des Beckenausganges in allen Durchmessern.**
3. **Stumpfwinkliger Schambogen.**

Die Weite des Beckenausganges kommt im Geburtsverlauf beim platt-rachitischen Becken zum Ausdruck. Hat der Kopf einmal den Engpaß des Beckeneinganges überwunden — was stets Zeit in Anspruch nimmt — so verläuft die Geburt danach stets auffallend schnell, jedenfalls viel schneller als bei einem normal gebauten Becken. Nach Überwindung des Beckeneinganges genügen oft schon wenige Wehen, und das Kind ist spontan geboren.

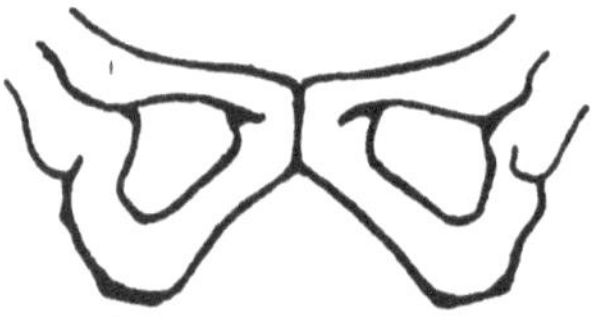

Abb. 212. Rechtwinkliger Schambogenwinkel beim normalen Becken

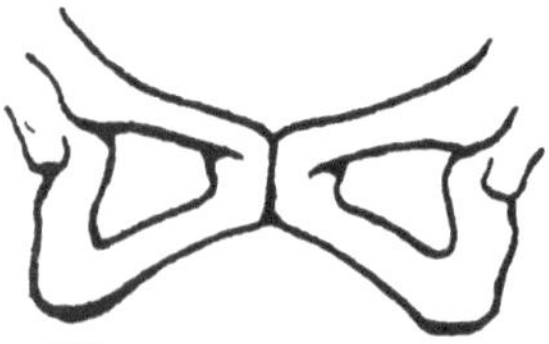

Abb. 213. Weiter, stumpfwinkliger Schambogenwinkel beim platt-rachitischen Becken

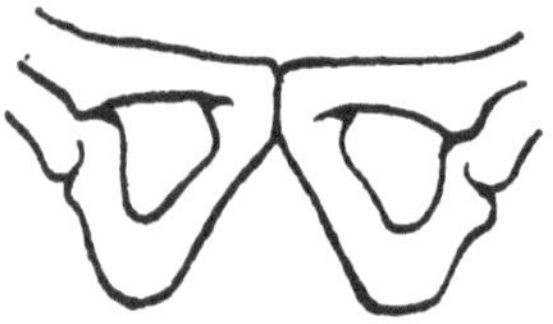

Abb. 214. Enger, spitzwinkliger Schambogenwinkel beim allgemein verengten Becken

Der Erfahrene erkennt das platt-rachitische Becken meist schon bei äußerer Betrachtung. Ganz abgesehen von anderen bekannten Zeichen der Rachitis fällt vor allem die ungewöhnliche **Breite** des Beckens auf, die durch das weite Auseinanderstehen der oberen äußeren Darmbeinstachel bedingt ist. Der Anfänger ist oft geneigt, diese „Breite" des großen Beckens fälschlicherweise als ein geburtsprognostisch besonders günstiges Zeichen zu werten, wenn er sich noch nicht eingehend mit dem engen Becken beschäftigt hat. —

Die oben beschriebene Verschiebung der Beckenform beim platt-rachitischen Becken kommt in charakteristischer Weise auch in den **Beckenmaßen** zum Ausdruck. Das sind zwar nur äußerliche, aber doch sehr typische Kennzeichen dieser wichtigen Beckenanomalie.

	Sp.	Cr.	Tr.	Ext.
Beispiel eines **normalen** Beckens......	26	29	32	20
Beispiel eines **platt-rachitischen** Beckens	**26**	**26,5**	31	**17**

Also:

Beim platt-rachitischen Becken ist die Differenz zwischen der Distantia spinarum und der Dist. cristarum stets kleiner als normal. Oft sind die beiden Maße gleich; manchmal ist die Dist. spin. sogar größer als die der Dist. crist.

Das platt-rachitische Becken kann man auch ohne Beckenzirkel mit dem **Baummschen** Handgriff abschätzen: Die Endglieder der Daumen werden auf die vorderen oberen Darmbeinstachel gesetzt, die abgespreizten Zeigefinger liegen auf den Darmbeinkämmen. Durch Hin- und Herbewegen der Zeigefinger auf den Darmbeinkämmen kann man sehr gut abtasten, ob zwischen der Entfernung der Darmbeinkämme und der der Stachel ein wesentlicher Unterschied besteht oder nicht. Die Breite des Beckens ergibt sich aus der Entfernung der beiden Daumen voneinander.

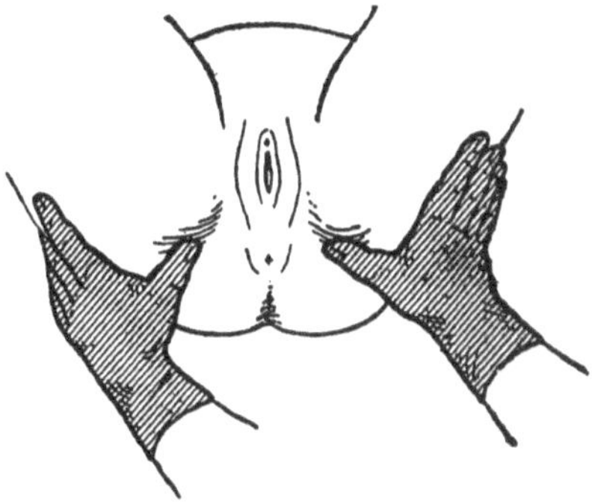

Abb. 215. Das wichtige Abtasten des Schambogenwinkels

Auf die große Bedeutung der **Michaelisschen Raute** wurde schon hingewiesen (S. 5 und 318).

Geburtsmechanismus beim platt-rachitischen Becken: Das verengte Becken mit seiner in jedem Fall andersgearteten Raumenge zwingt den Kopf zu ganz bestimmten, für die Verengung dieses Beckens spezifischen „Ausgleichsbewegungen" (Knebel) und Umformungen. Diese Ausgleichsbewegungen des Kopfes, mit denen er sich in den engen Raum einpaßt, sind das geburtsmechanische Charakteristikum eines jeden engen Beckens. Die Gesamtheit dieser Ausgleichs- und Hilfsbewegungen sowie der Formveränderungen des Schädels bezeichnen wir als **Anpassung.** Die Anpassung ist also das Mittel, mit dem der Kopf die vorgefundene Form des engen Beckens überwindet.

Beim normalen Becken geht das Tiefertreten des Kopfes unter Beugung vor sich. Untersuchen wir also eine normale Geburt beim Eintritt des Kopfes in das Becken, so kommt man rektal sofort an das Hinterhaupt und die **kleine Fontanelle.**

Ganz anders beim platt-rachitischen Becken:

Anpassungsmechanismus des Kopfes beim plattrachitischen Becken:

1. **Senkung der großen Fontanelle, also des Vorderhauptes,**
2. **Vorder- (oder Hinter-) scheitelbeineinstellung,**
3. **Umformung des Kopfes.**

1. Senkung der großen Fontanelle, also des Vorderhauptes

Zur Überwindung des Engpasses: Promontorium—Symphysenhinterwand senkt sich der Kopf so, daß jetzt das schmale **Vorderhaupt** in den Engpaß

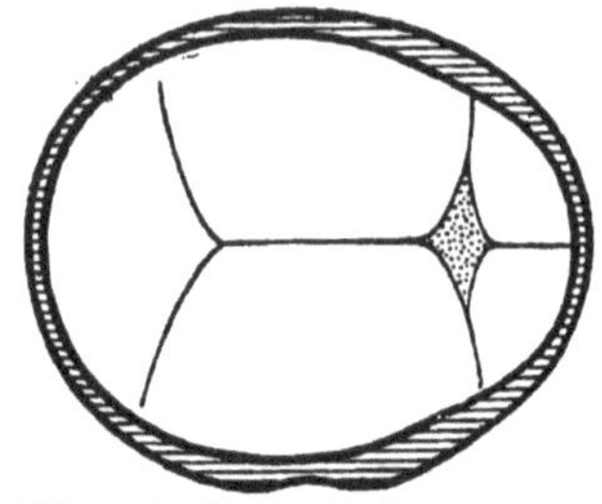

Abb. 216. Kopfeinstellung im BE des normalen Beckens

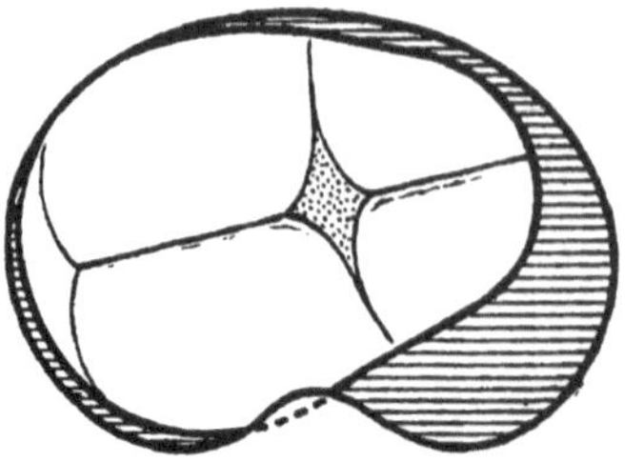

Abb. 217. Kopfeinstellung im BE des platt-rachitischen Beckens. Große Fontanelle in der Führungslinie, also kleiner querer Durchmesser des Kopfes in den Engpaß hineingesenkt. Zwischen Stirn und hinterer Beckenwand ein großer freier Raum: Gefahr des Nabelschnurvorfalls bei vorzeitigem Blasensprung

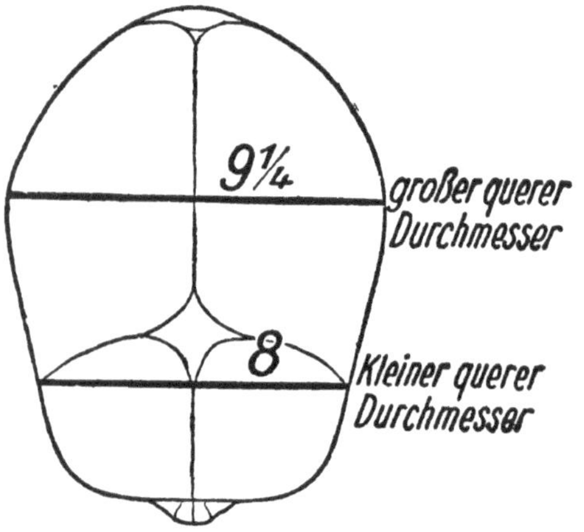

Abb. 218, Die beiden **queren** Durchmesser des kindlichen Kopfes

hineinkommt (Abb. 216 und 217), der Kopf schiebt sich also mit seiner „Schmalseite" durch die enge Stelle hindurch, während das breitere Hinterhaupt sich gut in einen der weiteren Seitenteile des Beckenrahmens einpaßt. War schon vorher eine Beugehaltung vorhanden, so geht der Kopf jetzt also in eine **Streckhaltung** über, wodurch die eben beschriebene höchst zweckmäßige Einstellung zustande kommt. Der Effekt ist also der: An Stelle des breiten **biparietalen** Kopfdurchmessers (= 9¼ cm, Abb. 218), der sonst den geraden Durchmesser passiert, kommt jetzt der weitaus schmalere **bitemporale** Durchmesser (**= 8 cm!**) in den Engpaß zu liegen. Bei einer nicht zu hochgradigen Verkürzung des geraden Durchmessers (Conj. vera bis 8 und 8½ cm) kann der BE schon allein durch dieses einfache Hineinsenken des Vorderhauptes in die Enge überwunden werden. Es spricht daher für eine nicht sehr hochgradige Verengung, wenn man bei Untersuchung eines platt-rachitischen Beckens die **große** Fontanelle tiefstehend im BE findet, wobei die kleine Fontanelle in derselben Höhe oder höher steht.

2. Vorder- und Hinterscheitelbeineinstellung

Bei Untersuchung höhergradiger Verengungen wird man immer fühlen, daß der Finger in der Führungslinie gar nicht an die Pfeilnaht, sondern an ein **Scheitelbein** kommt, dessen Wölbung man abtasten kann. Die quergestellte Pfeilnaht fühlt man dann meist dem **Promontorium genähert.** Die Pfeilnaht steht also nicht **synklitisch** (= in der Führungslinie), sondern **asynklitisch** (= **außerhalb** der Führungslinie), als führender Teil hat sich ein Scheitelbein eingestellt (Abb. 219). Ist es das vordere, so nennen wir das

Vorderscheitelbeineinstellung (Abb. 219)
= **vorderen Asynklitismus**
= **verstärkte Naegelesche Obliquität.**

Auch bei normaler Geburt findet man häufig die Pfeilnaht für kurze Zeit etwas mehr zum Promontorium verlaufend, also asynklitisch eingestellt, was man als

regelrechten vorderen Asynklitismus
= **Naegelesche Obliquität**

bezeichnet.

Bei der Vorderscheitelbeineinstellung fühlt man auf dem vorderen Scheitelbein fast stets eine große Kopfgeschwulst, auf dem hinteren Scheitelbein, das durch den Druck gegen das Promontorium abgeflacht wird, findet man nach der Geburt häufig eine „löffel- oder rinnenförmige Impression", oder sogar eine Drucknekrose.

In weitaus seltenerer Fällen tastet man die querverlaufende Pfeilnaht der **Schamfuge genähert,** d. h. das hintere Scheitelbein hat sich in die Führungslinie eingestellt, ist zum führenden Teil geworden:

= **Hinterscheitelbeineinstellung** (Abb. 220)
= **Hinterer Asynklitismus**
= **Verstärkte Litzmannsche Obliquität.**

Auch die Hinterscheitelbeineinstellung kommt in leichter Form als physiologische Einstellung vor, und zwar während der Schwangerschaft und im Geburtsbeginn besonders bei Erstgebärenden. Sie wird dann als

regelrechter hinterer Asynklitismus
= **Litzmannsche Obliquität**

bezeichnet.

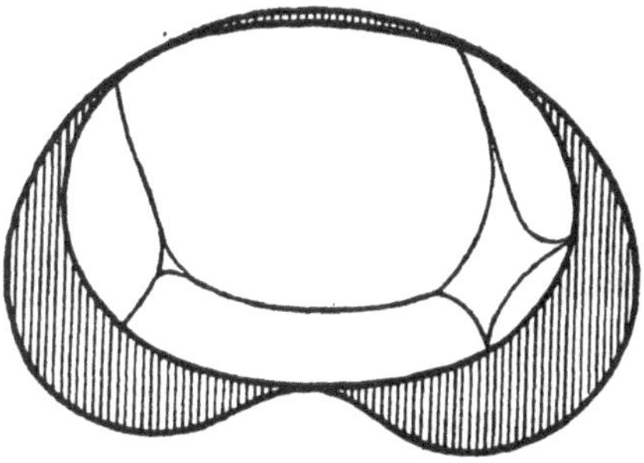
Abb. 219. Vorderscheitelbeineinstellung

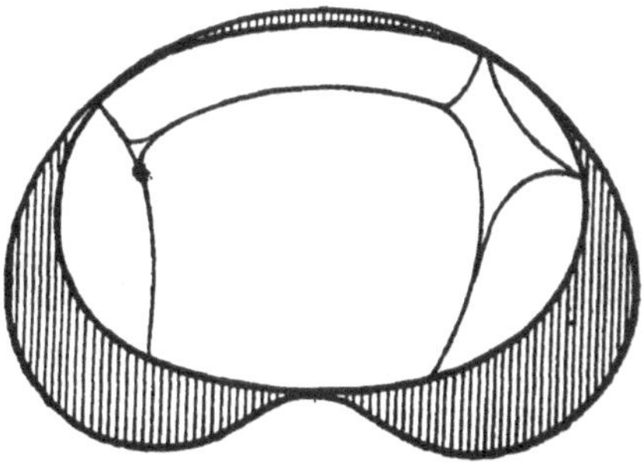
Abb. 220. Hinterscheitelbeineinstellung

Man hat diesen Vorgang der Scheitelbeineinstellung, der ja eine Anpassung des Kopfes an die Beckenform darstellt, mit Recht als

„Knopflochmechanismus"

bezeichnet. Man kann auch sagen, daß der Kopf, um den lediglich im geraden Durchmesser verengten BE passieren zu können, gewissermaßen in zwei Hälften zerlegt wird, die gegeneinander verschoben den Engpaß des geraden Durchmessers im Beckeneingang leichter — die eine nach der anderen — passieren können, als wenn der Kopf mit seinem ganzen Umfang auf einmal durch den BE hindurchtreten muß (Sellheim).

3. Umformung des Kopfes

In Wirklichkeit werden aber die Scheitelbeine nicht nur schräg gestellt und in der Höhe gegeneinander verschoben, sondern es wird dabei das **höher**stehende Scheitelbein mehr oder weniger stark **unter** das tieferstehende geschoben. Dadurch wird der quere Durchmesser des Kopfes in hohem Maße verkleinert, und zwar um so mehr, je leichter die Kopfknochen konfigurierbar sind und je stärker die Triebkraft der **Wehen** ist. Bei der häufigen Vorderscheitelbeineinstellung z. B. wird das hintere Scheitelbein, das stets höher steht, unter das vordere geschoben (Abb. 221). Den Niveauunterschied kann man in den meisten Fällen gut als **Stufe** tasten. Bei einiger Übung kann man auch schon fühlen, ob die Scheitelbeine überhaupt die Neigung zeigen, sich übereinanderzuschieben.

Merke also:

Übereinanderschieben der beiden Scheitelbeine
= Verkleinerung des queren Kopfdurchmessers!

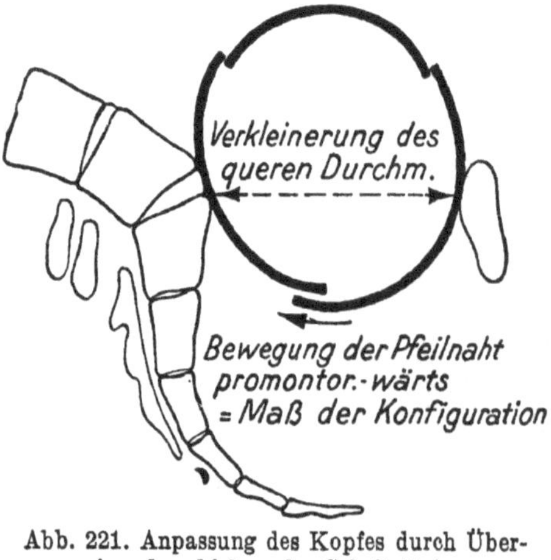

Abb. 221. Anpassung des Kopfes durch Übereinanderschieben der Scheitelbeine

Durch den Grad des Übereinanderschiebens der beiden Scheitelbeine ist zugleich ein **tastbares Maß für die Konfiguration** gegeben. Je mehr sie sich übereinanderschieben, je mehr also die quergestellte Pfeilnaht promontoriumwärts wandert, um so mehr verkleinert sich der quere Durchmesser des Kopfes, um so größer ist die Aussicht, daß der Kopf die Enge durch Anpassung überwinden wird (Abb. 221).

Es ist nun weiter von größter Wichtigkeit, zu wissen, daß zwischen der häufigen Vorderscheitelbeineinstellung und der seltenen Hinterscheitelbeineinstellung ein großer Unterschied in bezug auf die Prognose der Geburt besteht. Für die Praxis ist festzuhalten:

Die
Senkung des Vorderhauptes (große Fontanelle)
zusammen mit der
Vorderscheitelbeineinstellung
und der
Umformung des Kopfes
(Übereinanderschieben der Scheitelbeine)
ist die typische und günstige Haltung des Kopfes beim Eintritt in den BE des platt-rachitischen Beckens mit höhergradiger Verengerung.

Ganz anders ist die Prognose bei der **Hinterscheitelbeineinstellung!** Auch sie stellt einen Versuch der Natur zur Einpassung des verhältnismäßig großen Kopfes in den im Längsdurchmesser verengten BE dar, ein Versuch, der aber in den meisten Fällen wirkungslos ist und zum **Geburtsstillstand** führt. Grund: führt das vordere Scheitelbein, so sieht sein freier Rand zur Kreuzbeinhöhle; es hat dadurch bei weiterer Vorwärtsbewegung nach unten volle Bewegungsfreiheit. Bei der Hinterscheitelbeineinstellung dagegen stößt der freie Rand des Scheitelbeins beim Vorangehen bald gegen die Hinterwand des Schambeins, wodurch jede Weiterbewegung unmöglich gemacht wird. Außerdem setzt sich die hintere Schulter des Kindes auf das Promontorium auf und bleibt dort hängen. Ferner weicht der Kopf nach vorn ab und überragt die Symphyse. Also

Hinterscheitelbeineinstellung = gebärunfähige Lage.

(Es gibt insgesamt 3 geburtsunfähige Lagen; nach Häufigkeit geordnet:

1. Querlage,
2. Hintere Scheitelbeineinstellung,
3. mentoposteriore Gesichtslage.)

Feinere Beurteilung der Geburtsprognose beim platt-rachitischen Becken:

Die Gesichtspunkte für die erste grobe Beurteilung des engen Beckens wurden auf S. 20 und S. 317 besprochen. Die feinere Beurteilung, die, abgesehen von Fällen hochgradigen Mißverhältnisses, immer erst **unter der Geburt**, und zwar durch **innere** Untersuchung möglich ist, setzt große geburtshilfliche Erfahrung voraus. Ihr Ergebnis ist endgültig ausschlaggebend für die Art des Vorgehens. Durch die innere Untersuchung kann man nicht nur den Grad des Mißverhältnisses, sondern auch die Aussichten für eine Spontangeburt viel zuverlässiger beurteilen als durch äußere Untersuchung. Erst die innere Untersuchung erlaubt die feinere Diagnostik: Je nach Stärke des Mißverhältnisses wird sich der Schädel in der einen oder anderen Einstellung darbieten. Der Erfahrene weiß genau die „günstige" von der „ungünstigen" Schädeleinstellung und -haltung z. B. im verengten Eingangsraum des platt-rachitischen Beckens abzutasten und richtet danach die Beurteilung des Falles, die **Geburtsprognose,** und die sich daraus ergebende Art der **Behandlung.** Dem Unerfahrenen bietet sich nur ein sicherer Weg zur Erlangung dieser Kenntnisse: er muß sich vertraut machen mit dem Geburtsmechanismus des betreffenden engen Beckens. Das kann man aber nicht aus Büchern, sondern nur durch jahrelanges Beobachten und Miterleben am Kreißbett lernen.

Was entscheidet denn nun beim engen Becken endgültig, ob der Kopf ins Becken hineingehen oder nicht hineingehen wird, d. h. also, ob man sich konservativ abwartend verhalten kann oder ob man operativ vorgehen muß?

Drei Punkte sind entscheidend:

1. Die Beurteilung der Verformbarkeit des Schädels:

Günstig	Ungünstig
ist ein **Schädel,** der	
klein, **schmal** und **„weich"** ist,	**groß,** **breit** und **hart** ist,
und bei dem man die **Pfeilnaht**	
als **deutlichen Spalt** fühlt, weil die Scheitelbeine in ziemlichem Abstand und dadurch leicht verschieblich nebeneinander liegen.	**kaum fühlen kann,** weil die Scheitelbeine zu eng aneinanderliegen. Diese Scheitelbeine lassen sich gar nicht oder nur wenig übereinanderschieben.

Die endgültige Beurteilung über die Eignung eines Kopfes zu seiner Einformung in das Becken ergibt sich unter der Geburt immer erst **nach dem Blasensprung.** Es ist ein für allemal festzuhalten:

Solange die Blase noch steht, kann der Kopf sich überhaupt nicht konfigurieren!

Die Blase ist beim engen Becken meist wurstförmig ausgezogen und enthält relativ viel Vorwasser. Infolgedessen findet man den Kopf beim engen Becken so gut wie immer frei beweglich, solange die Blase steht; er hat noch gar keine rechte Berührung mit dem Becken, e fehlt ihm daher jeglicher Zwang zu einer Um- und Einformung, eine **Konfiguration ist also gar nicht möglich.**

Die Frage, ob der Kopf durch das enge Becken hindurchgeht oder nicht, läßt sich also endgültig niemals vor dem Blasensprung, sondern immer erst längere Zeit nachher entscheiden!

Das gilt natürlich nicht für grobe Mißverhältnisse, die man schon vor dem Blasensprung erkennen muß.

Übrigens wird von manchen angenommen, daß man ein endgültiges Urteil erst dann fällen kann, **wenn der Mm vollständig** oder fast vollständig erweitert ist (v. Jaschke). In der Regel ändert sich beim engen Becken der Höhenstand des Kopfes so lange nur wenig, bis der Mm vollständig eröffnet ist.

Allgemein gilt:

Nachdem die Blase gesprungen ist, kann man bei guten Wehen
bei Erstgebärenden bis zu 6 Stunden,
bei Mehrgebärenden bis zu 2 Stunden
abwarten, ob der Kopf nicht doch noch eintritt!

Ist die Blase schon einige Zeit gesprungen und haben kräftige Wehen den Kopf in die Raumenge des Beckens hineingetrieben, so ist das beste Maß für die Verformbarkeit der Schädelknochen der Grad, in dem sich die Scheitelbeine bei vorderer Scheitelbeineinstellung übereinandergeschoben finden. Anders ausgedrückt ergibt sich als Maß der Verformbarkeit die Bewegung der quergestellten Pfeilnaht aus der Führungslinie heraus zum Promontorium hin: **je mehr sich die Pfeilnaht promontoriumwärts bewegt, um so größer ist die Einpassung des Kopfes in das Becken. Man kann also den Grad der Konfiguration durch einfache Palpation der Pfeilnaht abtasten.**

2. Einstellung des Kopfes

Die günstige Einstellung ist die Vorderscheitelbeineinstellung bei stark gesenktem Vorderhaupt, so daß die große Fontanelle der tiefste Punkt in der Führungslinie ist (S. 327). Jede andere Einstellung, z. B. die Einstellung des Kopfes wie bei der normalen Geburt mit der kleinen Fontanelle als führendem Teil ist beim platt-rachitischen Becken ungünstig. Denkbar ungünstig ist die Hinterscheitelbeineinstellung (gebärunfähige Einstellung).

3. Wehenkraft

Von den **drei Geburtsfaktoren: Becken, Kind und Wehen** spielt der dritte Faktor, die Wehen, gerade beim Geburtsablauf des engen Beckens eine sehr große, sehr häufig sogar eine **ausschlaggebende Rolle.** Hat man einen Fall, von dem man nach Anwendung des Zangemeisterschen Handgriffes (S. 12) annehmen muß, daß der Kopf „eigentlich hineingehen müßte", dann liegt die letzte Entscheidung, ob es wirklich zu einem spontanen Eintritt ins Becken kommen wird oder nicht, jetzt vor allem anderen bei den Wehen. Bei einem groben Mißverhältnis zwischen Kopf und Becken können natürlich auch die besten Wehen das Hindernis nicht überwinden. Aber gerade bei den geringgradigen und den auf der Grenze stehenden Mißverhältnissen geben die **Wehen** allein den Ausschlag. Anhaltende kräftige Wehen werden den Kopf langsam nach und nach durch den Engpaß des geraden Durchmessers im Beckeneingang hindurchbringen können. Andernfalls kommt es zum Stillstand der Geburt mit allen seinen Gefahren für Mutter und Kind.

Bei keiner geburtshilflichen Anomalie spielen die Wehen eine derart wichtige Rolle wie beim engen Becken!

Daß die Wehen so entscheidend wichtig sind, erkennt man auch an der altbekannten Tatsache, daß die **erste Geburt bei engem Becken** meist weitaus günstiger als die späteren Entbindungen verläuft. Der Grund hierfür ist in den kräftigeren, strafferen Bauchdecken und der noch nicht abgenutzten Uterusmuskulatur der Erstgebärenden zu suchen.

Allerdings muß man noch zwei weitere Tatsachen bei Erstgebärenden in Betracht ziehen, nämlich

1. die Maße des Schädels beim ersten Kind sind normalerweise kleiner als bei den späteren Kindern. Merke:

Das Gewicht der Kinder nimmt in der Regel bis zum 5. Kind zu und steigt dann nicht mehr an, sondern nimmt nicht selten sogar wieder ab.

2. bei **Mehrgebärenden** mit engem Becken ist ein wichtiger Faktor zur Ergänzung der Beurteilung der Verlauf der vorangegangenen Geburten!

Bei engem Becken ist die Anamnese ganz besonders wichtig! Stets nach dem Verlauf vorausgegangener Geburten fragen!

Komplikationen beim engen Becken

Man muß darüber unterrichtet sein, welche zum Teil verhängnisvollen Nebenerscheinungen ein enges Becken mit sich bringen kann. Eine der häufigsten und wichtigsten Komplikationen ist

1. der früh- oder vorzeitige Blasensprung

Beim engen Becken schließt der Kopf das Becken nicht dicht ab, er wirkt also nicht, wie Bumm sagt, als Kugelventil wie beim normalen Becken. Infolgedessen entsteht seitlich vom Kopf, genauer: zwischen Stirn und hinterer Beckenwand (s. Abb. 217), ein freier Raum. Das Vorwasser, im normalen Fall durch den Kopf vollkommen vom übrigen Fruchtwasser abgetrennt, steht jetzt in dauernder Verbindung mit diesem. Mit jeder neuen Wehe wird eine größere Fruchtwassermenge am Kopf vorbei gegen die Fruchtblase hingetrieben. Die Blase wird zuerst prall vorgewölbt, dann wurstförmig ausgezogen und damit überdehnt. Da dieser Teil der Eihäute durch keine Weichteile abgestützt ist, geben sie nach und zerreißen vorzeitig.

2. Vorfall der Nabelschnur

Dieses höchst gefährliche und gar nicht so seltene Ereignis hat auch wieder seine Ursache darin, daß beim engen Becken der Kopf den BE nicht dicht abschließt.

Bei jedem engen Becken an die Möglichkeit des Nabelschnurvorfalls denken, solange der Kopf noch nicht tief und fest im Becken steht!

Ein besonders gefährlicher und gefürchteter Augenblick ist der Blasensprung! Die Nabelschnurschlinge, die schon vorher vorlag, wird jetzt mit dem herausströmenden Fruchtwasser mitgerissen und nach unten geschwemmt. Nicht selten fällt sie heraus und liegt dann als Schlinge vor der Vulva. Jeder Hebamme wird gelehrt, im Falle von vorzeitigem Blasensprung bei engem Becken sofort und ohne besondere Anordnung die **Beckenhochlagerung** auszuführen.

Der Nabelschnurvorfall ist bei Kopflagen stets eine sehr unglückliche Komplikation. Die Schnur wird mit Sicherheit zwischen dem harten Kopf und der Beckenwand abgequetscht und das Kind kommt sehr schnell in akute Lebensgefahr. Wir haben darüber schon bei anderer Gelegenheit gesprochen. **Jedenfalls muß jeder Geburtshelfer beim engen Becken immer an die Möglichkeit des Nabelschnurvorfalls denken; bei jedem Blasensprung beim engen Becken muß er sogar damit rechnen!** Er muß Vorsorge treffen, daß es erst gar nicht zum Nabelschnurvorfall kommen kann. Vermutet man einen Vorfall der Nabelschnur, so ist zunächst eine genaue **Kontrolle der HT** vorzunehmen. Das ist natürlich ganz besonders nach einem soeben erfolgten Blasensprung wichtig. Sind die HT schlecht, so muß rektal, (in der Klinik vaginal) untersucht werden, um zu einer klaren Diagnose zu kommen. Gerade nach dem Blasensprung — das weiß jede Hebamme — kommt es auch ohne Nabelschnurvorfall häufig zu vorübergehenden Schwankungen der HT: es handelt sich dann um eine Reaktion des kindlichen Kreislaufes auf die plötzlich eingetretenen neuen Druckverhältnisse zwischen den Uteruswandungen und dem Kind im stark verkleinerten Uterusinnenraum (= Gaussscher Eintrittseffekt).

Immerhin aber bleibt bestehen:

Schlechte HT nach Blasensprung bei engem Becken = Verdacht auf Nabelschnurvorfall!

3. Vorfall kleiner Teile

Auch dieses für das enge Becken charakteristische Ereignis tritt meist beim Fruchtwasserabfluß auf. Über diese ernstliche Störung s. S. 258.

4. Entwicklung einer Schieflage (s. S. 338).

Schädigungen durch das enge Becken

Beim engen Becken wird der Kopf — genügende Wehenkraft vorausgesetzt — immer mit einem erheblichen Druck erst auf und später in das Becken gedrückt. Zwischen dem Kopf und dem knöchernen Becken liegen stets Weichteile. Diese Weichteile sind es, die den Druck des Schädels aushalten müssen. Also

das, **was** drückt, ist der **Kopf,**
das, **wogegen** er drückt, ist das **Becken,**
das, was den Druck als Zwischenpolster aushalten muß,
sind die zwischen Kopf und Beckenring liegenden

Weichteile.

Die Weichteile, die hauptsächlich in Frage kommen, sind

1. die **vordere,** seltener die hintere **Muttermundslippe,**
2. der **Blasenhals,**
3. das **untere Uterinsegment.**

1. Vordere Muttermundslippe: sog. Ödem der vorderen Mm-Lippe, sieht aus wie ein dicker, blauroter Tumor. Ist die Folge langdauernder Stauung, also Behinderung des venösen Rückflusses.

Weitere Folge: Drucknekrose der vorderen Mm-Lippe mit Abstoßung der zugrunde gegangenen Partien.

2. Der Blasenhals wird bei starkem Druck des Schädels gegen den vorderen Beckenring abgequetscht.

Folgen:

a) **Unmöglichkeit des spontanen Wasserlassens**

Einführen des Katheters oft schwierig, manchmal unmöglich. Einen weichen Katheter kann man in schwierigen Fällen überhaupt nicht einführen. **Einen Glaskatheter darf man nicht einführen,** da er zerbrechen könnte. Bleibt als einziges Mittel nur der Metallkatheter übrig. Dieser muß ganz zart und mit leichtester Hand wie eine Sonde eingeführt werden. Sehr wichtig ist die richtige Richtung: vor dem Eingehen hat man sich genau über den Stand des Kopfes in seiner Lagebeziehung zur Blase zu informieren, insbesondere zu überlegen, in welcher Richtung der Blasenhals vielleicht verschoben sein könnte. Der Katheter muß stets **steil hinter der Symphyse nach oben geführt werden** (Leopold), so daß er fast **senkrecht steht.** Vor dem Eingehen schiebt man der Kreißenden ein Kissen unter das Gesäß oder läßt sie das Gesäß etwas anheben. Beim Versuch des Eingehens ist jeder Aufwand von Kraft falsch und muß einen **falschen Weg** ergeben. Folge: Blutung und — falls der Katheter nicht einwandfrei steril war — paraurethraler Abzeß. **Bei jedem „Stop" ist der Katheter sofort zurückzuziehen und von neuem einzugehen.** Kommt man so nicht zum Ziel, so geht man nach üblicher Vorbereitung (S. 81) mit einem Finger in die Scheide ein und hebt den Kopf leicht an. Die andere Hand versucht mit geringster Kraft den Katheter einzuführen, was jetzt meist gelingt.

b) **Wehenschwäche.** Die notwendige Folge einer hochgefüllten Blase, die man als einen großen gefüllten Sack oberhalb der Symphyse deutlich liegen sieht, ist die Wehenschwäche (S. 63).

Volle Blase = Wehenbremse!!

c) **Blasenscheidenfistel:** bei langdauerndem Abquetschen des Blasenhalses führt die über lange Zeit bestehende starke Überfüllung der Blase zumindest zu einer sehr unangenehmen **Blasenlähmung im Wochenbett,** unter Umständen auch (infolge Drucknekrose) zum Auftreten von **Blasenscheiden-** oder **Blasenzervixfisteln.** Diese bei Spontangeburt zustande kommenden Fisteln machen sich stets erst **am Ende der ersten Woche** bemerkbar, diejenigen Fisteln, die durch perforierende Verletzungen mit einem Instrument entstanden sind, zeigen schon **sofort** nach der Geburt unwillkürlichen Harnabgang.

Unwillkürlicher Harnabgang im Wochenbett

sogleich nach der Geburt	=	Blasenfistel infolge **Verletzung** durch Instrument,
am Ende der ersten Woche	=	Blasenfistel infolge **Drucknekrose bei Spontangeburt.**

Kleine Fisteln nach Spontangeburt schließen sich im Verlauf des Wochenbettes manchmal spontan. Die Heilung ist zu unterstützen durch Einlegen eines **Dauerkatheters.** Täglich zweimal spülen, Katheter **jeden 3. Tag wechseln,** insgesamt mindestens **11—12 Tage** liegen lassen. Danach den Katheter nicht gleich entfernen, sondern probeweise täglich zweimal für ½ Stunde mit einem Stopfen verschließen. Ferner läßt man die

Patientinnen sich vormittags und nachmittags je 1—2 Stunden auf den Bauch legen. Die Fisteloperation wird am besten nicht vor dem Ende des 4. Monats post partum ausgeführt, da sonst in dem noch in Rückbildung begriffenen Genitale kein belastungsfähiges Gewebe gebildet wird.

Fisteloperation niemals vor dem Ende des 4. Monats post partum!

Merke: Gleichgültig ob die Fistel spontan heilt oder operiert werden muß: **eine Frau, bei der unter der Geburt eine Fistel entstanden ist, muß bei der nächsten Geburt grundsätzlich durch Sektio entbunden werden.**

3. Auftreten des Kontraktionsringes (= Bandlscher Ring)

Bei einem unüberwindlichen Geburtshindernis hört die Wehentätigkeit des Uterus nur unter zwei Umständen auf: nämlich

1. wenn der Uterus **erschöpft** ist
   = sekundäre Wehenschwäche,
2. wenn er **zerrissen** ist.

Das Hochsteigen des Kontraktionsringes bei großer Schmerzhaftigkeit der Gegend oberhalb der Symphyse ist das wichtigste Zeichen der Überdehnung des unteren Uterinsegments, also der **drohenden Uterusruptur** (s. S. 212), besonders wenn der Kontraktionsring in kurzer Zeit bis in oder über Nabelhöhe sich ausdehnt.

Geburtsleitung beim platt-rachitischen Becken

A. Konservative Therapie

Voraussetzung: 1. Genaue Kenntnis des **Geburtsmechanismus** (S. 323).
2. Beherrschung der rektalen und vaginalen **Untersuchung.**

Ziel: Es kommt darauf an, durch geeignete Maßnahmen den Eintritt und Durchtritt des Kopfes durch den Engpaß des im geraden Durchmesser verengten Beckeneingangs zu unterstützen.

Vier Mittel der konservativen Behandlung:

1. **Erste Lagerung:** Lagerung auf eine Seite,
2. **Walchersche Hängelage,**
3. **Hofmeiersche Impression,**
4. **Zweite Lagerung:** Lagerung auf die entgegengesetzte Seite.

1. Erste Lagerung auf eine Seite: Zunächst ist durch geeignete Lagerung das **Eintreten** des Kopfes ins Becken zu unterstützen. Nach der **allgemeinen Lagerungsregel** (S. 34) wird die Frau auf die Seite gelagert und zwar auf diejenige Seite, auf der der Teil des Kopfes liegt, der zunächst tiefer treten soll. Zur Überwindung des geradverengten BE soll sich hier zunächst das Vorderhaupt mit der großen Fontanelle senken. Also muß die Frau auf die Seite der **großen** Fontanelle gelagert werden. Somit

Lagerung zur Überwindung des Beckeneingangs beim platt-rachitischen Becken:

bei **linker** Lage	auf die **rechte** Seite,
bei **rechter** Lage	auf die **linke** Seite.

Bei platt-rachitischem Becken wird so lange auf die Seite der großen Fontanelle gelagert, bis der Kopf ganz in das Becken eingetreten ist!

Im übrigen ist darauf zu achten, daß Kreißende mit engem Becken so **frühzeitig wie möglich gelagert** werden. Bei jedem engen Becken besteht die Gefahr des vorzeitigen Blasensprungs. Dadurch, daß man die Kreißende schon während der Eröffnungsperiode dauernd gelagert hält, wirkt man dem Blasensprung am einfachsten entgegen.

Beim engen Becken muß alles getan werden, um die Fruchtblase möglichst lange zu erhalten!

Daher ist auch unter allen Umständen **vorzeitiges Pressen zu verbieten** (vgl. S. 38).

2. **Walchersche Hängelage** (1889). Die Walchersche Hängelage ist das ebenso einfache wie oft sehr wirksame Mittel, das man anwenden muß, wenn nach dem Blasensprung trotz kräftiger Wehen und obwohl der Mm vollständig ist, der schon feststehende und einigermaßen konfigurierte Kopf nicht ins Becken eintreten will. Die Ausführung zeigt die Abb. 222. Diese Stellung, die natürlich als sehr unangenehm empfunden wird, nimmt die Kreißende nur während der Wehe ein. In der Wehenpause läßt man die Beine auf zwei Stühle aufstützen. Beim Herunterhängen der Beine **verlängert sich der gerade Durchmesser des BE,** der einzige der beim platt-rachitischen Becken verkürzt ist, um etwa ½—1 cm. In vielen Fällen genügt schon diese verhältnismäßig geringe Erweiterung, um den Kopf eintreten zu lassen.

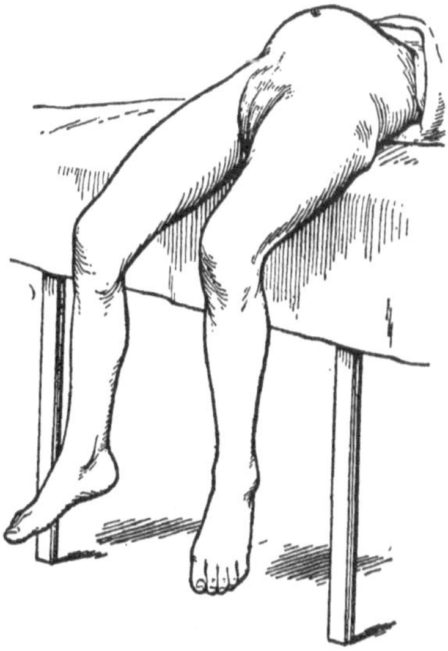

Abb. 222. Walchersche Hängelage

Leider ist sehr wenig bekannt, daß die Hängelage nur dann Aussicht auf Erfolg haben kann, wenn ihre **Vorbedingungen** erfüllt sind.

Es sind 4 Vorbedingungen, die genau einzuprägen sind:

Vorbedingungen für die Walchersche Hängelage:

1. **Die Blase muß gesprungen sein.**
2. **Der Muttermund muß vollständig sein.**
3. **Der Schädel muß schon einigermaßen konfiguriert sein.**
4. **Die Wehentätigkeit muß eine gute sein.**

Ist eine von diesen Vorbedingungen nicht erfüllt, so ist die Anwendung der Walcherschen Hängelage vollkommen **zwecklos** und bedeutet nur eine **Quälerei** für die Kreißende. **Wichtig ist, daß die Hängelage natürlich nur beim platten Becken, nicht auch beim allgemein verengten Becken Sinn hat.**

Hat die Walchersche Hängelage im Verlauf einer halben **bis höchstens dreiviertel Stunde** nicht zum Erfolg geführt, so ist sie **abzusetzen,** aber nicht eher, bevor noch die

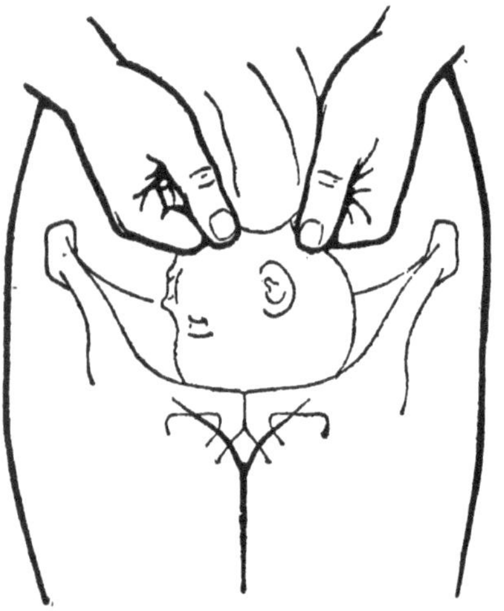

Abb. 223. Hofmeiersche Impression

3. Hofmeiersche Impression versucht worden ist: während die Kreißende in der Walcherschen Hängelage gehalten wird, bringt sie die Hebamme in tiefe Narkose, bis die Bauchdecken völlig entspannt sind. Der Geburtshelfer stellt sich neben die Frau, möglichst etwas erhöht auf eine Fußbank und drückt nun so, wie es die Abb. 223 zeigt, mit ziemlicher Kraft den Kopf mit beiden Händen ins Becken hinein. Bleibt der Erfolg aus, so möchte ich sehr empfehlen, abwechselnd einmal mit der einen Hand (Senkung des Vorderhauptes) und dann wieder allein mit der anderen Hand (Hineinschieben des Hinterhauptes) einen anhaltenden kräftigen Druck auf den Kopf auszuüben. Manchmal kann man einen deutlichen Ruck spüren, wenn der Kopf ins Becken hineingeht.

Bei der Ausführung der Hofmeierschen Impression ist eine wichtige **Gegenindikation** zu beachten: man darf die Impression auf keinen Fall auch nur versuchen wollen, wenn die geringsten Anzeichen einer **drohenden Uterusruptur** vorhanden sind (s. S. 212).

Die Hofmeiersche Impression, die immer einen erheblichen Kraftaufwand erfordert, ist ein etwas heroischer Eingriff, der dem Grundprinzip des geburtshilflichen Handelns, nämlich **jeden Eingriff so zart und so vorsichtig wie nur möglich auszuführen,** ausgesprochen entgegengesetzt ist. Wenn ihn der erfahrene Geburtshelfer trotzdem unter besonderen Umständen sehr hoch einschätzt, so kommt das daher, daß dieser Handgriff in einer sehr kritischen Situation die letzte Möglichkeit eines konservativen Vorgehens darstellt. Die Hofmeiersche Impression ist in dieser Hinsicht ein hervorragender und für das Kind unter Umständen ein geradezu lebensrettender Eingriff.

Selbstverständlich ist auch die Ausführung der Hofmeierschen Impression an das Erfülltsein einer Reihe von **Vorbedingungen** gebunden, es sind dieselben Vorbedingungen, die auch für die Ausführung der Walcherschen Hängelage erfüllt sein müssen (s. o.). Einen Kopf, der noch gar keinen Kontakt mit dem Beckeneingang aufgenommen hat, der noch in keiner Weise konfiguriert ist, einfach mit roher Gewalt in das Becken hineinpressen zu wollen, ist natürlich ein ebenso sinnloses wie gefährliches Unternehmen.

Einen noch über dem Becken stehenden Kopf mit grober mechanischer Gewalt in das Becken hineinpressen zu wollen, kann niemals gut ausgehen!!

Es muß stets zu schweren Verletzungen von Mutter und Kind kommen.

4. Zweite Lagerung beim platt-rachitischen Becken: Die Raumenge ist überwunden, der Kopf ist jetzt im Becken. Der weitere Geburtsverlauf entspricht im wesentlichen dem beim normalen Becken. Würde man aber die Kreißende jetzt weiter auf dieselbe Seite wie bei der ersten Lagerung (s. o.) lagern, so würde man damit dem normalen Geburtsmechanismus geradezu entgegenwirken. Denn es würde sich jetzt die große Fontanelle weiter senken und so eine ausgesprochene **Deflexionslage** entstehen! Gerade das Gegenteil davon soll aber erreicht werden: das **Hinterhaupt** mit der **kleinen** Fontanelle soll jetzt tiefer und nach vorn treten. Deshalb muß die Kreißende sofort nach Eintritt des Kopfes ins Becken **auf die Seite der kleinen Fontanelle,** also des Rückens gelagert werden.

Zusammenfassung:

Lagerung beim platt-rachitischen Becken:

Erste Lagerung (Kopf noch **nicht** im Becken): auf die Seite der **großen** Fontanelle!

Zweite Lagerung (Kopf im Becken): auf die Seite der **kleinen** Fontanelle!

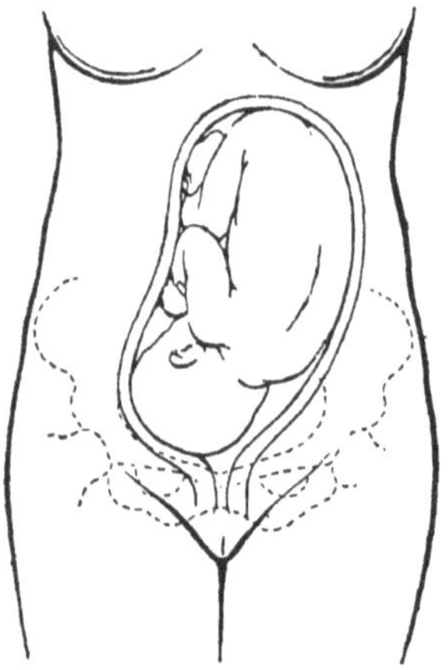

Abb. 224. Kopfschieflage: der Kopf ist auf die rechte Darmbeinschaufel abgewichen

Nicht selten findet man beim engen Becken den Kopf auf eine Darmbeinschaufel abgewichen (**Kopfschräglage,** Abb. 224). Bei Erstgebärenden weist diese Komplikation geradezu auf ein enges Becken hin:

Abgewichener Kopf bei Erstgebärenden bedeutet fast immer enges Becken!!

Natürlich kann man in einem solchen Falle das eigentliche Mißverhältnis des Kopfes zum Becken, auf das es allein ankommt, so lange nicht beurteilen, als der Kopf abgewichen ist und noch nicht in Beziehung zum BE steht.

Bei jedem abgewichenen Kopf ist die Richtung der Gebärmutterachse eine ausgesprochen ungünstige. Die Wehen, ob schlecht oder gut, können den Kopf immer nur gegen die Beckenschaufel pressen. Der Kopf kann auf diese Weise überhaupt nicht ins Becken eintreten. **Es muß also die Wehenrichtung geändert werden!** Tritt keine Abhilfe ein, so wird sich die Wehenkraft sehr bald erschöpfen (= sekundäre Wehenschwäche), was eine unnötige Verzögerung der Geburt bedeuten würde. Andererseits ist zu bedenken, daß Kopfschieflagen besonders bei Mehrgebärenden leicht in **Querlagen** übergehen, wenn nicht rechtzeitig eine Korrektur vorgenommen wird.

Es kommt also darauf an, den Wehen eine andere Richtung zu geben, den Kopf zunächst einmal **auf** das Becken zu bringen. Sobald man etwas von einem abgewichenen Kopf hört, muß der erste Gedanke immer der sein, die Frau richtig zu lagern, d. h. so zu lagern, daß der Kopf auf das Becken zentriert wird. Nach der **allgemeinen Lagerungsregel** gilt:

Bei abgewichener Schädellage (Beckenendlage) ist die Kreißende auf diejenige Seite zu lagern, nach der der vorliegende Teil abgewichen ist!

Ist z. B. der Kopf auf die **rechte** Darmbeinschaufel abgewichen (Abb. 224), so wird die Frau auf die **rechte** Seite gelagert: der Fundus fällt der Schwere folgend nach **rechts,** der Kopf, der immer die dem Fundus entgegengesetzte Bewegung macht, wird nach **links** zum **BE** hin verschoben.

B. Operative Therapie

Kommt man nach genügend langer Geburtsbeobachtung zu der Auffassung, daß der Kopf trotz Anwendung aller konservativen Maßnahmen nicht ins Becken eintritt, so muß man sich zum operativen Vorgehen entschließen. „Genügend lange Geburtsbeobachtung" heißt, daß man in der Klinik bei leichteren Fällen und denjenigen, die wir als Grenzfälle bezeichnen (diese beiden Gruppen machen den Hauptteil aller engen Becken aus)

nach dem Blasensprung und vollständig erweitertem Muttermund

bei Erstgebärenden **bis zu 6 Stunden,**
bei Mehrgebärenden **bis zu 2 Stunden**

abwartet. Dabei ist natürlich Voraussetzung, daß während der genannten Zeit die **Wehen dauernd kräftig** auf den Kopf eingewirkt haben.

Martius schlägt vor, sich erst dann zum „sekundären" Kaiserschnitt zu entschließen, wenn der Kopf durch 50 zuverlässig beobachtete Wehen nach vollständiger Erweiterung des Mm den Beckeneingangsraum noch nicht überwunden hat, und er auch nicht merkbar tiefer getreten ist (Kontrolle durch Zangemeisterschen Handgriff und rektale Untersuchung). Je nach Schnelligkeit der Wehenfolge würde das auch auf die oben angegebene Wartezeit von 2—4 Std. nach vollständiger Erweiterung des Mm hinauskommen. Ähnliche Angaben machen Eardly Holland (England) und J. B. de Lee (USA). Vgl. a. Frey.

Das gilt für die Klinik. Etwas anders muß sich der Praktiker im Privathaus einstellen, wenn wir einmal den seltenen Fall annehmen wollen, daß er keine Gelegenheit hat, den Fall in klinische Behandlung zu bringen. Auch hier ist es nicht ganz leicht, Zahlenangaben zu machen.

Beim engen Becken ist ja immer zu bedenken, daß wir den Geburtsverlauf hier nicht wie sonst in drei, sondern in vier Abschnitte einteilen müssen, daß wir zwischen der Eröffnungs- und der Austreibungsperiode stets noch die **Konfigurationsperiode** einzuschieben haben, das ist die meist ziemlich lange dauernde Zeit — in extremen Fällen kann sie Tage dauern — die nötig ist, um den Kopf der verengten Beckenform anzupassen, ihn zu konfigurieren.

Enges Becken: Vier Abschnitte des Geburtsverlaufs!

1. Eröffnungsperiode,
2. **Konfigurationsperiode,**
3. Austreibungsperiode,
4. Nachgeburtsperiode.

Allgemein mag gelten:

Höchstzulässige Geburtsdauer
für junge und kräftige **Erstgebärende**, kräftige Wehen vorausgesetzt:
Nach Blasensprung darf der Kopf nicht länger als 24 Stunden im BE stehen!!*)
Bis zur Geburt sollen 36—48 Stunden nicht überschritten werden, vom Beginn kräftiger Geburtswehen an gerechnet!!

Durch die **aufsteigende Infektion** — eine bei langdauernden Geburten stets zu erwartende Komplikation — **wird die künstliche Geburtsbeendigung häufig schon wesentlich früher notwendig.**

Einen entscheidenden Anteil am Zustandekommen der Indikation für die künstliche = operative Entbindung haben die

Schädigungen der Weichteile

(S. 332), die in der praktischen Geburtshilfe die Bedeutung von

Gefahrsignalen

haben.

Drei Kardinalpunkte
die beim engen Becken für den Zeitpunkt des operativen Eingreifens wesentlich mitbestimmend sind:

1. **Harnverhaltung durch Abquetschung des Blasenhalses,**
2. **zunehmendes Ödem oder sogar Abquetschung der (vorderen) Muttermundslippe,**
3. **Ausziehung des unteren Uterinsegments =**
   Steigender Kontraktionsring, besonders wenn er rasch in oder über Nabelhöhe ansteigt.

Der Punkt 3 verlangt ein sofortiges Eingreifen (s. S. 334).

Die Therapie der Wahl ist in der Klinik die

Schnittentbindung

intra- oder extraperitoneal oder in einer ihrer Sonderausführungen (Doerfler, Portes, Porro). Man muß sich aber über einen wichtigen Punkt klar werden — das gilt vor allem für den geburtshilflichen Anfänger — nämlich darüber, daß **niemals die Indikation allein** über die Ausführung einer Sektio entscheiden kann. Die Indikation ist gegeben durch die Tatsache, daß bei diesem engen Becken der Kopf nicht hineingeht, daß also ein absoluter Geburtsstillstand vorliegt. Der zweite, genau so wichtige Punkt, ist das **Erfülltsein der Vorbedingungen** zur Aus-

*) Das gilt natürlich nur für ein Kopf-Beckenverhältnis, bei dem die Spontangeburt überhaupt möglich ist.

führung der Sektio: es darf auf gar keinen Fall von der Forderung abgegangen werden, daß nur dann eine Sektio ausgeführt werden darf,

wenn das Genitale praktisch keimfrei

ist. Eine Kreißende mit engem Becken, die draußen von einer Hebamme oder einem Arzt vaginal untersucht wurde, eine Kreißende, bei der vielleicht zur Stützung der Blase ein Kolpeurynter eingelegt wurde, bei der überhaupt irgendwie kurz vor oder unter der Geburt irgendeine vaginale Manipulation vorgenommen wurde ist auf keinen Fall mehr als keimfrei anzusehen, bei ihr kann **unter gar keinen Umständen eine Schnittentbindung** mehr in Frage kommen.

Das gleiche gilt natürlich erst recht, wenn die Infektion schon durch irgendein Zeichen in Erscheinung tritt, auch wenn die Kreißende nicht vaginal untersucht wurde: übelriechendes Fruchtwasser, Temperatursteigerung infolge aufsteigender Infektion, lange zurückliegender Blasensprung.

Temperaturen von 38° und darüber sind ausnahmslos pathologisch!!

Durch nichts darf sich ein Geburtshelfer unter solchen Umständen von dem Standpunkt abbringen lassen eine Sektio abzulehnen, so hart das auch im einzelnen Fall sein mag.

Bei erfüllten Vorbedingungen liegt die Mortalität der Schnittentbindung etwa zwischen 3 und 5%.
(Deutsche Kaiserschnittstatistik, 1938, Naujoks)

Operiert man jedoch bei nicht erfüllten Vorbedingungen, so ist die Mortalität noch größer als die der Karzinomoperationen!
(nach Winter)

Zur **Indikation** ist noch zu sagen, daß bei einem engen Becken mit einer **Conj. vera unter 7,5 cm** die Schnittentbindung immer notwendig ist. Vgl. dazu die folgende Übersicht.

Gradeinteilung der Beckenverengerungen

Normale Länge der Conj. vera = 11 cm

Die seit langem übliche Einteilung ist die folgende:

	Conjugata vera
1. Grad der Verengerung	bis herab zu **9 cm**
2. Grad der Verengerung	**9—7,5 cm**
3. Grad der Verengerung	**7,5—5,5 cm**
4. Grad der Verengerung	**unter 5,5 cm**

Lediglich vom Becken aus betrachtet gilt für die Geburtsaussicht und die Geburtsleitung im allgemeinen folgendes:

Verengerung: Conj. vera	**Geburtsaussichten:**	**Geburtsleitung:**
11—9 cm	= **Verengerung 1. Grades** Normal große lebende Kinder werden fast immer spontan geboren (in etwa 90% der Fälle).	**Abwarten.** An die Möglichkeit einer Schnittentbindung denken!
9—7,5 cm	= **Verengerung 2. Grades** Spontangeburt eines normal großen, lebenden Kindes nicht so häufig wie bei I, aber durchaus möglich. Voraussetzung: kräftige Wehen, günstige Kopfeinstellung und -anpassung. Geburtsdauer stets wesentlich verlängert. Die Geburt ist um so schwieriger und längerdauernd, je mehr sich die Veralänge der unteren Grenze von 7,5 cm nähert. An dieser unteren Grenze ist Spontangeburt nur bei kleinem, gut konfiguriertem, gut eingestelltem Kopf und bei sehr kräftigen Wehen zu erwarten	Erfolg der konservativen Therapie fraglich. Zur Beurteilung ist längere Geburtsbeobachtung erforderlich. Abwarten mindestens bis nach dem Blasensprung, wenn möglich bis zur völligen Erweiterung des Mm. Ob weiter abgewartet werden soll, entscheidet dann der Befund. Sonst Schnittentbindung, wenn Vorbedingungen erfüllt.
	Die Gefahrengrenze liegt also bei etwa 8 cm!	
7,5—5,5 cm	= **Verengerung 3. Grades** Spontangeburt eines normal großen Kindes nicht möglich. **Relatives** Kaiserschnittsbecken! (Relativ: Ausweg = zerstückelnde Operation)	Abwarten zwecklos. Soll ein lebendes Kind geboren werden, Schnittentbindung (aus relativer Indikation). Ist Schnittentbindung nicht möglich, (unerfüllte Vorbedingungen), dann Perforation und Kraniotraxie.
unter 5,5 cm	= **Verengerung 4. Grades** Vaginale Entbindung selbst eines perforierten Kindes nicht bzw. nicht ohne Gefährdung der Mutter möglich. **Absolutes** Kaiserschnittsbecken! (Absolut = keine andere Möglichkeit!)	Schnittentbindung aus absoluter Indikation.

Eine solche Einteilung, die nur vom verengten mütterlichen Becken ausgeht und den Kopf unberücksichtigt läßt, kann lediglich richtungsgebend, niemals aber entscheidend sein. Beckenmaße und Gradeinteilungen der Beckenverengerungen können niemals allein ausreichen, um einen vorliegenden Fall zu beurteilen! Grundsätzlich ist zu merken, daß (abgesehen von groben Mißverhältnissen wie beim engen Becken 3. und 4. Grades) nur eine längere **Geburtsbeobachtung** zusammen mit rektaler Untersuchung die endgültige Entscheidung über Abwarten oder Nichtabwarten bringen kann: „Das enge Becken ist kein anatomisches, sondern ein funktionelles Problem."

Kann wegen nicht erfüllter Vorbedingungen (= Genitale nicht keimfrei) die Schnittentbindung nicht ausgeführt werden, so kommt in der Klinik unter besonderen Umständen der

Versuch einer hohen Zange

in Frage, die vom Erfahrensten der Klinik und am besten mit der Kjellandschen Zange auszuführen ist. **Dieser Versuch einer hohen Zange darf aber niemals ausgeführt werden an einem Kopf, der etwa noch frei beweglich über dem Becken steht!** Sie ist nur bei einem solchen Kopfe möglich, der durch die vorangegangene Geburtsarbeit schon wesentlich modelliert, umgeformt und dem Becken weitgehend angepaßt worden ist, so daß er mindestens schon fast fest im BE steht (s. dazu S. 24). Neben allem anderen ist hierbei besonders zu beachten, daß der Kopf beim engen Becken stets eine besonders **große Kopfgeschwulst** zeigt, die auch schon Erfahrene über den wahren Höhenstand des Kopfes getäuscht hat.

Weitere **Vorbedingungen,** die für den hohen Zangenversuch erfüllt sein müssen: der Mm muß selbstverständlich vollständig sein, und man muß auf Grund der Haltung und Einstellung sowie des Höhenstandes des Kopfes den Eindruck haben, **daß nur noch wenig fehlt, um den Kopf über den Engpaß des geraden Durchmessers hinwegzubringen.** Außerdem muß das Kind einen lebenskräftigen Eindruck machen (Herztöne!).

Schon nach wenigen Zugversuchen hat der Erfahrene das Gefühl, ob die Zange „geht" oder ob sie nicht „geht". Im letzteren Falle ist sofort **aufzuhören** und stets die **Perforation** und **Kraniotraxie** sogleich anzuschließen (S. 112). Die hohe Zange wird so zu dem, was sie sein soll und sein kann, zu einem, wie Kahr sagt, **„letzten Auskunftsmittel"** vor der Perforation.

Neuerdings hat R. Knebel ein Verfahren („systematisches **Symphysenpendeln** am trahierten Kopf", siehe Schriftum) entwickelt, mit dem schwierige Zangen wesentlich erleichtert werden können. Knebel geht davon aus, daß beim extremen Strecken (= Überstrecken) und Schließen der Beine („Tiefpendeln") im Sinne der Walcherschen Hängelage der Beckeneingangsraum weiter und beim extremen Beugen (= Überbeugen) und Spreizen der Beine („Hochpendeln") der Beckeneingangsraum enger und der Beckenmittenraum weiter wird. („Pendeln" = abwechselndes Verschieben der Symphpyse gegen das Promontorium.)

Mißlingt die Zange in üblicher Beinhalterlage, so werden die Beine losgeschnallt und man beginnt

bei Kopf im Beckeneingang mit Tiefpendeln
bei Kopf in Beckenmitte mit Hochpendeln,

d. h. bei Kopf im Beckeneingang werden die Beine von den Hilfen „behutsam in die Endstellungen" gebracht, d. h. sie werden eine Reihe von Malen extrem gestreckt und geschlossen; bei Kopf in Beckenmitte werden sie einige Male extrem gebeugt und gespreizt. Dabei wird dauernd „mit mäßiger Kraft" am Kopf gezogen.

Kommt man bei der Beckeneingangszange damit nicht zum Ziel, so steigert man die Zugkraft und pendelt nun „hintereinander tief und hoch, tief und hoch bis zum Erfolg (oder dem Beweis, daß das Mißverhältnis zu groß sein muß!)". In seinen hochinteressanten Ausführungen zeigt Knebel ferner, daß das Symphysenpendeln nicht nur einen Raumgewinn ergibt, sondern daß der „Bordstein" Symphyse „obendrein zu einem Exponent einer neuen geburtshilflichen Kraft, der Pendelkraft" wird, „die nun ihrerseits den Kopf drehen hilft..."

Ich kann zu diesem Prinzip des „Knebelns" nur folgendes sagen: Bei drei mit dieser Methodik ausgeführten hohen Zangen hatte ich den deutlichen Eindruck, daß das Symphysenpendeln den Durchtritt des Kopfes wesentlich erleichtert. Ich hatte ferner einige Male Gelegenheit festzustellen, daß auch Eintrittsschwierigkeiten des nachfolgenden Kopfes bei der ganzen Extraktion durch das „Knebeln" deutlich vermindert werden.

Eine hohe Zange im Hause zu versuchen, lehne ich unter allen Umständen ab, auch dann, wenn sie von einem Geburtshelfer ausgeführt wird, der die Technik wirklich beherrscht. Denn nicht allein die Technik des Operateurs entscheidet, sondern ebensosehr die Beleuchtung, gute Lagerungsmöglichkeit, Assistenz usw., alles Forderungen, die höchstens sehr unvollkommen in der Hauspraxis erfüllt werden können.

Wenn es eben geht, wird jeder Erfahrene eine hohe Zange zu umgehen versuchen. Ihre sehr großen Gefahren sind seit Generationen allgemein bekannt. In einer Reihe von Fällen wird man in der Hauspraxis, wenn wirklich eine Klinik nicht erreichbar ist, die hohe Zange durch die

prophylaktische Wendung (Fritsch)

ersetzen können. Ich bin entgegen der heute vielfach vertretenen Ansicht, daß die prophylaktische Wendung abzulehnen sei, bei gewissen Fällen und unter bestimmten Voraussetzungen (**Mehr**gebärende, **plattes** Becken, **Vera nicht unter 9—8 cm,** Mm vollständig) ein Anhänger dieser Methode. Auf Grund einer ganzen Reihe von Fällen bin ich im Laufe der Jahre davon überzeugt worden, daß der nachfolgende Kopf unter gewissen Umständen doch leichter durch das Becken geht als der vorangehende. Hier entscheidet nicht die sog. logische Überlegung, sondern die praktische Erfahrung. Gerade dem auf sich selbst angewiesenen Praktiker muß ich im

Gegensatz zu vielen Autoren dringend ans Herz legen, in geeigneten Fällen sich dieses letzten Ausweges zu erinnern und ihn zu versuchen. Gewiß ist es nur eine kleine Gruppe von Fällen, bei denen die prophylaktische Wendung Erfolg verspricht, aber in diesen Fällen kann sie zum Retter in der Not werden: die gefährliche hohe Zange kann und will der Praktiker nicht machen. Es bleibt ihm in der Hauspraxis, wenn der Kopf nicht eintritt — immer den seltenen Fall angenommen, daß eine Klinik nicht erreichbar ist — nur die Perforation und die Kraniotraxie. Da lohnt es sich bei gegebenen Voraussetzungen (s. o.) also schon, noch einen letzten Versuch mit der prophylaktischen Wendung zu machen. Es ist allerdings eine Operation nur für Geübte. Wesentlich hängt der Erfolg auch noch von anderen, gleichzeitig anzuwendenden Maßnahmen ab, nämlich von der Ausführung der Walcherschen Hängelage (S. 335), des Wiegand, Martin v. Winckelschen Handgriffes (S. 192) sowie auch des Symphysenpendels (S. 343).

Ich möchte aber auch mit Nachdruck auf die **Gegenindikationen** hingewiesen haben. Es sind in der Hauptsache zwei: das **allgemein verengte** Becken und die **Erst**gebärende.

2. Allgemein verengtes Becken

Definition: Wie der Name sagt, handelt es sich um ein enges Becken, das in **allen** Durchmessern **aller** Ebenen gleichmäßig verengt ist. Es unterscheidet sich vom normalen Becken gar nicht in der Form, sondern nur durch die kleineren Maße, es ist einfach eine verkleinerte Form des normalen Beckens, ein „Miniaturbecken" (Bumm).

> **Allgemein verengtes Becken**
> **= gleichmäßige Verkürzung aller Durchmesser in allen Ebenen.**

Vorkommen: Die Trägerinnen des allgemein verengten Beckens sind meist kleine zierliche Frauen, jedoch kann man auch bei mittelgroßen, zarten Frauen diese Form des verengten Beckens beobachten. Häufig findet man dieses Becken vergesellschaftet mit einer Unterentwicklung der Genitalorgane, was unter der Geburt oft in Form von **Wehenschwäche** zum Ausdruck kommt.

Unterschiede gegenüber dem platt-rachitischen Becken:

Art der Verengerung:

platt-rachitisches Becken	**Gerad**verengung und zwar nur im Beckeneingang
allgemein verengtes Becken	Verengerung **aller** 3 Dm in **allen** Ebenen

Michaelissche Raute:

platt-rachitisches Becken	Raute hat **Windvogelform,**
allgemein verengtes Becken	Raute hat eine **schmale,** oben und unten **spitz** zulaufende Form.

Schambogenwinkel (Abb. 225—227):

normales Becken	Schambogen **recht**winklig
platt-rachitisches Becken	Schambogen **stumpf**winklig
allgemein verengtes Becken	Schambogen **spitz**winklig

Beckenmaße (Beispiele):

	Sp.	**Cr.**	**Tr.**	**Ext.**
normales Becken	26	29	32	20
platt-rachitisches Becken	26	27	31	18
allgemein verengtes Becken	22	25	29	19

Geburtsmechanismus beim allgemein verengten Becken: Die Natur kennt

zwei Mittel der Anpassung

des Kopfes an die Form des allgemein verengten Beckens.

Anpassungsmechanismus des Kopfes beim allgemein verengten Becken:

1. **Typische Haltungsänderung**
   = extreme **Beuge**haltung,
   = **„spitze“** Einstellung,
   = **Roederer**sche Einstellung.
2. **Auswalzung des Kopfes**
   = Verkürzung aller Breitendurchmesser auf Kosten des Höhendurchmessers.

1. Typische Haltungsänderung des Kopfes

Der Eintritt in das allgemein verengte Becken wird dadurch erreicht, daß der Kopf eine

höchstgradige Beugehaltung

annimmt. Diese als „spitze“ Einstellung bezeichnete extreme Beugehaltung wurde schon um die Mitte des 18. Jahrhunderts von Roederer in Göttingen beschrieben (Roederersche Einstellung). Die hochgradige Beugung kommt dadurch zum Ausdruck, daß das Kinn denkbar fest auf die Brust gepreßt wird und die kleine Fontanelle **schon im BE** in der Führungslinie steht. Diese „pronozierte“ Hinterhaupthaltung mit der charakteristischen Stellung der kleinen Fontanelle ist typisch für den Geburtsmechanismus des allgemein verengten Beckens. Beim normalen Becken findet sich die kleine Fontanelle im BE links oder rechts **seitlich,** etwas (mehr oder weniger) tiefer als die große Fontanelle, beim platt-rachitischen Becken steht sie **ausgesprochen seitlich,** und zwar im typischen Fall höher stehend als die große Fontanelle. Beim allgemein verengten Becken wird die kleine Fontanelle niemals seitlich, sondern **immer in der Mitte,** d. h. zentriert in der Führungslinie getastet, sie ist in allen Etagen des Geburtskanals die Leitstelle, d. h. sie ist während der ganzen Geburt stets der tiefste Punkt des Kopfes. Die Pfeilnaht steht dabei nicht im queren, sondern meist in einem schrägen Durchmesser.

Diese maximale Senkung der kleinen Fontanelle schon im BE **ist der charakteristische** und **günstige Befund** beim allgemein verengten Becken. So wird der lang eingestellte Kopf durch die in allen Ebenen gleichmäßig bestehenden Widerstände des verengten Beckenraumes mit vorangehendem, tief gebeugtem Hinterhaupt langsam hindurchgeschoben. Nur auf diese Weise ist es möglich, daß der Kopf alle Engen dieses Beckens stets mit seinem **kleinsten Umfang** passiert. **Jede andere Einstellung des Kopfes als diese durch den ungewöhnlichen Tiefstand der kleinen Fontanelle gekennzeichnete maximale Beugehaltung des Kopfes ist weniger günstig.** So sind z. B. Streckhaltungen beim allgemein verengten Becken ausgesprochen ungünstig; sie sind meiner Erfahrung nach aber selten.

2. Auswalzung des Kopfes

Durch ein in allen Maßen verkleinertes Becken kann nur ein Kopf hindurchgehen, der auch in allen entsprechenden Maßen verkleinert worden ist. Da das allgemein verengte Becken im geraden, schrägen und queren Durchmesser gleichermaßen verengt ist, muß ein normal großer Kopf, der in dieses Becken eingepaßt werden soll, auch gleicherweise in allen diesen Durchmessern eine Verkürzung erfahren, d. h. er muß in allen seinen Durchmessern zusammengepreßt werden außer in einem, dem **Höhendurchmesser.** Die Art der Anpassung durch Konfiguration des Kopfes besteht also in einer Verkürzung aller Durchmesser auf Kosten des Höhendurchmessers, d. h. also in einer **Auswalzung** des Kopfes: die Längsachse des Kopfes ist die einzige, die größer wird, der Kopf wird dadurch in das allgemein verengte Becken eingepaßt, daß er **in die Länge gezogen** wird.

Unterschied im Geburtsverlauf gegenüber dem platt-rachitischen Becken: Hat beim platt-rachitischen Becken der Kopf einmal den nur im geraden Durchmesser verengten Beckeneingang überwunden, so „fällt" der Kopf in das Becken hinein, und der weitere Verlauf geht wegen der Weite des Beckenausganges meist ungewöhnlich schnell vor sich. Beim **allgemein verengten Becken** sind dagegen in allen Etagen des verengten Beckens ungefähr gleich große Widerstände zu überwinden. Auch nach Überwindung des Beckeneinganges dauert die Geburt daher immer noch eine verhältnismäßig sehr lange Zeit. Eine charakteristische Komplikation gerade des allgemein verengten Beckens ist daher die **sekundäre Wehenschwäche** (= Ermüdungswehenschwäche), die zum Teil aber auch mit dem zarten Bau der Trägerinnen dieser Becken und mit der hierbei häufig anzutreffenden Hypoplasie der Genitalorgane (S. 62) zusammenhängt.

Unterschied im Geburtsverlauf

platt-rachitisches Becken	**schwieriger Eintritt,** dann **rascher Durchtritt** und schnelle Geburtsbeendigung.
allgemein verengtes Becken	**schwieriger Eintritt, schwieriger Durchtritt, schwieriger Austritt** (spitzwinkliger Schambogen).

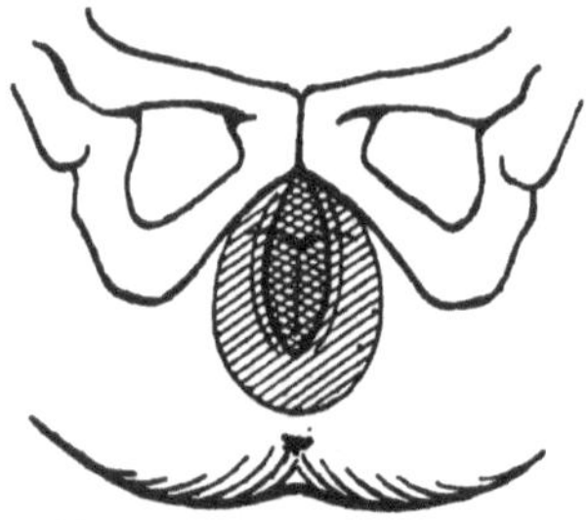

Abb. 225. Normales Becken: Schambogen **recht**winklig

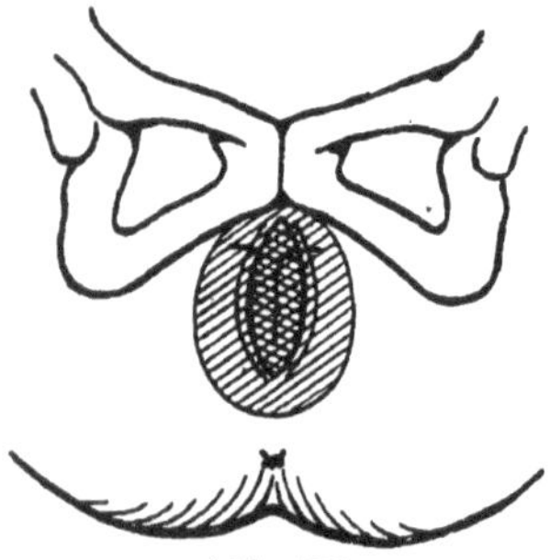

Abb. 226. Platt-rachitisches Becken: Schambogen **stumpf**winklig

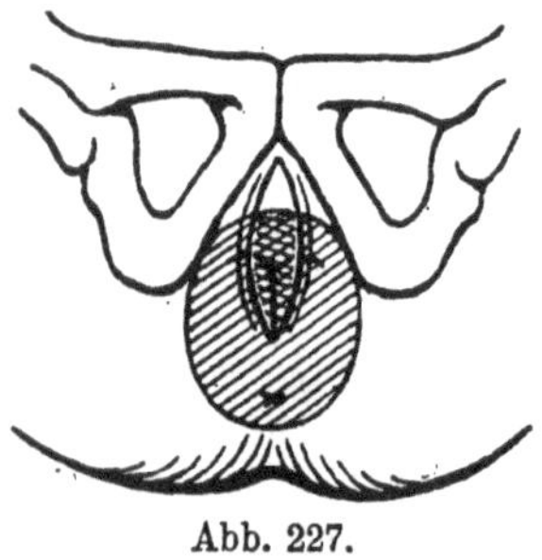

Abb. 227. Allgemein verengtes Becken: Schambogen **spitz**winklig

Geburtsleitung beim allgemein verengten Becken

A. Konservative Therapie

Alles muß darauf ankommen (siehe Geburtsmechanismus), die spitze Einstellung des Hinterhauptes zu erzielen, also darauf, den Wehendruck ausschließlich auf das Hinterhaupt wirken zu lassen.

Beim allgemein verengten Becken muß der Wehendruck dauernd und ausschließlich auf das Hinterhaupt wirken, um das Eintreten und Tiefertreten des Kopfes zu erzielen!

Nach der allgemeinen Lagerungsregel (s. S. 34) ist also die Kreißende

dauernd auf die Seite der kleinen Fontanelle

zu lagern. Nur so kann man es erreichen — kräftige **Wehen** und einen nicht zu harten und nicht zu großen Kopf vorausgesetzt —, daß der Kopf mit den günstigsten Durchmessern durch das Becken hindurchgeschoben wird.

Eine besondere Gefahr droht noch beim Kopfaustritt. Ursache ist der spitzwinklig verlaufende Schambogen, der den Kopf zu einer sehr starken Anspannung des Dammes zwingt. Die Austrittsbewegung des Kopfes bei der normalen Geburt besteht darin, daß er aus der Beugehaltung langsam in die Streckhaltung übergeht, indem er sich dabei mit der Nacken-Haargrenze in den jeweilig vorhandenen Schambogenausschnitt hineinlegt. Je nach Form dieses Ausschnittes wird der Damm verschieden stark gefährdet, und zwar um so mehr, je tiefer der Kopf seinen Stemmpunkt am knöchernen Schambogenwinkel nehmen muß. Die Abbildungen 225—227 (nach Leopold-Richter) zeigen deutlich die verschiedenen Verhältnisse:

Abb. 225 **Normales Becken** = Schambogen **rechtwinklig!** Hypomochlion dicht unterhalb der Symphyse. **Damm wenig gefährdet.**

Abb. 226 **Platt-rachitisches Becken** = Schambogen **stumpfwinklig!** Hypomochlion ganz dicht an der Symphyse. **Damm am wenigsten gefährdet!**

Abb. 227 **Allgemein verengtes Becken** = Schambogen **spitzwinklig!** Hypomochlion am weitesten von der Symphyse entfernt, somit

Abb. 227 = **Damm sehr gefährdet!**

Infolge des beim allgemein verengten Becken charakteristischen spitzwinkligen Schambogens kommt der Stemmpunkt des Kopfes bei der Austrittsbewegung des Hinterhauptes sehr tief, d. h. **sehr weit entfernt von der Symphyse** zu liegen. Im Vergleich zum normalen Becken (Abb. 225) und erst recht zum platt-rachitischen Becken (Abb. 226) macht das einen Unterschied von Zentimetern aus! Um genau denselben Betrag muß sich der Kopf (normalerweise das Vorderhaupt) **tiefer in die hintere Scheidenwand hineinsenken.** Das Vorderhaupt kommt also beim allgemein verengten Becken zu Beginn der Streckbewegung **abnorm tief** zu stehen, es steht in der Projektion des Afters (Abb. 227)! Bei der jetzt vom Vorderhaupt zu beschreibenden Kreisbewegung um den abnorm tief liegenden Dreh- oder Stemmpunkt an den Knochenschenkeln des Schambogens wird der Damm in sonst nie vorkommender Tiefe überdehnt, indem der Beckenboden gezwungen wird, sich breit über das tiefstehende Vorderhaupt zu spannen. Es ist so, als wenn der Kopf sich zentral durch den Damm „hindurchbohren" (Leopold) wollte.

Kopfaustritt beim allgemein verengten Becken
= größte Dammrißgefahr!!!

Diese starke Gefährdung des Dammes beim allgemein verengten Becken muß man kennen, um ihr vorbeugen zu können. Eine der Hauptaufgaben der Geburtshilfe besteht darin, Hindernisse aus dem Wege zu räumen! Im Chloraethylrausch wird während einer Wehe eine tiefe

seitliche Episiotomie

in Richtung auf ein Tuber ischii ausgeführt.

Zur besseren Entlastung wird die Episiotomie stets auf der Seite des Hinterhauptes ausgeführt. (Es ist eine alte Erfahrung, daß die Pfeilnaht beim Kopfaustritt nicht immer genau in der Mittellinie steht, sondern meist etwas dem entsprechenden schrägen Dm genähert bleibt.) Also:

Seitliche Episiotomie
stets auf der Seite des Hinterhauptes ausführen!

Die Episiotomie wird also angelegt:

bei **I.** Lage zum **linken** Tuber ischii hin,
II. „ **rechten**

Charakteristisch für den Geburtsverlauf beim allgemein verengten Becken ist der **Geburtsstillstand,** wenn der Kopf auf dem Beckenboden angekommen ist. Die Muskelkraft des Uterus hat den Kopf durch die beiden oberen Etagen der Raumenge langsam bis herunter zum Beckenboden hindurchzwängen können. Jetzt — auf dem Beckenboden — erlahmt die Kraft vor den letzten noch zu überwindenden Widerständen.

Welches sind nun diese letzten Widerstände?

Die Hauptursache des Widerstandes im Beckenausgang ergibt sich aus dem spitzwinklig zulaufenden Schambogen. Die dadurch bedingte starke Belastung des Dammes (s. o.) bedeutet eine gewaltige Erhöhung des Reibungswiderstandes zwischen Kopf und Weichteilrohr, wodurch die Triebkräfte des Uterus oft zum Erlahmen gebracht werden. Diese sekundäre oder Ermüdungswehenschwäche ist nach den dafür geltenden Regeln (S. 61) zu behandeln.

B. Operative Therapie

Hier gelten im wesentlichen die gleichen Grundsätze wie sie für die operative Therapie des platt-rachitischen Beckens besprochen wurden (S. 339).

Zu betonen ist noch, daß man beim allgemein verengten Becken

mit einer Zangenentbindung ganz besonders zurückhaltend

sein muß. Das gilt auch durchaus schon für die „einfache" Beckenausgangszange, die der Anfänger bei etwas weit gestellter Indikation wegen der bei diesem Becken typischen sekundären Wehenschwäche manchmal zu leicht auszuführen bereit ist. Auch bei dieser Zange kommt es schon sehr leicht zu **erheblichen Zerreißungen,** wenn der Operateur nicht ein ausgesprochenes Gefühl für die übermäßige Weichteilanspannung mitbringt, die schon ohne die angelegte Zange lediglich infolge des zu tief in den Damm hineingepreßten Kopfes vorhanden ist. Außerdem empfehle ich, bei dieser Beckenform niemals eine Zange auszuführen, ohne daß vorher eine ausgiebige Episiotomie angelegt wurde. Also:

Beim allgemein verengten Becken dürfen Zangen wegen des spitzwinkligen Schambogens und der dadurch bedingten hohen Gefährdung des Dammes nur aus dringender Indikation ausgeführt werden!!!

Hydrozephalus, Wasserkopf

Definition: abnorme Vergrößerung des Schädels, bedingt durch Ansammlung von Zerebrospinalflüssigkeit (bis zu mehreren Litern).

Zwei Formen:

Hydrocephalus internus: gewöhnliche Art des H., Ansammlung der Flüssigkeit in den mächtig erweiterten Hirnhöhlen.

Hydrocephalus externus: Ansammlung der Flüssigkeit an der Oberfläche des Gehirns zwischen den Hirnhäuten; sehr selten (Fink).

Häufigkeit: nach Kleinhans kommt auf 1500 Geburten, nach v. Mikulicz-Radecki auf 1000 Geburten je ein Hydrozephalus; nach meinem eigenen klinischen Krankengut kommen auf 1000 Geburten etwa 2 Fälle von Hydrozephalus.

Ätiologie: nicht geklärt und geburtshilflich ohne Bedeutung. Diskutiert werden Bildungsstörungen, die auf eine frühe Fetalzeit zurückgehen (Martius), intrauterine Schädigung, mechanisches Abflußhindernis (W. E. Daudy), Zystenbildung im Gehirn (Jonkowsky), Entzündung (Meningitis?). Gleichzeitiges Vorkommen anderer Mißbildungen (Klumpfüße, Spina bifida, Zystenniere), wird in etwa der Hälfte aller Fälle festgestellt.

Vorkommende Lagen: Der Hydrozephalus kommt vor

als Kopflage in etwa $2/3$ der Fälle,
als BEL: in etwa $1/3$ der Fälle,
als Quer- u. Schräglage: selten.

Geburtshilfliche Bedeutung und Prognose: wichtigste und zugleich gefährlichste aller fetalen Mißbildungen. Jeder große und mittelgroße Hydrozephalus bedeutet eine Geburtsunmöglichkeit: es besteht ein ausgesprochenes Mißverhältnis zwischen Kopf und Becken, der Kopf kann trotz bester Wehen nicht in das Becken eintreten. Die notwendige Folge ist die Ausziehung des unteren Uterinsegments und — wenn keine Hilfe (= Perforation) kommt — die **Uterusruptur** oder die **Sepsis.**

Die Uterusruptur bei Hydrozephalus kommt verhältnismäßig häufig vor!

Für die **Uterusruptur bei Hydrozephalus** sind zwei Beobachtungen sehr bedeutsam:

1. Jeder Erfahrene weiß, daß gerade beim Hydrozephalus (aber auch unter anderen Umständen) die Ruptur sehr **plötzlich** eintreten kann, **ohne** daß vorher das Vorstadium, also die Warnzeichen der drohenden Uterusruptur aufgetreten sind; ferner

2. daß gerade beim Hydrozephalus die Ruptur auch schon dann auftreten kann, **wenn der Muttermund noch lange nicht vollständig eröffnet** ist (Erfahrungsgemäß tritt im allgemeinen eine Ruptur der Gebärmutter erst nach vollständiger Eröffnung des Mm auf). Darauf haben zuerst Benckisser und Hofmeier hingewiesen.

Bei der Ruptur beobachtet man sowohl Längs- wie auch Querrisse, was man sich bei der Art der kugelförmigen Auftreibung und Überdehnung des unteren Uterinsegments gut erklären kann.

Für jeden Fall von Hydrozephalus gilt:

Überstehender Hydrozephalus = höchste Gefahr für die Mutter!

Prognostisch besteht ein beachtlicher Unterschied zwischen dem Hydrozephalus bei Kopflagen und dem bei Beckenendlagen: Hydrozephalus bei Kopflagen ist wesentlich gefährlicher als bei BEL. Bei vorangehendem H. bahnt sich die Überdehnung des unteren Uterinsegments und damit die Uterusruptur schon mit dem ersten Beginn der Wehen an. Da der Kopf bei einem großen Hydrozephalus sich nicht von der Stelle rühren kann, leistet beim Kopflagen-Hydrozephalus jede Wehe von der ersten bis zur letzten eine völlig vergebliche Arbeit. Mit jeder Wehe erhöht sich die gefährliche Ausziehung des unteren Uterinsegments und bringt die Kreißende der Katastrophe näher. Dagegen läuft bei BEL die Geburt ohne Schwierigkeiten bis zur Geburt der Schultern ab. Der nachfolgende Kopf bleibt über dem BE hängen und die Überdehnung des unteren Uterinsegments beginnt erst von diesem Augenblick an, also im allerletzten Geburtsabschnitt, zu einem Zeitpunkt, in dem bei der Schädellage die Überdehnung schon ihren Höhepunkt erreicht hat. Dazu kommt, daß bei BEL die Gefahr der Ruptur durch den Hydrozephalus auch schon deswegen nie so groß ist wie bei Schädellage, weil sie erst nach Ausstoßung des Rumpfes beginnt, also bei einem wesentlich kleineren Uterusinhalt. Die Frühdiagnose des Hydrozephalus ist also besonders wichtig bei vorangehendem Hydrozephalus, da hierbei die Gefahr der Ruptur schon in der Eröffnungsperiode vorhanden ist.

Wegen der außerordentlich großen Gefahr für Leben und Gesundheit der Mutter bei Hydrozephalus muß unter allen Umständen gefordert werden:

Der vorangehende Hydrozephalus muß möglichst schon in der Schwangerschaft, spätestens im Beginn der Geburt erkannt werden!!!

Einem aufmerksamen Untersucher entgeht ein größerer Hydrozephalus in den letzten 4—6 Wochen der Schwangerschaft nicht. Schon zu diesem Zeitpunkt fühlt man den abnorm großen Kopf, der die Symphyse überragt und der niemals eintreten kann (Abb. 228). In unklaren Fällen, besonders auch bei BEL ist eine Röntgenaufnahme zu machen.

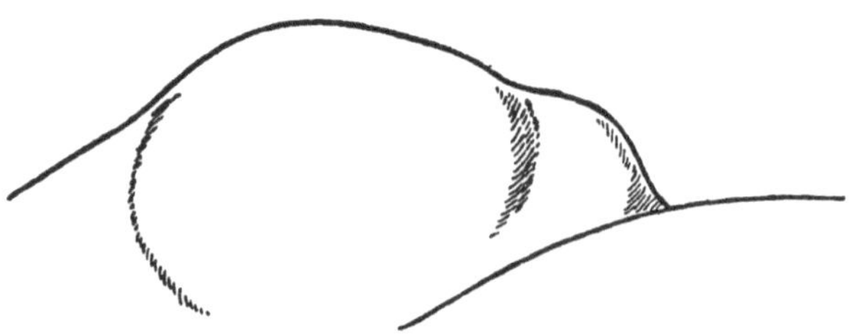

Abb. 228. Hydrozephalus bei äußerer Betrachtung

Die größte Gefahr, die der Hydrozephalus-Trägerin, abgesehen von der Uterusruptur droht, ist der unerfahrene und unfähige Geburtshelfer, der den überragenden Kopf nicht erkennt oder ihn mit der Zange ins Becken holen oder das Kind durch Wendung und Extraktion entwickeln will, anstatt das einzig Richtige zu tun: ihn schnellstens zu perforieren.

Bei Hydrozephalus stellt jeder Zangen- oder Wendungsversuch einen schweren Kunstfehler dar, den die Kreißende meist mit dem Leben bezahlen muß!

Mortalität der Mutter: nach v. Franqué 17%, nach Hammerschlag 20%, davon 13% nach Uterusruptur und 7% nach Sepsis.

Untersuchungsbefund, Diagnose: Beim Hydrozephalus hängt das Schicksal der Mutter von zwei Dingen entscheidend ab:

1. von der rechtzeitigen Erkennung und
2. von der richtigen Behandlung.

Über das Erkennen ist folgendes zu sagen:

A. Kopflagen

Vom diagnostischen Standpunkt unterscheidet man am besten

a) den hochgradigen (= großen) Hydrozephalus, den Schulfall, den man überhaupt nicht übersehen kann,

b) den mittelgradigen (= mittelgroßen) Hydrozephalus, dessen Erkennung dem Unerfahrenen unter Umständen Schwierigkeiten macht und dessen Gefahr genau so groß wie die des großen Hydrozephalus ist und

c) den geringgradigen (= kleinen) Hydropzephalus, der geburtshilflich eine untergeordnete Bedeutung hat, da er nach einigen Schwierigkeiten in das Becken eintritt und den man erst beim Dammschutz oder nach der Geburt erkennt.

1. Hochgradiger Hydrozephalus: der große, stark überstehende Hydrozephalus ist leicht schon aus der Betrachtung des Leibes der Kreißenden zu erkennen: oberhalb der Symphyse sieht man deutlich eine große, pralle kugelförmige, tumorartige Vorwölbung, die man im ersten Augenblick für die übervolle Harnblase halten könnte. Die Betastung mit dem 3. und 4. Leopoldschen Handgriff läßt aber sofort erkennen, daß es sich dabei um den abnorm großen, dem BE meist aufgepreßten Schädel handelt.

Die Diagnose des großen Hydrozephalus ist nicht schwer.
Es kommt nur darauf an, im gegebenen Augenblick daran zu denken!

Ergibt die äußere Untersuchung einen Verdacht auf Hydrozephalus, so muß die Diagnose unter allen Umständen durch **vaginale Untersuchung** klargestellt werden. Dem Unerfahrenen muß man immer wieder vor Augen halten, daß das Übersehen eines überstehenden Hydrozephalus höchste Lebensgefahr für die Kreißende bedeutet und daß das Erkennen gleichbedeutend mit der sicheren Rettung dieser Mutter ist, wenn man sofort das einzige Mögliche und Richtige tut: nämlich mit irgendeinem Instrument den Kopf perforiert und den Liquor ablaufen läßt. Daher ist ein für allemal festzuhalten:

Ergibt die äußere Untersuchung Verdacht auf
Hydrozephalus,
so muß unter allen Umständen sofort
vaginal
untersucht werden!

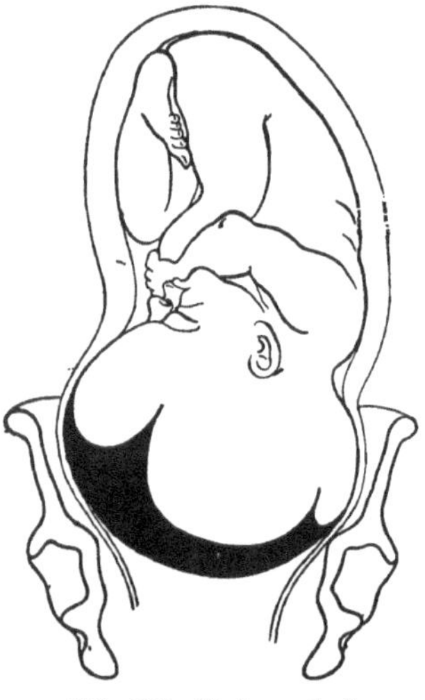

Abb. 229. Hydrozephalus

Tastbefund bei der vaginalen Untersuchung

4 charakteristische Kennzeichen:

1. Klaffende Nähte und abnorm weite Fontanellen (Abb. 229)
2. Dünne, nachgiebige, weiche Schädelknochen
3. Pergamentknistern der Schädelknochen bei der Betastung
4. Abnorme Beweglichkeit der Knochenränder in der Wehenpause

oder (bei sehr großem Hydrozephalus): Gefühl einer prall gefüllten, fluktuierenden Zyste. Dieses Gefühl hat man besonders dann, wenn die große Fontanelle im Bereich des Mm. steht. Es ist dann bei noch wenig erweitertem Mm. sogar schwer zu entscheiden, ob man die große Fontanelle oder die Fruchtblase tastet;

oder (bei abgestorbener Frucht): die ganz weichen und dünnen Schädelknochen kann man in weiten Grenzen hin und her „schwappen" lassen.

2. Mittelgradiger Hydrozephalus

Unter einem mittelgradigen Hydrozephalus will ich einen solchen verstehen, den man äußerlich nicht sogleich auf den ersten Blick erkennt, der aber andererseits doch zu groß ist, um in das Becken eintreten zu können. Die Diagnose eines solchen mittelgroßen Hydrozephalus macht erfahrungsgemäß oft große Schwierigkeiten. Da aber die Gefahren hier genau dieselben sind wie die bei einem großen Hydrozephalus, so muß man den mittelgradigen Hydrozephalus als die gefährlichste Form des Hydrozephalus bezeichnen.

Die gefährlichste Form ist der mittelgroße Hydrozephalus!

Sorgfältige äußere und innere Untersuchung, vor allem auch die Beachtung der Anamnese führt den Aufmerksamen aber auch hier zum Ziel.

Bei jeder Verzögerung des Kopfeintritts in ein normales Becken ist an Hydrozephalus zu denken!

Das gilt ganz besonders dann, wenn schon eine oder mehrere normale Geburten vorausgegangen sind.

Die an sich schon schwierige Diagnose des mittelgradigen Hydrozephalus kann durch Zusammentreffen ungünstiger Umstände noch mehr erschwert werden, so bei fettreichen Bauchdecken oder gleichzeitigem Vorhandensein eines Hydramnions. In der Klinik ist in diagnostisch schwierigen Fällen eine Röntgenaufnahme anzuraten. Dippel und King empfehlen laterale Röntgenaufnahmen.

B. Beckenendlagen

Hierbei wird der Hydrozephalus in der Praxis oft übersehen, da der große Kopf in dem weiten Fundusteil der Gebärmutterhöhle sich dem Auge wie oft auch den tastenden Händen entzieht. Zu einer ziemlich plötzlichen Erkenntnis eines Hydrozephalus kommt man bei BEL erst dann, wenn der Rumpf geboren ist und die übliche halbe Extraktion auffallende Schwierigkeiten macht. In solchen Fällen hat man sofort mit der halben Extraktion aufzuhören und mit der Hand auf den Bauch der Mutter zu fassen! Oberhalb der Symphyse fühlt man dann den großen Kopf, der fest auf dem Beckeneingang sitzt, und die Diagnose ist klar.

Differentialdiagnose: Verwechseln kann man den Hydrozephalus bei der inneren Untersuchung mit der **Fruchtblase** und mit dem **Steiß,** beides aber wohl nur im ersten Augenblick des Untersuchens oder bei wenig erweitertem Mm. Die langen scharfen Knochenränder, die auch eine noch so klaffende Naht begrenzen, lassen wohl immer die richtige Diagnose stellen.

Eine Schädellage, bei der ein **normal** großer Kopf derartig über dem BE prominiert wie beim Hydrozephalus, gibt es nicht. Auch den überstehenden Kopf bei der **Hinterscheitelbeineinstellung** oder im Beginn der **Gesichtslagen-** und **Stirnlagengeburt** wird man ohne große Schwierigkeiten als einen normal großen Kopf erkennen können.

Komplikationen: Die wichtigsten Komplikationen ergeben sich aus der Überdehnung des Uterus, nämlich

1. die frühzeitige Wehenschwäche und
2. die atonischen Nachblutungen.

Geburtsverlauf: ein großer und mittelgroßer Hydrozephalus kann auch bei besten Wehen naturgemäß nicht oder nur mit einem kleinen Segment ins Becken eintreten. Infolge der Überdehnung des Uterus ist es zunächst oft so, daß die Wehen über mehrere Tage nicht recht in Gang kommen (= **primäre Wehenschwäche**). Sind dann die Wehen endlich kräftig, so sind sie **auffallend schmerzhaft.** Gleichzeitig ist auch die Bauchgegend **oberhalb der Symphyse** mehr oder weniger **druckschmerzhaft:** das untere Uterinsegment ist stark über dem Hydrozephalus ausgezogen und wird sowohl in die Länge wie in die Quere überspannt. Trotz bester Wehen kein Geburtsfortschritt. Wird nicht perforiert, so kommt es zur Ruptur oder zur Sepsis. Der langdauernde Druck des Kopfes gegen den knöchernen Beckenring wirkt sich nachteilig auf die dazwischen liegende Blase aus. Es kommt zur **Drucknekrose** und infolgedessen im Wochenbett nicht selten zum Ausfall von Gewebe, also zur Bildung einer **Blasenscheidenfistel.** Tritt also ein Kopf bei normal weitem Becken und guten Wehen nicht ins Becken ein, so ist in allererster Linie sofort an Hydrozephalus zu denken, wenn eine Schräg- und Querlage ausgeschlossen ist. Das gilt um so mehr, wenn es sich um eine Mehrgebärende handelt, bei der die vorangegangenen Geburten glatt und schnell verliefen.

Man präge sich nachdrücklichst diese Tatsache ein:

Ein Kopf, der nach stundenlangen kräftigen Wehen nicht ins Becken eintritt, bedeutet stets ein Geburtshindernis und zwar entweder

ein nicht zu überwindendes Mißverhältnis zwischen Kopf und Becken: „enges Becken" oder Hydrozephalus

oder

eine Querlage

oder

eine Schräglage

oder

ein anderes, selteneres Geburtshindernis (im Becken liegende Tumoren, hochgradige Verengerung der weichen Geburtswege [Narben, starrer Mm inf. Portiokarzinom])

Jede dieser Situationen führt, wenn nicht Abhilfe geschaffen wird, mit Sicherheit zum Tode der Mutter entweder durch Uterusruptur oder durch Sepsis und bedeutet somit stets höchste Lebensgefahr!

Man muß aber wissen, daß es auch für einen sehr großen Hydrozephalus noch eine **andere Art des Geburtsverlaufs** gibt. Wenn das Kind unter der Geburt (oder schon vorher) abstirbt, so wird der Riesenschädel noch wesentlich weicher, als er schon war. Im gleichen Maße nimmt seine Verformbarkeit zu. Die dünnen Schädelknochen des Gehirnschädels werden nachgiebig wie nasse, dünne Pappe. Unter der Einwirkung kräftiger Wehen wird der Schädel ausgezogen und ein mehr oder weniger großer Teil wird in das Becken hineingeschoben. Jeder Erfahrene kennt den Befund, bei dem das kleine Becken von einer wenig gespannten, mit Flüssigkeit gefüllten Blase mehr oder weniger ausgefüllt ist, während man zugleich noch einen Teil des Schädels über dem BE abtasten kann. Bei solchen Fällen von Hydrozephalus kann es nach langwierigem Geburtsverlauf zur Spontangeburt kommen, die beschleunigt wird, wenn der Hydrozephalus vorher platzt.

Kleine Wasserköpfe werden spontan geboren.

Behandlung

Es kommt darauf an, die Mutter so schnell wie möglich aus der ihr drohenden großen Gefahr zu befreien. Die einzig mögliche Behandlung ist das Ablassen des Liquors auf vaginalem Wege. Das geschieht durch **Perforation** des Schädels (S. 359) mit dem Perforatorium oder einem Troikar. Im Notfall nimmt man das erste beste spitze Instrument: eine Kornzange, Kocherklemme oder eine lange Papierschere, die ausgekocht, hier dieselben Dienste tut wie ein Perforatorium.

Rücksicht auf das Kind wird nicht genommen!

Hydrozephale Kinder, deren Kopfgröße ein mechanisches Hindernis bildete, leben erfahrungsgemäß nur kurze Zeit und sind geistig abnorm. Geringgradige Wasserköpfe sind durchaus lebensfähig und zeichnen sich gelegentlich sogar durch hohe Intelligenz aus (Menzel, Helmholtz, Cuvier). Solche Köpfe sind aber niemals so groß, daß eine Verkleinerung notwendig wäre, um den Eintritt ins Becken zu ermöglichen. Ist man sich über die Größe des Hydrozephalus und damit über die Lebensaussichten nicht klar, so ist das Ablassen des Wassers durch **Punktion** zu empfehlen, vorausgesetzt, daß sich die Mutter nicht in einer akuten Gefahr befindet (dünner Troikar, dicke Kanüle).

Mit diesem denkbar leicht durchzuführenden Eingriff der Perforation (bzw. Punktion) ist eigentlich alles getan, worauf es ankommt: das Hindernis ist weggeräumt, die Kreißende ist mit einem Schlage aus dem Gefahrenbereich heraus, die Geburt kann spontan ablaufen. In den meisten Fällen wird man jedoch die **Extraktion** anschließen, da die Kreißende von der langen, vergeblichen Wehenarbeit erschöpft zu sein pflegt.

Am einfachsten extrahiert man den zu einem schlaffen Sack zusammengefallenen Hydrozephalus **mit der Hand,** indem man kräftig an den Knochenteilen zieht. Gelingt das auch nach Unterstützung durch kräftigen Druck von oben nicht, so faßt man den Kopf mit **Krallenzangen** oder der **Boer'schen Knochenzange.** Man kann auch einen **spitzen Haken** fest in die Schädelbasis einsetzen und daran ziehen oder auch die Kraniotroxie mit dem **Kranioklasten** ausführen. Die dünnen weichen Knochen des Hydrozephalus eignen sich allerdings für das Ansetzen des Kranioklasten nicht gut.

Noch ein wichtiger Rat für den praktischen Arzt: Erweist sich bei Hydrozephalus ein **Transport in die Klinik** notwendig, z. B. wegen drohender Ruptur oder Verdacht auf eingetretene Ruptur, so muß die Perforation unter allen Umständen **vor** dem Transport im Hause der Patientin vorgenommen werden. Andernfalls liegt die Gefahr zu nahe, daß die Gebärmutter bei den weiterbestehenden kräftigen Wehen **während des Transportes** zerreißt oder aus der unvollständigen Ruptur unterwegs eine vollständige wird. Mit dem kleinen Eingriff der Perforation, der nach der üblichen Vorbereitung (S. 81) nur Minuten dauert, kann man die Frau vor großem Schaden behüten, ja unter Umständen ihr das Leben retten. Also

Erst perforieren,
dann transportieren!

Nicht dringend genug gewarnt werden kann vor einem Versuch, bei Hydrozephalus einen Zangen- oder Wendungsversuch machen zu wollen!! Das wäre ein schwerer Kunstfehler. Ganz abgesehen davon, daß man einen solchen Kopf überhaupt nicht fassen kann, handelt es sich um einen über dem BE stehenden, dem BE fest aufgepreßten völlig unkonfigurierten Kopf. Für die Ausführung der Wendung ist eine der wichtigsten Vorbedingungen nicht erfüllt: die Drehfähigkeit des Kindes (S. 224). Bei drohender Uterusruptur ist schon der Versuch einer Wendung oder einer Zange ein Kunstfehler!

Die einzig richtige Behandlung bei überstehendem Hydrozephalus ist die Perforation. Jede andere Behandlung ist ein Kunstfehler!

Ein Kunstfehler, da bei dem stark ausgezogenen unteren Uterinsegment jede andere Behandlung als die Perforation mit absoluter Sicherheit zur **Ruptur** führen muß. Führt der Versuch einer Zange oder einer Wendung bei überstehendem Hydrozephalus zum **Tode** der Kreißenden, so liegt der Tatbestand der **fahrlässigen Tötung** vor. — **Beim Hydrozephalus zeigt sich mit eindrucksvoller Deutlichkeit die alte Tatsache, daß die geburtshilflichen Kenntnisse und Fähigkeiten eines Arztes entscheidend sind über Leben und Tod einer Kreißenden.**

Bei BEL perforiert man den nachfolgenden Kopf durch die Hinterhauptschuppe oder das Foramen occipitale magnum.

Nach erfolgter Ausstoßung bzw. Extraktion ist anschließend sofort die **Nachgeburt manuell zu lösen,** da nach Geburt eines Hydrozephalus unter allen Umständen eine **Austastung der Gebärmutter** durchgeführt werden muß. Jeder Hydrozephalus, der ein Geburtshindernis darstellte, der also den Kopf nicht in den BE eintreten ließ, bringt die Gefahr einer Gebärmutterzerreißung mit sich. Erschwerend für die Beurteilung der Situation kommt hinzu, daß gerade bei Hydrozephalus die Ruptur **ohne die Warnsignale der drohenden Ruptur** eintreten kann. Es ist auch bekannt genug, daß auch die Ruptur selbst ohne die klassischen Zeichen (S. 214) auftreten kann (sog. stille Ruptur, rupture silencieuse). Insbesondere kann die eingetretene Ruptur auch deswegen nicht bemerkt worden sein, weil sie an der narkotisierten Frau während der Manipulationen des Operateurs auftrat (vergeblicher Versuch der halben Extraktion). Aus allen diesen Gründen ist als Gesetz ein für alle Male festzuhalten:

Nach Entwicklung eines Hydrozephalus ist die Uterushöhle ausnahmslos auszutasten.

Zerstückelnde Operationen (II)

Perforation und Kraniotraxie

Definitionen:

Perforation: Durchbohrung des kindlichen Schädels, so daß das Gehirn austreten kann.

Zweck: Verkleinerung des kindlichen Schädels, um den Durchtritt durch den Geburtskanal zu erleichtern oder überhaupt möglich zu machen.

Kraniotraxie: Extraktion des perforierten kindlichen Kopfes.

Indikationen:

I. Perforation des toten Kindes

1. **bei unüberwindlichem Mißverhältnis zwischen Kopf und Geburtskanal:**
   a) enges Becken,
   b) abnorme Größe des Kopfes, insbes. bei Hydrozephalus,
   c) ungünstige Kopfeinstellung (Hinterscheitelbeineinstellung, Gesichtslagen mit nach hinten gerichtetem Kinn u. ä.),
   d) bei wegverlegenden Tumoren.

   } Gefahr der **Uterusruptur!!**

2. **zur Weichteilschonung:**
   unnachgiebiger Beckenboden inf. Weichteilwiderstand, narbige Zervix, narbiger Damm.

3. **bei der Notwendigkeit einer schnellen Geburtsbeendigung**
   (z. B. eklamptischer Anfall, Fieber über 39°, vorzeitige Lösung u. a.).

Von der Regel, in diesen Fällen die Geburt durch Perforation und Kraniotraxie zu beenden, kann der Erfahrene in Ausnahmefällen abweichen und dafür eine Wendung oder eine Zange ausführen, sofern hierfür die **Vorbedingungen** erfüllt sind, diese Operationen **keine Schwierigkeiten** bereiten und vor allem **für die Mutter dabei keinerlei Verletzung** entsteht.

II. Perforation des lebenden Kindes

kommt seltener vor. Das einfachste Beispiel in der **Hauspraxis** ist die dicht bevorstehende **Uterusruptur,** wenn der Arzt einen Transport schon für zu gefährlich hält, oder die Vorbedingungen für die Schnittentbindung nicht erfüllt sind. Es bleibt dann nichts anderes übrig, als die Perforation und Kraniotraxie auszuführen. Dasselbe gilt für den Fall einer Wendung und Extraktion, bei der der Kopf steckenbleibt oder nach einem mißglückten Zangenversuch.

Das letztere ist praktisch besonders wichtig: war die Zange indiziert, waren die Vorbedingungen erfüllt, die Zange also technisch möglich und gelang es dann doch nicht, den Kopf durch Zange zu entwickeln, so muß man **sofort**, in derselben Narkose, den Kopf perforieren.

Jeder mißglückte Zangenversuch ist eine unumgängliche Indikation zur sofortigen Perforation!!

Auch in der **Klinik** wird in sehr seltenen Fällen die Perforation am lebenden Kind ausgeführt. Die einfachste Indikation ist der sicher festgestellte Hydrozephalus, sodann schwere Infektion der Mutter (Tympania uteri) bei engem Becken nach längerem Geburtsverlauf außerhalb der Klinik.

Solange es immer noch praktische Ärzte (ja gar nicht selten sogar Hebammen) gibt, die enge Becken zu Hause behandeln, anstatt sie am Ende der Zeit in die Klinik zu schicken, so lange wird auch in der Klinik die Perforation eines lebenden Kindes (wenn auch sehr selten) bedauerlicherweise noch vorkommen müssen.

In diesen Fällen wird das Leben des Kindes für das Leben der Mutter geopfert !!

Der erfahrene Geburtshelfer, der sich nach gewissenhafter Prüfung aller Umstände zur Perforation eines lebenden Kindes entschließen muß, hat juristisch nichts zu befürchten, „wenn es sich um eine gegenwärtige, nicht anders abwendbare Gefahr für die Schwangere handelt und der Wille der Schwangeren der Perforation nicht entgegensteht“ (Ebermayer).

Vorbedingungen

1. Der Muttermund muß genügend weit sein, d. h. er muß mindestens gut für **2 Finger durchgängig** sein. Das genügt zur Ausführung der Perforation, nicht

aber für die der Kraniotraxie. Zwar kann man bei dieser Mm-Weite den Kranioklasten gut anlegen, man kann aber das Kind nur dann extrahieren, wenn der Mm mindestens **kleinhandtellergroß** ist.

2. Das Becken darf nicht absolut verengt sein, d. h. die Conjugata vera darf **nicht unter 6 cm** sein, da sonst die Entwicklung auch eines zerstückelten Kindes nicht möglich ist (S. 342).

Technik

Ausführung in 5 Tempi.

Tempo 1: Kopf von außen gut fixieren lassen.

Nach Untersuchung des vorangehenden Teils wird die Hebamme genau instruiert, in welcher Weise sie von oben außen her den Kopf mit beiden Händen kräftig in das Becken hineinzudrücken und zu fixieren hat.

Den Kopf von außen nicht gut fixieren zu lassen, ist bei der Perforation ein ausgesprochener Kunstfehler!

Durch die Fixation wird verhindert, daß der Kopf beim Eindrücken des Perforatoriums zurückweicht, besonders aber, daß das Perforatorium beim Anstechen des Kopfes ausrutscht und z. B. in die Blase fährt.

Tempo 2: Einführen der schützenden linken Hand zum Aufsuchen der zu perforierenden Stelle.

Bei hochstehendem Kopf ist dieser schwer zu erreichen. Die linke Hand muß dann ziemlich tief in die Scheide eindringen, um an den Kopf heranzukommen. Abtasten von Pfeilnaht und Fontanellen. Die meisten Autoren empfehlen, die Perforation an einer Stelle der Pfeilnaht oder in einer Fontanelle vorzunehmen. Ich bevorzuge im Gegenteil die Knochenplatte eines der Scheitelbeine oder der Hinterhauptschuppe **außerhalb** von Naht oder Fontanelle. Das Perforatorium stößt sich zwar ein wenig schwerer in den Schädel hinein, das gesetzte Loch behält aber seine Größe während der Extraktion, so daß die Gehirnmasse besser abfließen kann. Wenn irgend möglich, führe man die ganze Operation unter Leitung des Auges aus (Einstellung mit großen Bumm'schen Spiegeln).

Tempo 3: Perforation des Kopfes.

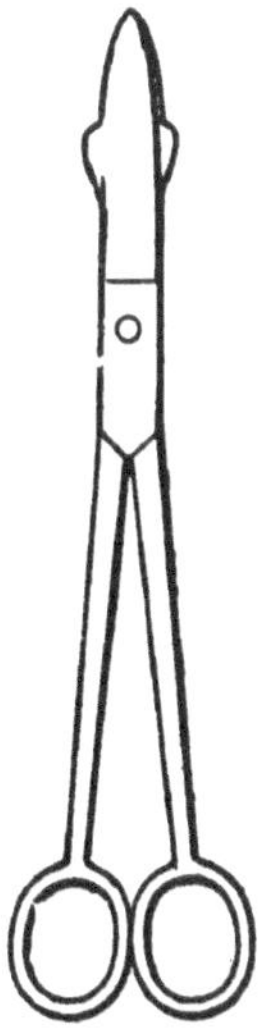

Abb. 230. Perforatorium nach Smellie

Am besten benutzt man dazu das scherenförmige **Perforatorium** von Smellie (Abb. 230). Es wird fest in die rechte Hand genommen, während die linke Hand sich zum Schutz des Gewebes rinnenförmig um das Instrument legt. Sehr vorsichtiges und **langsames** Einführen des Perforatoriums mit stark ge-

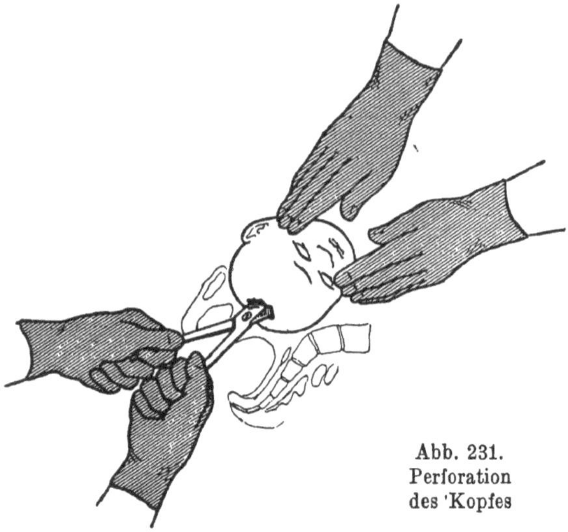

Abb. 231.
Perforation
des Kopfes

senktem Griff unter dem Schutze der linken Hand in die Scheide, Ansetzen der Spitze des Instrumentes auf die Kopfhaut, so daß die Achse des Perforatoriums **senkrecht** zum Kopf steht (Abb. 231). **Von diesem Augenblick an ist die energische Fixation des Schädels von außen oben von größter Wichtigkeit.** Durch einen kräftigen Druck bei gleichzeitiger kurzer Drehung des Instrumentes wird der dünne Knochen des kindlichen Schädels ohne Schwierigkeit durchbohrt. Dabei ist immer darauf zu achten, daß das Perforatorium **senkrecht zum Kopf** gehalten wird, so lange, bis das Instrument tief im Schädel sitzt und nicht mehr abrutschen kann. Jetzt die linke Hand aus der Scheide herausnehmen, mit beiden Händen die Griffe fassen, spreizen und wieder schließen (Abb. 231). Drehen des Instrumentes um 90°, nochmaliges Spreizen und Schließen des Perforatoriums. Damit ist die Perforation beendet. Das Instrument wird herausgezogen.

Tempo 4: Loslösen und Zerwühlen der Gehirnmasse mit einer Kornzange.

Wer im Besitz eines Rücklaufkatheters nach Bozeman-Fritsch (Abb. 232) ist, kann das Abfließen des Gehirns durch Ausspülen mit abgekochtem Wasser beschleunigen.

Tempo 5: Extraktion des perforierten Schädels mit dem Kranioklasten = Kraniotraxie.

Die

Kraniotraxie

wird am besten mit dem **Kranioklasten** von **Braun** ausgeführt, der aus zwei Teilen besteht (Abb. 233):

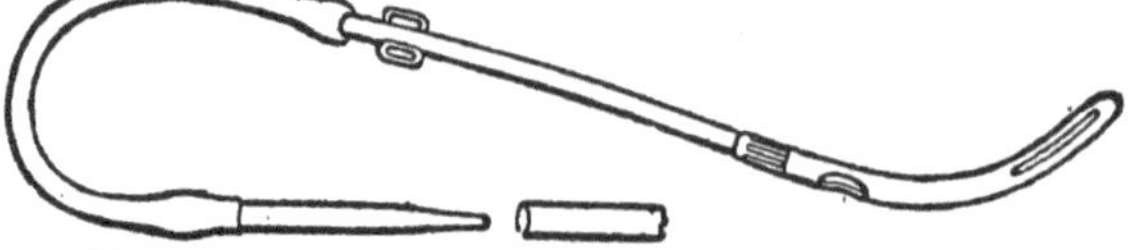

Abb. 232. Rücklaufkatheter nach Bozeman-Fritsch

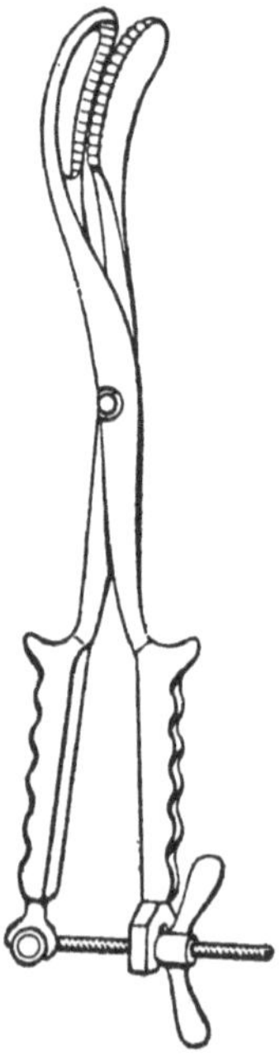

Abb. 233.
Kranioklast
nach v. Braun

einem **massiven** Teil mit rauh geriffelter Oberfläche = **inneres Blatt**
und einem **gefensterten,** glatten Teil = **äußeres Blatt.**

Entscheidend wichtig sind die Worte, die Stoeckel an den Anfang dieses Kapitels stellt:

> **Bei der Kraniotraxie ist die Hauptregel,** daß sie sehr langsam
> **ohne alle Hast**
> **und mit großer Ruhe**
> durchgeführt wird.

Vor dem Einführen des Instrumentes mache man sich noch einmal klar, wie die beiden Enden der Blätter ineinandergreifen (Abb. 233). Sodann orientiere man sich noch einmal zur Sicherheit, auf welcher Seite das Gesicht bzw. das Hinterhaupt liegt, denn: wer das **Abgleiten** oder **Abreißen** des Kranioklasten vermeiden will, merke sich die alte Regel:

> **Am sichersten liegt der Kranioklast dann, wenn die Blätter das Gesicht oder die Hinterhauptschuppe zwischen sich fassen.**

Besonders sind die Scheitelbeine zu vermeiden, die leicht ausreißen.

Zuerst wird stets das innere, massive Blatt (Abb. 234), danach das äußere Blatt eingeführt (Abb. 235). Genau wie bei der Perforation muß auch beim Anlegen des Kranioklasten der Kopf von oben außen fixiert werden.

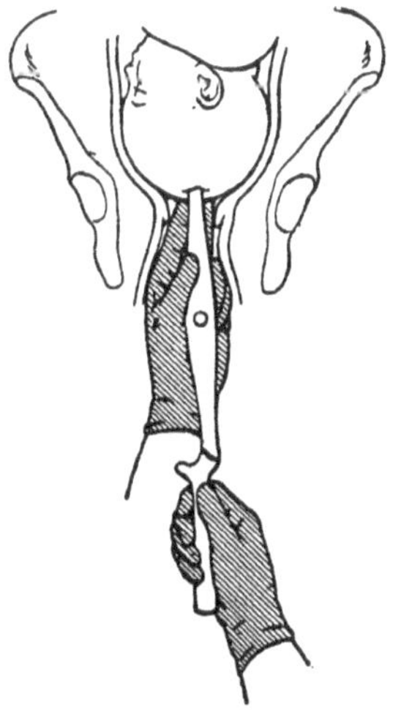

Abb. 234. Kraniotraxie (1): Einführen des inneren, massiven Blattes, so tief wie möglich, Kopf von oben gut fixieren lassen!

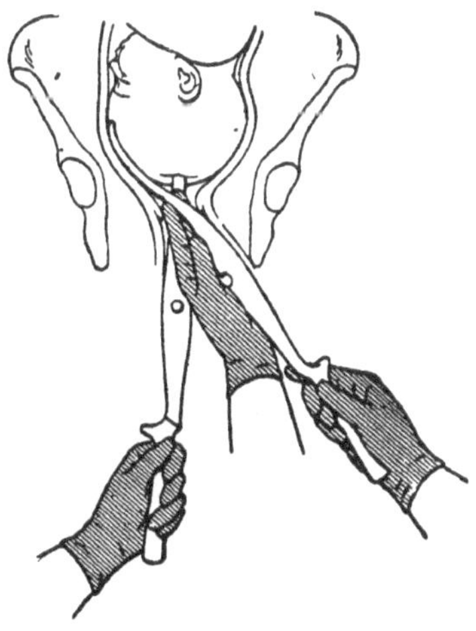

Abb. 235. Kraniotraxie (2): Einführen des äußeren Blattes. Möglichst weit über das Gesicht herüberschieben! Gut fixieren lassen! Lose schließen und nachtasten!

Das innere Blatt wird durch die Perforationsöffnung so tief wie möglich in den Schädel geführt, das äußere Blatt möglichst weit über das Gesicht angelegt. Jetzt den Kranioklasten zunächst lose schließen und

nachtasten,

ob das äußere Blatt nicht etwa einen Teil des Muttermundrandes oder der Scheide mitgefaßt hat. Danach werden die beiden Blätter mit Hilfe der Schraube und Flügelmutter **mit größter Kraft so fest wie möglich** zusammengeschraubt. Jetzt nochmals nachtasten und dann

langsam ziehen!!

Zugrichtung (beim Kopf im BE)

entsprechend der Beckenachse:

erst steil nach abwärts,
danach mehr zur Horizontalen hin,
dann mehr und mehr nach aufwärts,
schließlich steil senkrecht ziehen.

Einfacher:
Immer in der Richtung ziehen,
in die die Griffe des Kranioklasten zeigen!

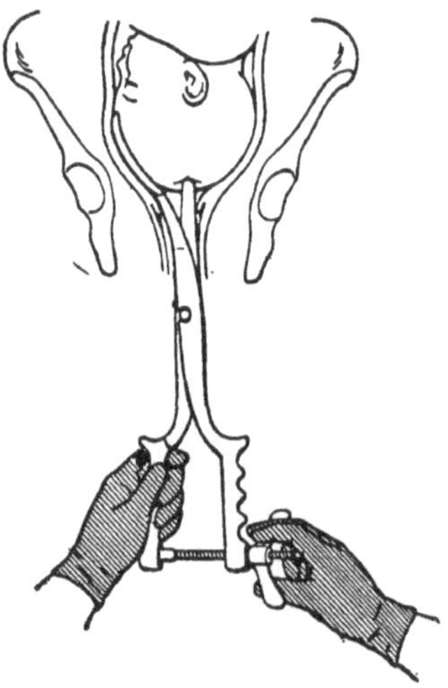

Abb. 236. Kraniotraxie (3): Verschrauben der beiden Blätter so fest wie nur eben möglich

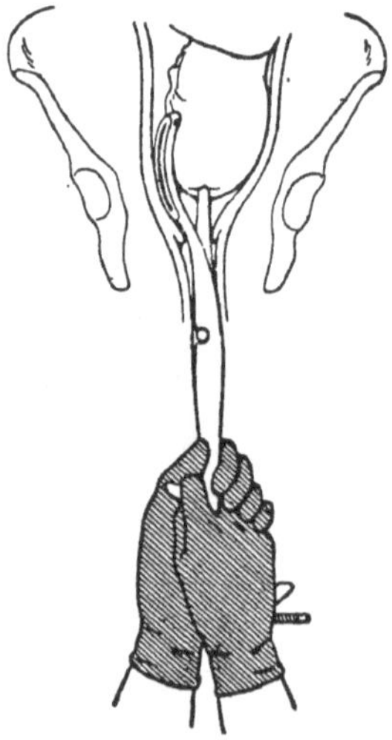

Abb. 237. Kraniotraxie (4): Nach nochmaligem Nachtasten **langsam** ziehen und zwar in die Richtung, in die die Griffe des Kranioklasten zeigen (Abb. 234–237 verändert nach Winter)

Nochmals: sehr langsam und vorsichtig ziehen! **Keinerlei Verletzungen setzen!** Auch den Damm nicht einreißen lassen! Dammschutz! **Keine Episiotomie!**

Der Mm muß für die Ausführung der Kraniotraxie

mindestens kleinhandtellergroß

sein. Das Einreißen der Zervix muß unter allen Umständen vermieden werden, also:

Je kleiner der Mm, umso langsamer muß gezogen werden!

Nach jedem Zug geht eine Hand zur Kontrolle in die Scheide. Fühlt man, daß die Muttermundsränder zu stark angespannt sind, so darf man auf keinen Fall einfach weiterziehen! Abwarten, Kopf eine Zeitlang in derselben Stellung stehenlassen, ehe man weiter extrahiert. Auf scharfe Knochenkanten und -splitter achten! Mit den Fingern decken oder mit der Boerschen Knochenzange (Abb. 238) abtragen. Ist der Mm gerade eben kleinhandtellergroß und besteht keine dringende Indikation zur Geburtsbeendigung, dann nur Belastung des Kranioklasten.

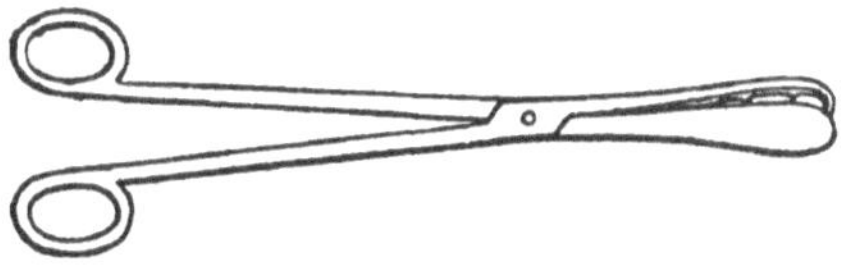

Abb. 238. Boersche Knochenzange

Bei mazerierten Kindern gelingt es oft nicht, den Kranioklasten anzulegen, bzw. der Knochen reißt aus. In diesem Falle legt man 2—3 kräftige Faßzangen (am besten Collinsche Klemmen) an den Schädel und extrahiert damit. Auch die Boersche Knochenzange eignet sich gut zum Fassen und Extrahieren.

Zum Untertauchen des perforierten Kindes ist ein Eimer mit Wasser bereitzuhalten (Sicherung des Kindstodes).

Nach der Extraktion **genaue Austastung der Uterushöhle und Besichtigung** (große Spiegel, gute Beleuchtung) von Damm, Scheide und **Muttermundrand!** Kathetern!

Handtuch-Handgriff nach A. Döderlein: Bei großen Kindern macht die Extraktion des Rumpfes oft Schwierigkeiten. Auch bei sehr starkem Zug des Kopfes senkrecht nach unten gelingt es manchmal nicht, die Schultern zu entwickeln. In solchen Fällen empfiehlt es sich, ein zusammengefaltetes Handtuch fest um den Hals des Kindes zu knoten und daran einen Assistenten kräftig nach abwärts ziehen zu lassen (Abb. 239).

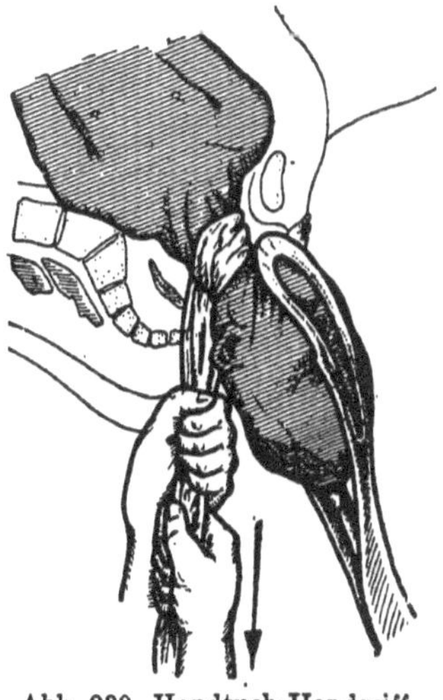

Abb. 239. Handtuch-Handgriff nach A. Döderlein

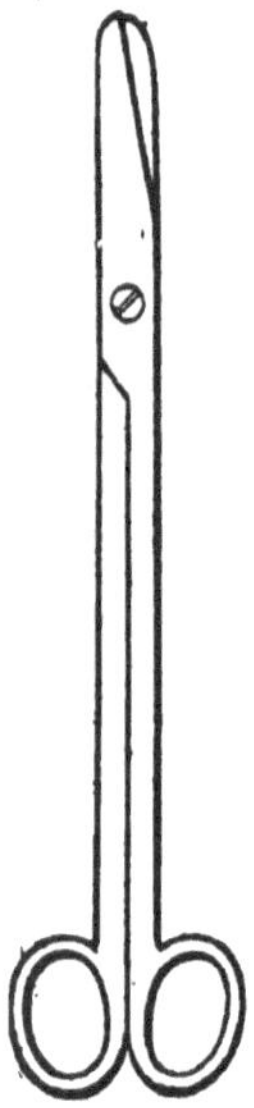

Abb. 240. Sieboldsche Schere

Gelingt die Entwicklung der vorderen Schulter auch damit nicht, so muß die

Kleidotomie = Durchschneidung des (vorderen) Schlüsselbeines, ausgeführt werden.

Der Kopf wird dazu kräftig nach abwärts gezogen und mit der Sieboldschen Schere (Abb. 240) ein Loch von etwa 1—2 cm Länge in die Haut des Halses (in der Nähe des Schlüsselbeines) eingeschnitten.

Die Schere wird geschlossen eingeführt und subkutan (P. F. C. Wille) vorgeschoben, bis an die Klavikula heran. Durchschneiden des Schlüsselbeins mit der Schere. Die linke Hand liegt dabei dauernd zwischen Scheidenwand und Schlüsselbein zum Schutz der mütterlichen Weichteile.

Macht die Kleidotomie Schwierigkeiten oder kommt man mit ihr nicht zum Ziel, so **schneidet man** kurzentschlossen **den Kopf ab** (A. Döderlein, Hammerschlag u. a.). Danach kommt man auch bei sehr großem Kind erstaunlich leicht an den hinteren Arm heran, den man herunterholt. Extraktion am hinteren Arm.

Zusammenfassende Übersicht über die

Entwicklung der Schultern
großer Kinder
bei der Kraniotraxie:

1. Handtuch-Handgriff
2. Kleidotomie
oder **3. Abschneiden des Kopfes**
und Extraktion am hinteren Arm.

Merke nochmals:

Nach jeder Kraniotraxie sind Uterus und Scheide auszutasten!

Katheteren! Bei blutigem Harn: Dauerkatheter, s. S. 333.

Perforation am nachfolgenden Kopf (Abb. 241):

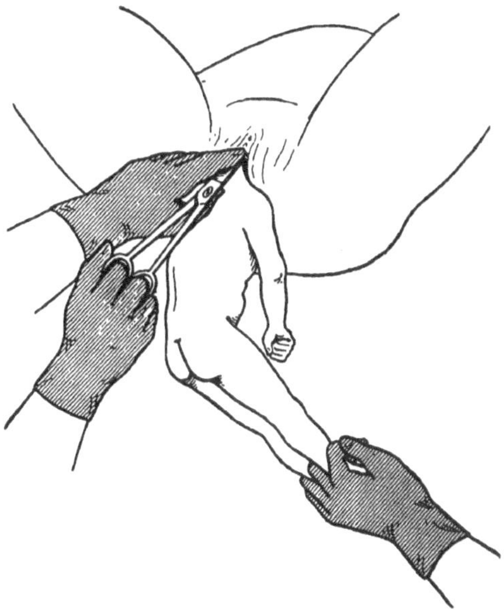

Abb. 241. Perforation des nachfolgenden Kopfes

Bleibt bei Beckenendlage der nachfolgende Kopf aus irgendeinem Grund (enges Becken, Hydrozephalus u. a.) über dem BE hängen, so geht das Kind bald zugrunde, wenn der Wiegand-Martin- von Winckelsche Handgriff nicht zum Ziel führt. Am abgestorbenen Kind ist die Perforation am nachfolgenden Kopf vorzunehmen, ein technisch manchmal gar nicht so einfacher Eingriff. Kind energisch nach abwärts ziehen, das Perforatorium kräftig in das Foramen occipitale magnum (Seitenfontanelle, Schläfenbein) einstechen und in verschiedenen Richtungen spreizen (Abb. 241). Gehirnmassen mit der **Kornzange** umrühren und die Schädelhöhle ausspülen. Dann folgt die Extraktion des zusammengefallenen Kopfes am Rumpf ohne Kranioklast.

Präeklampsie und Eklampsie

Präeklampsie

(Eklampsismus*)

Unter Präeklampsie versteht man die Vorstadien der Eklampsie (s. S. 368). Es gehört zu den wichtigsten Aufgaben eines jeden Arztes, eine Präeklampsie früh zu erkennen. Die Diagnose Präeklampsie ist auszusprechen, wenn die 3 folgenden objektiven Hauptsymptome oder eines von ihnen vorhanden sind:

A. Objektive Symptome:
1. **Erhöhter Blutdruck** (über 135—140 mm Hg.)
2. **Albuminurie** (über 3 ‰ nach Brandberg)
3. **Ödeme.**

*) Engelmann empfiehlt, die Bezeichnung Eklampsismus fallenzulassen. Nach dem Sprachgebrauch verstehe man darunter (vgl. Meningismus) einen Zustand, der mit der Eklampsie nur einige Symptome gemeinsam hat, nicht aber das Vorstadium dieser schweren Krankheit darstellt.

Jedes dieser Symptome kann fehlen, daher sehr wichtig:

B. Subjektive Symptome,

die alle eine direkt toxische Ursache haben:

1. Starke **Kopfschmerzen,** besonders in der Stirngegend oder auch im Hinterkopf.
2. **Flimmern vor den Augen, undeutliches Sehen, Nebligsehen,** Doppeltsehen, oft verbunden mit Schwindelgefühl, Schwarzwerden vor den Augen usw.
3. **Übelkeit, Brechreiz, Erbrechen,** krampfhafte Schmerzen in der Magengegend und in den Flanken; Hautjucken.

Jeder erfahrene Geburtshelfer kennt aber auch die gar nicht seltenen Fälle, in denen der eklamptische Anfall ohne objektive und subjektive Vorboten ganz plötzlich auftritt.

Eklampsie

Definition: durch lebensbedrohende, nach einem Prodromalstadium (= Präeklampsie, s. S. 367) meist blitzartig (eklampein, aufleuchten) auftretende Krämpfe charakterisierte Krankheit der Schwangeren, **Gebärenden** und Wöchnerinnen.

Vorkommen: meist erst gegen Ende der Schwangerschaft (in den letzten 2 Monaten), besonders unter der Geburt, weniger häufig im Wochenbett, selten bereits in der ersten Schwangerschaftshälfte.

Erstgebärende: etwa 85% (Seitz), also bei weitem überwiegend.

Rezidive: etwa 2—3% (Seitz), etwa 10% (Bumm).

Meist handelt es sich um kräftige, vollblütige Frauen, besonders bevorzugt sind Zwillingsmütter.

Häufigkeit: auf etwa 500 Geburten kommt 1 Eklampsie.

Eklampsie in der Schwangerschaft	= 22%
unter der **Geburt**	= **60%**
im Wochenbett	= 18%

(nach Zangemeister).

Prognose: kann **nur mit großer Vorsicht** gestellt werden, **stets ernst.** Jeder Anfall kann der letzte sein. Verwandten der Patientin gegenüber darf man sich nur in diesem Sinne äußern! Prognose besonders ernst, wenn das Koma sehr tief und lang andauernd ist; bedenklich ist auch das Auftreten zahlreicher, häufiger und schwerer Anfälle. Die **schlechteste Prognose** hat die **Lebereklampsie.** Die Prognose bei Wochenbetteklampsien ist noch ernster zu stellen als die in der Schwangerschaft und unter der Geburt.

Prognostisch ungünstige Zeichen sind ferner: Steigerung des Blutdrucks trotz intensiver Behandlung, Sinken der Harnmenge, insbes. Anurie, brauner Harn (Methämoglobin), Hochbleiben des Eiweißgehaltes, starke seröse Exsudation aus Trachea und Bronchien, beginnendes Lungenödem!

Mortalität: 1. Mütter: in Europa etwa 8—13% (R. Schröder).

2. Kinder: 20—40% der Eklampsiekinder (Essen-Möller, Seitz u. a.). — Besonders hoch ist die kindliche Mortalität bei Eclampsia ante partum, so nach Siedentopf (Leipziger Klinik): 80 Fälle, 46 tote Kinder = 57,5%.

Klimatische Einflüsse: Im Norden Deutschlands (Anginen-Nephritis?) häufiger als im Süden. — Gehäuftes Auftreten der Eklampsiefälle besonders bei feuchter Witterung im Frühjahr und im Herbst, besonders auch bei schwüler Witterung (Gewitter) und Fönwind (Eufinger, Bach und Schluck u. a.).

Pathologische Anatomie: Charakteristische Veränderungen besonders an 3 Organen. **1. Leber:** bei allen schweren Fällen stets mehr oder weniger stark geschädigt (Seitz); die Veränderungen sind so charakteristisch, daß bei der Sektion die Diagnose ohne Kenntnis klinischer Daten gestellt werden kann (E. Kaufmann). Fibrinöse und hyaline verstopfende **Thromben** in den Kapillaren, kleinen Arterien und Pfortaderästen, Verfettung und Nekrose des Kapillarendothels und der Leberzellen; dazu kommen herdweise **hämorrhagische** und **anämische Nekrosen** des Parenchyms (Jürgens). **2. Nieren:** fettige Entartung und andere degenerative Prozesse des Parenchyms mit Nekrosen, oft unter dem Bilde der großen weißen Niere. **3. Gehirn:** Ödem, Degeneration, kleinere und größere Blutaustritte: große tödliche Hirnblutungen (mit Lähmungen) sind bei Eklampsie häufig (E. Kaufmann). Vorkommen in etwa 10% der Fälle.

Der eklamptische Anfall: Vorboten: allgemeine Unruhe, Benommenheit, fibrilläre Zuckungen der Gesichtsmuskeln, Weitwerden der Pupillen, dann zunächst tonische Krämpfe (Zusammenballen der Finger, Aufeinanderbeißen der Zähne), livide Verfärbung des Gesichtes, dann klonische Zukkungen (Beine, Arme, Gesicht, besonders Augen- und Mundmuskulatur), tieflivide Verfärbung des Gesichtes, Schaum vor dem Munde, Atemstillstand; nicht selten kommt es zu einem Emporschnellen des ganzen Körpers auf dem Bette; Bewußtlosigkeit; Dauer des Anfalls bis zu 1 Minute und länger, dann Einsetzen der Atmung mit einem tiefen Atemzuge, die infolge der starken Speichelsekretion stridorös ist. Zungenbiß!! (Daher stets Gummikeil zwischen die Zähne!) Reflexe sind sämtlich im Anfall erloschen. Puls: hart, gespannt (Drahtpuls), Blutdruck: maximal erhöht.

Differentialdiagnose: Jeder einigermaßen erfahrene Arzt wird die Diagnose der Eklampsie aus ihren Erscheinungen erkennen. Differentialdiagnostisch kommt in Frage: echte Urämie, Gehirngeschwülste, Epilepsie, Meningitis u. ä.

Entstehung: Das Wesen der Eklampsie, der „Krankheit der Theorien", ist noch nicht geklärt; sicher ist, daß sie ihre letzte Ursache in der Schwangerschaft als Ausdruck einer „Insuffizienz der Stoffwechselleistung" (R. Schröder) des mütterlichen Organismus hat. Es gibt keine andere Schwangerschaftskrankheit, über die seit Jahrzehnten so viele theoretische Überlegungen angestellt worden sind wie über die Eklampsie, und doch ist die Ursache des „ödemo-nephrotischen und eklamptischen Symptomenkomplexes“ (Seitz) immer noch nicht klar erkannt. Daß es sich um eine in ihrer Entstehung und Auswirkung höchst komplizierte Erscheinung im Rahmen der Schwangerschaftstoxikose und durchaus nicht um eine Krankheit sui generis (R. Schröder) handelt, ist heute die Ansicht der meisten Forscher (Seitz, R. Schröder, Stoeckel, Bokelmann, Heynemann, Rossenbeck und viele andere).

Lange glaubte man, daß die Eklampsie nichts anderes sei als eine besondere Art von echter Urämie, hervorgerufen durch toxisch bedingte Veränderungen des Nierenparenchyms infolge Schwangerschaft; eine irrige Auffassung, da das Hauptsymptom der echten Urämie, die Zurückhaltung der harnpflichtigen Stoffe, ausgedrückt durch die Rest-N-Erhöhung, nur in etwa 10% gefunden wird (Eufinger).

Wir wissen heute, daß die durch toxische Wirkung bedingte Betriebsstörung eines Organes allein überhaupt nicht für den eklamptischen Zustand verantwortlich gemacht werden kann, wohl aber, daß in vielen Fällen die Funktionsstörung eines Organs klinisch im Vordergrund stehen kann. So läßt sich die schädigende Wirkung vor allem an 3 Organen erkennen,

1. an der **Niere** (hochdifferenziertes Ausscheidungsorgan!),
2. am **Gehirn** (besonders empfindliches Nervengewebe!),
3. an der **Leber** (wichtigstes Stoffwechselorgan!).

Man unterscheidet:

Nephrogener Typ = „Niereneklampsie“	**am häufigsten!** Störungen von seiten der Niere im Vordergrund. **Bluthochdruck.**
Zerebraler Typ = „Gehirneklampsie“	keine oder nur geringe Blutdruckerhöhung, Nierenerscheinungen geringfügig; lediglich Auftreten eklamptischer **Anfälle.**
Hepatogener Typ = „Lebereklampsie“	in der Hauptsache Erscheinungen eines **Leberkomas,** d. h. eines durch Leberinsuffizienz bedingten, außerordentlich **tiefen und lang andauernden Komas.** Krampfanfälle sind gering, oft nur angedeutet (Zittern), manchmal fehlen sie ganz: „Eclampsia sine Eclampsia“.

Die pathologischen Befunde (s. S. 369) lassen sich am ehesten erklären durch die Wirkung von Toxinen. Diese bisher noch hypothetischen Giftstoffe (s. unten) wirken schädigend auf das Parenchym, insbesondere der Leber, Nieren und des Gehirns, entweder

a) **direkt** oder

b) über **Gefäßspasmen** oder

c) über **innersekretorische Organe.**

Zu a) So nimmt R. Schröder an, daß die 3 funktionellen Hauptsymptome: Wasserspeicherung, Albuminurie, Blutdruckerhöhung eine unmittelbare Folge von Veränderungen an der „Blutgewebsschranke" sind, daß sich die „Toxine" also in erster Linie auswirken auf die Blutflüssigkeit, die Gefäßwand und das umgebende Gewebe. Zur Stützung dieser Annahme werden angeführt:

Veränderungen der Blutflüssigkeit: geändertes Verhältnis von Körperchen zur Flüssigkeit, verringerte Wasserbindungsfähigkeit inf. Herabsetzung des kolloid-osmotischen Druckes (Runge, Kessler, Siedentopf, Albers u. a.), die Abwanderung des Na (Rossenbeck) im Ersatz durch K (Albers) und anderes.

Veränderungen der Gefäßwand: erhöhte Durchlässigkeit der Wand (Albers), Endothelveränderungen (Fahr, Hofbauer, Domagk), Erregbarkeitsschwankungen der Gefäße (Heynemann, Nevermann, Hinselmann, Raisz u. a.), Venendruckerhöhung (Albers).

Veränderungen des Gewebes: Änderungen im Salzgehalt (Na, K), Speicherung von Wasser in den Gewebsspalten u. a.

Zu b) Eine Reihe von Autoren (C. Schröder, Volhard, De Snoo, Hinselmann u. a.) bringen alle die verschiedenartigen und vielgestaltigen toxisch bedingten Organschäden auf einen Nenner: den toxisch bedingten **Gefäßspasmus.**

Es ist seit langem bekannt und durch das Kapillarmikroskop bewiesen, daß es in der Schwangerschaft zu universellen Störungen im Kapillarkreislauf kommt. Infolge eines Spasmus des zuführenden arteriellen Schenkels der Kapillare stagniert das Blut in dem weiteren venösen Schenkel. So kommt es in den **Glomeruli** der Niere zur Ischämie und Stase mit den dadurch hervorgerufenen degenerativen Prozessen als Folge. Der **Bluthochdruck** wird ebenfalls als Folge des verbreiteten Arteriolenspasmus angesehen, also ein der Nierenerkrankung koordiniertes Symptom. Auch im **Gehirn** entsteht eine Ischämie, die Sauerstoffmangel, Ödem, vermehrten intrakraniellen Druck und erhöhte Durchlässigkeit der Gehirnschranke zur Folge hat. An der **Leber** führt der Spasmus der Arteriolen zu autolytisch gebildeten Stoffen, die verengernd wirken und zudem einen Glykogenschwund herbeiführen; außerdem wird die Leber durch die „ununterbrochene Zufuhr von Eiweißzerfallsprodukten der Eiperipherie sowie der in diesen synzytialen Sprossen vorhandenen Fermente" (Seitz) toxisch geschädigt; so kommt es zur sogenannten **„Hepatopathia gravidarum"**, die mancherseits in den Mittelpunkt des Eklampsieproblems, besonders bezüglich der Therapie, gerückt wird.

Zu c) Mit der fortschreitenden Erkenntnis der hormonalen Steuerung des Schwangerschaftsgeschehens wurden auch **endokrine Störungen** in ursächlichen Zusammenhang mit der Eklampsie gebracht (Hofbauer, Anselmino, Hoffmann, Fauvet u. a.). Bei Eklampsie fand sich das gonadotrope Hypophysenvorderlappenhormon im Harn stark vermehrt (Heim und Erhardt). — Die Gefäßspasmen z. B. und der erhöhte Blutdruck lassen sich durch eine übermäßige vasokompressorische Wirkung des Hypophysenhinterlappenhormons Vasopressin, die Oligurie durch die Wirkung des identischen (?) Hinterlappenhormons Adiuretin erklären, das im Blute Eklamptischer nachgewiesen wurde.

Es ist wahrscheinlicher, daß die Toxine aus der Plazenta und nicht unmittelbar vom Feten **stammen, weil die** Plazenta das Zentralorgan des fetalen Stoffwechsels ist; ferner gibt es bei der Blasenmole eine Eklampsie ohne Fetus! So wird auch die Überfunktion der Hypophyse darauf zurückgeführt, daß sich von der epithelialen Decke der **Chorionzotten,** den Haupthormonproduzenten in der Schwangerschaft, synzytiale Komplexe abschnüren. Diese — die Träger hochaktiver Fermente — lösen sich allmählich in den intervillösen Räumen auf und wirken außer auf die **Hypophyse** auch auf die **Schilddrüse** und **Nebenniere** ankurbelnd ein. Auch nach Seitz sind die Störungen bei der Schwangerschaftstoxikose Eklampsie primär inkretorisch bedingt, die Toxikose ist der Ausdruck einer Insuffizienz der für die Fortpflanzung geschaffenen Hormone.

In neuerer Zeit hat Bickenbach gezeigt, daß es eine „ererbte Bereitschaft" für Eklampsie gibt.

Therapie

Eine kausale Eklampsietherapie gibt es, abgesehen von der Entfernung des Kindes, nicht. Es gibt auch nicht eine in jedem Fall wirksame symptomatische Therapie der Eklampsie. Jeder Fall von Präeklampsie bzw. Eklampsie ist individuell zu behandeln.

Daher kommt alles an auf

1. die **Prophylaxe** der Eklampsie,
2. die **frühzeitige Erkennung** der präeklamptischen Symptome,
3. die **richtige Wertung der ersten Vorboten.**

Nach Heynemann ist die Prognose der Präeklampsie 7mal günstiger als die der bereits ausgebrochenen Eklampsie.

Prophylaxe der Präeklampsie: Überwachung der Schwangeren, richtige Ernährung und Lebensweise (s. **Schwangerenberatung,** S. 386).

Es muß unter allen Umständen gefordert werden, daß jede Schwangere im letzten ¼ Jahr der Schwangerschaft wegen der Häufigkeit der toxischen Störungen in dieser Zeit alle 14 Tage untersucht wird, und zwar:

Blutdruckmessung (am wichtigsten!)
Harnuntersuchung!
Untersuchung auf Ödeme!
Subjektive Erscheinungen!
Ernährung!
Lebensweise!
} siehe **Schwangerenberatung,** S. 382

Immer wieder kann man feststellen, daß die in die Klinik eingelieferten Präeklamptischen und Eklamptischen entweder gar nicht oder nicht genügend untersucht und beraten worden sind. Wir wissen zwar, daß auch trotz bester Prophylaxe immer noch Eklampsien vorkommen werden, und zwar so lange, wie wir die wirklichen ursächlichen Zusammenhänge dieser Krankheit nicht kennen. Aber daß die systematische Schwangerenberatung und vorbeugende Behandlung in sehr vielen Fällen ein entscheidendes Mittel zur Milderung des Krankheitsgeschehens und zur Hintenanhaltung des Anfalls sind, davon sind wir ebenso überzeugt.

Maßgeblich für die **Therapie** sind in erster Linie
- die Höhe des **Blutdrucks,**
- die ausgeschiedene **Harnmenge,**
- die **subjektiven** Symptome,
- nicht der Grad der Ödeme!

Vor allem werden die Behandlungsmaßnahmen von der Höhe des **Blutdrucks** bestimmt. Zwischen zwei Gefahren schwebt die Eklamptische:

Steigt der Blutdruck, so droht der Anfall,
fällt der Blutdruck, so droht der Kollaps!

Grundsätzliches zur Therapie

Ein großer Teil der deutschen Geburtshelfer stand bis vor kurzem auf dem Standpunkt, daß jede nicht entbundene Eklamptische so schnell wie möglich entbunden werden müßte, wobei in einem hohen Prozentsatz die Schnittentbindung die Methode der Wahl war, wenn die Vorbedingungen für die klassischen Entbindungsverfahren nicht erfüllt waren. Vor mehr als 20 Jahren forderte Stoeckel nach dem ersten Anfall die Entbindung, unter Umständen durch Operation und prägte das Wort: zuerst entbinden, dann erst alle anderen Maßnahmen anwenden. Diese Operation war in einem hohen Prozentsatz der Fälle die Schnittentbindung.

In letzter Zeit haben sich aber die Stimmen angesehener Geburtshelfer gemehrt gegen die „weit verbreitete Ansicht, daß gerade die schwersten Eklampsien und Präeklampsien stets eine Schnittentbindung nahelegen müßten. Eine Einschränkung der Schnittentbindung wird aller Voraussicht nach keine Vermehrung, sondern eher eine Verminderung der mütterlichen Todesfälle bringen." (Th. Heynemann, 1946). „Ist der Gewinn durch die Sektio wesentlich oder bemerkenswert größer als die mit ihr verbundene Gefahrenquote?" (R. Schröder, 1941). Diese Ansicht wurde von ausländischen Schulen, insbesondere französischen Schulen (Pinard, Vignes), schon vor 1900, ferner in Rußland (Stroganoff, 1909), den USA., Holland (De Snoo) und auch in Deutschland (schon vor über 30 Jahren) von P. Zweifel ausgesprochen, und zwar insbesondere wegen der den Eklampsiefällen eigenen Herz- und Kreislauflabilität, der Kollapsgefahr sowie der Neigung zu postoperativen Infektionen (Vignes).

Wir glauben, daß die einzige kausale Therapie die Entfernung des Kindes und der Nachgeburt darstellt. Wir sehen aber immer wieder, daß durch große geburtshilfliche Eingriffe, insbesondere durch die abdominale Schnittentbindung, das Leben der Mutter ernsthaft in Gefahr gebracht wird. Das ist der Grund, weshalb dringend von einer Erweiterung der Indikationsstellung zur abdominalen Sektio gewarnt wird. — Für mich ist der erste eklamptische Anfall im Geburtsbeginn schon seit langem kein Signal mehr, eine Sektio auszuführen. Selbst mit Zangenoperationen, wenn es sich nicht gerade um eine Beckenausgangszange handelt, bin ich sehr zurückhaltend. Es ist jedem Erfahrenen bekannt, daß schon sehr viel kleinere Eingriffe, wie z. B. der Blasenstich, die Erweiterung des Halskanals, der Aderlaß, ja sogar eine Narkose (H. Winkler) einen Kollaps auslösen können. **Ein Kollaps bei einer Eklamptischen ist aber in jedem Falle etwas Lebensbedrohendes.**

Jeder Fall wird zunächst nachdrücklichst konservativ behandelt in der Absicht, mit der konservativen Therapie möglichst allein zum Ziel zu kommen. Die Hauptmittel dazu sind das **Pernocton,** das **Luminalnatrium** sowie die intravenösen Gaben **hochhypertonischer Traubenzuckerlösungen** (unter Umständen kombiniert mit einem Aderlaß).

Das Ziel ist: Überwindung des toxischen Zustandes mit konservativen Mitteln möglichst so lange, bis der Kopf auf Beckenboden steht und eine Zange leicht ausgeführt werden kann.

Meine Ergebnisse werde ich an einem späteren Zeitpunkte zusammenfassen. Ich habe jedenfalls den Eindruck, daß durch die Vermeidung besonders der eingreifenden Schnittentbindung die Ergebnisse in bezug auf die mütterliche Mortalität verbessert werden. — Dabei ist aber andererseits besonders zu beachten, daß jede sich länger hinziehende konservative Behandlung Eklamptischer die Gefahren der Spätschäden für die Mutter in sich trägt. Deshalb muß eine noch gewissenhaftere klinische Kontrolle als bisher gefordert werden, um die ersten Zeichen eines sich anbahnenden **irreparablen Organschadens** (Erythrozyten und granulierte Zylinder im Harn, zunehmender Ikterus, erhöhte Bilirubinwerte, Somnolenz, Nachlassen der Sehfähigkeit!) zu erkennen, die eine sofortige **aktive Therapie,** in vielen Fällen die Schnittentbindung, unumgänglich notwendig machen (s. unten).

Im Wochenbett ist natürlich nur eine konservative Behandlung möglich.

A. Konservative Therapie

1. Strengste Bettruhe! Die allererste und wichtigste Maßnahme ist die Verordnung strengster Bettruhe. Sie ist das zuverlässigste Mittel gegen jeden paroxysmellen Hochdruck. Bei mäßigen Graden von Präeklampsie genügt oft diese eine Maßnahme — streng durchgeführt — schon allein, um die Erscheinungen zum Schwinden zu bringen. Bei jedem schweren Fall und bei ausgebrochener Eklampsie sind zu beachten folgende

Allgemeine Maßnahmen: Jede Eklampsie gehört in die Klinik! Das gilt ohne Ausnahme! — Ruhe! Alle äußeren Reize wegen der Übererregbarkeit der zerebralen und vegetativen Zentren fernhalten! Evtl. Besuchsverbot! Eklamptische nur in **ruhig gelegene, halb abgedunkelte Zimmer** legen! Schwache blaue Beleuchtung. **Ständige Kontrolle** erforderlich. Bei Gefahr eines Anfalls und längere Zeit nach einem Anfall muß Tag und Nacht eine **Sonderschwester** anwesend sein. Gute Pflege wichtig! Eklamptische lassen unter sich und liegen sich sehr schnell durch. Hautpflege, Wasserkissen, Fersenring! **Gummikeil** bereit halten (mit Tuch umwickelter Löffelstiel genügt auch). **Vorsicht beim Hantieren im Munde** (z. B. beim Einführen des Trachealkatheters zum Schleimentfernen! Fingerbiß! Ich habe es erlebt, daß einem Kollegen dabei der Zeigefinger bis auf den Knochen durchgebissen wurde)! Vorsicht beim Erwachen! **Niemals zu trinken oder zu essen geben.**

2. **Beim ersten Auftreten schwererer präeklamptischer Symptome** wird **eine 1—2tägige Hunger- und Durstkur** (nach Volhard) empfohlen. Anschließend: **Salzfreie Trockenkost!** Mit fast allen Autoren kann ich bestätigen, daß die Hungerkur das sicherste konservative Mittel zur Bekämpfung der Eklampsie ist: Verschwinden der Ödeme, Sinken des Blutdruckes, mächtige Ausschwemmung. Zu Hause ist die Durchführung der an die Selbstdisziplin der Frauen starke Anforderungen stellende Kur sehr fraglich! Daher klinische Behandlung angezeigt! Weniger heroisch ist **eine 4—5tägige Hungerkur** mit täglich ½ Pfund Obst und ½ Liter heißen Tees. Die Erfolge sind auch hier gut. Wenn besonders die Ödeme im Vordergrund stehen: **Milchtage,** zweimal wöchentlich oder einen über den anderen Tag: fünfmal am Tage ein Glas Milch mit einem trockenen Zwieback; erlaubt sind außerdem 2 Orangen, etwas grünes Gemüse und 1 Tasse Kaffee. Man mute aber den Patienten keine allzu großen Einschränkungen zu und denke daran, daß sie unter Umständen einen großen operativen Eingriff durchmachen müssen.

3. **Diät:** Niedrigste Flüssigkeitszufuhr! Dauernde Kontrolle der Harnmenge! Kein Kochsalz! Eiweißeinschränkung (s. S. 387).

Fleischlose Ernährung! Vegetabilische Nahrungsmittel!

Im übrigen die unter **Schwangerenberatung** (S. 386) angegebene Kost in strengster Form!!

4. Mittel zur Entwässerung und zugleich Herabsetzung der Anfallsbereitschaft

a) **Hochhypertonische Traubenzuckerlösungen** (Ernst [1930], Schmorell [1931] McNeile, Lasard, Albers u. a.). Albers empfiehlt die intravenöse Injektion von **100 ccm einer 50%igen Traubenzuckerlösung** tgl. mehrere Male in Abständen von 2 Stunden. Ich habe bei drohendem Anfall bisher mit gutem Erfolg 2—3-mal täglich **100 ccm einer 20%igen Traubenzuckerlösung** gegeben, ebenso auch **Dauerinfusionen,** wie sie die Amerikaner empfehlen: **800 — 1000 ccm** einer **10—20—30%igen Traubenzuckerlösung** als intravenöse Tropfinfusion. Es wird empfohlen, diese Lösungen schnell einlaufen zu lassen, wovon ich aber sehr abraten möchte, da ich mehrfach Kollapse erlebt habe. Aber auch bei der Tropfinfusion ist eine dauernde Beobachtung der Patientin notwendig.

Hochhypertonische Lösungen bewirken ähnliches wie ein Aderlaß, nämlich eine Flüssigkeitsbewegung: das in die Gewebe eingelagerte Wasser wird in die Gefäße und damit ins Blut zurückgesaugt. Folge: Diurese. Außerdem kommt es zu einer sichtlichen Beruhigung der Krampfzentren in der Großhirnrinde. Nach der Hirndrucktheorie von Zangemeister entstehen die eklamptischen Krämpfe als Folge des Hirnödems. Hochhypertonische Lösungen bewirken ein Abschwellen des Gehirns, sowie eine Senkung des Lumbaldruckes (Albers u. a.) und damit eine Herabsetzung der Anfallsbereitschaft.

b) Magnesiumsulfat (Rissmann [1917], Einar Horn, Dorsett, McNeile).

Die Wirkung des Bittersalzes ist altbekannt: abführende Wirkung durch Entwässerung des Darms, Diurese, Aufhebung des Hirndrucks. Bei leichteren Fällen ohne Bewußtseinstörungen gibt man Magnesium sulfuricum per os, unter Umständen in so hohen Dosen, daß flüssige Stühle auftreten. (1—2—3 Eßlöffel Magnes. sulf. morgens nüchtern in einem Glas Zitronenwasser). Bei ernsten Fällen **intravenöse** Verabreichung, z. B. in der Dosierung nach Lasard: **20 ccm einer 10%igen Magnesiumsulfatlösung in 20%iger Traubenzuckerlösung;** kann nach eigener Erfahrung in schweren Fällen mehrfach am Tage (nach Lasard bis zu 10mal) ohne Gefahr wiederholt werden. Dorsett empfiehlt **25%ige Magnesiumsulfatlösungen intramuskulär,** beginnend mit **15 ccm bis zu 100 ccm** an einem Tage. Es besteht kein Zweifel, daß $MgSO_4$ neben anderem eine auffallend beruhigende Wirkung ausübt, die in manchen Fällen die der Stroganoffbehandlung übertreffen mag.

c) Aderlaß (Mauriceau [1668], Zweifel [1904]).

Von vielen Seiten wird betont, daß der Aderlaß bei Auftreten von Kopfschmerzen, Augenflimmern und anderen alarmierenden Symptomen das dringendste ist. Die günstige Wirkung soll vor allen Dingen auf einer Behebung der gewaltigen Stauung im großen Kreislauf beruhen, mit ihrer besonders schädlichen Auswirkung auf die Leber (Rückstauung in die vena cava, dadurch in die Leber: mangelhafte Lebertätigkeit = mangelhafte Entgiftung des Blutes und zudem Störung des Eiweiß- und Fettstoffwechsels), evtl. mit Leberblutungen: ferner Einwirkung auf die Niere (Oligurie!) und das Gehirn (Hirnödem und -blutung!). Infolge des Aderlasses wird so z. T. eine Ursache der Eklampsie (= venöse Stauung) beseitigt. Andererseits wird auf das bei eklamptischen Erkrankungen ohnehin schon erniedrigte Hämoglobin (Gefahr noch weiteren Blutverlustes bei der Geburt!), und die Gefahr einer Herzinsuffizienz bei Ausbruch von Krämpfen hingewiesen. Daher bei pathologischen Veränderungen an Herz und Gefäßen kein Aderlaß! Für die Größe des Aderlasses ist die Höhe des Blutdruckes maßgebend. Man gehe aber **nicht über 500 ccm hinaus!** Allerdings wird ein Aderlaß von nur 100—200 ccm von manchen Autoren als zwecklos angesehen. Eine Wiederholung des Aderlasses wegen des nur vorübergehenden Erfolges ist unter Umständen angebracht.

Nach dem Aderlaß, den ich in letzter Zeit nur noch post partum anwendete, injiziere ich sofort 100 ccm einer 20%igen Traubenzuckerlösung i. v. und wiederhole diese Injektion in Abständen von 2—3 Stunden mehrmals, falls die Krampfbereitschaft oder das Koma nicht genügend rasch schwinden.

d) **Diuretin, Euphyllin, Doryl.** Diese Diuretika kommen nur in leichten Fällen in Frage, bei denen das Ödem im Vordergrund steht. Keine Hg-Diuretika (Salyrgan, Novurit!)

e) **Schilddrüsenpräparate** (Küstner, Breipohl).

Das Schilddrüsenhormon ist ein Antagonist des Hypophysenhinterlappens: sowohl hinsichtlich des antidiuretischen als auch (jedoch viel weniger) des vasopressorischen Faktors. Daher gegen die vielerseits als hauptverantwortlich angesehene Hyperfunktion der Hypophyse: Thyroxin! Die Hauptbedeutung liegt in der diuresefördernden Wirkung und der Herabsetzung der Ödeme! Dieser Effekt tritt stets mehr oder minder deutlich bei der Thyroxinbehandlung in Erscheinung, wenn auch eine Beurteilung immer sehr schwierig ist.

Dosierung: mehrmals täglich 2 mg Thyroxin, z. B. Thyreoidintabl.

5. Sedativa

Besonders angewendet bei bereits ausgebrochener Eklampsie bzw. zur Verhinderung des kurz bevorstehenden Anfalls. Bei Präeklampsie kommt man im allgemeinen ohne Sedativa aus.

Ziel: **Beruhigung der Krampfzentren** der Großhirnrinde!

a) mit **Pernocton** (Goecke, Schwanen, Fauvet, Vogt): meines Erachtens die einfachste, sicherste und am wenigsten schädliche Methode, den Anfall zu kupieren bzw. den drohenden Anfall nicht zum Ausbruch kommen zu lassen. **Sofort 4 ccm, am besten 6 ccm intravenös injizieren!** Die Injektion muß langsam erfolgen, mit der Uhr in der Hand: **1 ccm in 1 Minute!** Während der Injektion: Beobachtung von Atmung, Puls und Aussehen der Pat.!

Das Mittel der Wahl
bei drohendem Eklampsieanfall und im Anfall: sofort
4—6 ccm Pernocton
ganz langsam i. v. spritzen!

Zur Verstärkung und Verlängerung der ersten **intravenösen** Pernoctondosis (nach 15—30 Minuten): **2—4 ccm Pernocton intramuskulär!** Maßgebend ist der Allgemeinzustand und die Anzahl der vorausgegangenen Anfälle.

Da 3—4 Stunden nach der intravenösen Pernoctoninjektion keine Krämpfe mehr auftreten, bes. geeignete Zeit für den **Transport** Eklamptischer in die Klinik.

Wenn nach der Pernoctoninjektion noch eine starke motorische Unruhe besteht: Kombination des Pernoctons mit Morphin empfehlenswert! Im allgemeinen wird jedoch **vor der Kombination des Pernoctons mit anderen Narkotizis gewarnt!** Vorsicht mit Pernocton insbesondere nach einem **Stroganoff-schema!**

Kontraindikationen gegen die Pernoctonanwendung: toxische Struma, sehr jugendliches Alter, Potatorium, Adipositas!

Wirkung des Pernoctons: Beruhigung der Patientin, leichter Schlaf. Trotzdem gute Beeinflußbarkeit der Wehentätigkeit durch nicht blutdrucksteigernde Wehenmittel (= Orasthin, nicht Hypophysin!). — Guter Antagonist des Hypophysenhinterlappens (Fauvet): Wirkung des Pernoctons vor allem auf den Hirnstamm (Hypophysenzwischenhirnsystem), also demnach geradezu von kausaler Wirkung!

Ausgezeichnet wirkt eine **Kombination von Pernocton mit Decholin,** z. B.: 6 ccm Pernocton und 5 ccm Decholin (20%ig) i. v.: Decholin wirkt erweiternd auf die Leberkapillaren, ist ein Aktivator der Leberzellfunktionen (Entgiftung!) und steigert die Diurese.

Wegen des heutigen Mangels an Arzneimitteln nenne ich noch zwei Ersatzmittel für das Pernocton: Rectidon und Somnifen (Laffort und Fulconis).

Rectidon, als Zäpfchen und Lösung:

Dosierung: 2mal täglich 1 Zäpfchen; in schweren Fällen als Lösung: mit weichem Nelatonkatheter, der auf eine Spritze aufgesetzt ist, rektal 4—8 ccm, evtl. 2mal am Tage.

Wirkung: ausgezeichnetes Hypnoticum, ohne die Nebenwirkungen des Pernoctons; zur Kupierung des akut drohenden Anfalls aber weniger geeignet.

Somnifen:

3—4 ccm intravenös: häufig sofortiges Aufhören der Anfälle, ohne Beeinträchtigung der Wehentätigkeit. Nach dem Anfall: nochmals **2—4 ccm** intravenös: 6—8stündiger guter Schlaf.

b) **Luminalnatrium** (Rissmann, 1917, R. Schröder).

Sehr bewährtes Mittel zur Herabsetzung der Krampfbereitschaft, das ich gern bei beginnender Unruhe gebe, und zwar in der von R. Schröder angegebenen Dosierung:

alle 4 Stunden 0,4 g Luminalnatrium intramuskulär.

Ich würde aber empfehlen über 1,2—1,6 g Luminalnatrium in 24 Stunden nicht hinauszugehen. Die Lösungen sind nicht haltbar! (Trockenampullen zu je 0,22 g zum Auflösen.)

c) **Stroganoff-Schema:** altbewährt, aber durch das Pernocton wohl etwas verdrängt worden. Wir haben in einer Reihe von Fällen mit Pernocton den Anfall kupiert und dann anschließend mit dem Str.-Schema einen tiefen Schlaf für 12—24 Stunden durchgeführt.

1. Chloralhydrat und Morphium nach Stroganoff:

Sofort:	0,01—0,015 g Morphin subkutan,
1 Stunde später:	1,5—2,0 g Chloralhydrat, als Klysma in Milch,
3 Stunden später:	0,015 g Morphin subkutan,
7 Stunden später:	2,0 g Chloralhydrat,
13 Stunden später:	1,5—2 g Chloralhydrat,
21 Stunden später:	2,0 g Chloralhydrat.

Die Pausen zwischen den Einzelgaben betragen: 1, 2, 4, 6, 8 Stunden!

Modifizierte Behandlung nach Stroganoff:

Statt Chloralhydrat wird jetzt mehr das die Leber weniger schädigende **Luminal** empfohlen (Rissmann, 1917): als Klysma oder als Injektion zu 0,1—0,2 g:

Sofort:	0,01—0,015 g Morphin,	**Aber niemals mehr als 0,8—1 g Luminal innerhalb 24 Stunden!**
nach **1** Stunde:	0,1—0,2 g Luminal,	
nach **3** Stunden:	0,015 g Morphin,	
nach **7** Stunden:	0,2 g Luminal,	
nach **13** Stunden:	0,1—0,2 g Luminal,	
nach **21** Stunden:	0,2 g Luminal.	

Stroganoff kombiniert neuerdings (1938) das Morphin mit Magnesiumsulfat nach folgendem Schema:

1. nach dem 1. Anfall:	0,015—0,02 g Morphin,
2. ½ Stunde nach dem Anfall:	0,015—0,02 g Morphin, + 40 ccm einer 15%igen Magnesiumsulfatlösung (warm) i. m.
3. 2 Stunden nach Anfall:	0,015—0,02 g Morphin,
4. 5 Stunden nach Anfall:	20—25 ccm derselben Magnesiumsulfatlösung.
5. (nur, wenn neuer Anfall auftrat):	40 ccm derselben Magnesiumsulfatlösung,
6. 11 Stunden nach Anfall:	20—25 ccm derselben Magnesiumsulfatlösung.

d) **Chloroformnarkose** (Channing): heute nur noch zu empfehlen, wenn kein Pernocton oder **Ersatz** vorhanden ist.

6. Bluttransfusion

kann bei schweren und prognostisch ungünstigen Fällen versucht werden. Nach genauer Feststellung der Blutgruppe und **Aderlaß** von etwa 300—400 ccm Übertragung von 300—400 ccm Blut. Jedoch ist auch zu bedenken, daß bei der Herz- und Kreislauflabilität Eklamptischer eine Transfusion genügt, um einen **Kollaps** hervorzurufen.

B. Aktive Therapie

Mit den eben angegebenen Vorschriften und Mitteln ist die allgemeine Linie der konservativen Behandlung festgelegt. Gerade die Bevorzugung des abwartenden Vorgehens zwingt uns aber, diejenigen Signale ganz besonders zu beachten, die ein sofortiges Abbrechen des Abwartens und gleichzeitig ein **aktives Eingreifen**, meist also die Schnittentbindung, unumgänglich notwendig machen.

Signal ist jedes Zeichen, das auf die Anbahnung eines irreparablen Organschadens hinweist!

Solche Zeichen sind: erstes Auftreten von

1. **Zeichen der Nierendegeneration:** Zahlreiche **granulierte Zylinder** (= geschädigte oder zerstörte Tubuli contorti) insbesondere ihre Zunahme bei gleichzeitiger Abnahme der Harnmenge, ebenso auch vermehrtes Auftreten von **Erythrozyten** im Harn.
2. **Zeichen der Leberdegeneration:** zunehmender **Ikterus** (der nach R. Schröder nicht leicht genommen werden darf), erhöhte **Bilirubinwerte** im Blut (= parenchymatöse Leberschädigung), **Somnolenz** (= Leberkoma).
3. **Augenstörungen:** Nachlassen der Sehfähigkeit! Sehr zu beachten, geht oft ziemlich schnell in **Amaurose** über.
4. **Auftreten von mehreren Anfällen** trotz energischer konservativer Maßnahmen. Zwingen zu aktivem Eingreifen, besonders wenn der Blutdruck steigt und die ausgeschiedene Harnmenge abnimmt. Denn

Jeder weitere Anfall verschlechtert die Prognose!

Als aktive Therapie kommt hauptsächlich in Frage die Unterbrechung der Schwangerschaft, die Einleitung der Geburt, die Schnittentbindung oder die Beendigung der Geburt durch Wendung und Extraktion oder die Zangenentbindung, je nach erfüllten Vorbedingungen.

Schema der aktiven Eklampsiebehandlung:

Zeitpunkt:	Therapie:
Grav. m. VIII und darunter, Uterus wehenlos; Muttermund geschlossen.	**Interruptio** (vaginale Sektio).
Grav. m. IX/X, Ut. wehenlos, Kopf beweglich im B. E., Muttermund geschlossen oder nur wenig geöffnet.	**Abdominale Sektio** (bei Mehrgebärenden evtl. **vaginale Sektio)** in Lokalanästhesie evtl. mit **Ätherzusatz**
Grav. m. IX/X, unter der Geburt,	**Erst**gebärende: abdominale **Sektio,**
bei **hoch**stehendem Kopf:	**Mehr**gebärende: **Wendung** mit Extraktion, oder abdominale oder vaginale **Sektio** je nach erfüllten Vorbedingungen.
bei **tief**stehendem Kopf:	Abwarten bis der Kopf **zangengerecht** steht und der Muttermund vollständig ist (dauert meist nicht lange, da Eklamptische im allgemeinen gute Wehen haben, sonst kleine Dosen von **Orasthin** erlaubt); dann **Zangenentbindung.** Sobald geburtsmechanisch angängig: **Blasensprengung.**

Blasensprengung wirkt bei Eklampsie stets günstig!

Für eine notwendig werdende innere Untersuchung ist zu beachten:

Bei Eklampsie niemals ohne Narkose untersuchen!

Komplikationen der Eklampsie

Am häufigsten, abgesehen vom Kollaps, Tracheitis, Bronchitis, Bronchopneumonie und Lungenödem.

Fast stets **besteht,** besonders nach operativen Eingriffen, eine starke **Salivation.** Diese kann schnell so stark werden, daß die Atmung erschwert und der Erstickungstod droht. Zunächst ist zu versuchen, die Schleimballen mit tief in den Rachen geführten **feuchten Stieltupfern** herauszuwischen. (**Vorsicht! Fingerbisse!**) Oft ohne Erfolg. Die **Luftwege** müssen aber **unter allen Umständen freigemacht** werden: **Absaugen** der die Atmungswege verlegenden eitrigen Sekretmassen mit **Trachealkatheter.** Dazu wird ein kindlicher Trachealkatheter schnell durch Aufsetzen eines kleinfingerdicken Gummischlauches vorbereitet. Beim Einführen darauf achten, daß der Zungengrund mit dem Finger nach vorn gedrückt wird, damit der Kehlkopf zugänglich wird. Auch der Katheter muß leicht nach vorn gedrückt werden, damit er in den Kehlkopf kommt. Hilft auch dieses Absaugen nicht oder nicht genügend, so wird folgendermaßen vorgegangen: Die Patientin wird ohne Rücksicht auf eine etwa vorhandene Laparotomiewunde **schräg in das Bett auf den Bauch gelegt; den Kopf läßt man 1—3 Minuten tief aus dem Bett heraushängen.** Absaugen mit Katheter in dieser Stellung. Dann in die alte Lage zurücklegen und sofort noch einmal mit dem Katheter so kräftig wie möglich absaugen. Dieses Verfahren führt stets zum Ziel.

Bei **Atemstörungen** künstliche Atmung.

Zur **Verhütung der Bronchopneumonien:** Sulfonamide, Chininpäparate (Solvochin, Transpulmin).

Schwangerenberatung

I. Schwangerenbeobachtung

Das Wichtigste bei jeder Schwangerenberatung ist die **regelmäßige Untersuchung** jeder Schwangeren in bestimmten Zeitabständen **während der ganzen Schwangerschaft.** Würde dieser einfache Grundsatz überall gewissenhaft und verantwortungsbewußt durchgeführt, dann müßte sich die Prozentzahl der Eklampsiefälle mit Sicherheit wesentlich vermindern. Nach den Forderungen von Vignes (Paris), Seitz und amerikanischen Geburtshelfern werden an unserer Klinik die Schwangeren nach folgendem Schema bestellt:

Schwangerschaftsuntersuchung und -beratung:	
in den ersten 7 Monaten:	alle 3 Wochen
vom 8.—10. Monat:	alle 2 Wochen
bei den ersten verdächtigen Erscheinungen:	alle 2—4—7 Tage

Dabei ist vorzunehmen:

1. **Blutdruckmessung,**
2. **Harnuntersuchung,**
3. **Untersuchung auf Syphilis und Gonorrhoe,**
4. **Untersuchung auf Ödeme,**
5. **Gewichtskontrolle,**

6. **Befragen nach subjektiven Erscheinungen,**
7. **Schwangerschaftsuntersuchung** im engeren Sinn, s. S. 1,
8. Untersuchung von **Herz und Lungen,**
9. **Beratung in bezug auf Ernährung und Lebensweise.**

Diese Untersuchungen **muß** jeder prakt. Arzt durchführen. An den **Kliniken** müssen alle sich entgegenstellenden Schwierigkeiten (durch Platz- u. Personalfragen, Verwaltung usw.) beseitigt werden. **Die regelmäßige Schwangerenuntersuchung ergibt allein die Aussicht, einen beginnenden eklamptischen Zustand zu erfassen und den Ausbruch der Eklampsie zu verhindern!** Diese Erkenntnis muß allen Stellen mit Nachdruck beigebracht werden.

1. Blutdruckmessung

Alle erfahrenen Geburtshelfer sind sich darüber einig, daß die **regelmäßige Blutdruckmessung die wichtigste Maßnahme** bei der Schwangerenuntersuchung ist und an allererster Stelle stehen muß. Etwa in einem Viertel der Fälle geht die Blutdrucksteigerung allen anderen Präeklampsiesymptomen, oft um bedeutende Zeit, voraus (Vignes).

Eine einmalige Blutdruckmessung kann vollkommen wertlos sein!

Denn schon normalerweise kann der Blutdruck erhöht sein (Lebensalter, Anlage zur Arteriosklerose, frühere Nierenerkrankungen, Erregung bei der Untersuchung), andererseits kann ein anscheinend normaler Blutdruck (bei einer Hypotonikerin) schon eine Blutdruckerhöhung bedeuten. Nur etwa 15% der Eklampsiefälle gehen ohne Blutdrucksteigerung einher (Seitz); Ursache: Herzschwäche, Hypotonie usw.

Der Blutdruck als wichtigstes Signal der drohenden Eklampsie ist also regelmäßig während der ganzen Schwangerschaft zu messen und muß jedesmal sorgfältig in das Beratungsblatt eingetragen werden.

Merke:	**1. maximaler systolischer Wert:**	**130—135 mm Hg**
	2. maximaler diastolischer Wert:	**80 mm Hg**
	3. Amplitude (1—2): soll nicht kleiner als 50 mm Hg sein. Wichtig!!	

Wenn die Blutdruckkurve ein dauerndes Ansteigen erkennen läßt, drohende eklamptische Erkrankung (siehe Präeklampsie)! Auch ist Vorsicht geboten, wenn die Amplitude geringer zu werden beginnt, auch dann, wenn dabei der systolische Blutdruck nicht steigt (L. Seitz).

2. Harnuntersuchung

Gerade in den letzten Wochen vor der Geburt, auch schon Monate lang vorher, tritt unter normalen Umständen im Urin vieler Schwangerer (besonders unter der Geburt!) Eiweiß auf, so daß von einer **„physiologischen Schwangerschaftsalbuminurie“** (Seitz) gesprochen wird, wenn die Menge des Eiweißes **1‰**

nicht übersteigt! Liegen Eiweißwerte über 1‰ vor, so handelt es sich um eine Schwangerschaftsnephrose, auch = **Nephropathia gravidarum,** aus der sich in etwa 8% (Zangemeister) eine Eklampsie entwickelt. **Qualitative Untersuchung** auf Eiweiß mit der Sulfosalizylprobe. **Quantitative Untersuchung** niemals nach Esbach wegen der vielen Fehlerquellen dieser Methode, sondern anders, z. B. durch quantitative Auswertung der Kochprobe oder nach Brandberg. Sobald Eiweiß im Urin nachweisbar ist, muß ein **Sediment** gemacht werden (evtl. granulierte Zylinder! Epithelien und Leukozyten).

Wichtig: Differentialdiagnose zwischen chronischer Nephritis und Nephropathia gravidarum:

Erkrankung	**Anamnese**	**Auftreten**	**klinisch**	**Rest-N**
Chronische Nephritis	schon vor der Schwangerschaft vorhanden	in den ersten Monaten	Insuffizienzerscheinungen, **Hämaturie!**	über 60 mg%
Schwangerschaftsnephrose	kein Anhalt für Nierenerkrankungen vor der Schwangerschaft	in den letzten Monaten der Schwangerschaft	ohne Insuffizienzerscheinungen; **ohne Hämaturie!**	unter 60 mg%

Bei chronischer Nephritis Überweisung in fachärztliche Behandlung, evtl. unter dem Gesichtspunkt der Unterbrechung der Gravidität. Behandlung der Schwangerschaftsnephrose: siehe **Präeklampsie.**

3. Untersuchung auf Syphilis und Gonorrhoe

ist in jedem Falle unumgänglich, heute mehr denn je. Wir führen bei jedem Fall die Reaktionen nach Kahn und Meinicke aus und ergänzen sie im Verdachtsfalle durch die m. E. ausgezeichnete Citocholreaktion. Damit erübrigt sich die eigentliche Wassermannsche Reaktion. Ferner werden stets mehrere Abstrichuntersuchungen auf Gonorrhoe vorgenommen.

4. Untersuchung auf Ödeme

Normalerweise besteht bei jeder schwangeren Frau eine gewisse „Vollsaftigkeit und leichte Ödembereitschaft" (Seitz). Diese Ödeme bleiben jedoch gering. Wenn sie größere Ausmaße erreichen, ohne daß eine Nierenbeteiligung vorliegt (Eiweiß, Zylinder), wird von einem „reinen Hydrops gravidarum" gesprochen, der bei längerem Bestand jedoch schließlich auch die Nieren in Mitleidenschaft zieht. Er ist deshalb zu beachten! Vor allem bilden sich die

Ödeme an den unteren Extremitäten, der Vulva und den Bauchdecken, später im Gesicht und an den Händen.

5. Gewichtskontrolle

Es müssen nun aber auch die geringsten Ödeme schon erkannt werden, um die entsprechende diätetische Behandlung einleiten und so einer evtl. beginnenden Präeklampsie vorbeugen zu können! Daher ist besonders

in der 2. Schwangerschaftshälfte eine laufende Gewichtskontrolle

unbedingt notwendig! Nur so können „okkulte Ödeme" in ihrer Entstehung erfaßt werden!

Wöchentliche Gewichtszunahme einer Schwangeren = 400 g!
Gesamtgewichtszuwachs während der Schwangerschaft = 9 kg!
Größere Gewichtserhöhung = Ödembildung
= Kochsalzretention!
= Eklampsiegefahr!

Bei zu starker Gewichtszunahme (okkulte Ödeme) empfiehlt Bingham die Einschaltung von **Milchtagen** (zweimal wöchentlich): 5mal am Tage je 1 Glas Milch und 1 trockenen Zwieback; dazu kann man gestatten: 2 Apfelsinen, etwas grünes Gemüse und 1 Tasse Kaffee.

6. Befragung nach subjektiven Erscheinungen

Besonders handelt es sich um die Feststellung von Symptomen, die auf eine Präeklampsie hinweisen: **Kopfschmerzen, Augenflimmern,** Doppeltsehen, krampfartige Schmerzen in der Magengegend, Magendrücken, Übelkeit, Erbrechen, Unruhe, erhöhte Erregbarkeit, Schlaflosigkeit. (Behandlung siehe Seite 372).

Evtl. vorhandene **Hypovitaminosen:** Neigung zu Zahnfleischblutungen? (Vitamin-C-Mangel: Redoxon, Cebion!). Neigung zu nervösen Störungen, auch **Neuritis?** (Vitamin B_1, das in sehr großer Menge in der Hefe enthalten ist, z. B. im Cenobis Vitamin-B-Extrakt; Betabion, usw.). Auffallende Schmerzen an den Knochen? (Störungen im Kalkstoffwechsel infolge Vitamin-D-Mangels: Lebertran oder Vigantol). **Wadenkrämpfe** werden mit bestem Erfolg mit Kalzium und A. T. 10 bekämpft. Schwieriger ist das **Sodbrennen** zu behandeln. Mit Belladonna-Neutralon-Tabl. kommt man oft nicht zum Ziel. Kahr empfiehlt

Rp. Natr. bicarb.
Magn. perhydrol (15%ig) $\overline{aa}$ 30,0
M.D.S. 3 × tägl. 1 Teelöffel vor den Mahlzeiten;

ferner

Rp. Natr. sulf. sicc.
Natr. phosphor. puriss. sicc. $\overline{aa}$ 30,0
Natr. bicarb. pur. 40,0
M.D.S. 4 × tägl. 1 Teelöffel in einem Weinglas heißen Wassers zu den Mahlzeiten (Mendelsches Pulver)

Craemer nimmt beim Sodbrennen eine Überempfindlichkeit der Magenschleimhaut an und empfiehlt

Rp. Guajacol. carbon.
Sacchar. lact.
oder Magn. ustae aa 25,0
M.D.S. 1 Kaffeelöffel eine viertel Stunde vor den Mahlzeiten.

Ich kann mich Kahr, der diese Verschreibung empfiehlt, nur anschließen, da ich in einer ganzen Reihe von Fällen Erfolge gesehen habe.

7. Schwangerenuntersuchung i. e. S. (s. S. 1)

Hier kommt es vor allem an auf die Früherkennung

1. des engen Beckens,
2. pathologischer Kindslagen,
3. der Placenta praevia,
4. der Mehrlingsschwangerschaft.

8. Untersuchung von Herz und Lungen

9. Beratung in bezug auf Ernährung und Lebensweise

I. Ernährung

Besonders in den letzten 2—3 Monaten der Schwangerschaft treten leicht infolge der Überlastung des Stoffwechsels Störungen in den wichtigsten Stoffwechsel- und Ausscheidungsorganen ein, in der Leber und Niere; so sind in der 2. Schwangerschaftshälfte in dem zentralen Stoffwechselorgan, der Leber, häufig Stauungen in den Zentralvenen, Glykogenschwund in den inneren Bezirken der Leberläppchen und Ersatz des Glykogens durch Fett festzustellen. Es müssen daher in dieser Schwangerschaftsperiode Stoffe, die die Leber belasten, vermieden werden!

1. Wenig Kochsalz! (Seitz, Eufinger, de Snoo, R. Schröder).

Wegen der Gefahr der Wasserretention unbedingt Kochsalzeinschränkung in den letzten Schwangerschaftsmonaten notwendig!

In der Schwangerschaft ist die
Kochsalzausscheidung
stets **herabgesetzt!**

Aber ohne das Vorliegen pathologischer Symptome ist keine Übertreibung der Einschränkung am Platze, da damit der Appetit eingeschränkt wird; evtl. werden Ersatzpräparate verordnet: Citrofinal, Hosal, am empfehlenswertesten: **Diätosal.**

2. Einschränkung der Eiweißzufuhr!

Der Abbau des Eiweißmoleküls ist gestört: bei der schwangeren Frau wird daher eine geringere Menge Eiweiß verbrannt als bei der nicht schwangeren.

Die **Eiweißverbrennung**
ist in der **Schwangerschaft herabgesetzt!**

Eine Folge des gestörten Eiweißstoffwechsels der Leber ist eine Anhäufung giftiger Stoffwechselschlacken: Harnsäure, Indikan, Aminosäuren. Außerdem ist die Niere nicht mehr in der Lage, genügend Ammoniak aus den Aminosäuren abzuspalten, so daß eine Azidose verursachende oder vermehrende Kost, zu der vor allem die eiweißreiche gehört, vermieden werden muß.

In der Schwangerschaft ist die Ausscheidung von Eiweiß geringer als die Einnahme von Eiweiß = positive Stickstoffbilanz!

Ein vollkommenes Eiweißverbot ist jedoch sinnlos: es wird entweder nicht eingehalten oder es fehlen die für den wachsenden Feten notwendigen Aminosäuren. Es kommt darauf an, einen überschüssigen Genuß von Eiweiß während der 2. Schwangerschaftshälfte zu verbieten!

3. Einschränkung des Fettverbrauchs.

Als Folge der Verringerung der oxydativen Vorgänge in der Leber ist eine Störung der Fettverbrennung zu verzeichnen, die an der vermehrten intermediären Bildung von Ketonkörpern zu erkennen ist! Besonders bei gleichbleibender Kohlehydratzufuhr tritt eine erhebliche Steigerung des Ketonkörperspiegels des Blutes ein, wenn die Fettzufuhr hoch ist. Für die Schwäche im Fettabbau spricht auch, daß beim Hungern oder bei Einschränkung der Kohlehydrate viel leichter als sonst Azetonurie eintritt.

In der 2. Schwangerschaftshälfte muß daher der Genuß von Schweinefleisch, viel Butter, Schmalz, Speck und ähnlichem verboten werden!

4. Viel Kohlehydrate!

Die Kohlehydrate werden als „Prophylaktikum" gegen den Ausbruch einer Toxikose bezeichnet: Leberschutztherapie! Bei Eklamptischen besteht eine hochgradige Kohlehydratverarmung (Bokelmann). Daher die Forderung, daß

die Kohlehydrate die Hauptnahrung der Schwangeren

darstellen sollen (Bock). Der Leber fällt eine toxinzerstörende Aufgabe zu, die das Organ zu einer Stoffwechselsteigerung zwingt, deren Voraussetzung jedoch eine reichliche Ernährung mit Kohlehydraten ist. (Glykogenreserve der Leber wichtig für ihre Funktionen!). Auch in der Schwangerschaft haben so die Kohlehydrate eine antazidotische Wirkung. Die Fähigkeit zur Glykogenbildung und -speicherung bleibt der Leber (im Gegensatz zum Diabetes!) auch bei fast allen Schwangerschaftstoxikosen erhalten. Diese Glykogenanwesenheit ist somit die Voraussetzung zu einer besseren Fett- und Eiweißverbrennung; die Kohlehydrate sind also in jeder Hinsicht die geeigneten Kalorienträger in der 2. Schwangerschaftshälfte!

Wichtig ist die gleichmäßige Verteilung der Kohlehydrate:
infolge der Schwangerschaftsglykosurie, die eine renale Glykosurie darstellt (= das Nierenfilter ist in der Schwangerschaft für Zucker durchgängiger als unter normalen Umständen), tritt bei zu starker Häufung auf eine Mahlzeit evtl. ein beträchtlicher Verlust derselben ein!

5. Reichlich Kalzium, Phosphor und Eisen!

Ersteres besonders wichtig für den Skelettaufbau der wachsenden Frucht! Ist die Kalkzufuhr ungenügend, werden sogar die mütterlichen Kalkbestände angegriffen (Zahnfäule! Tetanoide Zustände!). Auch im Hinblick auf die eklamptischen Störungen ist Kalk von Bedeutung: sehr niedriger Kalkspiegel bei Eklampsie! Da schlecht resorbierbare Kalkpräparate fast ganz durch den Darm ausgeschieden werden, ergibt sich die Forderung nach gut resorbierbaren **Kalkpräparaten:** empfohlen wird Kalk zusammen mit Phosphor in Form des Präparates „Trikalkol". Auch **Eisen** sollte immer zusätzlich gegeben werden (Eisenspeicherungszwang des Feten in seiner Leber!)!

Rp.:	Calc. carbonic. praecip.	10,0
	Calc. phosphor.	5,0
	Ferr. lact.	2,0
	M. f. Pulv. S. 1—2 × tgl. eine Messerspitze.	

Blaudsche Pillen und **Ferrostabil** werden gern verwandt.

6. Vitamine in der Schwangerschaft zu verordnen, ist sehr modern geworden, aber in vielen Fällen sicher unnötig. Ich bin dafür, Vitamine erst dann zu verordnen, wenn ein sichtbarer Mangel dazu Veranlassung gibt.

Vitamin A: Absinken des Vitamin A-Spiegels am Ende der Schwangerschaft (Wendt, Hildebrand, Guggisberg), entsprechend Neigung der Schwangeren zu **Nachtblindheit!** Vitamin A ferner zu empfehlen bei Schwangerschafts**exanthemen.** Vitamin A kommt vor in Butter, Vollmilch, Rahm, Salat, Spinat, grünen Erbsen, Tomaten, Orangen. Präparate: Vogan, Detavit (A + D), Sanostol.

Vitamin B: Wichtig für KH-Stoffwechsel! Vitamin B_1 (Betaxin, Betabion, Benerva, Vollkornbrot, Nüsse, Milch) verordnen bei Parästhesien, Extremitätenschmerzen, Taubheitsgefühl, Neuritiden, ferner bei Gefahr der Frühgeburt.

Vitamin C (Kartoffeln, Obst, Tomaten, Karotten, Salate usw., Cebion, Redoxon) bei Magendarmstörungen, Müdigkeit, Karies, Blutungsneigung (Zahnfleischblutungen!).

Vitamin D bei Schwangerschaftsosteomalazie (sehr selten); ferner auch bei auffallenden Schmerzen an den Knochen(!). Vitamin D (Lebertran, Vigantol) braucht wohl niemals verordnet zu werden, wenn man die Schwangere täglich eine halbe Stunde ins Freie an die frische Luft schickt! Im Winter: Höhensonnenkuren!

7. Flüssigkeitseinschränkung!

Wegen der Nierenbelastung und Ödemneigung nicht zuviel trinken! **Die Höchsttagesmenge soll nicht über 1500 ccm betragen!** Die Schwangere soll ihren Durst weitgehend mit frischem Obst stillen!

II. Lebensweise

1. Keine schwere körperliche Arbeit!

Keine anstrengende geistige Betätigung!

Im Beginn der Schwangerschaft kann die schwangere Frau die gewohnte Arbeit im Haushalt oder im Berufe fortsetzen. Ausschlaggebend bei im Berufsleben stehenden Frauen ist neben der Schwere der Arbeit das Milieu, wie Staub, schädigende Agenzien, schlechte Lüftung der Arbeitsräume usw.

In den letzten 1—3 Monaten: Wegen schwerer Belastung des Kreislaufs, der Ausscheidungs- und Stoffwechselorgane (Gefahr eklamptischer Störungen!) ist Ruhe und Schonung dringend notwendig!

Selbst leichtere Sportarten, die vorher ausgeübt werden konnten, sind jetzt zu untersagen.

Jedoch kein müßiges Herumliegen auf dem Ruhebett: Erschlaffung der Muskulatur, Überempfindlichkeit und so Überwertung kleinster Beschwerden!

Kleine Spaziergänge, leichte häusliche Beschäftigung ist sehr anzuraten. Im übrigen richtet sich das alles nach der Konstitution und Sensibilität der betreffenden Frau und ihrer sonst gewohnten körperlichen Betätigung.

2. Leibesübungen für Schwangere sehr wichtig!

a) Übungen der Beckenbodenmuskulatur: (im Liegen) Anziehen und Loslassen des Afters, langsames Heben und Senken des Beckens, langsames Schließen und Öffnen der Beine gegen einen Widerstand.

b) Bewegungen der Beine, im Liegen und Stehen.

c) Atemübungen, stehender- und liegenderweise (wichtig für den Kreislauf!).

3. Wohltemperierte Wannenbäder!

Keine Fluß- oder Seebäder (Kältereiz, Infektionsgefahr!).

Am besten in den letzten 3 Monaten nur Abwaschungen oder Duschen: andernfalls Gefahr des tieferen Eindringens des schmutzigen Wassers in das Genitale! Diese Gefahr ist geringer bei Erstgebärenden, weil die Vulva bei ihnen den Scheideneingang verschließt. Manche Kliniken baden heute alle Schwangeren im Vollbad, ohne daß dabei Nachteile beobachtet worden sind.

4. Besonnung in mäßigen Grenzen empfehlenswert!

Auch Höhensonnenbestrahlung (Erhöhung des Kalkspiegels, Sinken des Blutdruckes, Rachitisprophylaxe). Achtung: besondere Lichtempfindlichkeit vom 3. bis 7. Monat!

5. Scheidenspülungen sind während der Schwangerschaft zu untersagen.

6. Keine Kohabitationen in den letzten Schwangerschaftswochen!

In den letzten 4—6 Wochen sind Kohabitationen unter allen Umständen (Infektionsgefahr!) verboten! In der ersten Zeit der Schwangerschaft, besonders in den ersten 4—8—12 Wochen, darf die Kohabitation wegen der Gefahr der Eiablösung nur sehr schonend ausgeführt werden. Bei Neigung zur Eiablösung ist in dieser Zeit die Kohabitation streng zu verbieten.

7. In den letzten 10 Wochen gut sitzende Leibbinde tragen (Überdehnung der Bauchdecken!). **Keine runden Strumpfbänder!** (Behinderung der Blutzirkulation! Begünstigung der Varizenbildung!) Bei **Varizen:** kein längeres Stehen; Wickeln der Beine frühmorgens oder Gummistrumpf anziehen! **Venostasin,** wenn der Blutdruck nicht erhöht ist.

8. Stets für guten Stuhlgang sorgen!

Leichte pflanzliche Abführmittel, oft genügen Mineralwässer oder Obst!

9. Das Rauchen. Ich glaube, daß man passionierten Raucherinnen in der Schwangerschaft das Rauchen nicht ganz abgewöhnen kann. Der Hinweis auf die Schädlichkeit des Nikotins besonders für die wachsende Frucht wird jedoch in den meisten Fällen wenigstens eine Einschränkung des Rauchens bewirken.

Eine halbe Minute nach dem Rauchen
einer Zigarette
erhöhen sich die HT des Kindes um
5—10 Schläge/Minute.

(nach Emanuel)

Schrifttum

Untersuchung der Kreißenden

Fabre, Précis d'obstétrique, Tome I, Accouchement normal, Paris 1942. — **Froewis,** Zbl. Gynäk. 1943, 1684. — **Hochenbichler,** Mschr. f. Geb., Bd. 69 u. Zbl. Gynäk. 1927, Nr.26.—**Martius, H.,** Mißverhältnis zwischen Kopf und Becken, Geburtsh. u. Frauenhk. 1939, 18—28. — **v. Mikulicz-Radecki,** Dtsch. med. Wschr. 1934 (Intraven. Wehenmittel-Ut. ruptur). — **Pschyrembel,** Mitteilung über ein einfaches Hilfsmittel bei der rektalen und vaginalen Untersuchung, Medizinische Klinik, 1947. — **Schneider, G. H.,** Die Bedeutung des Vorragens des kindlichen Kopfes über die Symphyse. Z. Geburtsh. 90 (1926), 363. — **Schwarzenbach,** Korrespondenzblatt f. Schweizer Ärzte, 1914. —

Geburtsleitung

Benthin, Schmerzlinderung in der Geburt durch Dolantin. Dtsch. med. Wschr. 1940, Nr. 28. — **Bisping, M.,** Erfahrungen mit Dolantin in der Geburtshilfe. Zbl. Gynäk. 1943, 628—631. — **Breipohl,** Zbl. Gynäk. 1935, Nr. 3. — **Dertsinski,** Ginek. (Russ.) 1927, Nr. 5. — **Fetzer und Labes,** Mschr. Geburtsh. 1932. — **Franken,** Zbl. Gynäk. 1930, 2456; Mschr. Geburtsh. 1926, Nr. 11. — **Fuchs, H.,** Dtsch. med. Wschr. 1941, Nr. 32. — **Fuchs, H.,** Fortschr. Ther. 1934. — **Goettelmann,** Inaug. Diss., Düsseldorf 1936. — **Granzow und Langhoff,** Dtsch. med. Wschr. 1938, Nr. 25. — **Haba,** Mschr. Geburtsh. 1927, Nr. 76. — **Hamberger,** Wien. med. Wschr. 1934, 1103. — **Hellmuth,** Münch. med. Wschr. 1930, 927, 2115. — **Kirstein,** Dtsch. med. Wschr. 1919, Nr. 20. — **Kurtz,** Zbl. Gynäk. 1928, Nr. 25. — **Küster,** Med. Klin. 1914, 1409. — **Lemberger, Fritz,** Zbl. Gynäk. 1942, 426—430. — **Luh,** Zbl. Gynäk. 1931, 298. — **Richter,** Zbl. Gynäk. 1933. — **Rottoli,** Med. obstetr. 1931, Nr. 38. — **Rübner,** Gvogy. szat (Ung.) 1931, Nr. 2. — **Sachs,** Zbl. Gynak. 1927, Nr. 51. — **Solltau,** Inaug.-Diss. 1935. — **Scherback,** Münch. med. Wschr. 1923, 1327. — **H. H. Schmid,** Med. Klin. 1920, Nr. 36. — **Sonnek,** Dtsch. med. Wschr. 1941, Nr. 15. — **Toth,** zit. nach Schmid, Halban-Seitz VIII, 260. — **G. A. Wagner,** Mschr. Geburtsh. 1925, Nr. 69. — **Zangemeister,** zit. nach Wiemann, Zbl. Gynäk. 1924, Nr. 51.

Schlechte Herztöne

Froewis, J. u. Bachbauer, A., Die Pervitin-Therapie in der intrauterinen Asphyxie sowie weitere Anwendungsmöglichkeiten in der Geburtshilfe, Zbl. Gynäk. 1943, 1684. — **Froewis, J.,** Zbl. Gynäk. 1942, 1090. — **Gauß, C. J.,** Eintrittseffekt, ein bisher wenig bekannter Geburtsvorgang, Zbl. Gynäk. 1932. — **Nevinny-Stickel,** Die medikamentöse Bekämpfung der intrauterinen Asphyxie, Stuttgart 1936. — **Nevinny-Stickel,** Z. ärztl. Fortbild. 1943, 98 u. 120. — **Seitz, L.,** Die fetalen Herztöne während der Geburt. Zbl. Gynäk. 1916, 26. — **Wurstner, Theo,** Über charakteristische Veränderungen der fetalen Herztöne. Z. Geburtsh. 124, 274—313 (1942). —

Wehenschwäche

Antoine, Arch. Gynäk. 166, 106 (1938). — **Bauereisen,** Arch. Gynäk. 166, 109 (1938). — **Guggisberg,** Helvet. med. Acta 4, 13 (1937). — **Heyrowsky,** Zbl. Gynäk. 1938, Nr. 44; 1939, Nr. 26. — **Lüttge, W.,** Vollbäder unter der Geburt. Arch. Gynäk. 173, 366—369 (1942). — **Meinhardt, L.,** Basergin als Wehenmittel, Zbl. Gynäk. 1942, 1618. — **Moir und Dudley,** Brit. med. J. 1935, Nr. 3871, 520. — **Podleschka,** Arch. Gynäk. 169, 203 (1939). — **Posatti,** Zbl. Gynäk. 1940, Nr. 10. — **Runge,** Arch. Gynäk. 166, 110 (1938), Zbl. Gynäk. 1938, Nr. 25. — **Schübel, K.,** Pharmakologische Grundlagen für die Wirkung des Chinins auf die Gebärmutter. Münch. med. Wschr. 1931, 1681; Arch. f. exp. Pathol. u. Pharmakol. Bd. 173, S. 652 (1933); vgl. a. **Knaus,** ebenda Bd. 124, S. 178 (1927). — **Stoll und Burckhardt,** Schweiz. med. Wschr. 66, 353 (1936).

Geburtseinleitung

Arvay, Zbl. Gynäk. 1937, Nr. 51. — **Caffier**, Zbl. Gynäk. 1939, Nr. 22. — **Clauberg**, Zbl. Gynäk. 1942, S. 248. — **Friedrich**, Zbl. Gynäk. 1941, Nr. 14. — **Frigyesi**, Zbl. Gynäk. 1926, 2253. — **Groß, R.**, Über den vorzeitigen Blasensprung (usw.). Z. Geburtsh. 121, 228—236 (1940); 121, 163—199 (1940). — **Keettel, Diddle und Plaß:** Vorzeitige Blasensprengung. Am. J. obstetr. 40, 225/233 (1940). — **Köhler**, Arch. Gynäk. 124, 575. — **Lüttge, W.**, Zur Therapie des vorzeitigen Blasensprunges, der Übertragung und der abgestorbenen Schwangerschaft. Med. Welt 1941, 1206. — **v. Massenbach**, Geburtseinleitung bei Übertragung Ther. Gegenw. 82, Nr. 1 (1941). — **Metz, A.**, Über den vorzeitigen Blasensprung (usw.). Z. Geburtsh. 121, 199—228 (1940). — **Puppel**, Arch. Gynäk. 150, 257. — **Schürger**, Zbl. Gynäk. 1939, Nr. 4. — **Sievers und Schenz**, Zbl. Gynäk. 1940, 1522. — **Stein**, Zbl. Gynäk. 1920, 1152. — **Tapfer**, Arch. Gynäk. 170, H. 1. — **Tietze**, Z. Geburtsh. 1939, H. 7. — **Tischer**, Medikamentöse Geburtseinleitung nach modifizierter Steinscher Methode. Zbl. Gynäk. 1942, 660. —

Episiotomie

v. Jaschke, R. Th., Dammschutz oder Beckenbodenschutz. Zbl. Gynäk. 1942, 699—703. — **Küstner, H.**, Zur Episiotomie und ihrer Naht. Zbl. Gynäk. 1942. 760—762. —

Gefahren und Prognose der Zangenoperationen

Lönne, Eine einfache, neuartige Geburtszange usw. Zugleich Klärung des Begriffes „Zangenschluß". Zbl. Gynäk. 1939, 2403 —2406. —

Tiefer Querstand

Schlipp, H., Zur Ursachenlehre des queren Austrittes des Schädels bei tiefem Querstand. Z. Geburtsh. 1942. 124, 68—75. —

Hoher Geradstand

Liepmann, Geburtshilfl. Seminar, 2. Aufl., Berlin 1918 (Kegelkugelhandgriff).

Hintere Hinterhauptslage

Dawson, J. B., The occipito-posterior position. A review of 415 cases. Brit. med. J. Nr. 4136, 612—613 (1940). Ref.: Ber. Gynäk. 41, 518 (1940). — **Erichsen**, Zbl. Gynäk. 1939, 2372. — **Habbe, K.**, Mschr. Geburtsh. 93, 115. — **Hanke, H. J.**, Die Geburt in hinterer Hinterhauptslage. Inaug. Diss., Berlin 1940. — **v. Jaschke**, Zbl. Gynäk. 1939, 403. — **Martius**, Zbl. Gynäk. 1934, 403; 1939, 2375. — **Ruge, C.**, Zbl. Gynäk. 1941, 1878. — **Schäfer, G.**, Zur Prognose der dorsoposterioren Einstellungsanomalie. Zbl. Gynäk. 1941, 1678—1686. —

Deflexionslagen

(Vorderhauptslage, Stirnlage, Gesichtslage)
Emmrich, J. P., Über hintere Vorderhauptslage, Zbl. Gynäk. 1941, 209. — **Jenö**, Zbl. Gynäk. 1937, 460. — **v. Khreninger-Guggenberger**, Arch. Gynäk. 142 (1930), 197—208; 137 (1929): 838—868. — **Kneer, M.**, Zur Ätiologie der Deflexionshaltung. Zbl. Gynäk. 1941, 1601—1611. — **Meumann**, Zbl. Gynäk. 1922, Nr. 9. — **Neuweiler**, Zbl. Gynäk. 1939, 91. — **Nordmeyer**, Zbl. Gynäk. 1935, 1343. — **Nürnberger**, Seltenere Zangenoperationen und ihre Technik. Geburtsh. u. Frauenheilk. 1940, 1. — **Rossenbeck**, Zbl. Gynäk. 1924, 2059. — **Teipel, L.**, Über Gesichtslagen aus der Univ.-Frauenklinik Münster i. W. Diss. 1938, 25 S. Übriges Schrifttum s. b. **Martius** in Halban-Seitz VII, 2.

Beckenendlage

Baulino, Mario, Il parto podalico (Die Geburt bei Steißlage), Arte ostetr. 53, 291—296 (1939). Ref.: Ber. Gynäk. 1940, Bd. 40, H. 12, 655. — **Baumm, Hans**, Die Etui-Theorie. (Zur Ätiologie der Beckenendlagen.) Zbl. Gynäk. 1939, 1309—1310. — **Chatillon, F.**, Version externe. Schweiz. med. Wschr. 1941, II. 1246—1248. — **Danforth, W. O.**, Ber. Gynäk. 36, 318 (1938). — **Dinse, Leop.**, Ber. Gynäk. 36, 466 (1938). — **Erbslöh, J.**, Arch. Gynäk. 168, 392/413 (1939). — **Gibberd**, Zbl. Gynäk. 1927, Nr. 38. — **Hasse, W.**, Über die kindl. Mortalität bei der Beckenendlage. Inaug.-Diss., Berlin 1940. — **v. Mikulicz-Radecki**, Geburtshilfe des prakt. Arztes. J. A. Barth, Leipzig, 2. Aufl. 1943. — **Newell**,

J. L., Prophylactic external cephalic version. Amer. J. Obstetr. 42, 256 (1941). Ref. Ber. Gynäk. 44, 475 (1942). — **Reifferscheid, W. u. Vent, W.**, Prophyl. äuß. Wendung auf den Kopf bei Beckenendlagen. Dtsch. med. Wschr. 1942 I, 396—400. — **v. Rubeska**, Ber. Gynäk. 26, 297 (1934). — **Siegel, Isadore A. and Hugh B. McNally**, Amer. J. Obstetr. 37, 86—93 (1939). Ref.: Ber. Gynäk. 39, 93 (1939). — **Sonnemann, H.**, Ber. Gynäk. 34, 479 (1937). — **Stein**, In. F. J. amer. med. Assoc. 117, 1430—1435 (1941). Ref.: Ber. Gynäk. 44, 86 (1942).

Halbe Extraktion

Bracht, E., Zur Manualhilfe bei Beckenendlage (Sitzung der Gesellschaft für Geburtshilfe u. Gynäkologie, Berlin, am 4. 10. 1935). Ref.: Zbl. Gynäk. 1936, 5, 302. — **Bracht, E.**, Zur Behandlung der Steißlage (International Congres voor Verloskunde en gynaecologie, Amsterdam, 4.—8. 5. 1938), Kongreßbericht, Teil 2, S. 93. — **Dietrich, H. A.**, Die Zange am nachfolgenden Kopf. Zbl. Gynäk. 1941, 526—528. — **Döderlein, A.**, Leitfaden f. d. geburtshilflichen Operationskurs, 14. u. 15. Aufl., Leipzig 1923 (Georg Thieme), S. 208 und 206. — **Gragert, O.**, Zur Therapie der Beckenendlage, Geburtsh. u. Frauenhk. 1939, 479. — **Herrnberger, Kurt u. Moenting, G.**, Leistungen der neuartigen Manualhilfe (Methode Bracht) bei Beckenendlagen in der Hausgeburtshilfe. Dtsch. med. Wschr. 1941 II, 865—867. — **Herrnberger, K.**, Geburtsh. u. Frauenheilk. 1940, 252. — **Heynemann**, Zbl. Gynäk. 1943, Nr. 38, S. 1422. — **Koch**, Münch. med. Wschr. 1941, 26. — **Nemecskay**, Geburtsh. u. Frauenheilk. 1942, 233. — **Nürnberger, L.**, Mschr. Geburtsh. 57 (1922); Geburtsh. u. Frauenheilk. 1940, 34. — **Petsch, E.**, Die Zange am nachfolgenden Kopf. Arch. Gynäk. 171, 494—502 (1941). — **Schultze**, ref. Zbl. Gynäk. 1939, 1474—1477. —

Ganze Extraktion

Hasse, W., s. unter Beckenendlage. — **Peter, Rud.**, Die Kjellandzange bei Beckenendlage. Ber. Gynäk. 45, 111 (1943). — **Westman, A.**, Über das Herunterholen des Fußes bei reinen Steißlagen. Geburtsh. u. Frauenheilk. 1941, 487—492. —

Schwierigkeiten bei der ganzen Extraktion

Brindeau, A. et P. Lantuéjoul, La pratique de l'art des accouchements, IV. éd., TomeI V, Les opérations, Paris 1926, S. 180 ff.

Querlage

Brakemann, O., Zur Röntgenologie u. Klinik der Schief- und Querlagen. Arch. Gynäk. 170, 106—141 (1940). — **Bumm**, Grundriß zum Studium der Geburtshilfe, Berlin 1922. — **Gaehtgens, G.**, Die Geburt in Quer- und Beckenendlage. Dresden u. Leipzig, Th. Steinkopf, 1942. — **v. Jaschke**, Die regelwidrige Geburt in Stoeckel. Lehrb. d. Geb. h., 5. Aufl. 1938.

Uterusruptur

Arken jr., H. S., (USA.), Ber. Gynäk. 42, 343 (1941). — **Blinder, A.**, Sur les ruptures silencieuses de l'utérus. Akus. i. Ginek. No. 11, 50—57 (1940) (Russisch). Ref.: Ber. Gynäk. 1941, 48/3, S. 91. — **Siegmund, H.**, Zbl. Gynäk. 1943, 387—388. — **Stingl, A.**, Komplete Uterusruptur intra partum bei einer Vielgebärenden. Zbl. Gynäk. 1942, 475. —

Wendung bei Querlage

Wahl, F. A., Kritik an der bisherigen Technik der inneren Wendung. Arch. Gynäk. 173, 598—600 (1942).

Zerstückelnde Operationen I: Dekapitation und Embryotomie

Thießen, P., Beitrag zur Dekapitation bei Querlage. Zbl. Gynäk. 1942, 231.

Zwillinge

Duis, B. J., Die Exaktheit der Ähnlichkeitsdiagnose in der Zwillingsforschung. Med. Klin. 1939, 47. — **Ospelt, M.**, Über eingekeilte Zwillinge. Geburtsh. u. Frauenheilk. 1940, 272—276 (Ber. 1940, 41, 9, 510). — **Siemens, H. W.**, Die Zwillingspathologie. J. Springer, Berlin 1924. — Derselbe, Studien über die Leistungsfähigkeit meiner dermatologischen Methode zur Diagnose der Eineiigkeit. Virchow-Archiv 263, 666 (1927). —

Nabelschnurvorfall

Flämrich, E., Ein Beitrag zur Therapie des Nabelschnurvorfalles. Zbl. Gynäk. 1943, 370—373. — **Hillis**, zit. nach Mengert und Longwell. — **König, Herb.**, Zur Behandlung des Nabelschnurvorfalls, Zbl. Gynäk. 1941, 1823—1826. — **Kobes, R.**, Eine kleine, aber wesentliche Hilfe bei der Behandlung des Nabelschnurvorfalls. Zbl. Gynäk. 1939, 2066—2067. — **Mengert u. Longwell**, Nabelschnurvorfall, Bericht über 58 Fälle. Amer. J. Obstetr. 40, 79/87 (1940). Ref.: Zbl. Gynäk. 1941, 1956. —

Hydramnion

Ausführliche ältere Literatur s. bei Hinselmann in Halban-Seitz, VI, 1, S. 305/6. **Brindeau**, La pratique de l'art des accouchements, Tome III, La Dystocie, Paris 1927. — **Brouha**, zit. bei Brindeau. — **Clavaud-Ribourgeon**, zit. bei Brindeau. — **Floris**, Mschr. Geburtsh. 1923, L XII. — **Fukas, M.**, Zbl. Gynäk. 1940, 907—911. — **Goodall, J. P., George Morgan u. P. H. Power**, Ber. Gynäk., Bd. 41 (1941), S. 218. — **Großmann, Frank**, Diss. 1939, Königsberg. — **Poeck**, Mon. f. Gebh. u. Gyn. 1923, L XIII. — **Romaniello, G.** (ital.), Ref.: Zbl. Gynäk. 1940, S. 347. — **Siegmund, H.**, Zbl. Gynäk. 1943, S. 355. — **Sureau und Lauret**, zit. bei Brindeau. — **Sion**, Thèse de Paris 1896, zit. bei Brindeau.

Armvorfall

Vegh, Lajos, Neue operative Lösung des Armvorfalls neben dem Kopfe mit Galeazange. Orv. Hetil 1941, 455—457 (Ungarisch). Ref.: Ber. Gynäk. 1942, Bd. 43, H. 13, 479.

Placenta praevia

v. Ammon, E., Statistisches zur Kaiserschnittfrage aus den Jahren 1915—1928. Arch. Gynäk. 140 (1930), 66—122. — **Bickenbach, W.**, Die Stellung der Schnittentbindung in der Behandlung der Placenta praevia. Geburtsh. u. Frauenheilk. 1940, 68—78. — **Browne, F. J.**, Ber. Gynäk. 40, 466 (1940). — **Döderlein, A.**: Placenta praevia und Hysterotomia anterior. Arch. Gynäk. 42, H. 1; Über Indikation und Technik der Hysterotomia anterior. Zbl. Gynäk. 1910, 1377. — **Gauß**, Kaiserschnittdämmerung. Zbl. Gynäk. 1929, 1154—1161; Sind wir mit der erweiterten Indikation zum Kaiserschnitt auf dem richtigen Wege? Dtsch. med. Wschr. 1929, 817—821. — **Goecke, H.**, Zbl. Gynäk. 1940, 11—15. — **Granzow**, Die Behandlung der Placenta praevia mit besonderer Berücksichtigung der Schnittentbindung. Arch. Gynäk. 173. (1942). — **Gut, H. Ch.** (Zürich), Zur Behandlung der Placenta praevia. Inaug. Diss. Zürich 1939. Ref.: Zbl. Gynäk. 1942, 2045. — **Heynemann**, Technik und Indikationen der abdominalen Schnittentbindung. Dtsch. med. Wschr. 1928, 1544—1547. — **v. Jaschke**, Zur Frage der Methodik und Indikationen der Schnittentbindung. Nachr. Geburtsh. 103 (1936), 198—203. — **Kastendieck, H.**, Konservative oder aktive Geburtsleitung bei Placenta praevia. Geburtsh. u. Frauenhk. 1941, 31—44. — **Martin, Ed.**, Der Scheidenschnitt in der klinischen Geburtshilfe. Mschr. Geburtsh. 85 (1930), 255. Zbl. Gynäk. 1941, 170, — **Martius**, Neuordnung in der Geburtshilfe? Dtsch. med. Wschr. 1930, 1745—1747 und 1790—1793; Der Kaiserschnitt in der Göttinger Frauenklinik. Münch. med. Wschr. 1937, 1003—1006; Diskussion zum Kaiserschnittreferat. Arch. Gynäk. 173 (1942), 588. — **Mayer, Aug.**, Diskussion zum Kaiserschnittreferat. Arch. Gynäk. 173 (1942), 592. — **Naujoks**, Kaiserschnitt wegen schwerer Schwangerschaftsblutung infolge Varicosis cervicis. Zbl. Gynäk. 1929, 605—611; Der abdominale Kaiserschnitt. Ref. Ber. Gynäk. 20 (1931), 91; Aufruf zu einer Deutschen Kaiserschnittstatistik 1938. Zbl. Gynäk. 1938, 2481—2483; Deutsche Kaiserschnittstatistik 1938. Arch. Gynäk. 173 (1942), 491. — **Naujoks-Wahl**, Wie beeinflussen die verschiedenen Kaiserschnittmodifikationen Resultate und Indikationsstellung? (Vorschlag für eine Sammelstatistik.) Arch. Gynäk. 166 (1938), 389—393. — **Oliveira, E. d'**, Ber. Gynäk. 43, 638 (1942). — **Puppel**, Zur Kaiserschnittfrage. Arch. Gynäk. 139 (1929), 33—37; Die Entbindungsform beim zervikalen Kaiserschnitt. Zbl. Gynäk. 1933, 617—620; Zur Klinik der Schnittentbindung. Arch. Gynäk. 160 (1935), 223—238; Der abdominelle Kaiserschnitt in Gegenwart und Zukunft. Zbl. Gynäk. 1936, 1634—1637. — **Stoeckel, W.**: Schnittentbindung bei Placenta praevia. Ref.: Zbl. Gynäk. 1920, 780. — **Winkler, H. und Linden, L.**, Der Wandel der Placenta-praevia-Behandlung während der letzten 40 Jahre. Münch. med. Wschr. 1941, Nr. 3. — **Winter**, Die allgemeine deutsche Kaiserschnittstatistik von 1928. Zbl. Gynäk. 1929, 1874—1883; Aufruf zu einer allgemeinen deutschen Kaiserschnittstatistik für das Jahr 1928. Zbl. Gynäk. 1929, 7/8; Bericht über die allgemeine Kaiserschnittstatistik. Arch. Gynäk. 137 (1929), 795—800 und 842—866; Die Indikationen zum abdominellen Kaiserschnitt (für alle Kaiserschnittoperateure). Leipzig 1931; Der abdominelle Kaiserschnitt in Gegenwart und Zukunft. Zbl. Gynäk. 1935, 2402—2409.

Vorzeitige Lösung

Ballin, R., Mschr. Geburtsh. (Basel) 112, 171—192 u. 257—274 (1941). Ref.: Ber. Gynäk. 43, 707 (1942). —

Nachgeburtsblutung

Gauß, Blasenverletzung bei Anwendung der Henkelschen Parametrienklemme, Zbl. Gynäk. 1938, 2773-2774. — **Lee, Jos. B. de,** The principles and practice of obstetrics. Verlag W. B. Saunders Company, Philadelphia and London 1924. Stoeckel, W., Lehrb. d. Geb.-hilfe, 5. Aufl.· — **Lüttge, W.,** Welchen Blutverlust kann eine Frau ohne Lebensbedrohung während der Geburt vertragen? Med. Welt 1940, 1101.

Zervixriß

Gauß, Blasenverletzung bei Anwendung der Henkelschen Parametrienklemme. Zbl. Gynäk. 1938, 2773—2774.

Enges Becken

Baumgartner, G., Die Geburt beim engen Becken an der Züricher Universitäts-Frauenklinik in den Jahren 1924—1928. Inaugural-Dissertation, Zürich, 1938. — **Blanke, K. F.,** Der Geburtsverlauf beim engen Becken nach dem Material der Göttinger Frauenklinik des Jahres 1926—1935. Inaugural-Dissertation, Göttingen 1937. — **Eden, Thomas Watts, and Eardly Holland,** A Manual of Obstetrics. J. & A. Churchill, Ltd., London 1937. — **Frey, E.,** Die funktionelle Diagnose des zu engen Beckens an Hand der Wehenregistrierung. Arch. Gynäk. 137 (1929), 883. — **Frey, E., und P. Bechter,** Die Beurteilung der Spontangeburt beim engen Becken an Hand der Höchstwehenzahlen bei Erstgebärenden unter Ausschluß des vorzeitigen Blasensprunges. Z. Geburtsh. 104 (1933), 432. — **Henkel, M.,** Über die Geburtshilfe beim engen Becken für den praktischen Arzt. Ther. Gegenw. 76 (1935), 193. — **v. Jaschke,** Lehrbuch der Geburtshilfe. Verlag Julius Springer, Berlin 1935. — **Keller, O.,** Die Geburt beim engen Becken an der Züricher Universitäts-Frauenklinik in den Jahren 1929—1933. Inaugural-Dissertation, Zürich 1937. — **Knebel, R.,** Systematisches Symphysenpendeln am trahierten Kopf. Geburtsh. u. Frauenhk. 1939, 611—617. — **Knebel, R.,** Die methodische Anpassung der Richtung der Eingangsachse an die Bedürfnisse des Zangenoperateurs bei der ersten Traktion. Geburtsh. u. Frauenhk. 1940, 590—593. — **Knebel, R.,** Über die Zange aus Beckenmitte bei allgemein verengtem Becken. Zbl. Gynäk. 1941, 1745—1748. — **Knebel, R.,** Die methodische Bedeutung der Pendelkraft für die praktische Geburtshilfe. Münch. med. Wschr. 1939 I, 779—781. — **Lee, Jos. B. de,** The principles and practice of obstetrics. Verlag W. B. Saunders Company, Philadelphia und London 1924. — **Martin, Eduard,** Das enge Becken. Biologie und Pathologie des Weibes von Halban und Seitz, Bd. VII, 2. Teil, S. 39. Verlag Urban & Schwarzenberg, Berlin und Wien 1928. — **Martius, H.,** Die geburtshilflichen Operationen. Verlag Georg Thieme, Leipzig 1934. — **Martius, H.,** Mißverhältnis zwischen Kopf und Becken. Geburtsh. u. Frauenhk. 1939, 18—28. — **Pankow, O.,** Die Geburt bei Erstgebärenden mit im Beginn der Geburt noch über dem Beckeneingang stehenden Kopf und normalem Becken. Mschr. Geburtsh. 90 (1932), 33. — **Puppel, E.,** Das enge Becken. Z. Geburtsh. 118 (1938), 1 : 75. — **Schneider, G. H.,** Die Bedeutung des Vorragens des kindlichen Kopfes über die Symphyse. (Ein Beitrag zur Lehre des engen Beckens.) Z. Geburtsh. 90 (1926), 363. — **Seitz, L. und H. Guthmann,** Über Beckenmessung und Leitung der Geburt beim engen Becken. Münch. med. Wschr. 1928, 35 : 1487. — **Seitz, L.,** Geburtsstörungen durch Anomalien des Beckens in Stoeckel, Lehrbuch der Geburtshilfe, 5. Aufl., Jena 1938. — **Sellheim, H.,** Vereinfachung der Behandlung und Erkennung der Geburt beim engen Becken, ein Gebot der Zeit. Münch. med. Wschr. 1927, 47:2001. — **Sellheim, H.,** Vereinfachung der Behandlung der Geburt beim engen Becken. Arch. Gynäk. 1927, 243 (Kongreßbericht). — **Stoeckel, W.,** Klinische und außerklinische Therapie des engen Beckens. Prakt. Erg. d. Geb. u. Gyn. 1911, III. — **Wahl, F. A.,** Zur Leitung der Eröffnungsperiode beim engen Becken. Münch. med. Wschr. 1936, 43 : 1758. — **Walcher, G.,** Zbl. f. Gyn. 1889, 892. Die Veränderlichkeit der Conjugata. Verh. d. D. intern. Kongr. f. Geb. u. Gyn.; Ges. f. Gyn. IV; Referat auf dem 3. internat. Kongr. f. Geb. u. Gyn. Amsterdam 1900. — **v. Winckel,** Hdb. d. Geburtshilfe.

Hydrozephalus

Benckisser und Hofmeier, Beiträge z. Anatomie des schwangeren und kreißenden Uterus. Stuttgart 1887. — **Daudy, W. E.,** Surg. Gyn. et Obst. XXXI, No. 4. — **Dippel, A. L. and A. B. King,** Errors in diagnosis of hydrocephalus in the breech presentation. Amer. J. obstetr. 38, 1047—1051 (1939). Ref.: Ber. Gynäk. 41, S. 58 (1940). — **Fink,** Zbl. Gynäk. 1922, H. 10. — **Jenkowsky,** Rev. mens. des maladies d'enfants. 1901. — **Kleinhaus,** Handbuch d. Geb.hilfe von Winckel II, 3, S. 1669. — **Martius** in Halban-Seitz, Biologie u. Pathologie des Weibes. Verlag Urban & Schwarzenberg, Berlin u. Wien, 1928, Bd. VII/2. — **v. Mikulicz-Radecki,** Geburtsh. d. prakt. Arztes. I. A. Barth, Leipzig 1943. —

Zerstückelnde Operationen II: Perforation und Kraniotrasie

Döderlein, H., Handbuch der Geburtshilfe. Ergänzungsband. Geburtshilfl. Operationslehre, München, 1925. — **Ebermayer,** Die strafrechtliche Verantwortlichkeit des Arztes bei operativen Eingriffen nach geltendem und künftigem deutschem Strafrecht. Leipzig, Zt. f. D. Recht, 1914, Nr. 12. — **Fabre,** Précis d'obstétrique, Tome II, Accouchement pathologique, Paris 1940.

Präeklampsie und Eklampsie

Albers, H., Normale und pathol. Physiologie im Wasserhaushalt d. Schwangeren. Verlag Thieme, 1939; Geburtsh. u. Frauenhk. 1940, 78 und 1943, 371. — **Anselmino, C. J.,** Klin. Wschr. 1931 u. Arch. Gynäk. 1931; Zbl. Gynäk. 1934, 2363; Z. Geburtsh. 114 (1936). — **Bach und Schluck,** Zbl. Gynäk. 1942, 196. — **Bickenbach,** Über die Vererbung der Bereitschaft zur Eklampsie, Geburtsh. u. Frauenhk. 1939, 116. — **Bock,** Klin. Wschr. 1931, 2047. — **Bokelmann und Scheeringer,** Arch. Gynäk. 1933, 447; 1929, 10, 1057. — **Breipohl, W.,** Erfahrungen mit Thyroxin bei der Behandlung der Präeklampsie. Klin. Wschr. 1936, Nr. 34. — **Diekmann, W. E.,** Amer. J. Obstetr. 1937, 33, 165. — **Döderlein, G.,** Zbl. Gynäk. 1941, 529. — **Ehrhardt,** Klin. Wschr. 1929, 2332 u. 1936, 514. — **Engelmann, Fritz,** Therapie der mittleren Linie bei Eklampsie. Med. Klin. 1914 und Zbl. Gynäk. 1940, 1251—1253. — **Ernst,** Dtsch. Z. Chir. 1930, 410. — **Essen-Möller,** Eklampsismus und Eklampsie in Halban-Seitz, Biologie und Pathologie d. Weibes, Berlin und Wien 1929. — **Eufinger,** Arch. Gynäk. 149, 414 (1932). — **Fauvet,** Arch. Gynäk. 155, 101 (1933). — **Goecke, H.,** (Pernocton), Mschr. Geburtsh. 88 u. M. m. W. 1934, 11. — **Heim,** Med. Welt 1936, Nr. 52. — **Heynemann, Th.,** Die Eklampsieprophylaxe und ihre Ergebnisse. Zeitschr. f. Gebh. u. Gyn. 1946, 10 und Dtsch. med. Wschr. 1940 II, 757—760. — **Hinselmann,** Eklampsie, Bonn 1924. — **Hofbauer,** Zbl. Gynäk. 1921, Nr. 50. — **Kaufmann, E.,** Lehrbuch der speziellen pathologischen Anatomie, 8. Aufl. — **Küstner, H.,** Thyroxinbehandlung der Eklampsie und der präeklamptischen Störungen. Klin. Wschr. 1932. — **Laffort et Fulconis,** Bull. Soc. Gynéc. 27, 613—616 (1938). — **Laffont A. et Schébat,** Bull. Soc. Gynéc. 1938, 27, 621. — **Schmorell,** Osmotherapie und Eklampsie. Zbl. Gynäk. 1931, 654; Zbl. Gynäk. 1933, 2489. — **Schröder, R.,** Über Eklampsietherapie im Lichte der Schwangerschaftstoxikosen. Zbl. Gynäk. 1941, 976. — **Schwanen, H.,** (Pernocton), Zbl. Gynäk. 1932, 31. — **Seitz, L.,** Die pathol. Vorgänge im Organismus der Mutter während Schwangerschaft und Geburt in Stoeckel, Lehrb. d. Geb. H., 5. Aufl., Jena 1938, Zbl. Gynäk. 1938, 1705. — **Siedentopf, H.,** Ber. Gynäk. 1936, 30, 209. — **De Snoo,** Mschr. Gynäk. 1934, 1797; Geburtsh. u. Frauenhk. 1939, 301—313. — **Stroganoff,** J. Obstetr. 1923, 1. — **Vignes, H.,** Traitement de l'éclampsie, Rapports du Congrès international d'obstétrique et de gynécologie, Amsterdam, 1938. — **Vogt, E.,** (Pernocton), Med. Klin. 1928. — **Winkler, H.,** Narkose à la reine und Präeklampsie, Beitrag z. Frage d. tox. Myokardschädigung. Mschr. Geburtsh. 1935, 100,

214. — **Zangemeister,** Verh. Dtsch. Gynäk. 15, T. I, 157 (1913). — **Zweifel,** Arch. Gyn. 72, 1 (1904); 76, 536 (1905); 97, 10; Mschr. Geburtsh. 83, H. 1 (1913). —

Schwangerenberatung

Albers, H., Der Eiweißbedarf der schwangeren Frau, Hippokrates 1942, 388—391. — **Bernhard, Paul,** Der Einfluß der Tabakgifte auf die Gesundheit und die Fruchtbarkeit der Frau. Jena, Gustav Fischer, 1943. — **Döderlein, G.,** Ärztliche Schwangerschaftsvorsorge. Verh. deutsch. Ges. Gyn., Arch. Gyn. 1942. — **Eufinger, H.,** Diätetik in der Schwangerschaft. Geburtsh. u. Frauenhk. 1939, 100. — **Eymer, H.,** Zur Frage der Eiweißversorgung der schwangeren Frau. Hippokrates 1942, 385. — **Gaethgens, G.** Grundlagen der Schwangerenernährung. Dresden und Leipzig 1940. — **Strakosch,** Verhütung der Schwangerschaftsstreifen. Zbl. Gynäk. 1942, 596. — **Vignes, H.,** Hygiène de la grossesse. Paris, Gallimard, 1942. —

Sachregister

A

B

C

F

G

H

I, J

K

L

M

Qu

R

S

T

U

V

W

Y

Z

FSC
www.fsc.org
MIX
Papier | Fördert gute Waldnutzung
FSC® C083411

Kolibri 360 GmbH
Ferdinand-Jühlke-Straße 7
99095 Erfurt, Deutschland
produktsicherheit@kolibri360.de